中国科学院教材建设专家委员会规划教材
高等医药院校教材

案例版™

供临床、预防、基础、口腔、麻醉、影像、药学、检验、护理、法医等专业使用

全科医学概论

U0230594

主　　审　夏云龙　姜一农
主　　编　路　岩　王良君
副主编　孟　佳　李云涛　杨春生　金世柱　吴　辉
编　　委　（按姓名笔画排序）

丁志良　（南京医科大学附属苏州医院）　　　丁国强　（南京市鼓楼区幕府山社区卫生服务中心）
于　博　（大连市沙河口区社区卫生服务　　　马业硕　（中南大学湘雅三医院）
　　　　　管理中心）　　　　　　　　　　　王小飞　（锦州医科大学）
王志香　（内蒙古包钢医院）　　　　　　　　王良君　（锦州医科大学）
韦艳红　（齐齐哈尔医学院附属第三医院）　　孔德众　（济宁医学院）
付婷婷　（大连医科大学附属第一医院）　　　宁丹丹　（哈尔滨医科大学附属第二医院）
仲悦娇　（江苏省肿瘤医院）　　　　　　　　自　蓉　（云南省第一人民医院）
刘　晶　（大连医科大学）　　　　　　　　　杜振双　（泉州医学高等专科学校）
李云涛　（南京医科大学第二附属医院）　　　李伟明　（昆明医科大学）
杨春生　（牡丹江市中医医院）　　　　　　　吴　琼　（中国医科大学）
吴　辉　（新乡医学院）　　　　　　　　　　迟　源　（锦州医科大学）
张　日　（大连医科大学附属第三医院）　　　罗　群　（南京市鼓楼区宝塔桥社区卫生服务中心）
金世柱　（哈尔滨医科大学附属第二医院）　　周　令　（大连医科大学）
孟　佳　（哈尔滨医科大学附属第二医院）　　赵　睿　（蚌埠医学院）
赵海丰　（佳木斯大学附属第一医院）　　　　姜礼红　（哈尔滨医科大学附属第二医院）
徐淑杰　（连云港市第一人民医院）　　　　　郭志伟　（杭州市第九人民医院）
路　岩　（大连医科大学附属第一医院）

科学出版社

北　京

图书在版编目(CIP)数据

全科医学概论 / 路岩,王良君主编 . —北京:科学出版社,2022.1

中国科学院教材建设专家委员会规划教材·高等医药院校教材

ISBN 978-7-03-068961-0

Ⅰ.①全… Ⅱ.①路… ②王… Ⅲ.①家庭医学 – 医学院校 – 教材 Ⅳ.① R499

中国版本图书馆 CIP 数据核字(2021)第 102706 号

责任编辑:王 颖 / 责任校对:郑金红
责任印制:赵 博 / 封面设计:陈 敬

科学出版社 出版

北京东黄城根北街 16 号
邮政编码:100717
http://www.sciencep.com

固安县铭成印刷有限公司印刷
科学出版社发行 各地新华书店经销
*

2022 年 1 月第 一 版 开本:850×1168 1/16
2025 年 1 月第三次印刷 印张:18 1/2
字数:615 000

定价:69.80 元
(如有印装质量问题,我社负责调换)

前　言

全科医学是 20 世纪 60 年代末发展起来的，面向社区与家庭，整合临床医学、预防医学、康复医学及人文社会学科相关内容于一体的综合性临床二级专业学科，其范围涵盖了各种年龄、性别、各个器官系统及各类疾病。20 世纪 80 年代末国内引进全科医学的概念，并在各医学院校陆续开设全科医学概论课程。

1999 年召开的全国全科医学教育工作会议明确提出将全科医生的培养作为现代医学毕业生的目标之一。对临床专业的医学生开设全科医学概论，目的是使学生了解全科医学的思想、理念、服务原则及核心知识和技能，培养学生对全科医学的兴趣，理解全科医学以人为中心及防治结合的医疗照顾新观念，吸引更多的临床毕业生服务基层。2016 年《 "健康中国 2030" 规划纲要》国家战略的提出为我国全科医学的发展和人才培养迎来前所未有的机遇。鉴于目前全科医学教育中临床实践内容的不足，为提高医学生在全科医疗服务中分析和解决问题的实际能力，我们组织了全国 20 多所院校的一线教师和经验丰富的临床医生作为本书的编委，编写了《全科医学概论》（案例版）一书。

在《全科医学概论》（案例版）一书中，通过一些临床实际案例和链接，介绍全科医学学科特点及其在卫生保健体系中的作用；全科医学的基本概念和基本理论，包括以人为中心、以家庭为单位、以社区为基础、以预防为导向的健康照顾，全科医疗中的健康管理服务及康复服务、医患沟通及全科医学中的法律问题等；以及常见健康问题如心脑血管疾病、糖尿病、恶性肿瘤、社区急症等的全科医学处理和社区妇女、儿童及老年人保健等。希望通过案例引导教学，丰富教学内容，增强学生学习的主动性，启发学生思考，增强学生理论知识与临床实践结合的能力。同时本书案例翔实，内容系统完整，与未来全科医生执业医师考试、规范化培训及职称考试密切结合，使全科医生更好地服务于基层的广大群众。

本书编写过程中，得到了相关医学院校领导、专家及同仁们的大力支持，在此表示衷心感谢！尤其感谢大连医科大学附属第一医院夏云龙院长和姜一农主任，他们对本书进行了审核并提出了很多建设性意见！对于本书中疏漏和不足之处，希望相关专家及学者批评指正！

路　岩　王良君

2020 年 12 月

目　　录

第一篇 概　　述

第 1 章　全科医学

学习目标

1. 掌握全科医学的定义、学科特点与基本原则。
2. 熟悉全科医学发展史、产生背景及全科医学与相关学科的关系。
3. 了解全科医学的相关学术组织与期刊。

全科医学（general practice）又称家庭医学（family medicine），正式创立于 20 世纪 60 年代末的欧美国家，是一门新兴的综合性临床二级学科。它是在西方国家通科医学长期实践的基础上，吸纳并综合了现代生物医学、行为科学和社会学等多学科的最新研究成果，逐渐形成了指导医生从事基层医疗保健一线服务的知识技能体系。1969 年美国家庭医疗委员会（American Board of Family Practice，ABFP）的创立，是该学科建立的一个里程碑。我国于 20 世纪 80 年代引入全科医学，1993 年 11 月中华医学会全科医学分会成立，标志着我国全科医学学科的诞生。历经 20 多年的发展，这种以患者为中心，以全科医生为核心的社区全科医疗卫生服务，逐渐被广大社区居民认可和接受。在当前深化医药卫生体制改革的大潮下，国务院、卫生行政部门及教育部门越来越重视全科医学的发展，已经初步形成了全科医学体系。

本章将对全科医学的发展史、全科医学的基本概念、全科医学的学科特点、全科医学与相关学科的关系、全科医学的学术组织及学术期刊等内容进行详细阐述。

第一节　全科医学的发展简史

一、全科医学学科的产生与历史背景

（一）全科医学学科的产生与发展

1. 古代"郎中"及"治疗者"阶段　在古代，医生是不分科的，常涉足内外妇儿，那时的医生在中国被称为"郎中"，在西方国家被称为"治疗者"（therapists），其含义都是指能够为患者提供服务的"医治者"。当患者发生疾病时，医治者能够运用朴素的自然哲学医学理论，并通过细致入微的观察，如古代中医的望、闻、问、切及自己长期总结的经验和书本上的理论，对患者的整体状态及其与环境的相互关系进行描述与解释；采用各种治疗手段，如药物、针灸、按摩、放血等刺激患者体内的自主调节系统，使之发生有利于健康的调整，进而促进疾病"自愈"或康复。为此，医治者通常要在患者家里和床边守候很长时间，以便对疾病进行观察。这种诊疗方式主要是由于当时对疾病的病因、病理肤浅的认识和治疗技术的缺乏，而在现代医学高度发达的今天，自然会被取而代之。

然而今天，现代医学高度普及和发展，人们却发现其方法和应用上存在着局限性。约 100 年前临床医学之父威廉·奥斯勒（William Osler）医生就曾指出，医学实践的弊端在于历史洞察的贫乏、科学与人文的断裂及技术进步与人道主义的疏离，这三道难题至今依然困扰着现代医学及医疗的发展与改革。而奥斯勒医生在他的《行医的金科玉律》中写道：行医是一种艺术而非一种交易，是一种使命而非行业。在这个使命当中，用心要如同用脑。诠释出古代医学充满着人文关怀的朴素自然的思维方式、服务实践和医患关系，这有助于帮助人们解决这三道难题。而全科医学的建立和发展，可以说是医学界适应时代和民众的需要，将古代医学的精华重现于今天的一种"螺旋式上升"的成功实践。

2. 近代的通科医生阶段　18 世纪初，少数经过欧洲医学院正规训练的医生毕业后在城镇开业，

通常不做手术，也不配置药品，只服务于富人和上层社会，被称为"贵族医生"，主要从事类似内科工作的工作。而服务于穷人和农村地区的"医治者"，大多数是毕业于理发匠学校的外科医生和缺乏训练的药剂师。

18 世纪中期，一些欧洲的内科医生也随着"移民热"迁移到了美洲。由于医生数量甚少，无法满足大量移民的医疗服务需求，美洲当局不得不打破原有的格局，让所有的开业医生如内科医生、外科医生、药剂师及其他治疗者都按照多面手的可能的方式进行工作，向患者提供验尿、抽血、灌肠、缝合、配药等各种服务。此时，通科医生就在 18 世纪的美洲诞生了。

类似的进程也发生在 18 世纪末的英国。工作在社区的"多面手"医生逐渐争得了与内科医生相似的社会地位。19 世纪初，英国的 *Lancet* 杂志首次把这些接受过一般训练、具有多种技能且个体开业的行医者称为通科医生（general practitioner，GP）。一般医学生毕业后如果通过了医疗、药物、外科及接生技术的考试，即可获得通科医生的开业资格。

直到 19 世纪末，通科医生一直占据西方医学的主导地位。当时约 80% 的开业医生都是通科医生，这些通科医生大多独立开业行医，他们通常上门行医，对患者及其家庭情况有较为全面的了解，在疾病照顾时能够提供周到细致、经济有效的医疗服务，所以备受居民的尊敬。这种看病不分科，根据社区居民的健康需求，提供各种医疗保健服务的通科医疗是全科医学的雏形，即 20 世纪以前及20 世纪初期是通科医生时代。

3. 专科医疗的兴起阶段　通科医生为患者提供的服务即为通科医疗。通科医疗在西方国家经历了"马鞍形"的发展过程，这与专科医学化的进程密切相关。

19 世纪末，物理学、化学、解剖学、生理学、生物学及细菌学等基础学科的迅猛发展，为医学教育建立在科学的基础之上奠定了基础。1889 年成立的约翰·霍普金斯（Johns Hopkins）医学院对医学教育进行了改革，实施了集理论、研究和临床实践为一体的四年制医学教育。1910 年，美国著名教育学家亚伯拉罕·弗莱克斯纳（Abraham Flexner）对 175 所医学院校进行了调查研究，发表了医学教育史上著名的考察报告，即 Flexner 报告——《加强生物医学教育》。该报告高度肯定了约翰·霍普金斯医学院将临床医疗、教学和科研融为一体的做法，极力主张加强生物医学的教育和研究。这一报告使人们对发展专科医学越来越重视，促使整个医学朝着专科化的趋势发展。1917 年，眼科专科学会首先成立，在 1930 ～ 1940 年间，先后成立了 14 个专科医学会及相应的住院医师培训项目，专科化趋势更为显著。此后欧美各医学院校纷纷根据不同专业的要求将课程细分，并重新组织教学，从此医学便开始了意义深远的专科化进程。到 20 世纪 60 年代，医学的专科化已达到顶点。专科医生要在一定时间内接诊很多患者，无法认真询问病史和查体，患者的心理情绪、人格尊严及整体利益得不到应有的尊重，导致医患关系日趋紧张。其间虽然也有学者在大力宣传全科医生的重要性，但并未受到重视。

4. 专科医疗局限性显现与通科医疗的复兴　从 20 世纪 50 年代后期起，由于人口老龄化速度加快、慢性非传染性疾病和退行性疾病患病率急剧上升，而专科医疗暴露出对此医治乏术；医疗费用飞速上涨，而专科医疗暴露出对此无能为力，使得基层医疗保健的重要性又重新显现出来。对于慢性病缠身的老年人来说，与在医院接受专科医生的长期治疗并支付昂贵的医疗费用相比，他们更希望自己能够在熟悉的社区和家庭环境中得到医生长期、方便、经济、完整的照顾和健康管理，所以怀着对昔日社区中通科医生的美好回忆，公众开始呼唤通科医疗的回归。当然，通科医生深知，新时代需要的并不是传统的通科医生，而是一种新型的通科医生，他们不仅需要整合生物医学、行为科学和社会科学的最新研究成果和通科医疗的成功经验，还需要满足现代化社会的要求，能弥补医院提供的专科医疗服务的缺陷和不足，并能合理利用卫生资源，降低卫生费用。

1947 年，美国通科医疗学会（American Academy of General Practice，AAGP）正式成立，随后英国、加拿大、澳大利亚等国也陆续建立了全国性全科医生学会，在 20 世纪六七十年代，美国和加拿大两国又将该学会更名为家庭医生学会。更有意义的是，他们不仅将通科医生改称家庭医生（family physician），还将家庭医生提供的服务由传统的通科医疗改称家庭医疗（family practice），将其赖以实践的知识基础和学科体系称为家庭医学（family medicine）。1963 年，世界卫生组织（WHO）的医疗与辅助人员职业与技术教育专家委员会提出了"培养全科医生"的工作报告，界定了全科医生的定义，要求医学院校为发展全科医学和培养全科医生贡献力量。在美国，家庭医学于 1969 年被美国医学专科委员会（American Board of Medical Specialties，ABMS）批准为第 20 个医学专科，这就意味着家庭医学作为一个新的临床二级学科正式建立，这是家庭医学发展历史上一个新的里程碑。同年，ABFP 成立，该专科委员会从 1970 年开始负责举行每年一次的考试，从 1976 年开始，还负责举办每年的家庭医生再认证考试，要求每个家庭医生每 6 年进行一次资格再认证。ABFP 已于 2005 年正式更名为美国家庭医学委员会（American Board of Family Medicine，ABFM）。在美国家庭医学发展的同时，英国也于 1952 年建立全国性全科医生学会，即皇家全科医生学会（Royal College of General Practitioners，RCGP），在对全科医学的学科定位和全科医疗服务质量的要求上与美国一样有了新的改变，在全科医生服务的内涵上有了质的变化，但在英文表达上英国一直用 GP 的称谓，未作更改，而为了改变人们对原来通科医生只通不专、缺乏专业训练的印象，将 "general" 的译意从 "通" 改为 "全"，以示其服务全方位、全过程的特点。这样，世界上就有了全科医生和家庭医生这样同一种医生两种名称的现象。而在当时尚未回归祖国的香港地区因受英国的影响，于 1977 年成立了全科医生院，建立了全科医学专业，其称谓表达与英国相同。

各国全科/家庭医学学科、学会的相继建立和住院医师培训项目的陆续启动，标志着全科医疗迈入了专业化发展的道路。上述这些重要事件极大促进了基层保健服务的发展，经过全科/家庭医学规范化专业培训后在社区开业的家庭医生数量不断增加。为了满足民众对基层卫生保健的需要和需求，WHO 和世界家庭医生组织（WONCA）共同指出，在 21 世纪，全科医生与专科医生的比例至少应达到 1∶1，即平均每 2000 人口就要有 1 名全科医生，由此可见，加快发展全科医学，大力培养全科医生已成为很多国家发展基层医疗保健服务的重要任务之一。

（二）全科医学产生的历史背景

1. 疾病谱和死因谱的变化　自 20 世纪 50 年代以后，随着第一次医疗革命的成功和人们营养状态的普遍改善，各种传染病和营养不良性疾病被逐步消灭和控制，由不良行为生活方式和退行性病变引起的高血压、糖尿病、心脑血管疾病等各种慢性非传染性疾病占据了疾病谱和死亡谱的主要地位。目前，心脑血管疾病、恶性肿瘤和意外死亡已成为世界各国共同的前几位死因。慢性非传染性疾病造成的疾病负担不断增加，据估计，2005 年全球慢性非传染性疾病导致的死亡人数已经达到3500 万，占全球总死亡人数的 60%。

疾病谱和死因谱的改变对医疗服务提出了新的挑战。与传染病短期内出现明显结局不同，慢性非传染性疾病常伴随终身，病程漫长，病因复杂，生活习惯、不良行为方式、心理因素、社会因素等在患病中起着重要作用，常有多个系统器官受累，缺乏特异性的治疗手段，无法根治。所以，应对这类疾病的服务时间要长期而连续；服务内容要求生物、心理、社会、环境等全方位；服务地点要求以家庭、社区为主；服务类型要求综合性的照顾（护理、教育、咨询等干预）重于医疗干预；服务方式要求医患双方共同参与，特别强调患者本身主动和自觉的控制，而不仅是被动地服从医嘱。上述要求表明，慢性病的防控仅仅靠医院服务是难以驾驭的，由此引发了社会对全科医生价值的再思考，重新呼唤发展全科医学，以提供全科医疗服务来解决。

> **视窗 1-1　　　　　　我国疾病谱死亡谱现状**
>
> 《中国心血管病报告 2018》指出，中国心血管病患病率处于持续上升阶段，推算心血管病现患人数 2.9 亿，其中脑卒中 1300 万，冠心病 1100 万，肺源性心脏病 500 万，心力衰竭 450 万，风湿性心脏病 250 万，先天性心脏病 200 万，高血压 2.45 亿。2016 年心血管病死亡率仍居首位，高于肿瘤及其他疾病。农村心血管病死亡率从 2009 年起超过并持续高于城市水平。2016 年农村心血管病死亡率为 309.33/10 万，其中心脏病死亡率为 151.18/10 万，脑血管病死亡率为 158.15/10万；城市心血管病死亡率为 265.11/10 万，其中心脏病死亡率为 138.70/10 万，脑血管病死亡率为126.41/10 万。2016 年，农村心血管病死亡占全部死因的比率为 45.50%，城市心血管死亡占全部死因的比率为 43.16%，意味着中国每 5 例死亡人口中就有 2 例死于心血管病。慢性非传染性疾病造成的疾病负担不断增加。

2. 人口老龄化　第二次世界大战以后，各国的社会经济条件普遍改善，加之公共卫生事业的迅猛发展，联合国规定，在一个国家或地区的总人口中，如果 60 岁及以上人口占总人口的比例超过10%，或者 65 岁及以上人口所占比例超过 7%，属于老年型人口。我国在 2000 年已正式宣告进入老龄化社会。在 2020 年第七次人口普查提示，中国 60 岁及以上人口占总人口比例为 18.7%。

人口老龄化给社会造成了巨大的压力。主要表现在：①社会劳动人口比例下降，老年人赡养系数明显增大，家庭及社会的经济负担加重；②老年人在医疗方面由于其生理功能衰退，行为能力下降，需要家人的特殊护理和照顾。根据 2011 年中国老龄科学研究中心发布的《全国城乡失能老年人状况研究》显示，2010 年末全国城乡部分失能和完全失能老年人约 3300 万人，占总体老年人口的 19.0%。其中完全失能老年人 1084.3 万人左右，占总体老年人口 6.25%。在家人无法完全满足老年人的特殊需求，而高度专科化的生物医学模式因其医疗服务的狭窄性、片段性及费用昂贵，又加剧了这一矛盾，对于老年人的养老照顾，除了因病情严重需住院治疗外，不管是由于受到经济实力的限制，还是出于老年人自身的愿望，即便是发达国家也只能以居家照顾和社区照顾为主，机构照顾为辅。为此，需要在社区发展各种综合性、经常性的日常照顾，特别是适当的医疗保健照顾，帮助老年人全面提高适应性和生活质量，使其得以安度晚年。

案例 1-1

患者，男，43 岁，"反复发作性胸闷痛 2 个月余，加重 1 日"就诊。患者近 2 个月来无明显诱因出现左侧心前区闷痛，可持续数分钟至数小时，休息后症状可缓解，且自觉疲乏无力。患者从事计算机软件设计工作，工作压力较大，经常熬夜，缺乏体力活动；夫妻关系不和谐，经常为了孩子的学习及家庭琐事争吵。患者吸烟史 17 年，每日吸烟约 20 支；睡眠欠佳。无高血压、冠心病等遗传病性家族史。心、肺、腹部及神经系统查体未发现异常。

讨论：

1. 在生物医学模式下，专科医生的诊断会是什么？专科医生的诊断及治疗方案会是怎样的？

2. 在生物 - 心理 - 社会医学模式下，全科医生的诊断可能包括哪些？全科医生将如何照顾、帮助这位患者？

---

3. 医学模式的转变　医学模式又称医学观，是人类在认识自身生命过程及与疾病抗争的无数实践中形成的观察与处理医学问题的方法，是对人类健康和疾病总的特点和本质的一种哲学概括。它产生于医学卫生实践，反过来又对医学卫生实践起着重要的指导作用。因受到不同历史时期的科学技术水平、哲学思想和生产方式等方面的影响，人类历史上经历了古代神灵主义医学模式、自然哲学医学模式，近代的机械论医学模式，现代的生物医学模式及生物 - 心理 - 社会医学模式。

生物医学模式是 16 世纪欧洲文艺复兴时期发展起来的医学观，它把人作为生物机体进行解剖分析，致力于寻找每一种疾病特定的病因和生理病理变化，并研究相应的生物学治疗方法。其理论观点是还原论，即认为每一种疾病都可以确定出特定原因，都能够找到特异性的治疗手段。这种医学模式曾在特定的历史阶段有效地控制了急性传染病和寄生虫病等疾病，对防治疾病、维护人类健康做出了巨大的贡献。直到今天，生物医学模式依然是医学界占主导地位的思维方式，也是大多数专科医生观察和处理自己领域内问题的基本方法。

但随着疾病谱、健康观的改变，以及病因病程的多样化，生物医学模式的片面性和局限性逐渐暴露出来：它无法解释某些疾病的心理社会病因，以及疾病造成的各种心身不适，无法解释生物学与行为科学的相关性，更无法解决慢性病患者的心理疾病和生活质量降低等问题。到了 19 世纪末，随着预防医学、行为科学、心身医学、医学哲学等学科的发展，系统论的思维逐渐被接受，最终促成了新的医学模式的产生。

生物 - 心理 - 社会医学模式的概念于 1977 年由美国罗切斯特大学医学院精神病学、内科学教授 G.L.Engle 首先提出。该模式是一种多因多果、立体网络式的系统论思维方式。它认为人通过与周围环境的相互作用及系统内部的调控能力决定健康状况，生物医学仍是这一模式的基本内容之一，但其还原方法被整合到系统论的框架中，与整体方法协调使用。无论是医学的科学研究领域、医生的诊疗模式还是医疗保健事业的组织形式，都将根据新的模式进行调整，使之适应医学模式转变的需要。

案例 1-1 分析

在生物医学模式下，心内科专科医生的诊断会首先考虑是冠状动脉粥样硬化性心脏病，会行血压测量、心电图、心肌标志物、血脂、血糖、心脏超声、运动负荷试验，胸部 X 线，甚至肺部 CT、冠状动脉 CT 等相关检查以明确诊断。经过上述检查，发现患者血压、血脂偏高，其余均正常，专科医生告知患者其胸痛没有诊断冠心病的依据，可能和血压增高有关，给予降压治疗。

但在生物-心理-社会医学模式，作为全科医生，结合患者，男性，"反复发作性胸闷痛2个月余，加重1日"的主诉，从事计算机软件设计工作，工作、生活压力较大，缺乏体力活动，睡眠欠佳，吸烟史17年等因素，在心内科专科医生除外冠心病的基础上，应建议患者积极预防冠心病，首先帮助患者找出其冠心病易患因素，即患者有高血压、高脂血症，并且吸烟、缺乏体力活动，应积极控制血压、血脂及戒烟并增加体力活动，另外在除外心肺相关疾病后，应考虑该患者可能存在"心脏神经症"，应建议患者减轻工作压力，改善睡眠，必要时可到心理科进行焦虑及抑郁量表测试，以明确是否需要心理干预。

4. 医疗卫生费用的上涨与资源的不合理配置 20世纪60年代以来，由于人口老龄化，医疗服务的高度专科化发展，各种新药的研制和高新技术的普遍应用，使医疗投入急剧增长，但在改善人类总体健康状况方面却收效甚微。世界各国都面临着医疗费用高涨的问题。1991～2013年我国人均医疗费用的年均增长率为17.49%，2015年我国人均医疗费用的年度增长率为14.33%～18.24%，明显高于2013年我国人均GDP为8.97%的粗增长率。2018年6月国家卫生健康委员会在官网发布了《2017年我国卫生健康事业发展统计公报》，我国卫生总费用占GDP的6.2%。与此同时，卫生资源的分配极不合理，据WHO统计，全球85%的卫生经费应用在15%的危重患者身上，而仅有15%的资源用于多数人的基层医疗和公共卫生服务。这种资源的不合理应用，使政府不堪重负，公众也因得不到及时、方便、价格合理的基层医疗服务而不满，所以人们迫切要求改变现行的医疗服务模式和卫生资源分配方式。

二、我国全科医学的发展历程

1. 全科医学发展的萌芽阶段（1986～1996年） 20世纪80年代后期，全科医学的概念引入我国。1986年起，世界家庭医生组织（WONCA）Dr.Rajakumar（1986～1989年担任主席）和Dr.Peter Lee（李仲贤医生，1992～1995年担任主席）访问北京，介绍全科医学的概念及其取得的成效。在Dr.Peter Lee的积极努力和帮助下，全科医学理念在我国得以传播和实现。1989年1月，北京市率先成立北京全科医学会（北京医学会全科医学专业委员会）。1989年10月，首都医学院（现首都医科大学）成立全科医生培训中心，开始在全国传播和推广全科医学概念，并于1992年招收了第一届本科临床医学专业（全科医学专门化）试点班。1991年，北京市东城区朝阳门医院在两个居民点设立全科医生工作站，开始全科医疗服务试点。1993年11月，中华医学会全科医学分会成立，标志着我国全科医学学科正式建立。1994年9月，上海医科大学（现复旦大学上海医学院）附属中山医院成为全国首家设立全科医学科的综合医院，开展全科医疗服务及全科教学。1995年8月，中华医学会全科医学分会正式成为WONCA组织成员。1995年10月，天津市开展试点，在卫生职称系列中设置全科专业，我国开始有了自己的全科医生。从总体上看，这一时期全科医学的发展比较缓慢，处于全科医学发展的萌芽阶段，主要是进行概念传播和理论探讨。

2. 全科医学发展的初期阶段（1997～2010年） 改革开放以来，我国医疗卫生事业快速发展，人民群众健康水平不断提高。同时，医疗卫生资源配置不够合理、医药费用上涨过快等问题愈发突出。1997年，中共中央、国务院印发的《关于卫生改革与发展的决定》明确提出要"改革城市卫生服务体系，积极发展社区卫生服务，逐步形成功能合理、方便群众的卫生服务网络"，要求"加快发展全科医学，培养全科医生"。此后，北京、浙江、上海等地相继开展全科医生规范化培训试点工作，逐步将规范化培训年限统一到3年。2000年，卫生部成立全科医学培训中心，挂靠在首都医科大学，承担全国全科医学教育指导工作。全国28个省（区、市）相继成立省级培训中心，形成全国全科医学教育培训协作网，对推进全科医学发展发挥了重要作用。2001年，卫生部与人事部发布《预防医学、全科医学、药学、护理、其他卫生技术等专业技术资格考试暂行规定》，明确全科医学专业分为中级资格、高级资格，并开始在全国统考。2003年，复旦大学上海医学院开始全科医学硕士科学学位研究生教育。2006年，首都医科大学率先开展全科医学博士科学学位研究生教育。2003年11月中国医师协会全科医师分会成立，从此全科医生有了自己的行业服务、协调、自律、维权、监督、管理的组织。同时全科医学相关期刊分别创刊，为全科医学教育资源共享提供了平台，并加强了国内的全科医学学术交流。2006年，国务院颁布《关于发展城市社区卫生服务的指导意见》，人事部等五部门联合印发《关于加强城市社区卫生人才队伍建设的指导意见》，要求加强全科医学、社区护理学教育和学科建设，开展社区卫生服务人员岗位培训，大力开展具有全科医学特点的、针对性和实用性强的继续教育活动。2010年，国家发展改革委等六部委制定《以全科医生为重点的基层医疗卫生队伍建设规划》，明确提出"到2020年，通过多种途径培养培训全科医生30万"。随着国家系列政策文件的制定和实施，我国全科医学得到较快发展，全科医生数量不断增长，能力素质不断提高，为发展社区卫生服务提供了有力支撑。

3. 全科医学加快发展阶段（2011年至今）　新医改实施，特别是党的十八大以来，以习近平同志为核心的党中央更加重视基层医疗卫生服务体系和全科医生队伍建设。2016年习近平总书记在全国卫生与健康大会上强调：没有全民健康，就没有全面小康。要把人民健康放在优先发展的战略地位，重点普及健康生活、优化健康服务、完善健康保障、建设健康环境、发展健康产业，加快推进健康中国建设，努力全方位、全周期保障人民健康。2015年9月，国务院办公厅印发《关于推进分级诊疗制度建设的指导意见》，明确指出推进分级诊疗制度建设，可促进科学有序就医格局的形成，提高人民健康水平。到2017年，分级诊疗政策体系逐步完善，医疗卫生机构分工协作机制基本形成，优质医疗资源有序有效下沉，重点要加强以全科医生为主的基层医疗卫生人才队伍建设，大力提高医疗资源利用效率和整体效益，基层医疗卫生机构诊疗量占总诊疗量比例明显提升，就医秩序更加合理规范。到2020年，分级诊疗服务能力全面提升，保障机制逐步健全，布局合理、规模适当、层级优化、职责明晰、功能完善、富有效率的医疗服务体系基本构建，基层首诊、双向转诊、急慢分治、上下联动的分级诊疗模式逐步形成，基本建立符合我国国情的分级诊疗制度。2016年6月，国务院医改办印发《关于印发推进家庭医生签约服务的指导意见的通知》（以下简称《通知》），在200个公立医院综合改革试点城市开展家庭医生签约服务，重点在签约服务的方式、内容、收付费、考核、激励机制等方面实现突破。该《通知》明确指出，现阶段家庭医生主要包括基层医疗卫生机构注册全科医生（含助理全科医生和中医类别全科医生），以及具备能力的乡镇卫生院医生、乡村医生等。同时在编制、人员聘用、职称晋升、在职培训、评奖推优等方面重点向全科医生倾斜，加快全科医生队伍建设，提升签约服务水平。2018年1月，国务院办公厅印发《关于改革完善全科医生培养与使用激励机制的意见》，围绕加快健全全科医生培养体系和创新全科医生使用激励机制提出了一系列重要的改革措施，为加快建立和完善中国特色的全科医生制度提供了有力保障。

经过20年的探索与实践，我国全科医学发展取得了一定的成绩，但我国在全科医学观念、教育体制、卫生服务模式及付费机制等方面仍面临很多困难和挑战。同时，人口老龄化、疾病谱改变、医疗保健需求的增加，乃至我国医药卫生体制改革的不断深入和全面推进等，都为全科医学的发展提供了良好的机遇与广阔的应用空间。目前，适合我国全科医学学科发展和人才培养的政策环境已经形成，只要我们广泛吸纳各国先进经验，发扬我国卫生服务资源优势，相信在不久的将来会形成具有我国特色的完善的全科医学教育和服务体系，全科医学人才队伍会不断成长和壮大，会更好地满足民众对基层医疗服务的需求，全方位全周期为人民群众生命健康提供有力的保障！

第二节　全科医学概述

一、全科医学的定义

全科医学又称家庭医学（family medicine），诞生于20世纪60年代，20世纪80年代后期传入中国大陆。

关于全科/家庭医学的定义，不同国家有着不同的界定。美国家庭医疗委员会（ABFP）在1984年对家庭医学的定义为：家庭医学是为个人和家庭提供连续性和综合性卫生保健的医学专科。它是一种整合生物医学、行为医学及社会科学的专科，其知识和技能的核心源于传统的开业医生和以家庭为范围的独特领域，而不是以患者的年龄、性别或器官系统的疾病来分科。在医疗系统中担任提供协调患者照顾的独特专业性角色。世界家庭医生组织（WONCA）欧洲学会对全科/家庭医学的定义是：全科/家庭医学是一门理论与实践相结合的学科，具有独特的教学、科研、循证与临床实践内容，并且以初级医疗卫生为主作为其服务特色。

我国引入全科医学后，结合美国 ABFP 和 WONCA 欧洲学会等对全科医学的定义，目前全科医学的定义为：全科医学是一个面向个人、社区与家庭，整合临床医学、生物医学、行为科学、预防医学、康复医学及人文社会学科相关内容于一体的综合性医学专业学科，是一个临床二级学科，其范围涵盖不同年龄、性别，以及各个器官系统及各类健康问题/疾病。其主旨是强调以人为中心、以家庭为单位、以整体健康的维护与促进为方向的长期负责式照顾，并将个体与群体健康照顾、防和治有机地融为一体。

二、全科医学的学科特点

全科医学学科有其独特的知识、技能、态度/价值观，其服务内容丰富，范围十分广泛，与其他临床专科在服务的患者和病种上有一定交叉，但在知识和技能深度上相对较浅。全科医学具有如下的学科特点。

1. 全科医学是一门综合性的临床医学学科 全科医学是一门独立的临床医学二级学科，具有跨学科、跨领域的综合性特点，整个知识体系包括总论（基础理论）和各论（临床医学技能）两部分。总论部分主要介绍全科医学的理论，包括以患者为中心、以家庭为单位、以社区为基础、以预防为导向的健康照顾等，同时还包括全科医学临床服务基本技能和服务工具等内容。各论部分主要包括临床诊疗中常见健康问题/疾病的诊断、处理与评价的方法和技术等。其服务内容不仅涉及临床内、外、妇、儿等医学学科，同时还涉及社会学、行为科学、预防医学、医学哲学、心理学等学科，但是全科医学并不是以上学科片断知识和技术的集合，而是依据服务于社区和家庭，以及维护与促进健康的需要，基于整体的医学观和系统性理论，将各门相关知识、技能有机地融合为一体，以健康为中心，发展创造新的知识和技能，长期持续地向患者提供综合性全面医疗服务。

2. 全科医学定位于基层卫生保健领域 全科医学主要服务领域为基层卫生保健。以家庭、社区为背景，以处理常见问题为主，并且大多是早期健康问题，干预各种无法被专科医疗治愈的慢性病及其导致的功能性问题。全科医学强调要对患者及其家庭、社区负责，对疾病预防、患者满意度、卫生资源的有效利用和医学伦理学问题等全面负责，其服务内容丰富、服务形式多样，服务地点灵活，可以在医院、社区、患者家中进行服务，因此全科医学是一门适用于基层医疗、社区卫生服务和初级卫生保健领域的医学专科。

3. 全科医学是一个有广度的医学专科 临床专科都是在一定的领域内不断朝纵深方向发展的有深度的医学专科；而全科医学则是在一定深度上横向发展，是一个独特的、范围宽广的临床医学专科，成为多学科连接的纽带（图 1-1）。它处理的是社区常见健康问题而不是疑难的专科化问题，横向发展的结果是能解决问题的范围越来越广泛，服务内容越来越丰富、全面，患者的需要能得到充分的满足。

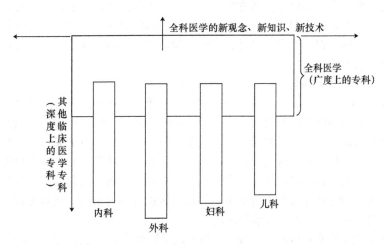

图 1-1 全科医学与其他专科医学的关系

4. 全科医学具有整体观、系统论的临床思维 从临床思维上看，全科医学秉承具有科学基础的整体观和系统论的思维，将医学看作一个整体，注重在诊疗实践中结合循证医学的研究结果，同时从生理、心理、社会、文化等多维度考虑，将照顾对象作为一个整体的人的特性，对其健康问题进行全面服务。

5. 全科医学高度重视服务艺术和人性化 全科医学在提供照顾的过程中，既重视技术水平，又顾及照顾对象的感受。"高情感"的全科医学以人为本，全科医生关注人胜于疾病，关注伦理胜于病理，关注满足患者的需要胜于疾病的诊疗。全科医学十分注重将技术与艺术有机结合为一个整体，使医学更加人性化地服务于人。

三、全科医学的基本原则

全科医学是以生物 - 心理 - 社会医学模式和系统整体论这一方法作为理论指导。全科医生在工作中提供"全面"的服务，是全科医学的"全"字的具体体现，主要包括 5 个方面的含义：①主动服务于社区中的全体居民；②整合内科、外科、妇产科、儿科等各种临床医学专科的服务；③开展生物 - 心理 - 社会服务模式的健康照顾；④兼顾个人、家庭和社区；⑤预防、治疗、保健、康复、健康教育、健康管理一体化服务。

全科医学的基本原则主要包括以下 10 个方面：①基础医疗保健；②人性化照顾；③综合性照顾；④持续性照顾；⑤可及性照顾；⑥协调性照顾；⑦以家庭为单位的健康照顾；⑧以社区为基础的健康照顾；⑨以预防为导向的健康照顾；⑩团队合作的工作方式。

以上 10 个基本原则是全科医生在社区中开展社区卫生服务的基本策略，指导着全科医生的工作实践，在全科医疗服务中有着更充分而具体的体现（详见第 3 章第三节）。

四、全科医学与相关学科的关系

（一）全科医学与其他临床二级学科

全科医学与内、外、妇、儿等学科一样均为临床医学二级学科，但又有所不同：首先从学科理论基础看，全科医学以整体论为基础，整合临床医学、生物医学、行为科学、预防医学、康复医学及人文社会学科，应用系统论解释患者在生物、心理、社会环境之间的相互关系；而其他临床学科是以还原论为基础，即认为每一种疾病都必然可以在器官、细胞或分子上找到可以测量的形态学或化学改变，将人作为生物有机体进行解剖分析，努力确定生物的或物理的特定原因，找到特异性的治疗方法。其次从研究内容看，全科医学面对社区所有人，包括患者、无症状者及健康人，按照患者的需要，从多维度进行全人照顾，其主旨是强调以人为中心、以家庭为单位、以整体健康的维护与促进为方向的长期负责式照顾，并将个体与群体健康照顾融为一体。而这些二级学科都形成了自己的知识和技能体系，侧重于人的某一方面或某个器官、系统疾病的诊治，目的在于根据最新循证或科研成果认识和治疗疾病，追求治愈患者。

而全科医学与其他各二级临床专业学科在知识和内容上都有一定的交叉，交叉的多少与社区居民的卫生服务需求有着明显的联系。通常情况下，全科医学的知识宽度跨越了临床所有二级专业学科，它的范围涵盖了其他临床专科的所有常见问题或疾病的照顾。全科医学覆盖各临床专科的知识和技能的量也不尽相同，在培训中学到什么程度和学习什么内容均随着政府、医疗保险机构、社区民众的医疗保健需求而异。

（二）全科医学与预防医学

预防医学是医学的一个分支，是以人为主要研究对象，按照预防为主的卫生工作方针，从群体的角度探索与人类疾病和健康相关问题（如社会、心理、环境等因素与疾病和健康的关系），预防疾病的发生，控制疾病的发展及促进健康的一门医学学科。近年来，由于威胁人类健康的疾病已由急性传染性疾病转变为慢性非传染性疾病，所以预防医学的主要任务逐渐从群体预防为主转向个体和群体预防相结合，从被动预防转向主动预防，从生理疾病的预防扩大到心理、行为和社会的预防，从仅以公共卫生人员为主体延伸到以公共卫生和临床医护人员为主体，预防疾病的责任在以政府、社会为主的同时更强调居民个人所应承担的责任。

由于全科医生就工作在社区的第一线，与患者最早接触，并且与社区患者有着良好的医患关系，所以他们最擅长也最方便在社区提供个体化的预防服务 - 临床预防服务。同时全科医学一直强调以社区为导向的基层保健的重要性，为适应我国社区卫生服务的发展要求，全科医生必须学习与群体预防和公共卫生有关的知识和技能，以更好地承担国家规定的社区公共卫生服务任务和职责。

（三）全科医学与社会医学

社会医学是 19 世纪发展起来的一门医学与社会科学相结合的边缘交叉学科，它从宏观和微观不同层次研究人群健康与社会因素和行为关系的，具有社会性的医学问题，为制订卫生事业的发展战略、方针、政策，以及更新医疗工作的思维观念提供理论和实践的依据。也可以说社会医学是一门从社会学角度研究医学问题的科学，它主要研究社会因素和健康之间的相互作用及其规律，以制订社会保健措施，增进人群的身心健康水平和社会活动能力，提高生活质量。近年来，社会医学以其研究成果体现生物 - 心理 - 社会医学模式，推动医学模式转变和新型健康观形成，并积极倡导社会大卫生观，促进区域性卫生规划的建立与新卫生政策的形成，在卫生改革中起着重要作用。

全科医学和社会医学的关系非常密切：第一，全科医学吸收社会医学的研究成果，以生物 - 心理 - 社会医学模式和新型健康观作为理论基础；第二，全科医学在社会大卫生观的指导下开展其服务；第三，全科医学运用社会医学有关方法，研究如何满足社区民众卫生服务需求等问题；第四，全科医学使社会医学的理论、方法与全科医生的日常服务相结合，扩大了社会医学的应用范围并丰富了其内涵，提高了社会医学研究成果的可操作性。

（四）全科医学与社区医学

社区医学是公共卫生和社会医学在 20 世纪中期深入发展的产物。它通常是应用流行病学、医学统计学、社会医学、人类学、社会学等学科的观点和方法进行社区调查，收集信息和资料，并对此进行统计、分析和评价，然后进行社区诊断，找出影响社区人群健康的主要问题和影响因素，分析问题产生与发展的来龙去脉，辨明社区居民对卫生服务的需求和需要，列出可用于解决问题的资源和解决问题的优先顺序。制订和实施一系列的社区卫生服务计划，动用社区内外的医疗和非医疗资源，维护和促进社区人群的健康，对社区卫生项目的过程、效果、效率、效益和效用进行评估，以便使有限的资源产生出最佳效益。全面了解人类健康问题的性质、形态和公众的就医行为，完整、系统地理解个人及其家庭的健康和疾病，更有效地维护社区全体居民的健康，合理利用有限的卫生资源，并有效地控制各种疾病在社区中的流行。总之，社区医学是利用临床医学和预防医学的理论和技术，充分挖掘利用社区资源，突出社区特点，针对社区存在的健康问题，对社区群众和个体提供有效的卫生服务，并促使他们的身心健康得到充分发展的一门科学。其特点是要求把人群中个体（健康人、患者）的卫生需求（医疗、预防、保健和康复）问题回归到群体（家庭、社区和社会）的高度，与他们生活的家庭、社区和社会联系起来去认识、分析和处理。

全科医学与社区医学有极为密切的联系：①全科医学与社区医学在群体目标上完全一致，均立足于社区，为社区居民的健康服务；全科医生是社区医学任务的主要执行者，执行社区医学任务过程中所获得的资料、资源和组织系统等为全科医学在社区中的实施奠定了坚实的基础。②两者有着不同的着重点，即全科医学以个人为重心、家庭为单位、社区为范围，而社区医学则以人群为重心，涉及家庭和个人的较少。

（五）全科医学与中医学

中医学（包括草药、针灸、按摩等）是我国医学界公开承认的医学学科，其教育、科研和医疗实践取得了丰硕的成果，其临床医疗服务被人民群众广泛接受，在居民疾病治疗、康复及保健方面起着积极的作用，这种现象在世界上是独一无二的。中医药以其安全、有效、费用相对低廉、诊疗技术简便、方法灵活多样而深受广大社区居民的欢迎，并提高了医疗服务的公平性和可及性，与此同时也证明了中医药在社区广阔的发展前景。

全科医学与中医学有很多相似之处，尤其是全科医学的基本原则与中医学思想惊人的相似。例如，中医学的整体观和以人为本的思想，与全科医学以患者为中心，以家庭为单位，以社区为范围的服务模式如出一辙。而这种治疗理念上的密切吻合，又使得中医呈现出独特的学科优势，如中医学对一些现代医学治疗效果不佳的病毒性感染、肿瘤等疾病有独特的疗法和治疗效果。所以，全科医生应该也必须了解其主要的类型、特点、疗效，同时也应该看到它的局限性，以便能够适应社区群众的健康信念，并用它来丰富全科医学的理论和治疗手段。当患者准备使用这类医疗手段时，全科医生可以对患者提出有益的建议，从而最大限度地避免这些疗法对患者的潜在伤害。

第三节　全科医学的学术组织及学术期刊

一、国内外全科医学相关学术组织和机构

1. 世界家庭医生组织　是全科/家庭医生国家级学院和学会的世界学术组织（World Organization of National Colleges，Academies and Academic Association of General Practitioners/Family Physicians，WONCA；World Organization of Family Doctors）的简称。WONCA 于 1972 年在澳大利亚的墨尔本成立，是全世界全科/家庭医生的最高学术组织，是 WHO 在社区卫生方面的高级顾问与工作伙伴。WONCA 的目标和使命是通过提倡和保持家庭医学高水平的服务，以改善世界人民的生活质量。WONCA 又按地区分为亚太、欧洲、北美、非洲等 7 个区域组织，11 个工作委员会，各区域每年召开一次区域年会；总会现在每 2 年召开一次世界大会（在第 21 届即 2016 年以前是每 3 年举办一次），为全科/家庭医生提供学术交流和知识更新的讲坛，以促进世界各地的全科/家庭医生进行教育、科研和服务方面的交流与合作。凡是成立了全国性全科/家庭医学团体的国家即可申请成为 WONCA 的会员国；同时全科/家庭医生也可申请成为 WONCA 的个人会员。截至 2017 年 7 月，有 130 多个国家及地区、遍布世界各地的 50 多万名家庭医生成为 WONCA 会员，代表着全世界有 30 余万名经过规范化培训、考试合格的全科/家庭医生。我国于 1994 年成为 WONCA 的正式会员国，中华医学会全科医学分会及海医会全科医学分会先后也成为 WONCA 会员。

2. 中华医学会全科医学分会　是中华医学会的直属专业学会，成立于 1993 年 11 月，在中华医学会领导下展开工作，它是中国内地第一个全科医学学术组织，也是最大的学术组织，它的成立标志着我国全科医学学科的诞生。1995 年 8 月 10 日中华医学会全科医学分会正式成为 WONCA 会员，并于 1996 年在上海成功举办第一届国际农村全科医学会议，以及于 2003 年在北京成功举办第 13 届 WONCA 亚太地区会议。多年来，中华医学会全科医学分会致力于全科医学的系统化研究、学科建设、规范化培训、信息化建设等，为促进全科医学科学技术的繁荣发展及全科医学人才的培养，以及提高我国人民的健康水平而不断努力和探索。

3. 中国医师协会全科医师分会　由首都医科大学和中国全科医学杂志社共同发起，于 2003 年 11 月经卫生部、民政部批准在深圳正式成立。中国医师协会全科医师分会是在中国医师协会理事会领导下负责组织本行业进行行业服务管理，开展相关工作的机构，是全科医学领域的全国性社会团体。其宗旨是：发挥专科协会的行业指导、服务、自律、监督作用，实行本行业自律性管理，制订全科医生执业规范，协助卫生行政部门建立本行业医生考核体系，审查、认证全科医生执业资格，监督检查本行业医生的执业情况；依法维护本行业的医生在执业活动中享有的合法权益；对本行业的医生进行医学终身教育，推广新知识、新理论、新技术、新方法。加强国内外、行业内外的交流与合作，努力提高医疗水平和服务质量，促进全科医学的健康、快速发展；全面利用社区内外有限的卫生资源，为患者个体及家庭提供连续性、综合性、协调性、人格化和个体化的医疗保健服务，最大限度满足广大居民的健康需求，为提高我国人民的健康水平和社会主义建设服务。

4. 卫生部全科医学培训中心　2000 年 9 月经卫生部正式批准在首都医科大学成立。该中心自建立以来，先后组织了全科医生在职培训、继续医学教育、全科医学师资培训、社区护理培训、社区卫生服务管理干部培训等各种类型与层次的全科医学培训项目。提出学科建设各领域内的重要课题，深入开展调查研究，收集整理各类基础数据和材料，为政府就发展社区卫生服务模式决策和学科建设提供咨询和依据。同时广泛开展科学研究和国际学术交流，在社区全科医学教育体系、社区综合性健康示范工程、全科医疗与社区卫生服务模式评价、社区人群慢性病管理等方面进行研究和探索；与 WONCA 及各国相关学术团体，建立广泛、长期的友好合作关系。

5. 教育部高等学校医学人文素养与全科医学教学指导委员会　于 2007 年 11 月在首都医科大学成立，其主要任务是加强全科医学学科建设、课程建设、科学研究和学术交流，建立全科医学教育体系，开展高层次人才培养，带动学科的发展，为培养全科医学人才奠定基础，为发展社区卫生服务做出贡献。

6. 中国社区卫生协会　是全国性的行业性、学术性、非营利性法人社会团体，是受民政部和卫生部管理的国家一级协会。其前身是中国医院协会社区卫生服务分会，2007 年 7 月正式更名为中

国社区卫生协会。中国社区卫生协会以"促进社区卫生服务内涵建设，服务于政府及广大的社区卫生服务工作者"为目标，以"汇集各方英才、提供交流平台、反映基层心声、加强行业自律"为基本宗旨，围绕社区卫生服务技术研发、人员培训、学术交流、行业自律和维权、政策建议等方面开展工作。其内设"五部一室"，即会员部、培训部、科研部、外联部、宣传部、办公室。作为社区卫生服务工作者的"大家庭"，中国社区卫生协会已成为促进中国社区卫生服务事业发展的重要力量。

二、国内外全科医学学术期刊

1.美国家庭医生学会主办的杂志 美国家庭医生学会共主办3本杂志，分别为《美国家庭医生》（*American Family Physician*）、《家庭医学年刊》（*Annals of Family Medicine*）、《家庭医疗管理》（*Family Practice Management*）。前两种杂志分别创刊于1998年和2003年，均为国际性期刊。《美国家庭医生》刊登的内容多以临床诊疗的研究为主。其栏目主要为临床证据、专家咨询、一周实习日记、读者来信、医药和社会、实践指南、患者信息、预防医学临床实践、临床研究、美国预防服务等。《家庭医学年刊》为双月刊，以发表高水平的家庭医学研究论文为主，很有影响力，影响因子常＞4，主要栏目为杂志俱乐部、社论、论著、研究方法、系统评价、思考、知识更新等。《家庭医疗管理》于1998年创刊，现为双月刊，主要栏目为述评、观察与视点、信息快递、编码及医疗文书、实践点滴、读者来信、继续教育测验等。

2.《加拿大家庭医生杂志》（*Canadian Family Physician*） 由加拿大家庭医生学会主办，1967年创刊，已进入《科学引文索引》。该刊的宗旨是方便全科医生、教育者、研究者和政策制定者及时了解最新信息、接触家庭医学的最新理论，以官方的两种语言为在加拿大各地采用不同服务方式的家庭医生提供服务，促进家庭医学学科不断发展和患者照顾质量的不断改进。

3.《英国全科医学杂志》（*British Journal of General Practice*） 于1953年创刊，为英国皇家全科医生学会主办，是世界上最早的全科医学学术杂志，其原名为《皇家全科医生杂志》，该杂志已进入《科学引文索引》。其主要栏目有全科医学教育、继续医学教育、文献综述、医学生教育、住院医师培养、临床研究与方法、服务管理、述评、论著、读者来信、国际家庭医学教育。

4.《中国全科医学杂志》（*Chinese General Practice*） 于1998年创刊，是我国首家公开出版发行的全科医学专业的国家级学术期刊。其创刊十余年，真实记载了我国全科医学和社区卫生服务发展的历程，代表着我国全科医学的发展水平，发挥着全科医学领域学术期刊的前沿和导向作用。其宗旨和任务是：宣传党和国家有关医疗卫生改革的方针政策；研究探讨中国全科医学发展的现状、特点和趋势；交流全科医学临床研究成果和临床实践经验；普及全科医学理论知识，全面提高广大基层医务人员的"全科意识"。现为旬刊，有3个版本：①红色学术版，内容以全科医学的学科建设和发展、社区卫生服务工作研究和管理为主；②蓝色临床版，内容以临床学术研究、技能操作和经验交流为主；③黄色读者版，内容以临床常见病、多发病为主，依托强大的专家资源，邀请权威专家结合病例、依据指南进行详细讲解，以提高基层医生临床技能，指导基层医生临床实践。

5.《中华全科医生杂志》（*Chinese Journal of General Practitioners*） 于2002年创刊，由中国科学技术协会主管，中华医学会主办并编辑出版的国家级学术期刊。其宗旨是：以科学性、普及性和实用性为原则，用全科医学的科学理论和技能指导临床医务工作者的医疗服务实践，以人为本，为医生创造良好的继续教育机会和学术交流平台，致力于全面提高医生的综合素质。其栏目主要有：述评、论著、专家论坛、全科医学教育、社区卫生服务与管理、健康管理与教育、政策解读、临床研究、临床集锦等。

（路 岩）

本 章 小 结

1.全科医学是一个面向个人、社区与家庭，整合临床医学、生物医学、行为科学、预防医学、康复医学及人文社会学科相关内容于一体的综合性医学专业学科，是一个临床二级学科，其范围涵盖不同年龄、性别，各个器官系统及各类健康问题或疾病。

笔记栏

2. 全科医学的主旨是强调以人为中心、以家庭为单位、以整体健康的维护与促进为方向的长期负责式照顾，并将个体与群体健康照顾、防和治有机地融为一体。

3. 全科医学的学科特点包括：①是一门综合性的临床医学学科；②定位于基层卫生保健领域；③是一个广度上的医学专科；④具有整体观、系统论的临床思维；⑤高度重视服务艺术和人性化。

4. 全科医学的基本原则包括基础医疗保健、人格化的照顾、综合性照顾、连续性照顾、可及性照顾、协调性照顾、以家庭为单位的健康照顾、以社区为基础的健康照顾、以预防为导向的健康照顾、团队合作的工作方式。

第 2 章　全科医生

学习目标

1. 掌握全科医生的综合素质要求、具备的知识结构。

2. 熟悉全科医生的服务范围，全科医生与其他专科医生的区别及全科医生在医联体服务中的地位和使命。

3. 了解社区服务中全科医生扮演的角色。

第一节　全科医生概述

一、全科医生的定义

全科医生（general practitioner，GP）又称家庭医生（family physician/family doctor），是毕业后接受了全科医学教育或全科医学住院医师培训并考核合格后，对个人、家庭和社区提供优质、方便、经济有效的、一体化的基层医疗保健服务，进行生命、健康与疾病的全过程、全方位负责管理的医生。

从定义中可以看出，全科医生是经过全科医学专门训练且工作在基层的临床医生，相对于其他医生需要具备更加全面、更加高深的医疗技能，需要对前来问诊的患者提供全套的科学的医疗服务，是综合程度较高的复合型临床医学人才。全科医生需要对社区医疗保健、疾病的预防及常见并发症的诊断负责任。全科医生需要切实承担起个人、家庭及整个社区的医疗保健工作，为大家提供优质全面的医疗保健服务。其服务对象涵盖不同性别、年龄的人；其服务内容涉及生理、心理、社会各层面的健康问题；能在所有与健康相关的问题上，为每个服务对象当好健康代理人。全科医生正践行着他们的历史使命，尝试着承担起其在卫生保健系统中"守门人"的重要角色。

二、全科医生的服务范围和特点

全科医学的服务被定位于初级医疗保健，是建立在生物医学、心理医学和社会科学相互整合的基础上的一门综合性学科。一个合格的全科医生能胜任以下工作：①建立并使用全科医学的健康档案（病历）；②社区常见病、多发病的医疗及适宜的会诊与转诊；③急、危、重病患者的院前急救、转诊与出院后管理；④社区健康人群与高危人群的健康管理，包括疾病预防、筛查与咨询；⑤社区慢性病患者的系统管理；⑥开设家庭病床，根据需要提供居家照顾及其他家庭服务；⑦社区重点人群保健（包括老年人、妇女、儿童、残疾人等）；⑧人群与个人健康教育；⑨提供基本的精神卫生服务（包括初步的心理咨询和治疗）；⑩医疗与伤残的社区康复；⑪计划生育宣传及技术指导；⑫通过团队合作提供家庭护理、卫生防疫及社区初级卫生保健服务等。

全科医生职业的特殊性使得他们在工作时不需要特殊的高端的大型的医疗设备，却需要具备更高的医疗保健专业技能和丰富的经验，需要掌握各个科室、各种疾病的治疗防控知识。全科医生提供的医疗保健服务持续性较强，并以预防为主做好疾病的防控工作。这种医疗保健主要强调在疾病未发生之前便做好各项防护工作。全科医生主要负责社区及社区居民的医疗保健。

三、全科医生在医联体服务中的作用

建立分级诊疗制度，实行以全科医生为重点的家庭医生签约服务，是我国医疗卫生服务的发展方向，也是国际通行做法和成功经验。医联体是指地区内不同层级的医疗卫生机构组成的联合体，通过对医疗资源合理布局，令碎片化的卫生服务机构得到整合，以提升卫生服务的协同性。自2009年新医改提出要建立分级诊疗体系后，医联体成为我国分级诊疗建设的主要模式。基层全科医生活跃在社区，熟悉社区中不同家庭背景及个人特性、身体素质、生活习惯，能和居民之间形成密切的相互信任关系，因此通过其独特的服务模式和沟通技巧，在医联体内为居民提供可及性、综合性、连续性的医疗服务，发挥健康与费用"守门人"的作用。根据其承担的工作任务，全科医生在医联

笔记栏

体内社区服务中的作用主要包括以下几个方面。

1. 首诊服务　是指居民有健康需求时，先由全科医生提供帮助，如果病情复杂，再由全科医生转诊到相关专科医生，初级卫生保健是全科医生在首诊时提供的主要服务。WHO认为居民80%的健康问题可以在社区解决。目前，英国、美国、澳大利亚等地基层卫生机构承担的就诊量达到了体系内的80%。可见，全科医生在分级诊疗中承担首诊服务工作，符合国际经验。在我国，全科医生承担首诊服务工作有利于就诊者的合理分流，提高医疗资源的利用率，是建立分级诊疗体系的重要基础。

2. 健康管理服务　2016年我国开始在医联体内推行家庭医生签约服务制度，为居民提供连续、综合、可及性的健康管理服务，期望改变基层医疗卫生服务模式，提升基层服务能力。全科医生是家庭医生签约服务的主要承担者，根据不同人群（健康人群、慢性病患者、妊娠妇女、儿童等）的分类为其设计个性化的签约服务包，即健康管理计划。全科医生需根据居民的健康需求合理量化并实施健康管理服务，包括健康档案的建立、健康宣教、随访评估、安排体检等。通过优质的健康管理服务，能达到疾病预防、早诊断、早治疗、降低慢性病患者的二次住院率及住院费用等效果，符合医联体建设提倡的慢性病预防、治疗、管理相结合的基本原则，令全科医生成为医联体内健康与费用的"守门人"。健康管理服务是全科医生在医联体内承担的最具特色的角色。

3. 连接各级健康服务的枢纽　医联体内，全科医生是居民获取各类医疗资源（包括医院、公共卫生、社会福利机构、心理咨询室等健康相关部门）的枢纽，通过收集、传递、协调、更新保存患者信息，协调患者各类健康相关服务。如首诊及健康管理服务过程中，全科医生不能解决患者的需求时，需积极和专科医生或医院沟通，将患者转诊到合适的部门，为患者解决健康问题。当患者病情好转再转回全科医生处后，全科医生应该更新健康档案，重新评估，制订健康计划，安排随访或后续治疗。全科医生的健康相关服务枢纽的作用，使全科医生成为医联体内健康服务需求者、提供者的中心，是首诊、健康管理服务与"高级医疗需求"的连接通道，实现分级诊疗体系内各机构的分工与协作，使医联体内的居民获得全人（生物-心理-社会医学模式）健康照护服务。

4. 平衡医患间医疗信息不对称　医疗信息不对称是指医疗信息在医患之间不对等分布，即有些人对医疗信息掌握得多一点，另一些人则掌握得少一点。诺贝尔经济学奖获得者阿罗（Arrow）认为医疗信息不对称的原因在于疾病发生与治疗效果的不确定性、医学知识的复杂性，使得医生对医疗信息的掌握多于非医务人员，可能出现一些医生利用信息不对称对患者开大处方、过度检查、延长出院等增加医疗需求的情况。全科医生是居民健康与费用的"守门人"，承担着守住居民医疗费用的角色，一方面可以通过提供健康管理服务来守住居民的健康与医疗花费，另一方面全科医生也可充当患者的代言人，可帮患者对转诊过程中的用药、检查等是否合理进行判别，有助于减少甚至杜绝大处方、过度检查等诱导需求情况的出现。此外，全科医生在首诊过程中也可帮助居民识别虚假的保健宣传，减少不必要的经济损失。

5. 积极开展教学科研　国际经验表明，开展与社区相结合的知识与技能培训课程对医学生的培养有很大的益处，重视与发展社区实践教学水平已成为世界医学教育的趋势。我国的实践经验也证实，与社区相结合的医学教学模式有利于医学生理解以人为中心的医学理念。2018年国务院在《关于改革完善全科医生培养与使用激励机制的意见》中提出全科医学专业基地要与基层医疗卫生机构联合开展全科临床、教学和科研工作，并且鼓励医学院校在全科医学实践教学基地聘请有教学潜质的全科医生承担教学任务，且明确了基层全科医生在医联体内承担教学的角色。科研也是全科医生需要承担的角色，我国的全科医学处于初步发展阶段，医联体内推行的双向转诊、慢病管理、家庭医生签约制度等服务存在许多亟须解决的问题，全科医生能获得居民健康信息的第一手材料，若能积极参与研究，必将有力推动医联体内相关问题的改进。

> **案例 2-2 分析**
>
> 　　全科医生联系医联体内的三甲医院，将患者迅速转诊至该院高血压专科。经该专科积极诊断及治疗，发现患者由于家庭压力大、失眠，引发焦虑状态，导致血压波动，经相关治疗患者病情缓解后转回社区。全科医生根据患者具体病情，为其更新了档案及治疗计划，并积极为其联系心理咨询等相关治疗，通过适量应用抗焦虑药物及认知行为治疗，患者血压很快恢复正常。在本案例中全科医生作为连接各级健康服务的枢纽，使医联体内的居民获得高质量的全人（生物 - 心理 - 社会医学模式）健康照护服务。

四、全科医生的综合素质及知识结构

■ （一）全科医生的素质要求

　　全科医生是我国基层医疗卫生机构的重要组成部分，担负着预防、诊治、健康教育、康复、保健的职责，是公众健康的"守门人"，其综合素质对基层医疗机构卫生服务水平的高低起着直接的决定作用。根据2012年《全科医生规范化培养标准（试行）》、2014年《住院医师规范化培训内容与标准（试行）》中全科专业细则及其他国家相关政策文件，目前全科医生综合素质包括职业道德素质及能力素质。

　　1. 高尚的职业道德素质　全科医生应具备高尚的职业道德及人文情怀，应以患者为中心，全心全意为人民服务，其对患者的高度同情心和责任感长久不变，是无条件的、全方位的、不求回报的。与纯科学或纯技术行业的要求不同，这种人格是当好一个全科医生的基本前提。高尚的品德素质包括思想道德、职业素养、医学伦理，其中思想品德包括恪守职责、爱岗敬业、品行端正、客观、公正、坦率真诚、尊重患者及其家属，要遵守单位规章制度，有正确的职业价值观，尊重同事和其他人员，有积极向上的世界观和人生观；职业素养包括尊重患者知情权、同意权，保护患者隐私，平等待人，对不同特征和背景人群表示理解，具有批判性思维，富有责任感，满足患者与社会的需要，医学伦理方面包括以患者为主，对患者具有强烈责任心和人文关怀，诚实可信，慎言守密，尊重患者及家属不同民族、宗教信仰，注重医疗干预过程中的伦理原则。现代临床医学之父威廉·奥斯勒在《行医的金科玉律》中写道：行医是一种艺术而非一种交易，是一种使命而非行业。在这个使命当中，用心要如同用脑。他说："医生，既要有丰富的医学知识，又要跟得上最新的医学进展，还要具备人文的素养，更要关心患者在各种状况所面对的挣扎。"一位名为特鲁多的医生用毕生的职业感悟道出了医学人文精神的真谛：有时，去治愈，常常，去关爱，总是，去抚慰（Sometime cure；Usually help；Always comfort）。全科医生应在未来的工作中去感悟并实践这种人文精神。

2. 出色的医疗服务、管理、教学及科研能力素质　全科医生的核心工作就是患者、家庭与社区居民的健康管理，以及社区卫生服务团队的发展与管理。为更好地开展工作，适应生理 - 心理 - 社会医学模式转变，全科医生应具备下述的能力素质，分别是全科医疗服务能力、管理能力、教育学习及科研能力。

（1）全科医疗服务能力：包括常规诊疗操作技术掌握与应用的能力，常见病、多发病诊断、处理的能力，常见慢性病的全科医疗服务的能力，首诊服务及提供有效适当转诊服务的能力，社区现场应急救护的能力，协助处理突发公共卫生事件的能力，社区常见心理问题与疾病的识别与处理的能力，精神疾病管理的能力，社区康复、照顾服务的能力，医疗文书的书写及健康档案的建立、维护和使用的能力，社区卫生信息获取、追踪、掌握的能力，社区健康教育的能力，为重点人群提供基本保健和健康管理的能力，传染病的及时发现与疫情报告的能力，以人为中心并进行综合性、连续性、协调性、一体化的照顾的能力，家庭随访及家庭病床服务的能力。

（2）管理能力：包括人际关系与沟通能力，团队协作与领导能力，在社区建立长期和谐稳定医患关系及平衡个人生活与工作关系的能力。全科医生必须培养足够的自信心、自控力和决断力，敢于独立承担责任、掌控局面，以培养上述管理能力。

（3）教育学习及科研能力：包括基于实践的学习和提高，积极学习临床前沿知识、理念，组织开展基本的带教、示教能力，开展基本社区科研的工作能力等。全科医生的工作相对独立，服务的人群范围受限，容易导致知识陈旧或技术的不适当运用。为保持与改善基层医疗质量，执着的科学精神和自我发展能力是全科医生的关键素质之一，全科医生应严谨认真地对待自己的工作，积极参加继续教育，不断更新自己的临床知识。我国的全科医学处于初步发展阶段，目前双向转诊、慢性病管理、家庭医生签约制度等服务存在许多亟须解决的问题，全科医生能获得居民健康信息的第一手材料，若能积极参与研究，必将有力推动上述相关问题的改进。

（二）全科医生的知识结构

全科医生主要承担基层社区常见病、多发病的诊疗与转诊，慢性病管理、预防保健、健康管理、患者康复等连续性、综合性、一体化服务，是综合程度较高的卫生专业技术人员。在全科医生的专业训练和随后的医学继续教育中，全科医生所掌握的知识都是有选择性的，这依赖于他们所服务社区居民的健康需求。从总体上来看，全科医生应具有以下知识结构。

1. 以解决健康问题为核心的临床基本知识　全科医生首先是一名服务于临床工作第一线的临床医生。熟练掌握和解决社区常见健康问题或疾病的知识与技能是对一名全科医生最基本的要求。医学基础知识方面应了解并掌握临床医学基本理论、基本药理知识、中医相关基础及相关社区专业知识。

2. 全科医学的专业知识　全科医生应熟练掌握全科医学的专业知识和理论，并用以指导临床实践。全科医学专业知识包括具备扎实的全科医学基本理论和方法、临床思维模式、社区常见健康问题或疾病的处理方式与技巧、妇幼与老年保健、中医学（民族）诊疗、临床合理用药、传染病防治、流行病学等基本知识，同时还应了解并熟悉地方病等知识。

3. 医学相关知识　医疗服务中最根本的纽带是良好的医患关系，患者除了患有健康问题外，还是一个社会人，他们的医疗及保健需求会受社会、家庭和文化等很多因素的影响。因此全科医生要选择性地学习和掌握医学相关知识，如社会医学、医学心理学、医学伦理学、卫生经济学、社区卫生事业管理学、行为科学、现代信息技术、医疗法律法规等相关知识，为个人和群体提供更科学有效的健康照顾。

4. 自我发展的潜能　全科医生应具备终身学习的能力、参与科研和教学的能力、信息收集和批判性阅读的能力。在医疗实践中，通过不断地积累经验，始终保持对全科医疗事业的兴趣和热情，以应对事业发展过程中的各种挑战。

5. 团队合作与事业发展的能力　全科医生是全科医疗乃至社区卫生服务团队的核心力量。它不仅是学术核心人物，也是工作团队发展和事业发展的带头人。在工作中不仅要自我发展，也要带领团队在学术和服务中保持先进，同时还要具备出色的经营和管理能力，如机构的服务质量管理、人事管理、财务管理、药品管理、机构的可持续发展等。

视窗 2-1

WNOCA 树模型，又称全科医生胜任力模型，是 2002 年由世界家庭医生组织在瑞士提出的，并于 2005 年进行修订完善。WNOCA 树模型包括树根、树干、树枝树叶三部分，树根主要包括情景、态度、科学三个方面；树干主要包括临床任务、与患者沟通、全科医疗管理等三个领域；树枝树叶主要包括初级卫生保健能力、综合管理能力、以健康为中心的服务能力、以社区为基础、整体分析能力等六大核心能力。初级卫生保健管理能力是指为不同年龄层、性别、职业社区居民提供基本、可及的医疗卫生保健服务的能力；以人为中心的照顾能力是指以家庭和社区为照顾对象，以患者为中心，提供全方位、连续性、一致性的医疗卫生健康服务的能力；解决具体问题的能力是指对常规疾病做出诊疗的能力及社区居民健康管理能力；综合处理能力是指鉴别、紧急干预早期不明疾病并给予适当干预及处理的能力；社区导向能力是指满足社区居民健康服务需要的能力；整体分析能力是指运用生理-心理-社会三维视角处理分析各种健康问题的能力。全科医生应不断学习，完善这一胜任力模型，提高自身的综合素质及知识结构。

五、全科医生与其他专科医生的区别

全科医生与其他专科医生的区别，见表 2-1。

表 2-1　全科医生与其他专科医生的区别

项目	全科医生	其他专科医生
1. 所接受的训练	接受立足于社区的全科医学专门训练	接受立足于医院病房的教学训练
2. 服务模式	以生物-心理-社会医学模式为基础	以生物医学模式为基础
3. 照顾重点	注重于人、伦理生命的质量和患者的需要	注重于疾病、病理、诊断和治疗
4. 服务对象	不仅为就诊的患者服务，也为未就诊的患者和健康的人服务	只为就诊的患者服务
5. 服务内容	注重预防、保健、治疗、康复、健康教育等一体化服务，对医疗的全过程负责	注重疾病的治疗，只对疾病的某些方面负责
6. 服务的主动性	主动为社区全体居民服务	在医院里被动地坐等患者
7. 服务的连续性	提供连续的、整体化服务	提供片段的、专科化服务
8. 服务的单位	个人、家庭、社区兼顾	只为个人服务
9. 所处理的问题	以处理早期未分化的疾病为主	以处理高度分化的疾病为主
10. 诊疗手段与目标	以物理学检查为主，以满足患者的需要为目标，以维护患者的最佳利益为准则	依赖高级的仪器设备，以疾病为目标，注重个人的研究兴趣
11. 医患关系	医患关系亲密、连续	医患关系疏远、间断

注：表中所列的其他专科医生是指经过住院医师培训合格的，在综合性医院各临床专科工作的医生

第二节　我国全科医生教育培养发展现状

随着全科医学概念的引入和全科医学学科的建立与发展，适合我国国情的全科医生培养体系初步建立，培养模式基本形成，政策制度逐步完善，全科医生队伍加快发展壮大。

1. 全科医生培养体系初步建立　1999 年 12 月，卫生部召开全国全科医学教育工作会议，并于 2000 年印发《关于发展全科医学教育的意见》，提出全科医学教育"三步走"的发展目标，指出"开展全科医生规范化培训是我国全科医学教育体系的核心，是培养全科医生、提高社区卫生服务水平的重要措施和主要途径"，并制订了全科医生规范化培训试行办法与培训大纲。经过多年发展，我国已初步建立了院校教育、毕业后教育、继续教育三阶段有机衔接的具有中国特色的标准化、规范化全科医生培养体系。

（1）全科医学教育不断深化改革：一批高等医学院校相继成立全科医学学院，或成立全科医学教研室、全科医学系，加强面向全体医学生的全科医学教育。教育部、卫生部支持 39 所学校开展改革试点，着力为基层培养下得去、用得上的全科医学人才，目前已为中西部、农村乡镇卫生院培养

了 4.3 万名拟从事全科医疗工作的本科医学生。截至 2016 年年底，全国具有临床医学（含全科医学领域）硕士专业学位授予点的单位 113 个。

（2）毕业后全科医学教育制度建设取得重大突破：2013 年，全科专业作为 36 个培训专业之一纳入住院医师规范化培训制度框架统一实施，并作为紧缺专业予以重点倾斜。国家印发了全科医学培训管理办法、培训内容与标准、培训基地认定标准、培训招收实施办法、培训考核实施办法等若干配套文件，进一步完善培训政策体系。目前，这项工作已在全国推开，中央财政按照每人每年 3 万元的标准建立了经常性补助机制，全国共遴选认定了培训基地 859 家，其中全科专业基地 744 家（含中医全科基地 185 家），在培住院医师达到 40 万人。

（3）全科继续医学教育制度不断丰富：目前针对基层卫生人员实际，国家以岗位职责为依据、以个人实际服务能力为基础，研究制订全科医学教育培训指南，加强针对性继续医学教育。基本实现医疗卫生机构、医疗卫生人员和医学一级学科三个"全覆盖"，终身教育理念深入人心。为解决当前基层急需全科医生与全科医生规范化培养周期较长之间的矛盾，国家采取转岗培训、岗位培训、远程继续教育等多种措施加强全科医生培养培训，目前已转岗培训全科医生 13 万人以上，每年举办国家级全科医学继续教育项目近 400 项，显著提高了在职在岗全科医生的工作能力和业务水平。

2. 全科医生培养模式基本确立　为落实《国务院关于建立全科医生制度的指导意见》，2014 年教育部、国家卫生和计划生育委员会等六部门联合印发《关于医教协同深化临床医学人才培养改革的意见》，确立了以"5+3"（5 年临床医学本科教育 +3 年住院医师规范化培训或 3 年临床医学硕士专业学位研究生教育）为主体、以"3+2"（3 年临床医学专科教育 +2 年助理全科医生培训）为补充的全科医生培养模式。

3. 全科医生培养相关政策更加完善

（1）政府投入力度逐步加大："十二五"期间，中央财政累计投入 95 亿元，建设了 599 家全科医生临床培养基地。对每个住院医师规范化培训基地投入 500 万元，加强培训基地能力建设。累计投入 200 余亿元支持开展住院医师规范化培训、助理全科医生培训、转岗培训、定向免费培养、师资培训等培养培训工作，并提高了补助标准，吸引了医学毕业生报名参加全科专业住院医师规范化培训。

（2）教育培养政策有机衔接：与教育部等部门加强医教协同，不断深化临床医学人才培养改革。2013 年，国务院学位办等五部门印发《关于做好临床医学（全科）硕士专业学位授予和人才培养工作的意见（试行）》，推进临床医学（全科）硕士专业学位研究生招录办法、培养模式、学位授予办法改革，促进与住院医师规范化培训制度的有机衔接。同时，取得住院医师规范化培训合格证书且符合学位申请条件的住院医师，可按有关规定向学位授予单位申请临床医学（全科）硕士专业学位。

（3）使用激励机制逐步完善：国家鼓励全科医生在县级医院与基层医疗卫生机构双向流动，健全人才向基层流动、向艰苦地区和岗位流动的激励机制。2013 年年底，国家卫生和计划生育委员会等五部委印发《关于开展全科医生特设岗位计划试点工作的暂行办法》，全科医生特设岗位不受县级公立医疗机构岗位总量、最高等级和结构比例的限制。聘期内，特岗全科医生享受所在县级公立医疗机构同类人员工资待遇。目前，中央财政按照每人每年 3 万元的标准对 1080 个特设岗位发放生活补助，覆盖了 211 个县（市、区）828 个乡镇卫生院。

（4）职称制度改革加快推进：2015 年 11 月，人力资源社会保障部和国家卫生和计划生育委员会联合印发《关于进一步改革完善基层卫生专业技术人员职称评审工作的指导意见》，对乡镇卫生院、社区卫生服务机构卫生专业技术人员职称评聘不再将论文、职称外语等作为申报的必备条件。经过全科医生转岗培训合格或注册全科医生后可提前一年晋升职称，2017 年 7 月国务院办公厅印发《关于深化医教协同进一步推进医学教育改革与发展的意见》，明确规定：本科及以上学历毕业生经过住院医师规范化培训合格并到基层医疗卫生机构工作的，可直接参加中级职称考试，考试通过的直接聘任中级职称。

通过以上多种途径，截至 2017 年年底，全国共有全科医生 25.27 万人，占执业（助理）医生总量的比例提高到 7.4%。其中取得全科医生培训合格证书的有 15.65 万人，注册为全科医学专业的有 9.62 万人，平均每万人口拥有 1.82 名全科医生。实现了全科医生队伍发展的阶段性目标，为建立分级诊疗制度，推进家庭医生签约服务提供了有力的人才保障。

（路　岩　杜振双）

本 章 小 结

1. 全科医生的素质要求：①高尚的职业道德素质；②出色的医疗服务、管理、教学及科研能力素质。

2. 全科医生应具备的能力：①对健康问题和疾病诊疗的技能；②健康问题或疾病的识别及转诊的技能；③个体和群体相结合的服务技能；④自我发展的潜能；⑤团队合作与事业发展的能力。

第 3 章　全科医疗

学习目标
1. 掌握全科医疗的基本概念、全科医疗的基本特征。
2. 熟悉全科医疗与专科医疗的区别和联系。
3. 了解全科医疗的服务对象及范围、全科医疗与卫生保健系统的关系。

第一节　全科医疗的基本概念

一、全科医疗的定义

全科医疗是将全科 / 家庭医学理论应用于患者、家庭和社区照顾的一种基层医疗保健的专业服务，是社区卫生服务中的主要医疗形式。

美国家庭医生学会（AAFP）对家庭医疗（family practice）的定义是：家庭医疗是一个对个人和家庭提供持续性与综合性卫生保健的医学专业。它是一个整合了生物医学、临床医学与行为科学等学科的宽广专业。家庭医疗的范围涵盖了所有年龄、性别、人群，涉及每一种器官系统及各类疾病实体。

全科医疗是一种集合了其他许多学科领域内容为一体化的临床专业，是将全科医学的基本理论应用于患者、家庭和社区居民的健康照顾，提供的是基础性的医疗卫生服务，也是优质的医疗服务。除了利用其他医学专业的内容以外，还强调运用家庭动力学、人际关系、咨询及心理治疗等方面的知识技能提供服务。全科医疗为服务对象提供躯体和精神上的医疗照顾，是一种可及的、安全的、经济有效的服务；是基于最佳科学证据、充分考虑到服务对象的需求、尊重患者家庭、个人的价值观及其信仰的医疗服务。

二、全科医疗的服务对象及范围

全科医疗的服务对象是患者、家庭和社区。以社区为定向是指全科医疗既服务于个人，也服务于群体，既服务于患者，也服务于健康人群，它的服务目标主要是社区范围内的一切卫生问题及卫生管理问题，主要涉及一、二级医疗预防问题。全科医疗服务内容贯穿人的生命周期：从优生优育、妇女围生期到新生儿、青少年、中老年，乃至临终关怀，每个阶段都有其特定的生理、心理，与家庭、社会方面的健康问题。

就服务范围而言，涉及个人、家庭和社区，全科医疗最大的特点是强调对服务对象的"长期负责式照顾"。这种持续性医疗服务的关注中心是"整体的人"，而非仅仅是其所患的疾病，并对其长期健康负有管理责任。只要全科医生与服务对象建立了某种契约关系，就应随时关注他们的身心健康，对其主观和客观的、短期和长期的各种卫生需求做出及时评价和反映。由于医生对医学知识的把握胜于患者，因此全科医疗是一种由医生发起的以人为本、以健康为中心、以需要为基础、以需求为导向的主动的医疗服务。

由于国家与地区的不同，以及所处的卫生保健系统的差异，全科医疗所涉及的内容也会有差别。在有些国家，接生和围生期保健完全由妇产科专业人员负责，与全科医疗无关；而在某些地区，更多的预防工作是由护士或专职公共卫生人员提供。而全科医疗更集中于患者的管理，但因服务地点和场所的不同，导致全科医疗服务内容的区别就更明显：如在乡村地区由于难以转诊，全科医疗服务范围就较城市地区广泛得多，常包括接生、外科常规手术、各种内镜检查等；在北美，许多大型医疗中心也设家庭医学科，其服务除了日常门诊外，通常还包括病房、急诊室与 ICU 服务；在老龄化严重的地区，全科医疗常包括护理院和临终关怀；而在学校的保健中心，全科医疗除了日常门诊外，更注重青少年保健和心理咨询的实施。此外，在远洋航行的商船和海军舰艇上，在运动员训练基地、军营、机场、急诊中心等地，都可设全科医疗诊所，其服务也会因对象的不同而具有各自的特色。总之，全科医疗的服务内容是根据所在地服务对象的需要而定。随着我国卫生改革的实施，全科医疗被赋予越来越重要的社会责任，因此其服务涉及的知识技能也在日益拓宽，全科医生需要不断学习，以提升全科医疗服务水平。

三、全科医疗的特点

全科医疗的基本特征：基层医疗保健、人性化照顾、持续性照顾、协调性照顾、可及性照顾、以家庭为单位、以社区为基础、以预防为导向、团队合作的照顾。

全科医疗强调持续性、综合性、个体化的照顾，强调早期发现并处理疾病，强调预防疾病和健康维护，强调在社区场所为患者提供服务并在必要时协调利用社区内外其他资源。其最大的特点是强调对当事人的长期负责式照顾，这意味着其关注中心是人，服务对象包括健康者和非健康者。

全科医疗是一种以门诊服务为主体的基层医疗保健服务，是社区居民为其健康问题寻求卫生服务时最先接触、最经常利用的专业性服务，也称为首诊服务。除了提供优质的诊疗服务，全科医生还应通过家访和社区调查，关心未就医的患者及健康人的需求。全科医疗以相对简便、经济而有效的手段解决社区居民 80% ～ 90% 的健康问题，并根据需要安排患者及时、适当地利用其他级别或类别的医疗保健服务。

全科医疗属于初级保健范畴，其具有科学性、完善性和哲理性，是以人的健康为中心，综合了生物 - 心理 - 社会科学的立体思维，全面对待人的躯体、精神疾病和社会适应不良的困惑，并照顾家庭和社区的环境，体现了医疗服务的周全性，学科思维的完整性，极大提高了群众对医疗服务的满意度，因此全科医疗是一个体现新医疗模式的高素质医疗服务。

第二节 全科医疗与卫生保健系统

一、全科医疗在卫生保健系统中的定位与作用

卫生系统的层级（levels of the health system）是指卫生系统针对具体人群，按卫生机构服务功能的不同而划分的功能层次。基层或社区卫生机构，为所在地区提供基本服务；二级卫生服务机构，常由医生或专科医生提供有选择性的专科服务；三级卫生服务机构，为有限的、需要复杂的诊疗技术和设备的人群提供服务，通常以医院服务为主。理想的医疗体系应该向每个人提供公平、可及、全面、持续的卫生服务。WHO 确定基本卫生保健是提供基本医疗服务的最有效途径。

全科医疗是基本卫生服务系统中的主要医疗服务形式，并以其合理使用卫生资源、有效节约卫生经费的特点，成为整个卫生保健系统的坚实基础。发展全科医疗是我国医疗卫生事业改革的关键，也是解决医疗卫生事业改革中遇到的重要问题的有效方法。全科医疗根据实际情况和背景开展多种服务，尤其重视常见慢性病的防治，通过干预人们的行为和生活方式，为公众提供预防保健指导。如老年人常身患数种疾病，需要综合性医疗服务，而专科医疗分科过细，不同的专科医生关注不同的侧面使患者无所适从，而全科医疗能够较好地解决上述问题。

由此可见，以全科医疗为主的基本卫生服务系统具有的优点是：人们在一个机构看医生就可以解决大部分的健康问题，并且使有限的卫生资源得到充分的利用，取得更高的效率和更好的成本 – 效益。全科医疗在我国卫生事业中具有不可替代的作用，只有坚持卫生事业改革，推进全科医疗实践，才能从根本上解决现行医疗卫生服务系统与公共卫生服务需求不相适应的矛盾，才能满足人民群众日益增长的卫生服务需求，推进卫生事业发展，进一步达到健康促进的目的。

实践表明那些以全科医疗为主体医疗体系的国家，已呈现出医疗支出少，药品使用量减少，国民健康状况较好，医疗服务满意度较高的良好状况，同时其国民的住院率和死亡率也都呈下降趋势，并且人均寿命延长。

二、全科医疗与社区卫生服务

社区卫生服务（community health service，CHS）是社区建设的重要组成部分，是在政府领导、社区参与、上级卫生机构指导下，以基层卫生机构为主体，全科医生为骨干，合理使用社区资源和适宜技术，以人的健康为中心、家庭为单位、社区为范围、需求为导向，以妇女、儿童、老年人、慢性病患者、残疾人等为重点，以解决社区主要卫生问题、满足基本卫生服务需求为目的，融预防、医疗、保健、康复、健康教育、计划生育技术服务等为一体的，有效、经济、方便、综合、连续的基层卫生服务。

社区卫生服务的服务方式如下。①主动性服务：专科医疗一般是"坐堂行医"，而社区卫生服务提供的是主动性服务。全科医生不仅在机构内接诊患者，还走出诊室，深入社区，进入家庭，主动提供卫生服务。②契约式服务：为居民建立健康档案，签订服务合同，建立固定的服务关系，以便提供更加及时、持续的健康服务。③家庭医生式服务：家庭巡诊、家庭护理和家庭病床服务是一种既方便又经济的服务方式，在患者家里建立病床，使患者不出门就可以得到医疗卫生服务。④呼叫服务：社区卫生机构向辖区居民公布电话、网络等通讯联系方式，全科医生配备必要的通信和交通工具，可以及时为患者提供服务。

全科医疗是社区卫生服务系统中的主要医疗服务形式，是社区卫生服务的学术核心。全科医疗服务所有社区居民，包括患者、健康人群和亚健康人群；关注患者胜于关注疾病，维护患者的尊严，尊重患者的权利，重视家庭环境与健康的相互影响（遗传因素、生活习惯、行为方式等）；以预防为导向，突出以社区为范围的服务，建立科学的临床诊疗思维，充分发挥团队合作精神，满足社区居民的健康需求，构建有效的医患沟通机制，并以其合理使用卫生资源、有效节约卫生经费的特点，成为整个卫生保健系统的坚实基础。

全科医疗融个体与群体卫生服务于一体，其服务最充分地体现了现代医学模式和医学目标转变的要求，采取了以人为中心的全人照顾模式。它重视发展与患者间长期稳定的合作伙伴关系，强调要对患者及其家庭、社区的健康长期负责；要求对疾病预防、治疗及康复，医疗服务满意度，卫生资源的有效利用和医疗伦理学问题等的全面关注。全科医学的服务领域主要定位于基层医疗卫生，主动地为社区居民提供连续性、综合性、个体化的医疗卫生服务，同时通过适宜和有效的干预，积极维护并促进社区居民的健康。

第三节　全科医疗的基本特征

一、基层医疗保健

基层医疗（primary care）是卫生服务体系的底部，要在社区层面能解决人群的大多数健康问题，是一个国家卫生服务体系高效运行的基础部分。

基层医疗主要包含5个方面的功能：①疾病的首次医学诊断与治疗；②心理诊断与治疗；③对具有各种不同情景、处于不同疾病阶段的患者提供个体化的支持；④交流有关诊断、治疗、预防和预后的信息，为慢性病患者提供持续性的管理；⑤通过筛查、教育、咨询和预防性干预来预防疾病和功能丧失。全科医疗是一种以门诊为主体的基层医疗形式，是居民在为其健康问题寻求卫生服务时最先接触、最常利用的医疗保健服务，也称为首诊服务（first-contact care）。当全科医生第一次与患者接触时，就承担起使患者方便而有效地进入医疗系统的责任（包括对少数患者的适时转诊）。同时，还要通过家访和社区调查，关心没有就医的患者及健康居民的需要与需求。所以，全科医疗能够以相对简便、便宜而有效的手段来解决社区居民80%左右的健康问题，并根据需要安排患者及时进入其他级别或类别的医疗保健服务。正因为如此，全科医疗得以成为世界上大多数国家医疗保健和医疗保险这两种体系的基础，它使人们在追求改善全民健康状况的同时，能够提高医疗保健资源利用的成本效益。

我国新时期卫生与健康工作方针是"以基层为重点，以改革创新为动力，预防为主，中西医并重，将健康融入所有政策，人民共建共享"，这一方针，也写进《"健康中国2030"规划纲要》。也就是说，基层医疗保健注定是当下及今后相当长一段时期内我国卫生与健康事业发展的重点。基层医疗卫生机构是基本医疗和公共卫生服务的重要载体，也是我国医疗卫生服务体系的薄弱环节。新医改以来，强基层一直是医改工作的重心之一。

二、人性化照顾

全科医疗的照顾目标是维护服务对象的整体健康。全科医疗重视人胜于重视疾病，它将患者看作有个性、有感情的人，而不仅是疾病的载体。其照顾目标不仅是要寻找有病的器官，更重要的是维护服务对象的整体健康。为达到这一目标，在全科医疗服务中，医生必须视服务对象为重要合作伙伴，从"整体人"生活质量的角度全面考虑其生理、心理、社会需求并加以解决；以人性化的服务调动患者的主动性，使之积极参与健康维护和疾病控制的过程，从而达到良好的服务效果。因此，医患之间必须建立亲密的关系，全科医生应能"共情"（empathy），即从患者的角度来看他们的问题。这种照顾忌讳千篇一律的公式化处理问题方式，要求医生从各方面充分了解自己的患者，熟悉其生活、工作、社会背景和个性类型，以便提供适当的服务，如不同的、有针对性的预防和治疗建议。例如，同样是患高血压，患者对疾病的担忧程度可能很不相同，对医疗服务的需求也会有所差异，对有些人需要耐心解释、释其疑团；对有些人需要具体指导、改其偏执；对有些人则需要多次提醒、让其重视等。专科医生在临床上多采用常规的、专业化的诊断和治疗标准进行工作，但对全科医生来说，除了提供常规的生物医学诊治措施之外，由于其负有长期照顾患者健康的责任，这种照顾只有做到个体化、人性化，才能为患者所接受，并显示出良好的效果。

三、综合性照顾

综合性照顾（comprehensive care）具有跨学科、跨领域，体现全科医疗服务的"全方位、多角度和立体化"的特点。其主要表现为：①就服务对象而言，不分年龄、性别、健康状况和所患疾病的类型；②就服务内容而言，包括预防、医疗、保健、康复与健康教育，但需要注意的是这些服务内容的提供是基于全科医生的服务团队；③就服务层面而言，包括生理、心理和社会文化各个方面，不仅要重视患者的生理问题，还要了解其完整的背景，如家庭情况、工作情况、社会背景等，并全面综合考虑这些因素在疾病诊治和健康管理中的作用；④就服务范围而言，涉及个人、家庭和社区，应提供以个人为中心、家庭为单位、社区为基础的全方位照顾，同时注意这三个方面在疾病诊治中的相互关系和作用；⑤就服务手段而言，可利用一切对服务对象有利的方式与工具，包括现代医学、传统医学或替代医学，因此综合性照顾又被称为一体化服务。

患者需要的服务是整体性服务，即医生需要把患者看作一个不可分割的整体，了解患者身体的、心理的和社会的各种情况、背景或相互之间的关系，在了解患者的基础上，全面评价患者的健康状况，厘清健康问题的来龙去脉，协调利用各种专科资源、社区资源和社会资源，帮助患者全面、有效地解决与健康相关的问题，维护患者的健康，充分满足患者的需要。患者先到全科医生这里首诊，必要时由全科医生将其转诊到专科医生那里接受服务，但全科医生始终对患者的健康负责。因此，综合性照顾这一特征是全科医疗全方位或立体性服务的体现（图3-1）。

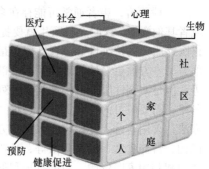

图3-1 综合性服务模型

四、持续性照顾

持续性照顾（continuity of care）是指全科医生及其团队与个人及其家庭建立起的一种固定、长期、亲密的关系，为居民提供从生到死（生前到死亡）的全过程服务，这是全科医学非常重要的原则，也是全科医学区别于其他二级临床医学专科的重要特征。其持续性可以理解为以下几个方面。

第一，为人生的各阶段（生命周期）提供照顾，包括产前保健、婴幼儿生长发育、青少年保健、中老年保健与慢性病管理、临终关怀乃至患者死亡后对家属的保健支持。

第二，为疾病的各阶段（健康疾病康复）提供照顾。从健康危险因素的监测、早期症状的观察与判断、疾病诊断的确立、及时正确的治疗、防治与减少并发症和残障，以及实施必要的康复措施等。

第三，健康照顾责任的持续性。无论何时何地，包括服务对象外出期间，甚至患者转诊、住院诊治或疾病痊愈后等不同时期，全科医生对负责对象持续性的责任都不应间断或中止。

持续性照顾是全科医疗特有的原则和优势。要实现持续性服务需具备以下基本条件。①相对固定的服务关系：全科医生要与个人或家庭签订一个契约或合同，以明确这种稳定的服务关系；②稳定的医患联络渠道：建立健全预约、转诊、随访制度，具有良好的应急服务系统等；③动态化的健康档案：包括个人和家庭医疗保健记录、转诊与会诊记录、全科医生与其他医生或医疗机构联系的信息等。动态化的健康档案能起到承上启下的作用，保持服务的持续性。随着电子化的健康档案越来越普及，不同医疗照顾机构之间的数据共享，也是持续性服务的一个重要方面。

五、可及性照顾

全科医疗是可及的、方便的基础医疗照顾，由于全科医疗立足于社区层面，因此地理上比较接近，时间上比较及时，经济上比较实惠，加之医患关系的固定，通常在结果上有效，这是全科医疗可及性照顾（accessible care）特点的具体体现。

另外，全科医疗除能够提供门诊服务外，还为行动不方便的老年人、伤残人或有特殊需要者提供上门访视、开设家庭病床、安排转诊或住院等服务，从而能够使绝大部分民众感受到全科医疗服务是身边可以利用的卫生服务。全科医生在诊疗中由于医患双方的亲近与熟悉，可以极大减少不必要的问询与辅助检查，从而获得比一般专科医疗更好的成本效益，并实现预防疾病和杜绝浪费的目标。

全科医生作为社区的一员，了解自己所在社区的优势和缺陷，而居民对自己的医生也同样熟悉和亲切，并乐意为之提供新的信息。这种相互了解为全科医生服务于社区带来了极大的便利。全科医生永远向患者敞开大门，他对患者的任何医疗保健需求都能做出恰当的应答。这意味着居民在任何需要医疗照顾之时都能够及时得到全科医生的服务，包括方便可靠的基本医疗设施、固定的医疗关系、有效率的预约系统、下班后和节假日的服务，做到病情熟悉、心理亲密及患者经济上的可接受等。国外的经验表明，全科医生周到全面的照顾，可以满足居民卫生需求，全科医疗的普及可改变基层群众"看病难，看病贵"的状况。

六、协调性照顾

一般而言，患者通常可能存在多种健康问题，有时即使是单纯一种疾病，也可能需要其他医生或者其他资源，这时全科医生就要提供协调性服务。协调性照顾（coordinated care）的实施保证了全科医疗服务的持续性和综合性服务最终得以实现。协调性服务一方面可体现在全科医疗服务团队内部，另一方面更多地体现在团队外部，如将患者转诊到其他专科医生处可能需要社会工作者的介入等。但是协调性服务的实现需要下列条件：①掌握有各级各类专科医疗的信息和转诊、会诊专家的名单，需要时可为患者提供全过程"无缝式"的转诊、会诊服务，会诊与转诊是协调性服务的常用方法，善用转诊、会诊符合医患双方的利益；②了解社区的健康资源，如社区管理人员、托幼托老机构、营养食堂、护工队伍等，必要时为居民联系有效的社区支持；③熟悉患者及其家庭，能充分调动和利用家庭资源，帮助维护和促进居民及其家庭健康。全科医生应成为动员各级各类资源服务于患者与其家庭的枢纽。这些健康资源的协调和利用使全科医生可以胜任其服务对象的"健康代理人"角色。

协调性照顾指的是针对每一个患者的要求而进行的调整、组合保健服务的过程。协调性照顾需要关注患者健康照顾需求的所有方面，全科医生必须协调好医院照顾和家庭照顾，同时需要处理好患者专科照顾的要求（如慢性病和精神疾病的照顾）。最后，协调性照顾包括建立、组织和领导一个健康照顾团队来对社区中的患者提供多学科的照顾。

七、以家庭为单位的健康照顾

家庭是全科医疗的服务对象，也是全科医生工作的重要场所和可利用的有效资源。以家庭为单位的照顾在实际工作中主要涉及以下3个方面内容。

（1）个人与其家庭之间存在着相互作用，家庭的结构与功能会直接或间接影响家庭成员的健康，同时家庭成员健康或疾病状况会影响家庭其他成员的健康与整个家庭的功能，因此全科医生在采集患者病史时，特别要注意其家庭背景信息的采集。

（2）家庭生活周期理论（family life cycle）是家庭医学观念最基本的构架，家庭生活周期的不同阶段存在不同的重要事件和压力，若处理不当而产生危机，则可能对家庭成员造成健康损害。因此，全科医生要善于了解并评价家庭结构、功能与周期，发现其中对家庭成员健康的潜在威胁，并通过适当的咨询干预使之及时化解，改善其家庭功能；还要善于动员家庭资源，协助对疾病的诊断与长期管理。

（3）以家庭为单位的照顾原则，为全科医生提供了有力的武器。通过家庭调查，既有助于发现患者有意义的病史和真正的病因，又可以改善患者的遵医嘱行为；有时还能发现就诊者以外真正的患者——通常真正的患者并非前来就诊者，而是家庭其他成员甚至整个家庭。例如，某中年妇女腹泻久治不愈，其根源在于对儿子辍学与不务正业的担忧；某学龄儿童患遗尿症，病因是父母离异后其对母爱的期盼。这类发现和相应的适当干预（如家庭咨询与治疗）效果显著，可以显著提高群众对全科医生的信任度。

八、以社区为基础的健康照顾

服务于社区是全科医疗的基本宗旨。全科医疗是立足于社区的卫生服务，其特征表现为：第一，社区的概念体现于地域和人群，即以一定的地域为基础，以该人群的卫生需要、需求为导向，全科医疗服务内容与形式都应适合当地人群的需要、需求，并充分利用社区资源，为社区民众提供服务。第二，社区为导向的基层医疗（community oriented primary care，COPC）将全科医疗中个体和群体健康照顾紧密结合、互相促进。全科医生在诊疗服务中，既要利用其对社区背景的熟悉程度去把握个别患者的相关问题，又要对从个体患者身上反映出来的群体问题有足够的敏感性，必要时通过追踪个别患者，了解其所属单位、团体或住宅区域可能发生的重大生活事件，评估其对个体患者的负面影响，并设法提出合理的社区卫生诊断。例如，某全科医生在社区诊所半日的门诊中，非经预约而接诊了18名高血压患者，应引起重视。因为从概率上讲，在其社区诊所负责照顾的一组数千人的群体中，高血压患者在半日内的就诊频率不该如此之高。除了按照高血压诊治指南对每名患者进行妥善处置以外，这个现象还提示全科医生应在事后追踪这些患者的来龙去脉，了解其所属单位、团体或住宅区域可能发生的重大生活事件，评估其对高血压患者的负面影响；并运用流行病学等相关学科理论提出合理的社区干预计划。

九、以预防为导向的健康照顾

在慢性病盛行的年代，由于慢性病的病因和发病机制均十分复杂，个体差异很大，而且与心理、行为和社会等因素密切相关，预防疾病的责任也从以政府、社会为主转向以个人的责任为主，并从被动预防转向主动预防。预防医学的任务从以急性传染病的群体预防为主转向以慢性病的个体预防为主。

全科医疗对个人、家庭和社区健康的整体负责与全程控制，必然导致"预防为主"思想的落实，即在居民健康时、由健康向疾病转化过程中及疾病发生早期无症状时，就应该主动提供关注，其关注对象除了患者之外，还包括高危人群与健康人群，这也是它有别于一般临床医疗的突出特点之一。全科医疗强调的"生命周期保健"，即根据服务对象生命周期的不同阶段中可能存在的危险因素和健康问题，提供一、二、三级预防，包括健康教育与咨询、免疫接种、疾病筛查、化学预防等。全科医生从事的预防多属于临床预防，即在日常临床诊疗活动中对个体患者及其家庭提供随时随地的个体化预防照顾；同时各国政府还根据其需要与可能，由全科医生及其团队向公众提供规范性的周期性健康检查。

预防性服务在全科医疗中占有相当大的比重，这不仅表现为许多就诊患者是专为免疫注射、健康咨询和健康检查而来，更表现为医生应诊时的做法。家庭医生对由于不同原因来就诊的患者，应主动评价其各种健康危险因素并加以处置，将预防措施看作日常诊疗中应执行的程序，即所谓的预防性照顾（anticipatory care）。预防性服务意味着家庭医生利用每次与患者接触的机会，不论其就医目的是什么，都应同时考虑这些人可能还有什么健康问题需要预防。例如，对感冒的老年人可同时注意其是否患有高血压，对因患高血压而就诊的出租汽车司机可顺便询问其有无胃痛等。要进行这类服务，家庭医生必须熟悉本社区的主要健康问题、各种疾病高危人群的监测和干预情况，同时也需要依靠完整准确的健康档案。

随着人们生活水平的提高，人们开始主动要求维护健康、追求长寿和提高生活质量，因此预防保健服务已成为公众关心的热点。全科医生在开展以预防为导向的服务时，应发挥自身的优势，根据需要与可能，协助其团队成员提供其他公共卫生服务，做好预防和保健工作，提高居民的健康水平。

十、团队合作的工作方式

由于全科医疗为患者及其家庭提供的是集预防、医疗、保健、康复和健康教育一体化的服务，因此全科医生需要与其他工作人员协调配合，形成卓有成效的团队工作模式（team work）。

全科医疗团队以全科医生为核心，有大批辅助人员配合，一起为服务对象提供立体网络式的健康照顾。在基础医疗本身，存在着门诊团队、社区团队、医疗 - 社会团队及康复团队等，由社区护士、公共卫生医生、康复医生、营养医生、心理医生、口腔医生、其他专科医生（如外科、骨科、儿科等）、中医医生、理疗师、接诊员、社会工作者、护工人员等与全科医生协同工作。以便改善个体与群体健康状况和生命质量。这些人员可以受聘于不同的机构，为了社区卫生服务中的共同目标而团结协作。

在上述团队成员中，社区护士和社会工作者起着特殊而重要的作用。社区护士是全科医生完成社区家庭医疗工作的主要助手，其主要任务是在社区、家庭环境中进行生物 - 心理 - 社会环境全方位的患者护理工作，以及相关疾病的健康教育和生活方式指导等。他们主要的服务对象是需要在社区长期管理的慢性患者、老年患者、出院患者及残疾人等。服务内容包括家庭访视、家庭护理、患者小组活动指导、患者教育等。在对老年患者的家庭访视中，社区护士常规地评价其一般健康状况和疾病状况、目前面临的主要健康问题、用药情况、心理状况、营养状况、家庭环境安全等各方面的问题，提供全面而有针对性的个别指导和咨询，这种工作性质使得她们深入家庭的时间通常远超过全科医生。社会工作者（又称"社工"）是国外普遍存在的一种社会职业，他们积极参与社区卫生服务，运用社会学、人类学、管理学等多方面的知识和技能，协助全科医生进行社区诊断和干预。由此可见，由于社区护士和社工的参与，才使全科医疗的全方位、全过程的卫生服务成为现实。

在基层医疗与各级各类医疗保健网络之间，存在着双向转诊和继续医学教育的团队合作关系，这种关系保证了全科医生协调性服务在较高水平上的实施。总而言之，可以用四维模式来表达全科 / 家庭医疗的特征：从正面看，它涉及了生物、心理、社会三个维度，形成了一个三角形；从侧面看，它还有一个时间维度，即从生到死、从健康到疾病再到康复这些不可逆的时间尺度；从而形成了一个立体柱状空间模式（图 3-2）。其中在疾病形成以后一段时间内，沿生物医学角度形成的一个小区域"▨"，即为专科导向的医疗服务；而其余大范围的立体空间则为全科医疗广阔的活动天地。我国原来不同级别的医疗机构基本上以生物医学为导向，在疾病形成后提供服务，范围狭窄，故在某些医疗机构显得资源过剩；但若将眼界放宽到这个四维空间，可发现民众的许多健康需求尚未得到满足，大量新型服务项目和资源尚待开发。体现这种四维模式的，具有人性化、综合性、持续性、协调性、可及性特点的全科医疗，属于优质而高效的基础卫生服务，无疑能够得到社区居民的接受（图 3-3）。

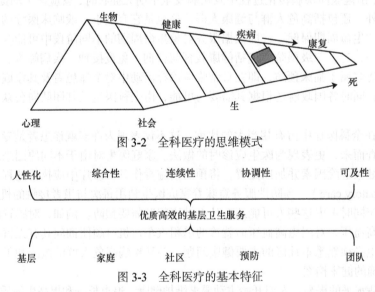

图 3-2　全科医疗的思维模式

图 3-3　全科医疗的基本特征

第四节　全科医疗与专科医疗的区别和联系

在一个布局合理的医疗卫生服务体系中，全科医疗和专科医疗各自负责健康与疾病的不同阶段，两者既有区别，又互相联系；两者既有分工，又有合作，承担着不同的医疗保健工作，共同维护全体居民的健康。

一、全科医疗与专科医疗的区别

（一）服务宗旨与职责上的区别

专科医疗和全科医疗负责健康与疾病发展的不同阶段。专科医疗负责疾病形成以后一段时期的诊治，而全科医疗负责健康时期、疾病早期乃至经专科诊疗后需要长期照顾的疾病或无法治愈的疾病后期，甚至是终末期阶段。专科医疗的宗旨是根据医学对人体生命与疾病本质的研究成果来认识与对抗疾病；并因此而承担深入研究病因、病理等微观机制，以及诊断方法、药物、手术等治疗技术的责任。当遇到现代医学无法解决的问题时，专科医疗就不得不放弃其对患者的责任。在这种意义上，专科医生类似于医学科学家，其工作遵循科学的模式，其责任局限于医学科学认识与实践的范围，其最高价值是科学性，即集中体现了医学的科学性方面。其对患者的管理责任一般限于在医院或诊室中，患者回家以后是否继续完全遵从医嘱，这是专科医生难以顾及的方面。

全科医疗的宗旨是为个人、家庭提供全面照顾，而非单纯的疾病诊治，其关注的中心是人而不是病，无论其服务对象有无生物医学上定位的病种，全科医疗都要为其提供令人满意的照顾，即对自己的服务对象有关健康的一切事务负有不可推卸的责任。因此，全科医生类似于医学服务者与管理者，其工作遵循照顾的模式，其责任既涉及医学科学，又延及与这种服务相关的各个专业领域（包括医学以外的行为科学、社会学、人类学、伦理学、文学、艺术等），其最高价值既有科学性，又顾及服务对象的体验性，即充分体现了医学的艺术性方面。

此外，随着社会进步，基础医疗的公平性、经济性与可及性的日益显现，全科医疗中医疗决策还需要体现卫生经济学价值，以及医学的公益性。由于这种医疗服务对照顾的注重，可称之为照顾医学（care medicine）。全科医疗对于患者的健康管理责任是无止境的，只要患者信任并与医生签约，医生就应关照其健康问题且无论时间地点，同时患者回家之后遵从医嘱的情况，其家庭或社区环境是否有利于患者的治疗与康复，也属于全科医生的管理范围。

（二）服务内容与方式上的区别

专科医疗处于卫生服务的金字塔的上部，其所处理的多为生物医学上的疑难的、急重症的疾病。其服务方式多采用各个专科的高科技诊疗手段，动用较为昂贵的医疗资源，以解决少数人的疑难问题。专科医生是运用复杂而精密的仪器装置救治患者的技术权威；而患者是这些高技术手段的被动受体。此外，专科医疗分科较细，如消化科、血液科、关节外科、肝胆外科等，专科医生一般不提供其专科医疗范围以外的服务。

全科医疗处于卫生服务的金字塔的底层，处理的多为常见健康问题，其服务方式为利用基本的医疗技术手段，还常利用家庭和社区的卫生资源，以低廉的成本维护大多数民众的健康并干预各种无法被专科医疗治愈的慢性疾患及其导致的功能性问题。全科医疗并不分科，服务对象所有的健康问题都是全科医生服务的范围。

由于这些问题常涉及服务对象的生活方式、社会角色与健康信念，全科医疗的服务方式是通过团队合作进行一体化的全方位管理，这种管理的依据既包括现代医学各学科的新成果，又有多年积累的实践经验，还包括各种行之有效的传统医学、替代医学手段。在全科医疗服务团队中，患者（个体或群体）应是医护人员得力的合作伙伴，是社区/家庭健康管理目标制订与实施的积极主体之一。综上所述，可将全科医疗与专科医疗的区别归纳为表3-1。

表3-1　全科医疗和专科医疗的区别

特征	全科医疗	专科医疗
服务人口	较少而稳定（1：2000～1：2500）	大而流动性
照顾范围	宽（兼顾生物、心理、社会）	窄（局限于某系统/器官）
技术	基本技术，费用可接受	高新技术
方法	综合	分科
医患关系	持续性	间断性
服务内容	六位一体	疾病诊治
态度/宗旨	以健康为中心，全面管理	以疾病为中心，救死扶伤

笔记栏

二、全科医疗与专科医疗的联系

虽然全科医疗与专科医疗在服务内容和方式上有诸多不同之处，但在布局合理的金字塔形卫生服务网络结构中，全科医疗与专科医疗是一种互补与互助的关系，表现为以下几点。

1. 各司其职　大医院不再需要处理一般常见病，而集中于疑难急重问题诊治和高科技医疗技术研究，基层医疗机构则应全力投入社区人群的基本医疗保健服务。患者的一般问题和慢性病可以就近获得方便、便宜且具有人情味的服务，若需要专科服务时可以通过全科医生的转诊，减少就医的不便与盲目性；而医疗保险系统可因此获得一支强大的"守门人"队伍，从而减少浪费，提高医疗资源利用上的成本效益。

2. 相互合作　由于分工明确，全科医疗和专科医疗在患者照顾及医学发展中可以各自发挥所长。大医院的门诊部不再拥挤嘈杂，其主要功能是在特定的时间内根据预先的约定接待基层转诊患者；专科医生将主要精力用于少数患者的确诊和住院治疗，以及与之相关的高科技研究和医学教育，从微观角度推动医学科学的发展。全科医生则以经济有效和高情感的方式处理大批日常患者的一般健康问题，并能筛选或发现少数疑难或重症病例、及时转诊会诊，从宏观角度扩大医学服务范围，并丰富医学科学的内涵。全科医生提供患者有关的早期信息，有利于专科医生对疑难问题的诊治；专科医生主动提供的继续医学教育，有利于全科医生及时更新知识、利用新技术，更好地与专科医疗衔接。

3. 衔接服务　在世界上实行了以基础医疗做"守门人"制度的国家和地区，其卫生服务提供机制是一种整体化衔接模式，即改变不同机构各自为政的状况，根据患者需要，组织起个人、家庭、社区和医院之间的持续性服务系统，提供无缝式医疗照顾。全科医疗和专科医疗间建立了双向转诊和信息共享关系及相应的网络，这些关系及其网络可以保证服务对象获得最有效、方便、适时的服务。具体做法为：①在患者转诊过程中，全科医生和专科医生间互相书写详细的转诊记录，近年来全科医生也可以通过互联网获得患者在大医院的检查结果与图像；②患者住院后，全科医生可以到医院了解病情、交流信息，协助专科医生与患者沟通，改善患者管理；③全科医生作为"守门人"，有监督患者住院期间的诊疗服务、费用及住院时间是否适宜等情况的责任；④专科医生和全科医生围绕共同的疾病或患者在信息收集、病情监测、疾病系统管理和行为指导、适宜技术应用、医学研究开展等各方面开展积极的合作，有利于全面改善医疗服务质量与提高服务效率。

（徐淑杰）

本 章 小 结

1. 全科医疗是将全科 / 家庭医学理论应用于患者、家庭和社区照顾的一种基层医疗保健的专业服务，是社区卫生服务中的主要医疗形式。它既服务于个人，也服务于群体；既服务于患者，也服务于健康人群。它的服务目标主要是社区范围内的一切卫生问题及卫生管理问题，主要涉及一、二级医疗预防问题。

2. 全科医疗的基本特征包括基层医疗保健、人性化照顾、持续性照顾、协调性照顾、可及性照顾、以家庭为单位、以社区为基础、以预防为导向、团队合作的照顾等。

3. 全科医疗与专科医疗在服务宗旨与职责上、服务内容与方式上有区别，两者各司其职，相互合作、衔接服务。

第 4 章　社区卫生服务

学习目标

1. 掌握社区卫生服务的概念。
2. 熟悉社区卫生服务的基本内容和特点；熟悉发展社区卫生服务的意义。
3. 了解社区卫生服务的发展历史；了解社区卫生服务的形式、功能和相关政策。

社区卫生服务（community health service）是在一定社区中，由卫生及相关部门向居民提供的预防、医疗、康复、健康教育等卫生保健活动的总称。社区卫生服务是适应医学模式的转变而产生的，是整体医学观在医学实践中的体现，是卫生体系的基础与核心。完善的社区卫生服务体系可解决社区主要卫生问题，满足社区居民的基本卫生服务需求。

全科医学、全科医疗与社区卫生服务有着紧密的联系，全科医学为社区卫生服务提供了理论基础，全科医疗是社区卫生服务的核心内容，社区是全科医疗服务的基地。因此，研究社区卫生服务的基本理念、内容、特征及相关政策是全科医学的重要任务。

第一节　社区卫生服务概述

一、社区卫生服务的定义、特点及基本原则

（一）社区卫生服务的定义

1. 社区　是若干个社会群体或社会组织聚集在某一领域里所形成的一个生活上相互关联的大集体。汉语中"社区"一词是伴随西方现代社会学的引入由英文"community"翻译而来，而英文"community"一词作为学术概念译自德文"gemeinschaft"。1881年德国社会学家腾尼斯（F.Tonnies）将"gemeinschaft"（一般译为社区、集体、团体、共同体、公社）一词用于社会学。1887年滕尼斯进一步在其所著的《共同体与社会》中，将社区解释为以家庭为基础的历史共同体，是血缘共同体和地缘共同体的结合。腾尼斯是最早从社会学理论研究的角度频繁使用社会概念的。1978年WHO在关于初级卫生保健国际会议报告中指出：所谓社区是以某种经济的、文化的、种族的或某种社会的凝聚力，使人们生活在一起的一种社会组织。我国著名的社会学家费孝通将社区定义为：社区是由若干社会群体（家庭、氏族）或社会组织（机关、团体）聚集在一个地域里形成的一个生活上相互关联的大集体。

一般认为，构成社区的要素主要包括人口、地域、生活服务设施、特定的文化背景与生活方式和认同意识、一定的生活制度和管理机构。社区具有政治功能、经济功能、文化功能及管理功能等。

社区是社会的缩影。WHO认为一个有代表性的社区，其人口为10万～30万，面积在5000～50000km^2。社区有多种分类方法，就基层卫生服务而言，界定为城市社区和农村社区，城市社区以街道、居委会为基本单位，农村社区以乡（镇）、村为基本单位。开展社区卫生服务要明确为辖区哪些人提供服务，《城市社区卫生服务机构管理办法（试行）》指出，社区卫生服务机构服务对象为辖区内的常住居民、暂住居民及其他有关人员。

2. 社区卫生服务　是社区建设的重要组成部分，是在政府领导、社区参与、上级卫生机构指导下，以基层卫生机构为主体，全科医生为骨干，合理使用社区资源和适宜技术，以人的健康为中心、家庭为单位、社区为范围、需求为导向，以妇女、儿童、老年人、慢性病患者、残疾人等为重点，以解决社区主要卫生问题、满足基本卫生服务需求为目的，预防、医疗、保健、康复、健康教育、计划生育技术服务等为一体的，有效、经济、方便、综合、连续的基层卫生服务。社区卫生服务在优化城市卫生服务结构、保障基本医疗、控制医药费用及建立和谐医患关系等方面发挥了不可替代的重要作用。

1997年，中共中央、国务院印发的《关于卫生改革与发展的决定》提出"改革城市卫生服务体系，积极发展社区卫生服务，逐步形成功能合理、方便群众的卫生服务网络"的决策，我国首次提

出发展社区卫生服务，以应对城市化、老龄化、人群疾病谱改变及医药费上涨的挑战。2006年2月国务院印发的《关于发展城市社区卫生服务的指导意见》明确了发展社区卫生服务的指导思想、基本原则和工作目标，提出了一系列行之有效的政策措施。

（二）社区卫生服务的特点

社区卫生服务涵盖了基本公共卫生服务和基本医疗服务，其服务不仅具有公共卫生的特征，还体现个体化服务的特点。社区卫生服务以全科医生为骨干力量，因此社区卫生服务也体现出全科医疗服务的全部特征。

1. 以健康为中心，预防为主，主动服务　在社会、经济快速发展的今天，如何确保每个人的身心健康是政府、社会、家庭及卫生部门所面临的新问题。这是因为环境污染、不良的生活方式和行为、社会文化因素、医疗保健制度、疾病等多种因素影响着人们的健康，如何鼓励和帮助人们预防疾病和残疾，建立有助于健康的生活方式，维护最佳的生活环境，是对政府，社会及卫生部门的新挑战，卫生部门应将工作的重点从治疗疾病转移到预防和控制导致疾病的各种危险因素及保护和促进健康上。社区卫生服务贯彻以人为本，以健康为本，是托起健康的基石。

社区卫生服务实施以人为中心、以健康为中心的服务模式，不应仅沿袭以疾病为中心的生物医学服务模式。这种变化需要改变我们的工作方式，要求社区卫生服务走进社区和家庭，动员每个人担负起对自身健康的责任，建立健康的生活方式，积极参与预防疾病和残疾，促进健康。

2. 以家庭为单位　家庭是社区组成的最基本单元，家庭内成员之间有密切的血缘和经济关系，有着相似的行为、生活方式、居住环境、卫生习惯等。因此，以家庭为单位提供照顾，要考虑家庭成员间的相互影响和作用，考虑家庭处于不同家庭生活周期所面临的问题，要了解家庭结构及功能，利用家庭内外资源为服务对象提供照顾和帮助。

3. 以社区为基础，面向全体居民服务　医院的服务对象是每个就诊患者，而社区卫生服务要维护社区内所有人的健康，包括健康者、处于高危状态者和患者。以社区为基础的健康服务，是以社区居民群体利益和健康为出发点，努力改善社区卫生环境、居住条件、营造良好的教育环境，消除不安全因素和不健康的生活方式等。在对每个儿童做预防接种和系统保健时，不只限于这个孩子的健康问题，而且要通过个体的预防接种发现整个社区儿童预防接种的覆盖率和营养状况、健康状况，制订个体和整体的干预计划。如发现社区儿童营养不良的发病率高，要考虑是否需要在社区内开展婴儿合理喂养的健康教育，这就是以人群为服务对象的特点。社区参与、家庭参与、居民／患者参与也是慢性病有效防控的关键。

4. 人性化服务　社区卫生服务重视人胜于重视疾病，把患者看作有感情、有个性、有背景的人，而不仅是疾病的载体。社区卫生服务照顾的目标是维持服务对象的整体健康，全科医生在服务过程中，必须将服务对象视为重要的合作伙伴，从整体人的角度全面考虑其生理心理状况及社会需求，全科医生需要全面了解服务对象的背景、个性及生活，以便为其提供适当的服务，同时调动患者的依从性和主动性，让患者主动参与治疗过程，以达到良好的治疗和管理效果。

5. 可及性服务　社区卫生服务是可及的、方便的基层卫生保健服务，其可及性体现在地理位置的接近、关系上的密切、接受服务省时方便、价格可接受等特点。

6. 提供连续性的服务及综合系统管理　社区卫生服务对个体提供从生到死全过程的服务，包括：①沿着整个生命周期各阶段的服务，包括产前保健、婴幼儿生长发育、儿童少年保健、中老年慢性病管理直到临终患者的关怀；②沿着疾病周期的连续性照顾，在疾病周期的各个阶段提供第三级预防、诊疗及康复服务，从健康促进、危险因素监控，到疾病早、中、晚各期的管理；③任何时间、地点的服务。上述服务是综合的、全方位的，需要各部门参与、系统管理。

7. 综合性服务　指能覆盖一个很大范围的患者所需要的服务。就服务对象而言不分性别、年龄、疾病类型；就服务内容而言，包括疾病的治疗、预防和康复；就服务的层面而言，包括生物、心理和社会三方面；就服务范围而言，包括个人、家庭和社区。综合性保健是全科医生能力范围的体现。全科医生要能应对患者遇到的各种健康问题，能够解决社区常见健康问题。

8. 协调性照顾　社区卫生服务的主要提供者全科医生组织和利用各种资源为服务对象提供照顾。协调性照顾是针对患者的需要而进行调整、组合保健服务的过程。全科医生提供的协调性照顾是关注患者的健康照顾需求的所有方面，包括协调预防性服务和健康监护、及时地提供健康促进和对患者的宣传教育，在需要时，全科医生协调专科的照顾，建立、组织和领导一个健康照顾团队对社区中的患者提供学科间的和多学科的照顾。协调性照顾可以降低不必要的检查和治疗的危险度，而且因为协调性照顾总能减少一些检查和治疗过程的数量，所以总的来看，能降低照顾费用。

9. 以全科医生为骨干的服务团队，提供一线首诊服务 国务院颁布的《关于建立全科医生制度的指导意见》（国发〔2011〕23号）要求：到2020年，在我国初步建立起充满生机和活力的全科医生制度，基本形成统一规范的全科医生培养模式和首诊在基层的服务模式，全科医生与城乡居民基本建立比较稳定的服务关系。有了足够数量的高素质的全科医生，依托以全科医生为骨干的社区医疗服务团队，就能充当起居民进入国家卫生服务体系的首诊职能，全面承担起居民健康和医疗费用双重守门人的职责。

（三）社区卫生服务的基本原则

社区卫生服务以邓小平理论和"三个代表"重要思想为指导，全面落实科学发展观，坚持为人民健康服务的方向，将发展社区卫生服务作为深化城市医疗卫生体制改革，有效解决城市居民看病难、看病贵问题的重要举措，作为构建新型城市卫生服务体系的基础，着力推进体制、机制创新，为居民提供安全、有效、便捷、经济的公共卫生服务和基本医疗服务。社区卫生服务发展的基本原则包括以下几条。

1. 坚持社区卫生服务的公益性质，注重卫生服务的公平、效率和可及性 社区卫生服务机构提供公共卫生服务和基本医疗服务，具有公益性质，不以营利为目的。要以社区、家庭和居民，尤其是妇女、儿童、老年人、慢性患者、残疾人、贫困居民等为服务重点，以主动服务、上门服务为主，开展健康教育、预防、保健、康复、计划生育技术服务和一般常见病、多发病的诊疗服务。

2. 坚持政府主导，鼓励社会参与，多渠道发展社区卫生服务 地方政府要制订发展规划，有计划、有步骤地建立健全以社区卫生服务中心和社区卫生服务站为主体，以诊所、医务所（室）、护理院等其他基层医疗机构为补充的社区卫生服务网络。在大中型城市，政府原则上按照3万～10万居民或按照街道办事处所辖范围规划设置1所社区卫生服务中心，根据需要可设置若干社区卫生服务站。社区卫生服务中心与社区卫生服务站可实行一体化管理。社区卫生服务机构主要通过调整现有卫生资源，对政府举办的一级、部分二级医院和国有企事业单位所属医疗机构等基层医疗机构进行转型或改造改制设立。现有卫生资源不足的，应加以补充和完善。要按照平等、竞争、择优的原则，统筹社区卫生服务机构发展，鼓励社会力量参与发展社区卫生服务，充分发挥社会力量举办的社区卫生服务机构的作用。

3. 坚持实行区域卫生规划，立足于调整现有卫生资源、辅以扩建和新建，健全社区卫生服务网络 调整疾病预防控制、妇幼保健等预防保健机构的职能，适宜社区开展的公共卫生服务交由社区卫生服务机构承担。疾病预防控制、妇幼保健等预防保健机构要对社区卫生服务机构提供业务指导和技术支持。实行社区卫生服务机构与大中型医院多种形式的联合与合作，建立分级医疗和双向转诊制度，探索开展社区首诊制试点，由社区卫生服务机构逐步承担大中型医院的一般门诊、康复和护理等服务。

加强高等医学院校的全科医学、社区护理学科教育，积极为社区培训全科医生、护士，鼓励高等医学院校毕业生到社区卫生服务机构服务。完善全科医生、护士等卫生技术人员的任职资格制度，制订聘用办法，加强岗位培训，开展规范化培训，提高人员素质和专业技术能力。要采取多种形式鼓励和组织大中型医院、预防保健机构、计划生育技术服务机构的高级和中级卫生技术人员定期到社区卫生服务机构提供技术指导和服务，社区卫生服务机构要有计划地组织卫生技术人员到医院和预防保健机构进修学习、参加学术活动。鼓励退休医护人员依照有关规定参与社区卫生服务。

4. 坚持公共卫生和基本医疗并重，中西医并重，防治结合 社区卫生服务是整个卫生服务体系的基石，是实现人人享有初级卫生保健目标的基础。初级卫生保健，即基本医疗卫生服务，包含两部分内容，一是公共卫生服务范围，包括疾病预防控制、计划免疫、健康教育、卫生监督、妇幼保健、精神卫生、卫生应急、急救、采血服务，以及食品安全、职业病防治和安全饮水等领域。二是基本医疗，即采用基本药物、使用适宜技术、按照规范诊疗程序提供的急慢性疾病的诊断、治疗和康复等医疗服务。

加强社区中医药和民族医药服务能力建设，合理配备中医药或民族医药专业技术人员，积极开展对社区卫生服务从业人员的中医药基本知识和技能培训，推广和应用适宜的中医药和民族医药技术。在预防、医疗、康复、健康教育等方面，充分利用中医药和民族医药资源，充分发挥中医药和民族医药的特色和优势。

5. 坚持以地方为主，因地制宜，探索创新，积极推进　发展社区卫生服务是政府履行社会管理和公共服务职能的一项重要内容，主要责任在地方政府。地方政府要充分认识发展社区卫生服务对于维护居民健康、促进社区和谐的重要意义，认真贯彻落实国家有关方针政策，将发展社区卫生服务纳入政府年度工作目标考核。制订社区卫生服务发展中长期规划和年度发展计划，将发展社区卫生服务纳入当地国民经济和社会发展规划及区域卫生规划，落实规划实施的政策措施。在城市新建和改建居民区中，社区卫生服务设施要与居民住宅同步规划、同步建设、同步投入使用。市辖区人民政府原则上不再举办医院，着力于发展社区卫生服务，推动社区卫生服务持续健康发展。

二、社区卫生服务与全科医学

全科医学是面向社区与家庭，整合临床医学、预防医学、康复医学及相关人文学科为一体的临床二级学科。社区卫生服务是将全科医学、临床医学、预防医学等相关学科的理论和技术应用于患者、家庭和社区照顾的一种基层卫生服务。全科医学为社区卫生服务提供了理论基础，而社区卫生服务为全科医学提供了发展的空间。

社区卫生服务是一种社区定向的卫生服务。近年来，我国政府把建设和发展城市社区卫生服务体系作为医药卫生体制改革的重要举措，以解决人民群众看病难、看病贵的问题。全科医疗代表了社区卫生服务发展的最佳模式，是社区卫生服务的核心内容和基本任务，做好全科医疗工作是做好社区卫生服务的基础。社区是全科医疗服务的基地，在社区卫生服务中，全科医生是骨干，全科医生立足于社区，向社区居民提供综合性、连续性、人性化的服务。

社区卫生服务人才队伍建设的核心是全科医生的培养，而全科医学是医疗保健体系培养新型医生的临床医学学科，目前我国基层医生业务素质明显偏低，已成为制约社区卫生服务发展的主要问题，因此大力培养适合我国社区卫生服务发展需要的高素质的全科医生，已成为我国继续医学教育的重要任务之一。

三、社区卫生服务的起源及发展

案例 4-1
社区卫生服务现在越来越受到各国政府的重视，具体的原因是什么呢？

由于世界各国历史及文化背景不同，各国开展社区卫生服务的形式和内容也有所不同。英国、加拿大、澳大利亚和日本等国代表社区卫生服务的先进水平；亚洲开展社区卫生服务较活跃的国家有韩国、新加坡、马来西亚、印度等；社区卫生服务在古巴、墨西哥等国扮演着重要角色；社区卫生服务在中东及非洲一些国家也快速发展。国际实践证明，开展全科医疗和社区卫生服务，不仅可以在很大程度上提高卫生服务的公平性、可及性和服务效率，而且在控制医疗费用增长和提高居民健康水平方面作用显著，社区卫生服务已成为较理想的基层卫生服务模式，是实现人人享有卫生保健的有效途径。

在我国，早在 20 世纪 50～60 年代就已经存在社区卫生服务的形式和实践，当时很多省都建立了包括县 / 区级医院、乡镇 / 街道卫生院、村卫生室等遍布城乡的三级医疗卫生服务网络，基层医疗服务在三级医疗网中发挥着重要作用，我国的卫生保健经验曾经被 WHO 作为范例向发展中国家推荐。

20 世纪 80 年代末，我国系统引进全科医学的理论，1988 年卫生部教育司、首都医学院（现首都医科大学）等机构领导接受了 WONCA 前任主席 Dr.Rajakumar 和 Peter Lee 关于在我国开展全科医疗的建议。1989 年 10 月首都医学院成立国内首家全科医生培训中心，开始传播全科医学概念，启动全科医学培训工作，并于 20 世纪 90 年代初在北京朝阳门医院、北京方庄医院、浙江省江山市等地开展全科医疗服务模式的试点探索研究工作，之后天津、山东等地陆续开展全科医疗的试点探索，为我国社区卫生服务发展积累了宝贵的经验。

1997年1月，中共中央、国务院印发的《关于卫生改革与发展的决定》第一次在中央文件中提出在全国实施社区卫生服务。该文件指出，要"改革城市卫生服务体系，积极发展社区卫生服务，逐步形成功能合理、方便群众的卫生服务网络"。1997年年底，卫生部在济南第一次召开了社区卫生服务工作会议，全面拉开了社区卫生服务的序幕。1999年7月，卫生部等十部委联合下发《关于发展城市社区卫生服务的若干意见》，明确了发展社区卫生服务的总体目标、基本原则、意义和相关政策，这是全国第一个发展社区卫生服务的政策文件。1999年年底，卫生部组织了4个考察组对全国的社区卫生服务进展情况进行了调研。2000年年初，卫生部又对社区卫生服务的有关政策进行了规定，从而形成了社区卫生服务的全新局面。2006年，国务院召开全国城市社区卫生工作会议，颁布了《关于发展城市社区卫生服务的指导意见》，将发展社区卫生服务作为优化卫生资源配置，缓解群众看病难、看病贵问题的突破口和切入点。

2009年3月，政府新医改文件出台，中共中央、国务院发布《关于深化医药卫生体制改革的意见》，要求完善以社区卫生服务为基础的新型城市医疗卫生服务体系，加快建设以社区卫生服务中心为主体的城市社区卫生服务网络，完善服务功能，以维护社区居民健康为中心，提供疾病预防控制等公共卫生服务、常见病诊疗、慢性病管理和康复等服务，转变服务模式，提高服务质量，逐步承担起健康"守门人"的职责，逐步实现社区首诊、分级诊疗及双向转诊等制度。新医改启动以来，按照"保基本、强基层、建机制"的基本原则，社区卫生各项改革工作取得显著进展，社区卫生服务体系基本建成，基本医疗卫生服务的主体地位和"网底"功能得以强化，社区卫生服务在医疗卫生体系中越来越显现出其重要的作用。

2011年7月，国务院颁布《关于建立全科医生制度的指导意见》，确定要建立全科医生制度，明确指出建立全科医生制度是保障和改善城乡居民健康的迫切需要。2012年3月国务院《"十二五"期间深化医药卫生体制改革规划暨实施方案》具体提出了"十二五"期间全科医生制度的建设目标，为社区卫生服务发展提供高质量的专业人才。

案例4-1分析

　　社区卫生服务概念最早可以追溯到20世纪40年代的英国。1945年英国议会正式批准了著名的《国家卫生服务法》，这部法律规定在英国实行由政府税收统一支付的医院专科医疗服务、社区卫生服务和全科医生制度。1948年该法正式实施，并建立了国家卫生服务体系（national health service，NHS），提供免费医疗保健服务，英国医疗卫生制度实现了历史性的重大变革，社区卫生服务的帷幕由此拉开。早期的社区卫生服务是相对医院而言的，人们将非住院服务称为社区卫生服务。20世纪50年代后期，医疗技术的快速发展使得精神病患者可以在家接受医疗和康复服务，这既为患者及家属提供了便利，又可以节省国家医疗费用支出，社区卫生服务首先在这一领域发展起来，此后又逐步将服务对象扩大到老年人、孕产妇、儿童和残疾人，服务的内容也由医疗、康复扩大到预防、保健及健康教育。20世纪60年代，英国进入老年型社会，全国1/2以上的医院床位和医疗费用被老年人占用，导致政府和社会不堪重负。为此，英国国家卫生行政管理部门将NHS中一部分资金转移到地方政府，用于进一步发展社区老年卫生服务以控制医疗费用。20世纪70年代后，随着卫生资源供求矛盾不断加深，英国政府采取有限资源向弱势人群倾斜的政策，给予精神病患者、老年人、孕产妇和儿童优先服务，人们把这一倾斜弱势人群的政策称为"灰姑娘"服务，这一政策在很大程度上促进了现代社区卫生服务的发展。关于社区卫生服务的政府文件最有代表性的是1976年工党政府发表的《英格兰卫生服务与个人社会服务的优先权》白皮书。据此，在1976/1977年至1986/1987年的11个财政年度中卫生总费用仅增长11%，而社区卫生服务费用实际增长44%。预防保健服务从医院转移到社区及家庭，社区卫生服务范围进一步拓展，包括救护车、学校保健、社区接生、母婴保健、健康教育、家庭护理、保健访问、传染病预防、疫苗接种、公共环境卫生服务等，使医院服务与社区卫生服务之间实行新的平衡。英国低成本的连续、综合、公平的卫生服务，在提高人民健康水平及控制医药费用方面的效果显著，成为国际社会的学习典范。20世纪70年代，WHO提出了卫生服务的社区方向，要求世界各国把大力发展社区卫生服务作为推进初级卫生保健的重要方法和途径。此后，社区卫生服务在全球许多国家迅速发展。

笔记栏

据统计，到 2014 年，我国已基本建立比较完善的社区卫生服务体系。2014 年末，全国已设立社区卫生服务中心（站）34 238 个，其中社区卫生服务中心 8669 个，社区卫生服务站 25 569 个。2014 年，全国社区卫生服务中心年诊疗人数为 5.4 亿人次，平均每个中心年诊疗人数为 6.2 万人次，医生日均担负诊疗 16.1 人次。2014 年，全国社区卫生服务站诊疗 1.5 亿人次，平均每站诊疗 5866 人次，医生日均担负诊疗 14.4 人次。到 2017 年年底，全国已设立社区卫生服务中心（站）34 652 个，其中社区卫生服务中心 9147 个，社区卫生服务站 25 505 个。参与社区卫生服务的人员逐年增加，在社区就诊的患者量也显著增加，达到小病在社区，大病到医院，既缓解就医压力，节约医疗资源，也提高了社区居民的生活质量。

第二节 社区卫生服务的内容、形式及功能

一、社区卫生服务的内容

社区卫生服务机构是不以盈利为目的的公益性基层医疗卫生机构，其基本功能是提供基本公共卫生和基本医疗服务，并根据中医药的特色和优势，提供与公共卫生和基本医疗服务内容相关的中医药服务。

（一）基本公共卫生服务

卫生部与国家中医药管理局 2006 年 6 月联合制定颁发的《城市社区卫生服务机构管理办法（试行）》中指出，社区卫生服务机构需提供以下公共卫生服务。

（1）卫生信息管理：根据国家规定收集和报告辖区有关卫生信息，开展社区卫生诊断，建立和管理居民健康档案，向辖区街道办事处及有关单位和部门提出改进社区公共卫生状况的建议。

（2）健康教育：普及卫生保健常识，实施重点人群及重点场所健康教育，帮助居民逐步形成有利于维护和增进健康的行为方式。

（3）传染病、地方病、寄生虫病预防控制：负责疫情报告和监测，协助开展结核、性病、艾滋病、其他常见传染病及地方病、寄生虫病的预防控制，实施预防接种，配合开展爱国卫生工作。

（4）慢性病预防控制：开展高危人群和重点慢性病筛查，实施高危人群和重点慢性病病例管理。

（5）精神卫生服务：实施精神病社区管理，为社区居民提供心理健康指导。

（6）妇女保健：提供婚前保健、孕前保健、孕产期保健、更年期保健，开展妇女常见病预防和筛查。

（7）儿童保健：开展新生儿保健、婴幼儿及学龄前儿童保健，协助对辖区内托幼机构进行卫生保健指导。

（8）老年人保健：指导老年人进行疾病预防和自我保健，进行家庭访视，提供针对性的健康指导。

（9）残疾康复指导和康复训练。

（10）计划生育技术咨询指导，发放避孕药具。

（11）协助处置辖区内的突发公共卫生事件。

（12）政府卫生行政部门规定的其他公共卫生服务。

2009 年，国家对社区卫生服务机构开展基本公共卫生经费给予了相应的经费保障，并制定了《国家基本公共卫生服务规范（2009 年版）》，之后卫生部又多次组织专家对服务规范内容进行了修订和完善，形成了《国家基本公共卫生服务规范（第三版）》（以下简称《规范》），确定了基本公共卫生服务的 12 项内容，即建立居民健康档案、健康教育、预防接种、儿童健康管理、孕产妇健康管理、老年人健康管理、慢性病患者健康管理（高血压、2 型糖尿病）、重度精神疾病（严重精神障碍）患者管理、结核病患者健康管理、中医药健康管理、传染病和突发公共卫生事件报告和处理，以及卫生监督协管。该文件分别对国家基本公共卫生服务项目的服务对象、内容、流程、要求、考核指标及服务记录表单等进行了规定。国家基本公共卫生服务项目是政府根据特定时期危害国家和公民的主要健康问题的优先次序及当时国家可供给能力（筹资和服务能力）综合选择确定，并组织提供的非营利的卫生服务项目。《规范》是乡镇卫生院、村卫生室和社区卫生服务中心（站）等城乡基层医疗卫生机构为居民免费提供基本公共卫生服务的参考依据，也可作为各级卫生行政部门开

展基本公共卫生服务绩效考核的依据。《规范》所列基本公共卫生服务项目主要由乡镇卫生院和社区卫生服务中心负责组织实施，村卫生室、社区卫生服务站分别接受乡镇卫生院和社区卫生服务中心的业务管理，并合理承担基本公共卫生服务任务。城乡基层医疗卫生机构开展国家基本公共卫生服务应接受当地疾病预防控制、妇幼保健、卫生监督等专业公共卫生机构的业务指导。其他医疗卫生机构提供国家基本公共卫生服务可参照《规范》执行。

（二）社区基本医疗服务

《城市社区卫生服务机构管理办法（试行）》中指出，社区卫生服务机构提供以下基本医疗服务：①一般常见病、多发病诊疗、护理和诊断明确的慢性病治疗；②社区现场应急救护；③家庭出诊、家庭护理、家庭病床等家庭医疗服务；④转诊服务；⑤康复医疗服务；⑥政府卫生行政部门批准的其他适宜医疗服务。

社区卫生服务以全科医生为骨干，为社区居民提供覆盖80%～90%的各种常见病和多发病的诊疗服务。社区卫生服务的基本医疗服务形式、方式依据不同的地理环境、工作地点、服务需求、人口特征等而进行选择，采取灵活、多种形式提供服务。其主要方式（形式）有以下几种。

1. 门诊服务 是最主要的社区卫生服务方式，以提供基本医疗服务为主，一般包括门诊、留诊观察、急诊。

2. 出诊或家庭病床服务 是具有社区卫生服务特色的服务形式，体现了社区卫生和全科医疗的主动性、连续性服务的特点。出诊服务包括应居民要求而安排的上门服务及根据预防工作、随访工作或保健合同要求的主动上门服务。家庭病床服务的对象主要是行动不便者、某些慢性病患者或需要上门服务者。

3. 社区急救服务 提供全天候的急诊服务、院前急救，及时高效地帮助患者利用当地急救网络系统。

4. 转诊和会诊服务 是社区卫生服务的常见形式，体现了社区卫生和全科医疗协调性服务的特点。转诊服务需要在社区卫生服务机构与综合性医院或专科医院间建立稳定通畅的双向转诊关系，双向转诊服务既可以保证社区居民医疗安全和医疗效果，又能合理利用医疗资源，提高医疗效率，降低医疗成本，在某些情况下，全科医生也可以请上级医院的专家来社区会诊。

5. 临终关怀服务 又称安宁照顾及姑息医学照顾，是对生命终末期患者给予人文关怀并辅以适当的医疗及护理的人性化双重照顾。

6. 电话咨询服务 通过热线电话，为社区居民提供健康教育、医疗保健咨询、出诊预约等服务。也可以通过电话定期联系不能按时来就诊的患者及需要进行定期督导的患者。

7. 社区康复服务 如脑卒中患者的康复训练，老年人的功能康复等。

二、社区卫生服务的形式

（一）社区卫生服务的提供者

社区卫生服务由基层卫生服务人员为社区居民提供基层医疗卫生服务，基本服务团队人员包括：①全科医生、社区专科医生、社区助理医生、社区中医生；②社区公共卫生人员与防护人员；③社区护理人员；④药剂师、检验师、康复治疗师及其他卫技人员；⑤管理者、医学社会工作者、志愿者。

《关于建立全科医生制度的指导意见》中指出，全科医生与社区居民可建立契约服务关系，通过签约服务，帮助老年人、慢性病患者、残疾人等特殊人群解决就医问题。鼓励全科医生以多种方式执业，全科医生可以在基层医疗卫生机构全职或兼职工作，也可以独立开办诊所，实行多点注册执业。

（二）社区卫生服务对象

社区卫生服务机构服务对象为辖区内的常住居民、暂住居民及其他有关人员，具体包括以下几种人群。

1. 健康人群 在健康人群中积极开展健康促进工作，重在健康保护和健康教育，增进自我保健能力，养成良好的行为和生活方式。

2. 高危人群 是暴露于某种或某些健康危险因素的人群，其发生疾病的概率明显高于其他人群。

（1）高危家庭的成员：包括单亲家庭，吸毒、酗酒者家庭，精神病患者、残疾者、长期重病者家庭，家庭功能失调濒于崩溃的家庭，受社会歧视的家庭等。

（2）具有明显的危险因素的人群：如不良行为和生活方式、职业危险因素、家族遗传因素、肥胖及社会危险因素等。

3. 重点保健人群 指由于各种原因需要在社区得到系统保健的人群，如妇女、儿童、老年人、残疾人、慢性病患者、贫困居民等人群。

4. 患者 一般为常见病、多发病患者，常见慢性非传染性疾病患者，需要家庭照顾、护理院照顾、院前急救或临终关怀的患者及其他一些不需要住院的患者等。

▌（三）社区卫生服务的主要提供方式

社区卫生服务应根据社区居民的需要，开展贴近居民、防治结合、综合服务，满足居民的卫生保健需求。主要提供方式包括以下几种。

1. 上门服务 医务人员到社区居民家中提供医疗卫生服务方式。通过健康教育宣传，与居民建立健康保健合同，按照合同定期上门巡诊，及时发现并处理健康问题。同时，可根据需求，开设家庭病床，通过上门服务，对患者进行规范的管理和照顾。

2. 就近诊疗 医务人员在社区卫生服务机构内进行疾病的诊断、治疗的服务。对于一般常见病、多发病完成诊治工作。对于重症、疑难杂症患者可通过双向转诊服务，将患者转到合适的医院诊治，同时接受转回的慢性病和康复期患者，进行进一步治疗和康复。

3. 预防保健工作 与预防保健机构合作，完成计划免疫接种、妇女保健、儿童保健等专项服务；同时，充分发挥居民健康档案的作用，向居民提供家庭保健指导，接受居民的健康咨询，帮助社区居民形成良好的卫生习惯和健康的生活方式。

社区卫生服务的提供方式应该是多种多样的，根据社区居民的需求，选择合理的提供方式，并可根据社区居民需求的变化，变换提供方式。

三、社区卫生服务的功能

1. 社区卫生诊断 运用社会学、人类学和流行病学等方法，对社区（地区）的主要健康问题及其影响因素、社区卫生服务的供给与利用，以及社区（地区）的综合资源环境进行客观、科学的诊断和评价，从而发现和分析问题，提出优先干预项目，并制定本地社区卫生服务工作规划，以促进现有卫生资源的充分利用，逐步解决社区主要卫生问题，不断提高居民健康水平和生活质量等目标的实现。

社区卫生诊断是发展社区卫生服务的一项重要的基础性工作，是政府履行社会管理和公共服务职能的重要内容。地方政府要制订社区卫生服务发展规划和计划，要健全相关配套政策，首先应进行社区卫生诊断，了解社区卫生服务需方、供方和社区环境现状，总结评估既往社区卫生服务工作的成效与主要问题，充分利用现有卫生资源，选择适宜的社区卫生保健措施，不断提高社区卫生服务的质量和效率，使居民切实受益。因此，社区卫生诊断既是宏观上政府决策、科学发展社区卫生服务的必要前提和重要依据，也是微观上科学组织、提供优质高效社区卫生服务的必要条件和重要保证，同时还是评价社区卫生工作实施效果的主要手段之一。对于保证和促进社区卫生服务健康、可持续发展，促进社会公平，构建和谐社会，达到提高社区居民整体健康水平和生活质量的最终目的具有重要意义。

2. 社区健康管理 社区健康教育、社区预防和慢性病管理随着城市居民生活水平的提高，人们的健康意识不断增强，人们已不再满足于"有病才求医"的传统医疗服务模式。同时随着社会经济的高速发展和城市人口老龄化的进程加快，导致各类疾病及老年性疾病患病率上升，从而对健康维护及改善的医疗需求日益增长，因此我国社区卫生服务需要建立以健康管理为中心的社区医疗服务体系。

社区健康管理是对个人或人群的健康危险因素进行全面监测、分析、评估，以及预测和预防的全面管理过程。从遗传、生活习惯、饮食、生活环境、职业行为等方面出发，对影响健康的各种因素进行跟踪预测，对疾病早期预警，全方位地进行健康干预的前瞻性理念。结合先进完善的医疗保健服务与信息技术手段，以各层次医疗机构为依托，为居民提供科学、系统及人性化的全方位的健康服务，以此调动个人与家庭自我保健的积极性，充分有效地利用有限的医疗资源来达到最大的健康改善效果，达到防治疾病发生、控制疾病的发展、降低医疗费用、提高生命质量的目的。社区健康管理主要实施流程见图4-1。

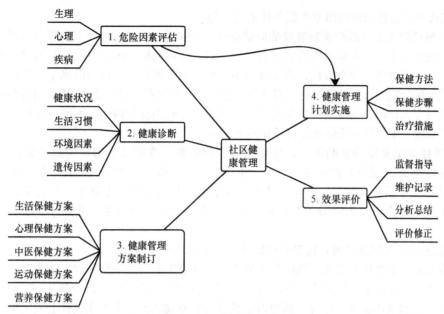

图 4-1 社区健康管理流程

3. 社区保健 是向社区重点保健人群提供的保健服务。目前,我国的社区保健工作主要是:①对妇女的围婚期、围产期、围绝经期的保健服务;②根据不同年龄阶段的特点对儿童提供的保健服务;③针对老年人提供的保健服务。

4. 社区医疗 是患者在转诊到医院前的一些医疗。在大多数国家,社区医疗是患者首选求医之处,是以人群为基础的医疗服务,也是提供连续性医疗服务的地方,包括治疗慢性病、老年病等。我国社区医疗服务处于起步阶段,社区医疗机构从设施、诊疗水平等客观条件上与医院之间仍存在差距。但随着社区卫生服务的发展,社区医疗正逐步被社区居民接受。

5. 社区康复 是以社区为基地开展残疾人康复工作。它是一种康复方式和制度,与过去一向实行的医院康复完全不同。社区康复是为受伤患者及残疾人康复、机会均等、减少贫困和融入社会的一种社区发展战略,需要通过患者及残疾人自己、他们的家庭、组织及社区,以及相关的政府和非政府卫生、教育、职业、社会和其他服务的共同努力,以促进社区康复项目的完成。

6. 社区计划生育技术服务 包括从事计划生育技术服务的机构和人员,在提供避孕节育技术服务时要充分考虑服务对象的健康状况、劳动强度及其所处的生理时期,指导公民选择适宜的避孕节育方法,并为其提供安全、有效、规范的技术服务。

第三节 社区卫生服务的意义及相关政策

一、社区卫生服务的意义

大力发展社区卫生服务,构建以社区卫生服务为基础,社区卫生服务机构与医院和预防保健机构分工合理、协作密切的新型城市卫生服务体系,对于建立预防为主防治结合的市优化城市卫生服务结构,方便群众就医,减轻费用负担,建立和谐医患关系具有重要意义。

1. 提供基本卫生服务,满足人民群众日益增长的卫生服务需求,提高人民健康水平的重要保障 社区卫生服务覆盖广泛、方便群众,能使广大群众获得基本卫生服务,既解决群众看病难、看病贵的问题,又有利于满足群众日益增长的多样化卫生服务需求。社区卫生服务强调预防为主、防治结合,有利于将预防保健落实到个人、家庭和社区,提高人群健康水平。国外有研究揭示,增加基层保健医生数量能够减少人群死亡率;基层保健水平高的国家,评价居民因疾病或伤害造成过早死亡状况的指标即潜在减寿年数(PYLL)显著低于基层保健水平低的国家。

2. 深化卫生改革,建立与社会主义市场经济体制相适应的城市卫生服务体系的重要基础 社区卫生服务可以在基层解决广大居民的多数基本健康问题。积极发展社区卫生服务,有利于调整城市卫生服务体系的结构、功能、布局,降低成本,提高效率,形成以社区卫生服务机构为基础,大中型医院为医疗中心,预防、保健、健康教育等机构为预防、保健中心,适应社会主义初级阶段国情和社会主义市场经济体制的城市卫生服务体系新格局。

3. 建立城镇职工基本医疗保险制度的迫切要求 国际经验表明，社区卫生服务可以为参保职工就近诊治一般常见病、多发病、慢性病，帮助参保职工合理利用大医院服务，并通过健康教育、预防保健，增进职工健康，减少发病，既保证基本医疗，又降低成本，符合低水平、广覆盖原则，对职工基本医疗保险制度长久稳定运行，起重要支撑作用。有学者通过对 2000 年美国各州的数据进行比较，发现每万人口配置的专科医生数越多，人均年卫生费用支出越高，服务质量排行越低；该研究亦证实了基层卫生服务所提供的是优质价廉的服务。

4. 加强社会主义精神文明建设，密切党群干群关系，维护社会稳定的重要途径 社区卫生服务通过多种形式的服务为群众排忧解难，使社区卫生人员与广大居民建立起新型医患关系，有利于加强社会主义精神文明建设。积极开展社区卫生服务是为人民办好事、办实事的德政民心工程，充分体现全心全意为人民服务的宗旨，有利于密切党群干群关系，维护社会稳定，促进国家长治久安。

5. 实现医学模式和服务模式转变的最佳途径 尽管新的生物 - 心理 - 社会医学模式已提出很多年，但目前的临床服务依旧沿袭生物医学的模式。社区卫生服务全面推进以人为中心、以健康为中心的服务模式和家庭医生责任制的服务模式，以生物 - 心理 - 社会医学模式开展工作，对社区全体居民提供全人照顾和整体服务，体现了新的医学模式和服务模式，代表了现代社会发展的必然趋势。基层保健（如全科医生 / 家庭医生的服务）之所以能对人群健康做出非常重要的贡献，是通过下列 6 条机制实现的：①使居民能够更多地获得所需的服务；②作为责任医生能够保证更好的医疗品质；③更加注重预防保健；④能够早期管理健康问题；⑤基层保健提供服务的综合性、连续性、协调性、可及性等主要特征能够不断显现出累积效应；⑥基层保健在减少不必要的和可能有害的专科过度服务方面发挥着重要的作用。

二、社区卫生服务的相关政策

1997 年，中共中央、国务院《关于卫生改革与发展的决定》第 1 次提出积极发展社区卫生服务，随后，中央在试点工作经验积累和现实国情的基础上，相继出台了与发展社区卫生服务相关的政策文件，这些政策对指导社区卫生服务的发展、形成社区卫生服务的内涵、建立服务目标及框架体系等各个方面做了明确规定，保证了我国社区卫生服务有序建立和快速发展。

1999 年 7 月，卫生部等十部委提出《关于发展社区卫生服务的若干意见》，这是第一个基本政策文件，对发展社区卫生服务的重要意义、功能定位、社区卫生服务等基本概念和基本框架、发展路线、发展阶段目标、基本政策、部委职责等进行了阐释与规定。

2000 年，卫生部印发了《城市社区卫生服务机构设置原则》、《城市社区卫生服务中心设置指导标准》和《城市社区卫生服务站设置指导标准》，进一步明确了设置、审批社区卫生服务机构遵循的基本原则，社区卫生服务中心（站）应具备的基本功能、基本设施、科室设置、人员配备、管理制度等。

2001 年，卫生部《关于 2005 年城市社区卫生服务发展目标的意见》出台。该文件主要确立了社区卫生服务发展目标，进一步明确方向，提出到 2005 年，在全国大部分城市基本建成配套政策落实、服务网络健全、人力配置合理、服务功能完善、监督管理规范、筹资渠道畅通、适应社会需求的社区卫生服务体系框架，部分城市建成较为完善的社区卫生服务体系，为到 2010 年在全国建成较为完善的城市社区卫生服务体系奠定良好基础。

2002 年 8 月，卫生部等十一部委印发了《关于加快发展城市社区卫生服务的意见》，强调社区卫生服务实行政府调控与市场配置卫生资源相结合，推进城市卫生资源配置结构的战略性调整，加快部分卫生资源向社区转移，逐步完善医院和社区卫生服务机构的资源配置比例，增强社区卫生服务供给能力。对公立一级医院和部分二级医院要按社区卫生服务的要求进行结构与功能改造，允许大、中型医疗机构举办社区卫生服务，鼓励社会力量参与社区卫生服务建设，并加大政府扶持力度，以"开门办"社区卫生服务为指导思想，引进优势资源，促进了全国社区卫生服务的继续发展。

2006 年 2 月，国务院《关于发展城市社区卫生服务的指导意见》出台。该文件指出，到 2010 年，全国地级以上城市和有条件的县级市要建立比较完善的城市社区卫生服务体系。具体目标是：

社区卫生服务机构设置合理，服务功能健全，人员素质较高，运行机制科学，监督管理规范，居民可以在社区享受到疾病预防等公共卫生服务和一般常见病、多发病的基本医疗服务。东部、中部地区地级以上城市和西部地区省会城市及有条件的地级城市要加快发展，力争在两三年内取得明显进展。

2006 年 4 月，国务院《关于加强和改进社区服务工作的意见》出台。该意见提出，社区卫生服务工作要以不断满足社区居民的物质、文化、生活需要为出发点，充分发挥政府、社区居委会、民间组织、驻社区单位、企业及居民个人在社区服务中的作用，整合社区资源，健全服务网络，创新服务方式，拓宽服务领域，强化服务功能。并要坚持以人为本、社会化和分类指导的基本原则，逐步建立与社会主义市场经济体制相适应、覆盖社区全体成员、服务主体多元、服务功能完善、服务质量和管理水平较高的社区服务体系，努力实现社区居民困有所助，难有所帮，需有所应。同时，还提出了以社区卫生服务为平台，大力发展公共卫生服务的要求。在这些主要的社区卫生服务政策实施的同时，国家还出台了一系列的配套政策，从各个方面推动并规范社区卫生服务的发展，如《社区卫生服务中心中医药服务管理基本规范》，对社区卫生服务中医药的业务建设、人员配备和人才培养，以及中医药基本服务内容做了具体的规定；《关于城市社区卫生服务补助政策的意见》明确了政府对社区卫生服务的补助范围及内容，规范政府补助方式，加强财务管理。

2009 年 3 月，中共中央、国务院《关于深化医药卫生体制改革的意见》及《医药卫生体制改革近期重点实施方案（2009—2011）》相继出台，为社区卫生服务发展带来了新的机遇。文件要求完善以社区卫生服务为基础的新型城市医疗卫生服务体系，加快建设以社区卫生服务中心为主体的城市社区卫生服务网络，并对社区卫生服务机构建设及人才培养做了详细的规划。

2011 年 7 月，国务院《关于建立全科医生制度的指导意见》确立了全科医生在社区卫生服务中的核心地位。该意见对全科医生的培养、管理、执业方式及激励机制都做了具体规定。

2012 年 3 月，国务院《"十二五"期间深化医药卫生体制改革规划暨实施方案》再次要求加强社区卫生服务中心标准化建设，提高社区卫生服务能力的同时，提出全科医生制度的建设目标，并积极推进家庭医生签约服务模式，促进社区卫生服务的进一步发展。

2015 年 3 月，国务院《全国医疗卫生服务体系规划纲要》提出 2020 年基本建立覆盖城乡居民的基本医疗卫生制度。明确了社区卫生服务中心等基层医疗卫生机构的功能定位，机构设置和床位配置，人才配备等。到 2020 年，在我国初步建立全科医生制度，基本形成统一规范的全科医生培养模式和首诊在基层的服务模式，全科医生与城乡居民基本建立比较稳定的服务关系，基本实现城乡每万名居民有 2～3 名合格的全科医生，全科医生服务水平全面提高，基本适应人民群众基本医疗卫生服务需求；建立医疗机构之间的分工协作机制，健全网络化城乡基层医疗卫生服务运行机制，逐步实现基层首诊、双向转诊、上下联动、急慢分治。

2015 年 9 月，国务院颁布的《关于推进分级诊疗制度建设的指导意见》中指出以加强基层为重点建立完善分级诊疗服务体系，是合理配置医疗资源、促进基本医疗卫生服务均等化的重要举措。

2015 年 11 月，国家卫生和计划生育委员会《关于进一步规范社区卫生服务管理和提升服务质量的指导意见》要求规范社区卫生服务机构设置与管理，加强社区基本医疗和公共卫生服务能力建设，转变服务模式，大力推进基层签约服务，推动社区卫生服务机构持续改善服务，提高居民对社区卫生服务的信任度和利用率。

2016 年 10 月，中共中央、国务院印发的《"健康中国 2030"规划纲要》中要求以农村和基层为重点，推动健康领域基本公共服务均等化，维护基本医疗卫生服务的公益性，逐步缩小城乡、地区、人群间基本健康服务和健康水平的差异，实现全民健康覆盖，促进社会公平。加快建立更加成熟定型的基本医疗卫生制度，加强全科等急需、紧缺专业人才培养培训。

2016 年 12 月，国务院《"十三五"卫生与健康规划》提出加快推进全科医生为重点的基层医疗卫生人才队伍建设，加强乡镇卫生院、社区卫生服务机构标准化建设，提升基层医疗卫生服务能力和水平，实现家庭医生签约服务制度基本全覆盖，符合国情的分级诊疗制度基本建立。

2017 年 3 月，国务院《关于"十三五"推进基本公共服务均等化规划》中强调基本公共服务是由政府主导、保障全体公民生存和发展基本需求、与经济社会发展水平相适应的公共服务。

2018 年 6 月，国家卫健委《关于做好 2018 年国家基本公共卫生服务项目工作的通知》中强调，为贯彻落实党的十九大精神，以人民健康为中心，为人民群众提供全方位全周期健康服务，坚持基本公共卫生和基本医疗两手抓，加强医防融合。2018年的工作重点是：推进基层高血压医防融合试点，积极开展基层糖尿病医防融合管理，推进电子健康档案向个人开放，提高人均基本公共卫生服务经费补助标准等。

在国家政策强有力的支持下，我国社区卫生服务发展取得了显著成效，主要表现为：全国城市社区卫生服务网络已基本形成；社区卫生服务机构规模日趋合理；社区卫生服务的组织类型呈现多元化局面，举办主体形式多样；有序推进分级诊疗制度建设；社区卫生服务六位一体的功能逐步体现；以全科医生为重点的社区卫生人才队伍建设得到加强；管理体制逐步完善，探索了社区卫生服务机构运行机制。

（刘　晶）

本 章 小 结

1. 社区卫生服务是在一定社区中，由卫生及相关部门向居民提供的预防、医疗、康复、健康教育等卫生保健活动的总称。社区卫生服务是社区建设的重要组成部分，是在政府领导、社区参与、上级卫生机构指导下，以基层卫生机构为主体，全科医生为骨干，合理使用社区资源和适宜技术，以人的健康为中心、家庭为单位、社区为范围、需求为导向，以妇女、儿童、老年人、慢性病患者、残疾人等为重点，以解决社区主要卫生问题、满足基本卫生服务需求为目的，预防、医疗、保健、康复、健康教育、计划生育技术服务等为一体的，有效、经济、方便、综合、连续的基层卫生服务。

2. 社区卫生服务的基本特点包括：①以健康为中心；②以家庭为单位；③以社区为基础；④人性化服务；⑤可及性服务；⑥提供连续性的服务及综合系统管理；⑦综合性服务；⑧协调性照顾；⑨以全科医生为骨干的服务团队，提供一线首诊服务。

3. 全科医学是面向社区与家庭，整合临床医学、预防医学、康复医学，以及相关人文学科为一体的临床二级学科。社区卫生服务是将全科医学、临床医学、预防医学等相关学科的理论和技术应用于患者、家庭和社区照顾的一种基层卫生服务。全科医学为社区卫生服务提供了理论基础，而社区卫生服务为全科医学提供了发展的空间。

4. 社区卫生服务机构提供的公共卫生服务包括：①卫生信息管理；②健康教育；③传染病、地方病、寄生虫病预防控制；④慢性病预防控制；⑤精神卫生服务；⑥妇女保健；⑦儿童保健；⑧老年人保健；⑨残疾康复指导和康复训练；⑩残疾康复指导和康复训练；⑪协助处置辖区内的突发公共卫生事件；⑫政府卫生行政部门规定的其他公共卫生服务。

5. 社区卫生服务机构提供的基本医疗服务包括：①一般常见病、多发病诊疗、护理和诊断明确的慢性病治疗；②社区现场应急救护；③家庭出诊、家庭护理、家庭病床等家庭医疗服务；④转诊服务；⑤康复医疗服务；⑥政府卫生行政部门批准的其他适宜医疗服务。

6. 发展社区卫生服务，构建以社区卫生服务为基础，社区卫生服务机构与医院和预防保健机构分工合理、协作密切的新型城市卫生服务体系，对于建立预防为主防治结合的市优化城市卫生服务结构，方便群众就医，减轻费用负担，建立和谐医患关系具有重要意义。

第二篇 全科医学的基本方法

第 5 章 全科医生的临床思维

学习目标

1. 掌握建立临床思维的基本要素及临床常用诊断思维方法。
2. 掌握全科医生临床思维应遵循的原则。
3. 掌握用流程图和临床指南指导全科医疗实践的方法。

案例 5-1

患者，男，65 岁，主因腹痛、胸闷、呃逆 10 年入院。患者于 10 年前出现间断腹痛，呈阵发性，多于夜间发作，同时伴有胸闷、反酸、呃逆，自行多次服用镇痛药及胃药症状不缓解，10 年间患者多次就诊不同医院，诊断为慢性胃炎、顽固性呃逆、冠心病、胆囊炎，病程中伴大汗，心慌，气短，睡眠差，严重影响患者的生活质量。为进一步诊断和治疗来我院。患者平日二便正常，脾气暴躁。吸烟史 20 年，每日 30 支左右，饮酒史 10 年，每日 150ml 白酒，否认高血压、糖尿病，平时饮食及作息时间不规律，否认肝炎、结核病史，无手术史及药物过敏史。

讨论：

1. 针对该患者，如何运用全科思维进行问诊和查体？
2. 入院诊断及诊断依据是什么？
3. 需要完善哪些相关检查？
4. 患者初步诊断是否可以解决患者的主要问题？
5. 该患者确定诊断是什么？
6. 该患者的治疗方案是什么？
7. 该病例给予全科医生的启示有哪些？

第一节 临床思维概述

一、临床思维的定义

临床思维（clinical thinking）是医生运用已有的医学理论和经验认识疾病的过程，包括对疾病现象进行调查研究、分析综合、判断推理等一系列思维活动，达到认识疾病、诊断疾病，做出正确决策的一种逻辑思维方法，是医生将其掌握疾病的一般规律运用到判断特定患病个体的逻辑思维过程。作为一名临床医生，临床思维的基本功、实事求是的态度、逻辑思维能力都是非常重要的。临床医学的研究对象是活生生的、具有社会属性的个体，它比其他自然科学和基础医学的研究对象要复杂得多，因此和其他领域的研究方法相比，临床思维具有显著的不同之处。疾病虽然有共同的特征和规律，但它在单个患者身上的表现都会有所不同。临床思维既是一个逻辑思维过程，又包含一些有时是很重要的非逻辑的因素，临床判断不仅为逻辑推理所决定，还要考虑到伦理学问题、社会经济情况、各种各样的感情因素和价值因素都有可能影响到认识和判断。

二、临床思维建立过程

正确的临床思维是临床医生长期从事临床实践经验的科学总结，是任何现代化仪器不可替代的，只有掌握了正确的临床思维方法，才有可能借助已有的知识和经验，有效地处理错综复杂的临床问题。临床思维的建立过程主要包括以下几方面内容（图 5-1）。

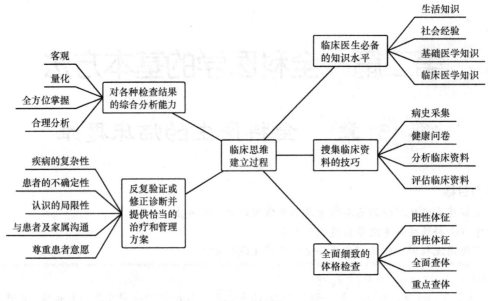

图 5-1 临床思维建立过程图

（一）临床医生必备的知识水平

临床医生（clinician）需要具备的知识包括生活知识、社会经验、基础医学和临床医学知识。虽然生活知识和社会经验似乎与诊断疾病并没有直接关系，但它可能随时有助于医生在诊断时拓宽思路。基础与临床医学知识是否扎实及是否能随时结合实际应用，对分析和解释疾病的临床表现有非常重要的作用。

（二）搜集临床资料的技巧

病史采集、健康问卷调查等不是简单地听从患者讲述和记录，也不是按着某个固定表格进行询问和评估打分，在整个搜集临床资料过程中要充分调动医生的全部感知能力，筛选出各种有意义的病情资料，及时进行分析思考，根据对已有资料的推理为选择必要的辅助检查提供依据，同时进行鉴别诊断和及时修正原有的初步诊断（primary diagnosis）。分析和评价临床资料，提炼患者的主要健康问题及其特征，了解健康问题演变情况和治疗效果。

（三）全面细致的体格检查

通过病史采集，临床医生对病情已有初步了解，可以做出初步诊断的设想，但是初步诊断是否准确需通过体格检查（physical examination）在患者身上寻找阳性或阴性体征，使诊断更接近实际病情。整个体格检查过程中要在全面基础上体现重点之处，对于在采集病史过程中发现的疑点要重点关注，对与疑点有关的体征做出肯定结论，无论是否为阳性结果都对诊断具有重要意义。

（四）对各种检查结果的综合分析能力

虽然临床上多数病例可通过病史及体格检查建立明确诊断，但部分病例需要借助辅助检查来支撑，使临床诊断更可靠、更客观和便于量化。临床医生有必要对各种仪器的工作原理、意义、准确性和误差等多方面充分掌握，以患者的临床表现为基础，对所存在的疑点进行合理的分析，分析辅助检查与患者临床表现是否切合，临床医生在高新技术面前不能失去自我，必须立足于患者实际病情独立思考。

（五）反复验证或修正诊断并提供恰当的治疗和管理方案

由于疾病的复杂性、患者的不确定性及人类认识的局限性，医生需要经过理论到实践多次反复过程才能获得更为准确的诊断。因此在获得初步诊断后，临床医生需要结合病史，与患者及家属沟通，在尊重患者意愿的前提下给予更为合理的治疗方案。同时密切观察病情，适当补充和复查必要的辅助检查，为明确诊断和制定合理的临床治疗决策提供可靠的理论依据。

三、常用的临床诊断思维方法

临床医学是一种高度复杂和高风险的脑力劳动，患者的临床表现千变万化，经常不同于课本上的经典描述，全科医生常常需要从各种非特异性症状中完成诊断并进行鉴别诊断，科学的临床思维方法有助于高效、准确地完成诊断评估和处理方案的建立。临床诊断思维方法很多如顺向思维法、逆向思维法、差异法、筛选排除法、试错与逼近法等，综合全科医学的学科特点，常用的全科医学临床诊断思维方法有以下 6 种。

（一）Murtagh 安全诊断思维模式

根据澳大利亚全科医学的先驱者约翰·莫塔（John Murtagh）教授安全诊断思维模式，全科医生应该这样考虑就诊患者的诊断。

1. 什么是最可能的诊断　首先罗列出引起某种症状、体征可能性最大的疾病诊断，然后搜集并分析临床资料，提出诊断假设。

2. 哪些严重的疾病一定不能漏诊　临床上要牢记严重疾病的典型表现和不典型表现，首先考虑器质性疾病，避免危及生命、严重的疾病漏诊和误诊。

3. 是否存在易被忽略的疾病　针对不会危及生命的轻症患者，也要注意避免漏诊和误诊。

4. 患者是否患有易误诊为其他病种的疾病　临床上常见存在多个不典型症状的患者，阳性体征少，给临床诊断和治疗带来很多困难，患者可能患有严重疾病，也可能是轻症患者，在临床上不容易识别和诊断，可能会被漏诊和误诊。

5. 患者是否还有其他未说明的问题　患者在就诊过程中可能会由于某种原因有意或无意隐瞒或忽略一些情况，如性问题、婚姻、家庭背景等，需要全科医生敏锐地感受到患者的忧虑，与患者建立良好的、长期的、稳定的医患关系，为临床诊断提供有益的线索。

Murtagh 安全诊断思维模式有效地解决了诊断中的医疗安全问题，规范使用对培养全科医生的临床思维能力具有良好的效果，尤其适合初学者。

（二）流程图临床推理法

流程图临床推理法（algorithmic clinical reasoning）是根据国家或行业学术组织开发的具有权威性的高质量临床诊疗指南来制定流程图，一步一步在流程图路线的各个环节的分支点处利用尽可能客观、准确的数据进行临床推理的方法。该方法适用于有准确可靠的临床资料用于患者诊断分析的案例，通过收集患者的临床资料，将主要的信息代入已经拟定的诊断流程图中，按照步骤完成诊断和鉴别诊断。流程图简单易行，规律性强，易于逐步培养全科医生的诊断逻辑思维能力，但因诊断流程图本身的机械性，难以涵盖所有的疾病，尤其是某些临床特殊情况，在关键点要判断出是与否、有和无，要根据现有的临床经验和循证资料，特别是患者的信息和数据进行综合的判断，这部分内容是全科医生基本功的训练过程，在我们现有的临床指南中大量采用了这样的流程图，这种推理过程对年资比较浅和经验不多的年轻医生来讲还是很难形成的。

（三）模型识别法

模型识别（pattern recognition）是对于已知疾病的典型症状、体征、图像或模型相符合的患者问题的即刻辨认，启动医生的回忆，与既往临床经验或书本模式进行对比、识别，对号入座，进行诊断，有些疾病的临床表现和检查结果会形成一些特定的组合，经临床实践获得反复的证实。当我们遇到某个患者的临床表现和检查结果与之相同或相似时，会迅速做出初步诊断，比较适用于典型的患者。如帕金森患者的慌张步态、脑卒中患者的偏瘫、典型骨质疏松患者的驼背及身高缩短等。并非所有疾病都可以运用模板诊断法，如长期低热、周身疼痛等没有典型特点的疾病，需要采用其他的诊断思维方法进行分析诊断。

临床上常用的症状三联诊断法是一种简单易行的模型识别诊断方法（图 5-2），在发达国家的基层医生培训中得到广泛应用，症状三联诊断法是通过提炼临床疾病的典型症状、体征或辅助检查等其中的三个关键词语，来帮助医生在短时间内快速做出正确诊断。需要注意的是临床上可能会出现不典型的情况，这类患者不适合应用模型识别法进行诊断。

（四）解剖定位诊断法

解剖定位诊断法是对于一些疾病有其特定的发生部位，基于身体局部的解剖学结构，结合患者的临床特征完成疾病的诊断假设。该诊断法是临床典型疾病的一种常用诊断思维方法，利用病史、查体和辅助检查为依据推断或假设患者的病变部位，将医学专业知识与临床表现相结合直接做出诊断。该方法的特点是使抽象的概念具体化（图 5-3），有利于建立临床诊断思维，提出的假设或初步诊断容易被辅助检查证实，虽然具有上述优点，是影像工作人员和外科医生广泛应用的临床思维方法，但它对于揭示疾病的实质有一定局限性，不能用于所有疾病诊断的全过程。

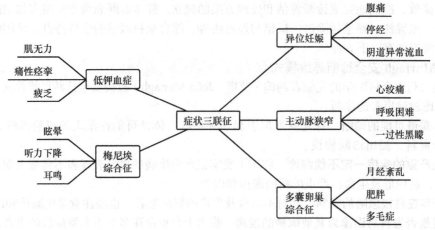

图 5-2 症状三联症

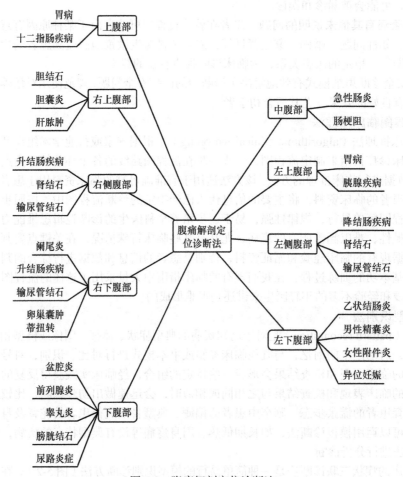

图 5-3 腹痛解剖定位诊断法

（五）归纳推理诊断法

归纳推理诊断法是不管患者的主诉如何，医生都需要极其详细地全面询问病史、完整查体和辅助检查，对收集到的资料进行归纳整理得出可能诊断。这种思维方法的优点是有序、全面、不易漏诊，但诊断过程烦琐、缺乏效率，初学者及疑难病例可用此法。如临床患者出现黄疸逐渐加重，伴有中上腹部疼痛，考虑胰头癌可能性大，临床医生根据经验做出初步判断后，需要完善相关检查以确定诊断。本法重要缺陷是尚未考虑心因性疾病，而当代社会患者因心理疾病引起的躯体化症状非常多见，在我们的日常临床工作中应给予足够重视。

（六）假设 - 演绎推理法

假设 - 演绎推理法（hypothetical-deductive reasoning）是临床常用的一种诊断推理方法，首先提出假设诊断解释患者的临床问题，然后从普遍性原理出发，进一步有针对性地收集患者信息，选择实验室检查和辅助检查，或制定初步治疗方案，根据检查结果或治疗效果来验证假设是否正确，以便修正鉴别诊断，必要时回归患者，最终得出最可能的诊断结论。临床上医生运用假设引导病史采集和查体，使之能够深入并有目地进行，以便能在短时间获得到可靠的诊断，假设 - 演绎推断法的有效性使其成为临床医生常用的诊断策略。

上述 6 种诊断思维方法对开始从事临床工作的全科医生显得尤为重要，而对于经常运用这几种方法的医生来说，反复归纳总结不断验证，避免误诊误治也是十分有意义的。

第二节　全科医生的临床思维

全科医生的临床思维在某种程度上同临床其他专科医生一样，在临床实践过程中全面搜集和客观分析病历资料，不断完善就医者的诊断、治疗方案等一系列医疗行为，但是全科医学与专科又有显著的区别，全科医学是面向社会与家庭，整合临床医学、预防医学、康复医学和人文社会学科相关内容于一体的综合性医学专业学科，所以全科医生要具有较强的临床思维能力。

一、全科医生的临床思维特点

（一）以人为中心的全人照顾思维模式

以人为中心（patient centered）的服务模式是全科医疗临床思维的总出发点，要求全科医生必须首先站在维护患者最高利益的立场上来思考问题并进行决策，全科医疗理念是现代医学模式指导下的全人照顾（whole-person care）理念。全人照顾理念包括全面照顾完整的人、全面的家庭照顾、全连续性的照顾及多学科的团队服务。全科医生涉及的范围更广泛，具有跨学科、跨领域、多层面、广范围认识与解决问题的能力，从生物医学的角度跨学科全面综合地考虑服务对象的健康问题与疾病的诊疗，要重点考虑有问题的器官系统与其他相关器官系统间的相互关系，以及局部与全身的临床表现及相互影响。从生物医学领域延伸到患者领域，了解患者的患病体验、患病行为、求医行为，做到真正理解患者。以患者需求为导向，以患者及其家庭为照顾单元组建工作团队，为患者提供连续的整体的服务。尊重患者意愿，充分协商，共同决策，为患者提供以人为整体的健康照顾，这样才能赢得患者的信任，建立良好的医患关系。

（二）以问题为导向的诊疗思维模式

在基层卫生保健服务中大部分健康问题尚处于早期未分化阶段（undifferentiated stage），绝大多数患者是以症状或问题而不是以疾病就诊，并且绝大多数的症状都是由于自限性疾病引起，常不需要也不可能做出病理学和病因学诊断，而有些症状根本就是由于心理 - 社会因素引起的。全科医生的思维模式中常见病多于少见病及罕见病、健康问题多于疾病、研究整体重于研究细胞，为了能够做出准确的判断，全科医生必须掌握各种疾病诱因、流行病学、自然过程和不同的临床表现方面的知识。在基层卫生服务中全科医生遇到的多是临床问题而不仅仅是疾病，重点强调的是患者的主诉，以及与健康相关的心理、行为、社会、经济、文化等方面的问题，只有一部分问题经随后的检查被确定为疾病，经过初步识别后基层不具备诊断和处理条件的急重症疾病，全科医生负责及时转诊。在基层全科医生常用的诊断思维方法是从症状出发，很少采用以疾病入手或从器官系统入手的思维方法，故对全科医生加强临床健康问题的识别与处理能力的培养至关重要。从健康问题为切入点来进行思考是全科医生的工作特征，以问题为导向（problem oriented）的诊断思维有助于全科医生将有限精力应用于收集与患者健康需要密切相关的资料和信息，以便更好地提高基本医疗卫生服务的效率和健康效果。

（三）以证据为基础的全科临床决策思维模式

全科医生面临的人群比较复杂，涵盖各种年龄、性别，各个器官系统，涉及多个专科的各类健康问题和疾病，全科医生需要在短时间内为每个患者做出准确的临床诊断和处理决策。面对现代医学知识日益更新，新的临床方法和证据不断涌现，应用最新的医学知识能够帮助我们作出更快、更准确的诊断和更为合理的治疗计划，因此在全科医疗工作中践行循证医学尤为重要。循证全科医学实践首先要提出一个在临床患者服务中需要解决的实际问题，进行有效的文献检索，选择最佳的研究资料，采用严谨的科学方法对资料进行评价，分析结果是否合理正确，最终提取有用的信息用于解决患者的实际临床问题。在整个过程中全科医生不断积累知识和经验，提高临床学术水平和医疗质量，主要从关注临床问题、寻找证据、结合患者意愿入手，全科医生应重视对新的临床指南的学习和运用，全面掌握医学基本知识，具备熟练的病史采集与体格检查的基本技能，不断积累丰富临床经验，具备正确的临床思维方法和能力，才能在全科诊疗实践中提供高质量的健康服务。

二、全科医生的临床思维原则

结合临床思维的特征，全科医生的临床思维应遵循以下原则。

（一）以人为中心的原则

以人为中心的原则是首要原则，全科医生在临床实践过程中的关注点始终是服务对象而不仅仅是患者的疾病或健康问题，与专科医生具有显著不同。全科医生提供的医疗保障服务应充分尊重每一位患者，要对患者的偏好、要求和价值观做出回应，并切实做到根据患者的价值观念指导临床决策。全科医疗将患者看作有生命、有感情、有权利和个性的人，而不是疾病的载体，也不是一架需要修理的机器或药物反应的容器，其照顾的目标不仅是寻找患病的器官和病因，更重要的是维护服务对象的整体健康。

（二）基于循证医学的原则

循证全科医学（evidence-baced general practice）是将循证医学的思想、理论与方法应用于全科医学的实践与研究中，致力于寻找现有的适用于全科医疗实践的最佳证据，并将其与全科医生的经验和直觉以及患者的需求和意愿有机结合，促使全科医疗服务的最优化，改善服务质量和提高服务效率，同时还要注意到循证医学证据在基层应用过程中存在的局限性。

（三）一元论和多元论有机结合的原则

在基层全科医生处理的常见健康问题大多数是未分化疾病，症状是多种多样的，大多为医学上无法解释的躯体症状（medically unexplained physical symptom，MUPS），因此全科医生需要考虑用一元论还是多元论来解释。一般情况下全科医生常用一种疾病来解释患者的多种临床表现，这样做可以减少犯错误的可能性，因为在实际临床工作中同时存在多种关联性不大的疾病的概率是很小的。如果一种疾病不能完全解释可以采用多元论，如月经不调、肥胖、多毛症，从一元论出发需要考虑多囊卵巢综合征的可能，但是如果患者同时伴有血糖升高，单纯应用一元论不能合理解释，则主要联合多元论原则考虑是否同时合并糖尿病。随着人口老龄化及人们不良的生活习惯，人类疾病谱发生了变化，慢性非传染性疾病如高血压、糖尿病、骨质疏松等逐年增加，慢性病共病（multiple chronic disease）在基层非常常见，病程长，病情复杂，患者通常会诉说几个互不相关的症状，对于这种情况基层全科医生需要采用多元论原则分清主次和轻重缓急，确认需优先解决的临床问题，为患者提供整体性管理。

（四）优先考虑常见病的原则

基层社区是全科医生的主战场，全科医生是社区的主力军，全科医生的服务对象是以社区为范围的相对固定的人群，因此全科医生应掌握本社区疾病谱及患病率情况。当几种可能的诊断同时存在时，根据本社区的疾病谱及患病率，首先要考虑常见病、多发病，比较符合概率分布的基本原理，在临床上可以极大降低误诊的概率。当患者的临床表现符合常见病时，切勿诊断为罕见病。例如，患者，女，75岁，头晕、头痛1周，首先要测量血压，考虑是否患有高血压病，而不是脑出血、脑肿瘤等疾病。

（五）优先考虑器质性疾病的原则

全科医生是患者的首诊医生，尽管在基层可以更多地接触到功能性疾病，但为了避免因误诊、误治而错失器质性疾病的治疗最佳时机，给患者带来不可弥补的损失，首先必须排除器质性疾病，再考虑功能性疾病。例如，表现为腹痛的结肠癌患者，早期诊断可手术根治，而若当作功能性肠病治疗，则错失良机。当然还应注意器质性疾病可能与功能性疾病并存，此时也应重点考虑器质性疾病的诊断。如果基层社区不具备完善的疾病诊断的条件，这就需要全科医生运用协调性照顾等原则和方法慎重诊断，必要时转诊至上级医院确诊。

（六）严重疾病优先诊疗的原则

临床诊疗中的严重疾病是指危及生命、需要立即处理的疾病，在一段时间内严重影响患者及其家庭的正常工作和生活，一般包括恶性肿瘤、严重心脑血管疾病、严重感染、外科急症等。全科医生要具备快速识别急危重症的能力，掌握一些危及生命的疾病的特异表现，在基层接诊过程中必须马上识别或排除危及患者生命的疾病，全科医生迅速决策患者是否需要紧急处理或者立即转诊。对于留在基层继续观察和治疗的患者，全科医生需要与患者及家属沟通，告知可能会发生的结果，密切观察病情变化，规避医疗风险和减少医疗纠纷。对于传染病等特殊疾病要及时上报并按规定严格管理。

（七）转诊原则

转诊是医疗机构根据患者病情的需要，将本单位诊疗的患者转到另一个医疗机构诊疗或处理的一种制度，是一种以有利于患者生命得到最优救治的医疗措施。转诊包括由基层将患者转至二级及以上医院和由二级及以上医院转回至基层，上转对象一般是指急危重症、疑难病例及基层无法诊疗的患者，下转对象一般是指诊疗方案明确，病情稳定，适合在基层进行诊疗和管理的患者。我国医疗机构实行分级管理，各个级别的医疗机构有各自的功能，下一级医疗机构的功能决定了其服务能力难以满足危重患者的救治需要，因此转诊是必然的。不管是何种原因导致的转诊，在转诊过程中都必须把救命作为最高原则，因此基层医疗机构在做出转诊决定时，转诊过程中和与转入机构交接，与患者家属沟通，实施口头或书面告知，签订知情同意书等环节，都必须处处体现出对生命的关爱、敬畏和尊重。如何把握转诊指征和转诊时机是基层全科医生接诊过程中必须要掌握的原则。

（八）从整体观点出发的原则

全科医生是综合程度较高的医学人才，主要提供预防保健、常见病及多发病诊疗、危急重症转诊、康复治疗和慢性病等重点人群健康管理一体化、连续化服务。整合医学时代的新型全科医生是能够从患者整体出发，统筹和整合各种医疗卫生资源，做出对患者最正确的健康决策。患者的健康状况通常是由多种因素导致，是多种并存疾病共同作用的结果，提供以人为整体的诊疗服务和管理，要处理好全身疾病和局部症状的关系，要体现全科理念如了解患者心理、家庭和社会方面的资料，要给予患者心理支持和适当安慰，健康生活指导等全方位的管理。全科医生的工作更贴近社区、理解居民，与服务对象互动，以人为中心提供主动、全面、连续的医疗和保健服务。他们是对所服务的社区人群健康状况最为了解的健康管理专家，应该处于医学分工体系中更为重要的核心枢纽地位。

第三节　全科医生临床思维训练与实践

当前摆在我们全科医生面前的首要任务就是全方位服务于社区、健康社区的服务理念，全科医生与所有临床医生一样，最基本的任务就是识别和处理患者疾病，培养独立的临床工作能力，克服缺少高科技设备的缺点，需要耐心采集病史和查体。病史和查体迄今为止依然是临床上达到疾病正确诊断的基础，60% ~ 70% 的疾病都可以从中得出结论。

一、陈述患者状况的基本要求与思维训练

全科医生收集病史，绝不是简单地听患者讲述并记录，也不仅仅是按照某种表格的顺序做老一套的询问和填写。收集病史的过程，应该是全科医生充分利用自己的所有知识，调动全部感知能力，高度集中地从患者的社会交往、家庭状况、体型、语调、表情等诸多方面筛取各种可能有意义的病情资料，并及时进行分析思考，它在本质上是一种探索的过程。在了解病史的过程中，全科医生可以随时产生某种诊断印象，但随着了解的进展和深入，又随时修正自己原有的想法，并不断产生新的联想，寻求新的证据和资料，在了解病史的过程中始终要进行鉴别诊断。在临床工作中要求全科医生按图 5-4 简练地陈述患者的基本情况。

一般要求全科医生在数分钟内迅速判断出患者是否存在急危重症，是否需要紧急抢救或转诊，按照上述要求抓住关键的问题，简明扼要地告知患者存在的问题，只有通过这种长期的积累锤炼，才能逐渐掌握正确的全科临床思维。

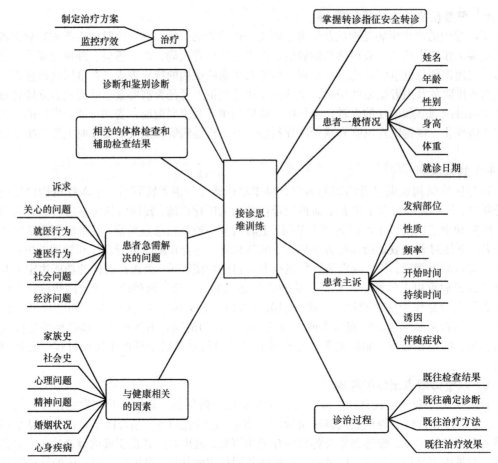

图 5-4　全科医生接诊思维训练

二、用流程图和临床指南指导全科医疗实践

全科医生在基层每日都要对患者做出诊疗决策，有些可能是非器质性疾病无关紧要，有些对患者则可能是性命攸关的。长期以来传统教育模式培养的社区医生通常根据教材或上级医生的经验、直觉、推论或零散的、非系统的研究文献等处理患者，将尚未证实的假设当成最后的结论，其结果通常可能是对患者诊断和治疗的误导。近年来随着循证医学的广泛传播和发展，各个国家或学会纷纷制定了疾病的诊治指南，其目的在于通过正确利用和合理分析研究资料，以规范医疗服务行为，为患者提供安全、有效、可接受的医疗服务。利用临床指南指导具体患者的治疗决策是全科医生面临的一个既重要又紧迫的问题。

（一）流程图

目前大多数临床指南来源于医学专著，以纸张等静态文本形式呈现，一方面查阅不方便，难以在临床诊疗实践中得以规范执行，另一方面全科医生无法熟记各种专科疾病的临床指南，不利于多种疾病的早期预防和诊断。与静态文本形式的临床指南相比，配备流程图的临床指南在临床上更受欢迎。

流程图（algorithm）是目前临床指南常用的工具，流程图中的每一分支点处，都要求全科医生根据掌握的患者具体情况认真思考，判断下一步的方向，其特点是有明确的开始点和结束点，同时经历中间一系列的过程和重要决策点，优点是采用简单规范的符号，画法简单，结构清晰，逻辑性强，便于描述，容易理解，简明扼要地勾勒出临床预防、诊断和治疗等关键环节和工作框架，缺点是绘制和运用流程图必须具有较高的临床专业素质，对于复杂的临床问题不十分恰当，过分简单化容易误诊、误治。

（二）应用临床指南指导全科医疗实践

临床实践指南作为一种工具，是通过正确而明确的推荐意见指导临床医务工作者应该做些什么，怎么做，不应该做什么，以及如何做好临床工作。在实际临床工作中要时刻注意，不能照搬照抄而无视临床具体存在的情况，因此不能把临床指南简单地认为是一种工作流程，也不能代替临床医生的思维和判断。临床指南是针对特定的临床情况而系统制订的帮助医务人员和患者做出恰当处理的指导性建议。目前现代医学已由"经验医学"转变为"循证医学"的新型模式，这种模式显著提高了医疗质量，减少了医疗费用，推动了我国医疗行为规范化。对于工作在基层医疗单位的全科医生而言，指南及共识起到了指明职业发展方向、规范职业行为准则的作用。遵循指南对于降低临床实践的不一致性、减少不同医疗机构和不同临床医生间医疗水平的差异、避免不必要的诊断试验、防止采用无效治疗手段等方面具有重要意义，是给患者提供最经济有效治疗手段的保证。在实际工作中临床指南和共识等规范化医疗指导并不能取代临床技能、临床经验和临床资料，临床实践中常会面临临床指南里没有涉及、存在治疗矛盾、不易实施甚至难以操作的领域。

现代医学离不开临床指南，其犹如灯塔，在大海中指明航船前行的方向，全科医生需要学会从遵循指南开始，从具有扎实基本技能的船员努力成为一名理解并掌握临床指南、结合临床经验规避风险的航行舵手，进而成长为在茫茫医学生涯中发现问题并引领解决问题的航海家。正确理解临床指南、合理应用临床指南，以患者为中心，全科医生在遵循临床指南的同时，还应充分考虑其可能的局限性和不足之处，扬长避短，这样才能在临床实践中游刃有余地处理问题，从而做到既遵循临床指南，但又不迷信临床指南。

（三）病情及其处理优先级的判断

全科医生处于医疗工作的前沿，初诊患者常诊断不明，病情不清，变化迅速，如处理不当易发生纠纷，因此全科医生在临床工作中要重视患者的主诉和生命体征，迅速识别病情是首位的，并应贯穿于整个诊疗过程中，对病情的判断，特别是对危重病情判断需要在临床工作中不断积累经验。

1. 首先要识别或排除可能威胁患者生命的问题　在临床实践中全科医生如何维护患者的生命安全是非常重要的，面对患者的主诉和临床症状，首先要及时识别或排除虽少见但却可能会威胁患者生命的问题，同时也要掌握貌似轻症实则急危重症的患者，这是全科医生充当首诊医生时必须具备的基本功。

2. 诊断鉴别分类和危险问题标识法　对于每一种症状都有多种可能的诊断，一般来说持续了数周甚至数月的症状首先注意要排除一些严重的疾病，数周内自行缓解的症状或者已经持续了数年的症状较少可能由严重疾病引起，因此常用的方法有诊断鉴别分类和危险问题标识法等，在此基础上再结合运用一般的鉴别诊断方法。

（1）诊断鉴别分类（diagnostic triage）："triage"一词是大规模灾难现场伤员检伤分类方法，在突发的灾害事故现场，医疗救援力量通常是有限的，检伤分类就是要尽快把重伤员从一批伤亡人群中筛查出来，争取宝贵的时机在第一时间拯救，是根据紧迫性和救活的可能性等在战场上决定哪些伤员优先抢救和治疗的方法。借用这一原则全科医生在接诊患者时一定要在得出正确的诊断之前，按照图 5-5 根据病史和查体的结果快速判断患者症状的轻重缓急，及时给予相应的处理。

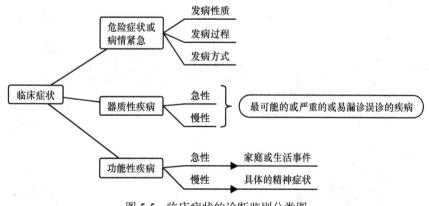

图 5-5　临床症状的诊断鉴别分类图

（2）危险问题标识法（red-flag approach）：是在疾病鉴别诊断时，根据患者的主诉、病史和其他临床线索判断患者有无重要的危险问题的一种很有效的方法。同时对于病情变化迅速的患者，要提高警惕，影像学检查无法在床旁立即完成，实验室检查也不可能即刻得到结果，应从症状、体征上寻找简单易行的临床指标来指导全科医生初步判断病情，必要时迅速转院，为挽救患者生命赢得时间，图 5-6 以腰痛为例。

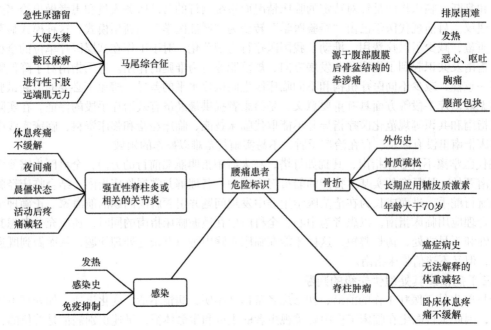

图 5-6 腰痛患者危险标识

3. 疾病严重程度评价 及时准确的识别患者病情变化和疾病严重程度是全科医生工作的重要内容，早期发现异常的生理指标对患者的安全和结局至关重要，为了及时识别和准确评估患者病情变化，减少不良事件的发生，Morgan 等提出了早期预警评分（early warning scoring，EWS）的方法。EWS 是建立在重要生理指标或临床观察的基础上，对患者体温、心率、收缩压、呼吸、意识、血氧饱和度和尿量进行评分如图 5-7 所示。该图是国际广泛使用的评价患者病情严重程度的评分系统，特别是对于住院患者和家庭病床的患者，单项指标分值达到 2 分，或总分≥4 分时转诊，总分达到 2 分

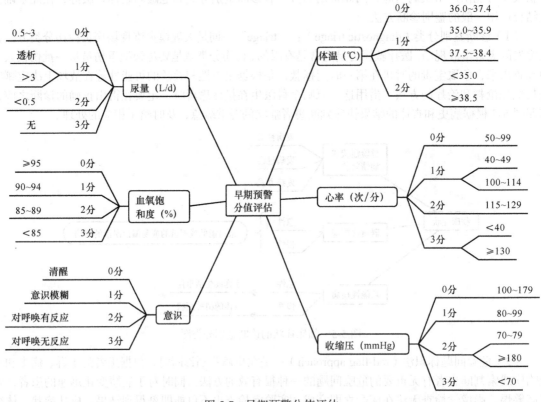

图 5-7 早期预警分值评估

时需要密切观察病情变化，每小时观测一次指标。该评分法可以在患者床边快速获取相关参数，数分钟内就可以完成对患者的评分和病情评估，及时发现患者的病情变化，易于全科医生使用。

4. 管理临床重要问题和不确定问题时的有关要求

（1）坚持重要的问题先办的原则，对于已经明确或怀疑有危险问题，但基层全科医生无法处理的患者要及时转诊。

（2）对于不需要转诊，可在基层继续观察和治疗的患者要做到以下几点：①让同事和患者及其家属均了解病情，并在病历和接班记录上标识；②告知患者及其家属疾病可能的发展结果；③确诊患者及其家属理解为了进一步确定诊断要密切观察病情；④注意避免漏掉重要的检查项目或延误治疗时间，防止患者健康甚至生命受到损害。

（3）努力克服临床诊断过程中过分依赖各种诊断试验和检查项目的不良习惯。

（四）临床转诊决策思路

建立分级诊疗制度，是合理配置医疗资源、促进基本医疗卫生服务均等化的重要举措，有利于深化医药卫生体制改革，促进我国医药卫生事业的长远健康发展。转诊（referral）与会诊是全科医生为协调并利用专科医生服务和医院服务的重要工作内容，有必要建立正规的转诊渠道并进行规范管理，逐步完善转诊指征和标准，加强全科医生转诊能力的培养。全科医疗转诊是分级诊疗制度中的重要组成部分，体现了全科医学首诊服务、协调性服务、连续性服务的基本特征，转诊过程中应保持患者信息的完整记录和连续管理，要按照双向转诊的要求保持服务的连续性，不能中断照顾。由于转诊体系涉及机构和人员众多，由多个相连的环节构成，具有高度复杂性，因此构建一个全面的全科医疗转诊体系分析性框架十分必要。

1. 全科医疗转诊体系　在转诊过程中全科医生要为患者提供转诊服务，协调并组织转诊过程，是全科医疗协调性特征功能对全科医生提出的必然要求。因此全科医生有必要关注转诊活动之间的相互联系和转诊的系统性。然而转诊服务覆盖了三级医疗服务体系中的所有组织和大量专业人员，由彼此相连的多个环节构成，具有高度复杂性，因此有必要发展建立一个全面的转诊体系分析性框架，来帮助全科医生和政策制定者全面思考转诊制度所需要考虑的要素及要素间的关系，指导实践者建立和完善转诊体系。在整个过程中，全科医生负责组织患者在各级医疗机构间的就诊和流动，并负责患者医疗信息的传递与整合，与自我转诊的患者相比，通过全科医生转诊的患者得到了更恰当、合理的检查，应用了更低的医疗成本。

2. 全科医疗转诊体系框架　良好的转诊体系是一个由若干要素组成，各要素间相互联系相互作用的系统，全科医疗转诊体系由 4 个核心要素组成，分别为转诊参与者及其责任、转诊决策（转诊原因、转诊指南、转诊决定）、转诊信息的传递与整合、转诊管理系统，是医疗信息良好传递的联动整体。全科医疗转诊体系的框架（图 5-8）对理解转诊流程、揭示多样化转诊行为、把握转诊质量

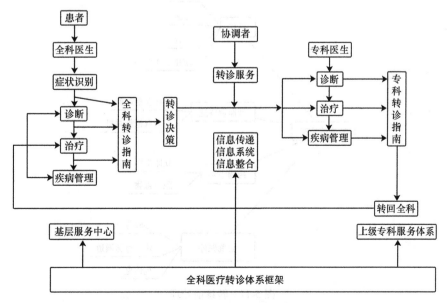

图 5-8　全科医疗转诊体系框架

关键可控点提供了一个分析性框架，同时全科医生在临床工作中要重视和发挥转诊单的医疗功能，重视转诊体系的管理属性，开展转诊管理系统的探索。

转诊的原则如图 5-9 所示。

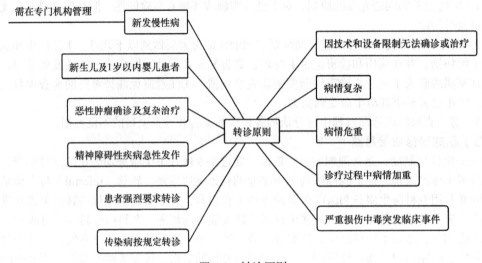

图 5-9 转诊原则

3. 确定转诊时限及紧急程度 为了保证患者生命安全，转诊时必须明确转诊的时限并进行随访加以落实，按照紧急程度将转诊至少分为三级（图 5-10）。

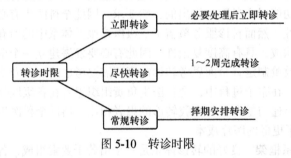

图 5-10 转诊时限

4. 做好转诊前的必要处理 为了保证患者在转诊过程中的安全，一些患者必须经过相应的处理后才能进行转诊（图 5-11）。

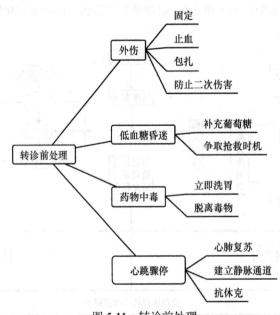

图 5-11 转诊前处理

5. 与上级医疗机构进行及时有效信息交流 建立患者的电子档案，转诊患者时应将患者必要的信息与上级医疗机构进行交流，按照双向转诊的要求建立患者信息共享渠道，密切观察患者病情变化，待患者病情稳定转回基层社区继续诊治及随访。

案例 5-1 分析

1. 患者入院主诉为腹痛，腹痛是基层临床比较常见症状之一，也是促使患者就诊的主要原因。其病因繁杂，病情多变，涉及学科广，诊断处理不当，常可造成恶果，因而对腹痛必须尽快进行定位、定性及病因诊断，以防误诊、漏诊及误治。针对患者年龄，性别，职业，发病诱因和缓解因素，既往史和家族史，腹痛的部位、性质、喜按与否、有无牵涉痛、伴随症状，治疗经过和药物疗效等进行详细询问，同时注意腹痛时间，是否与进食、活动和体位有关。患者同时伴有胸闷，不能除外冠心病，伴有呃逆，不能除外消化系统疾病，针对心血管和消化系统详细询问。仔细认真查体，包括注意患者神志和精神状态，以及心肺查体，腹部查体作为检查重点，应充分暴露全腹，医生站立于患者右侧位，观察患者腹部外形，呼吸运动，腹壁静脉，有无局部膨隆，听诊有无肠鸣音、血管杂音，行肝脾胆囊区域叩诊，触诊一般自左下腹部开始逆时针方向检查，最后转向脐部，注意患者腹壁紧张度、压痛及反跳痛，腹部有无包块等。

2. 根据该患者病史及查体，既往就诊经过，入院诊断为腹痛待查、冠心病、慢性胃炎。诊断依据为老年男性患者，腹痛 10 余年，伴胸闷、呃逆。吸烟及饮酒史，既往在当地医院多次做胃镜、心电图等明确诊断。

3. 需完善相关检查，包括血常规、尿常规、便常规、生化、腹部 B 超检查、心电图，必要时复查胃肠镜等。

4. 通过以上的学习，我们初步了解了全科思维体系，针对这个患者进行了全面的检查后，初步诊断为：慢性浅表性胃炎、冠心病、病态窦房结综合征、三度房室传导阻滞。心内科会诊意见：建议安装心脏起搏器。按照全科思维体系分析，患者是由于腹痛、呃逆入院，虽然存在着冠心病、病态窦房结综合征、三度房室传导阻滞，是安装心脏起搏器的指征，是择期转诊指征，但是完成心脏起搏器安装可以解决困扰患者的主要症状吗？从全科思维角度分析，要以人为中心，以问题为导向，不能只看到疾病，不管理患者，跟患者和家属沟通后，表示拒绝此治疗方案。神经内科会诊后，建议查视频脑电图，不能除外腹型癫痫，给予检查后除外癫痫诊断。由此看来慢性浅表性胃炎可能是患者的主要诊断，但是患者主诉腹痛、呃逆 10 年之久，正规治疗胃炎后症状不见缓解，根据 Murtagh 安全诊断思维模式，患者是否还有其他疾病存在，是否还有其他未说明的问题，全科医生应该给予密切观察。

针对此患者全科医生收集病史，遵循临床思维建图，充分利用自己的所有知识，调动全部感知能力，从诸多方面筛取各种可能有意义的病情资料，进行及时的分析思考，关键要亲自看到患者发病时的情况，患者表述的是否正确，患者入院后经过密切观察，某一天夜间患者出现阵发性腹痛，同时伴有腹部肌肉痉挛，由于患者伴有间断大声呻吟，与患者家属沟通，患者家属多年来一直认为这是呃逆，被家属认为发作 10 年的呃逆也成了多位医生诊断胃炎的依据，所以只有亲临其境才能真正掌握第一手病史材料。根据患者的发作情况，开始重新进行病史的询问，综合全面的材料分析，动态观察病情变化，及时捕捉新的信息，患者记起 10 年前患有带状疱疹。

通过采用循证医学证据，结合患者主诉及病史查阅资料，《带状疱疹后神经痛诊疗中国专家共识》明确指出，带状疱疹后神经痛（postherpetic neuralgia，PHN）为带状疱疹皮疹愈合后持续 1 个月及以上的疼痛，是带状疱疹最常见的并发症。该病发病率及患病率因疼痛持续时间和强度的定义不同而异，60 岁以上的带状疱疹患者约 65% 会发生 PHN。疼痛性质多样，可为烧灼样、电击样、刀割样、针刺样或撕裂样，临床上多误诊为其他系统疾病。30%～50% 患者的疼痛持续超过 1 年，部分病程可达 10 年或更长。诊断 PHN 的主要依据是带状疱疹病史和临床表现，一般无须特殊的实验室检查或其他辅助检查。

5. 带状疱疹后神经痛、冠心病、病态窦房结综合征、三度房室传导阻滞、慢性浅表性胃炎。

6. 患者治疗方案

（1）尽早有效地控制疼痛，缓解伴随的睡眠和情感障碍，提高生活质量，可以选择共识推荐有循证医学证据的药物如钙通道调节剂（普瑞巴林、加巴喷丁）、三环类抗抑郁药、利多卡因贴剂、曲马多、阿片类镇痛药等。

（2）治疗过程中观察疗效，如效果不佳或病情加重转至上级医院进行微创介入治疗。

（3）患者所患冠心病、病态窦房结综合征、三度房室传导阻滞，根据转诊时限可以择期安排转诊。

7. 采集病史、物理检查、做出诊断和治疗疾病是传统的器质性疾病的思维诊疗模式，近年来以人为中心的诊疗模式越来越被更多的全科医生所接受。该患者确诊后选择的治疗方案是普瑞巴林口服，患者次日症状完全缓解，困扰患者10年之久的问题终于解决了。该病例提示全科医生可以通过仔细询问病史，细心观察病情变化，不用高端的医疗设备，就可以解决患者的主要问题，因此全科医生在基层要采用开放式问诊，要注重患者在患病过程中的经历、体验、感受，关注疾病对患者造成的影响，最后与患者及其家属达成共识，共同管理疾病。

（姜礼红　孟　佳）

本 章 小 结

1. 临床思维是运用已有的医学理论和经验认识疾病、诊断疾病并做出正确决策的一种逻辑思维方法。

2. 临床思维是临床医生的基本功，该思维的建立包括5个基本要素，即必备的知识水平、搜集临床资料的能力、体格检查能力、辅助检查结果分析能力、诊断疾病并提供治疗的能力。临床上常用的6种诊断思维方法包括 Murtagh 安全诊断思维模式、流程图临床推理法、模型识别法、解剖定位诊断法、归纳推理诊断法、假设 - 演绎推理法。

3. 建立具有全科特点的临床思维对全科医生尤为重要，全科医生的临床思维应符合以人为中心、以问题为导向、以证据为基础的特点，因此全科医生在临床工作中应遵循以人为中心、基于循证医学、一元论和多元论有机结合、优先考虑常见病、严重疾病优先诊疗、转诊原则、从整体观点出发等八大原则。

4. 本章第三节将临床思维与全科临床实践相结合，讲述全科医生在问诊中需快速辨别病情的轻重缓急，并用流程图和临床指南指导全科医疗实践。

第 6 章　以人为中心的健康照顾

学习目标

1. 掌握以人为中心的健康照顾的概念；生物 - 心理 - 社会医学模式；以人为中心健康照顾的基本原则；以人为中心的医患交流；全科医生应诊的主要任务及其问诊模式。

2. 熟悉以疾病为中心与以人为中心的区别与联系；患者的范畴；患者角色、患病体验、患病行为。

3. 了解医学模式和医生关注中心变化的历史回顾。

以人为中心的健康照顾是全科医疗的基本特征，它与专科医疗以疾病为中心的诊疗模式有根本的区别，是以生物 - 心理 - 社会医学模式为基础的。以人为中心的健康照顾核心为：①维护患者尊严和尊重患者。全科医生需要听取患者及家属的观点并尊重患者及家属的选择。患者和家属的知识范围、价值观、信仰和文化背景都应在提供医疗服务时候被考虑到。②信息共享。整个治疗过程中，全科医生应与患者本人和患者家属共享完整的、无偏倚的信息，并使用患者及患者家属能够理解的语言（非专业术语）。确保患者和家属接收到及时、完整和准确的信息，以便有效地参与医疗决策。③参与。鼓励并支持患者和患者家属参与到整个治疗过程中，并在他们所选择的范围中参与医疗决策。④合作。患者家庭、全科医生和医院领导共同进行合作、进行共同改善。

本章将就医学模式转变带动医生关注中心的转移、以人为中心的健康照顾指导原则、全科医生应诊的任务、全科医生问诊模式等内容进行详细的介绍。

第一节　不同医学模式下医生关注的中心不同

医学模式是医学实践活动过程中逐渐形成的观察和处理医学领域中有关问题的基本思想和主要方法，是人们考虑和研究医学问题时所遵循的总的原则和总的出发点，包括健康观、疾病观、诊断观、治疗观等，影响着某一时期整个医学工作的思维及行为方式，从而使医学带有一定的倾向性、习惯化。医学模式一经形成，便会成为医学实践的指导。随着医学科学的进步、医学发展的进程和人类对健康需求的提高和变化，医学模式经历了多次转变。随着医疗科技的发展，医生的关注中心发生了重大的转移，医生关注中心的转移是医学模式转变的结果。

一、生物医学模式——以疾病为中心

19 世纪以来，随着哈维的实验生理学和魏尔啸的细胞病理学的出现，以及解剖学、生理学、微生物学和免疫学等生物科学体系的形成，加上外科方面消毒和麻醉技术的出现，诞生了生物医学模式。生物医学模式重视疾病的生物学因素，并用该理论来解释、诊断、治疗和预防疾病及制定健康保健制度。其基本特征是把人看作单纯的生物或是一种生物机器，即只注重人的生物学指标的测量，忽视患者的心理、行为和社会性，它认为任何疾病（包括精神病）都能用生物机制的紊乱来解释，都可以在器官、组织和生物大分子上找到形态、结构和生物指标的特定变化。生物医学模式使医学由经验领域走向科学领域，为解决临床医学和预防医学的一些重大难题提供了理论基础。生物医学模式对现代西方医学的发展和人类健康事业产生过巨大的推动作用，特别是在针对急慢性传染病和寄生虫病的防治方面，使其发病率、病死率大幅度下降；在临床医学方面，借助细胞病理学手段对一些器质性疾病做出定性诊断，无菌操作、麻醉剂和抗菌药物的联合应用，减轻了手术痛苦，有效地防止了伤口感染，提高了治愈率。

随着医学科学的发展和疾病谱的改变，生物医学模式逐渐暴露出片面性和局限性。例如，无法用生物因素解释一些疾病病因，如小孩的复发性腹痛（RAP），常在做过各项检查后仍查不出病因；无法解释生物行为学上的研究发现，如焦虑会降低细胞的免疫力，比较容易患感冒、感染带状疱疹病毒或发生癌症；无法对生活行为方式所造成的疾病，如肥胖提供适当的治疗方式；无法对反复就医但是无明显生理指标异常的患者提供有效治疗方案；无法预知医源性疾病所造成的问题，如新药的副作用；无法解释同一疾病的不同疾病行为，如有二尖瓣脱垂的患者，会有不同的疾病症状如心悸、胸闷或失眠等。该模式的重要缺陷总结如下。

1. 以疾病为中心,忽视患者的需求　在生物医学模式中疾病被定义为正常生理情况的偏离。在这种模式下,医生致力于搜集偏离正常生理情况的各种资料作为疾病证据,来解释患者的各种体征和症状,并以有无生物学疾病作为评价就诊者健康状况的标准。在此模式中医生的主要工作就是通过各种科学手段检查患者的生理状况是否正常,只注重人的生物属性,忽视了人的社会属性;医生只将患者作为疾病的载体,疾病似乎是一个自主的主体,可以采用通用的模式或方案来处理该疾病,与患者本体无关,与患者的社会因素和行为心理因素无关,致使诊疗过程机械化、程式化。

2. 医患关系疏远,患者依从性降低　在生物医学模式中,医生认为自己是与疾病做斗争的主体,是“战胜病魔的救世主”,忽视了患者的主观能动性。患者不能或很少参与诊疗方案的选择和确定,也不被告知所患疾病的原因和接受治疗措施的缘由,被动接受医生的指令和安排。医生关注的重点在于疾病的病理和生理变化,较少关注患者和诊疗措施给患者带来的生命质量的变化。传统的权威型的医患关系,使得医生对疾病热衷而对患者冷漠,患者的依从性和满意度都比较低。

3. 诊疗思维的局限和封闭　医生采用还原论的观点处理疾病,认为疾病通常有特异的病因,局限于生理疾病,强调症状、体征和实验室检查的客观意义,忽略了与患者密切相关的人格、情绪、阶层、健康观、医疗制度、家庭和社会支持等因素。没有采用系统论观点看待健康问题,即便随着医疗和护理的普及,人的健康及感觉躯体的健康状况也并没有和人们的预期一样有非常大的改变。

二、生物 - 心理 - 社会医学模式——以人为中心

(一)生物 - 心理 - 社会医学模式

美国罗切斯特大学医学院精神病学和内科教授恩格尔在 1977 年 *Science* 杂志上发表了题为《需要新的医学模式——对生物医学的挑战》的文章,批评了现代医学即生物医学模式的局限性,指出这个模式已经获得教条的地位,不能解释并解决所有的医学问题。为此,他提出了一个新的医学模式,即生物 - 心理 - 社会医学模式,他指出为了理解疾病的决定因素,以及达到合理的治疗和卫生保健模式,医学模式必须考虑到患者、患者生活在其中的环境及由社会设计来对付疾病的破坏作用的补充系统,即医生的作用和卫生保健制度。

生物 - 心理 - 社会医学模式是对生物医学模式的补充与发展,在认为健康与疾病的问题时,是以生物因素为前提的,同时强调心理和社会因素对健康的作用,认为心理因素和社会因素总是通过生理因素影响个人和人群的健康。疾病既损伤生理过程,也对患者造成不良的情绪反应,同时不良的情绪反应也会引起生理的负性反应甚至导致疾病的发生。个人的社会实践、生活行为、社会角色、文化素养、职业等社会因素也会通过个体的生理及心理变化对个人的健康状况产生影响,生物 - 心理 - 社会医学模式把生物、心理和社会因素作为一个三维坐标系来理解、认识健康和疾病问题。

(二)以疾病为中心与以人为中心的区别与联系

全科医疗以人为中心的健康照顾(person-centered care)或称为以人为本的健康照顾,与专科以疾病为中心的照顾有着本质的区别,但是在临床的诊疗过程中两者又有密切的联系。

(1)在生物医学模式中,疾病被当作一种静止的因果结局,而不是一个动态的变化过程,认为每种疾病都必然而且可以在器官、细胞或分子上找到可以测量的形态学或化学改变,都可以确定生物的或者理化的特定原因,都应该能够找到治疗的手段。而生物 - 心理 - 社会医学模式是以人的整体健康为最终目标,疾病是患者的一部分而并非全部,患者的需求和期望与生理疾病同等重要。

(2)以疾病为中心是一种集中思维,而以患者为中心却是一种发散思维,前者更注重实质,后者更注重背景和关系。当面对一个患者时,专科医生首先想到的是这个患者得了什么疾病,而全科医生首先想到的是这个患者是一个怎样的人,因此,先要看人,了解患者。全科医生在向患者提供以人为中心的健康照顾时就需要进入患者的世界中去,了解患者的宏观和微观世界,同时了解患者的个性。总之,全科医生要了解患者所患的疾病,更要了解所患疾病的患者。

(3)专科医生与全科医生之间非常需要进行合作,在专科医生对疾病进行深入、细致地分析之后,就需要全科医生对各种问题进行全面、系统地整合。

(三)全科医生以人为中心提供服务的优势

1. 关注患者胜于疾病　全科医生在全科医疗中重视人胜于疾病,将患者看作有生命、有感情、有权利和个性的人,而不是疾病的载体,不是一架需要修理的机器或药物反应的容器,其照顾的目标不仅是寻找患病的器官和病因,更重要的是维护服务对象的整体健康。

2. 重视家庭与健康的相互影响　以家庭为单位的照顾是全科医学的重要特征之一，也是以人为中心的健康照顾的重要指导原则。全科医疗服务的家庭是个人生活的重要背景。家庭先天的遗传及后天的培养、健康观的建立、对医疗的态度、家庭成员彼此的情感支持、家人患病和家庭所处的发展阶段等，都会给家庭成员的健康带来不同程度的影响。因此，只要可能，最有效的方法是对整个家庭也要提供医疗保健服务。

3. 突出社区工作为基础的服务　全科医生立足社区，应该充分了解社区的情况，包括运用流行病学和社会学等方法，调查、分析、掌握社区的人口学、生命统计与疾病统计，分析环境影响因素及各种卫生资源的分配利用情况，并能协调社区各方面的卫生资源，对社区重点人群和重要的健康问题实施有针对性的干预。这不仅是全科医疗整体性和全局性的体现，而且也促进了全科医疗的科研工作。

4. 把握临床预防服务的优势　全科医生在临床医疗服务的同时，一体化地提供预防保健等服务，是全科医疗综合性服务的要求。全科医生的服务对象既有患者，也有健康者和亚健康者，而且全科医生了解他们的家庭及社区背景，这使其在提供预防服务方面具有独特的优势：①能把与个人及其家庭的每一次接触都作为提供预防保健服务的良机；②作为教育与咨询者，全科医生能有效地开展一级预防，包括健康教育与健康促进；③能有针对性地提供个性化的临床预防保健，提高患者的依从性；④疾病康复有较多机会实施疾病的二级预防，即早发现、早诊断、早治疗，还大量承担慢性病管理等三级预防工作。

5. 尊重患者的权利　尊重患者的权利是以人为中心的健康照顾的重要原则。全科医生应尊重和维护患者的权利。我国现阶段患者享有以下基本权利：①患者享有人格和尊严得到尊重的权利；②患者享有必要的医疗和护理权利；③患者有参与医疗和对疾病认知的权利；④患者享有自主和知情同意的权利；⑤患者享有拒绝治疗和实验的权利；⑥患者享有医疗保密权；⑦患者有监督自己医疗权利实现的权利。

6. 发挥团队合作的功效　以人为中心的健康照顾，需要为人提供全方位、多层面的卫生服务，这就需要发挥团队合作的功效。在各种类型的社区或全科 / 家庭医疗服务组织中，全科医生都是其中的核心与组织者，他要同其他人员包括公共卫生医生、全科护士、社会工作者等充分合作，只有发挥团队的优势，以共同的目标、良好的协调、互补的合作，才能提供优质高效的基本医疗与基本公共卫生服务。此外，全科医生与专科医生之间也可形成互补合作的团队，围绕全面改善个体与群体健康状况和生命质量的目标共同工作。

第二节　以人为中心的健康照顾的基本原则

以人为中心的健康照顾，是生物 - 心理 - 社会医学模式在医疗实践中的具体体现，以整体论和系统论为指导，充分考虑健康具有相对性、动态性和多维性，既关注疾病也重视患者本人，充分理解患者的角色和行为，尊重患者的权利，以患者的需求为导向，提供个体化的服务。

一、既关注患者也关注疾病

（一）患者的宏观世界和微观世界

希波克拉底曾说过“了解你的患者是什么样的人，比了解他们患了什么病更重要。”患者首先是人，是在特定环境中从事物质生产活动和精神文化活动并能表现自己独特的个性存在物。其次患者不仅是指患某种疾病的人，还包括有健康问题而需要医务人员帮助的社会成员。人有自然性和社会性两个方面属性，这两个方面属性构成了人的微观世界与宏观世界，从原子、分子、细胞、组织、系统到人体构成的自然物质，这些自然属性即构成人的微观世界，人的微观世界可以采用自然科学的方法进行研究和精确测定；人的特定背景和各种关系构成了人的宏观世界，是一个复杂的、多元的、难以量化的世界。而人所处的宏观世界与自身的微观世界又是相互联系、相互作用的，人的健康也是与他的宏观世界及微观世界密切相关的，患者的精神和躯体是不可分割的整体，是生命活动中相互依赖、相互影响的两个方面，这两个方面都会影响人体的健康，全科医生就应该向患者提供以人为中心的健康照顾。全科医生在提供以人为中心的健康照顾的过程中，不仅要了解患者的宏观世界和微观世界，还要了解患者的个性特征，不仅要了解患者的病理生理过程，还要了解患者的心理过程，同时还要了解患者的社会背景等影响因素。所以，全科医生只有全面了解患者的生理、心理和社会特征，才能对患者的健康问题做出评价，从而制定出以人为中心的健康照顾方案（图 6-1）。

笔记栏

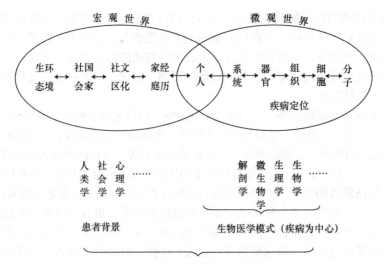

图 6-1　患者的宏观世界和微观世界

（二）全科医生的"患者"范畴

现代医学将与人类疾病相关的"疾病"、"病患"和"患病"这三个概念区分开来，从不同角度进行描述，表达了三种不同的概念。

疾病（disease），属于生物尺度，指可以明确辨别的人体生物学异常，疾病可以从体格检查、化验或其他特殊检查加以确定，是专科医生关注的对象。

病患（illness），属于感觉尺度，即有病的感觉，指一个人的自我感觉和判断，认为自己有病。可能存在躯体疾病，也可能仅仅是心理或社会方面的失调。

患病（sickness），属于行动尺度，是通过患者对病患所采取的行动，使他人和社会知道此人处于不健康状态。

一个人可能有明显的病患，如头痛、失眠，但却未查出疾病，因此他告诉别人他患病了，别人视他为患者。同样，一个人可能有某种疾病，如代谢综合征，但在早期并没有不适，即无病患，也未就医，别人不知情，因此别人不知道他患病，一旦病情进展，出现症状（病患）而就医，确诊为糖尿病、高血压、冠心病（疾病），那么他就患病了。所以，这三种情况可以单独存在，也可同时存在，或交替存在。

以疾病为中心的生物医学模式过分强调疾病的地位，却并未重视病患和患病这两种情况。而以患者为中心的生物-心理-社会医学模式则强调三者同等对待。在以人为中心的健康照顾过程中，全科医生应该用三种眼光看待健康问题：一是用显微镜检查患者身体器官上可能存在的病灶；二是用肉眼审视面前的患者，了解其患病的体验；三是用望远镜观察患者的身体后，了解其社会背景情况。全科医生应具备全方位或立体性全科诊疗思维方式，将这种思维模式与患者的三种需求联系在一起，向患者提供以人为中心的健康照顾。

视窗 6-1

不同学派对于健康与疾病的认识

观点	健康	疾病
生理或生物观点	身体的良好状态	身体的某一部分、过程、系统在功能和（或）结构上的反常
传染病流行病学观点	宿主对环境中的致病因素具有抵抗力的状态	宿主对环境中的致病因素易感而造成的状态
生态学观点	人与生态之间协调关系的产物	人与生态之间关系不适应和不协调的结果
社会学观点	个体在一个群体中身体和（或）行为表现正常	个体偏离了正常的身体和（或）行为状态
消费者观点	一种商品、一种投资，在某种程度上可以买到	通过购买保健服务可以治疗、控制及治愈的一种不正常状态
统计学观点	测量结果在正常值范围之内	测量结果在正常值范围之外

二、理解患者的角色和行为

（一）理解患者角色

患者角色是指一个人被认为是患者之后，这个人就取得了患者的角色或身份，原有的社会角色就会部分或全部被患者角色取代。患者角色是一种特殊的社会角色，患病是人的一生中必然会经历的一种现象，是一种生存状态的正常表现。处于患病的人的行为表现与健康人有所差别，将一个人看作患者的主要依据就是他有无就医行为。虽然某些病患通常导致一个人寻求医疗帮助，但并非所有生病的人都会成为患者，也不是所有的患者都必定是生病的。

患者角色使患者有暂时免除社会角色义务或减轻日常责任权利。患者可以免除或减轻其在健康状态下所需要承担的社会角色义务，如工人患病后可以不去上班，学生生病后可以不去上学。免除的责任范围、持续时间与疾病的性质和严重程度相关。病情较轻时，不影响患者承担社会角色或影响程度较小；病情严重时，如需要住院治疗的患者一般就失去了原有的社会身份，患者角色代替了一切其他角色。

同时，患者角色也使患者有使自己尽快康复的义务。患者应该认识到患病是不符合社会需求的状态，每个社会成员都应该承担各自的社会责任，因患病减轻或免除社会责任应该是暂时的。所以，患者必须与他人合作，想办法尽快康复。患者应寻求有效的帮助，并在治疗过程中与医务人员合作。发生疾病后，大多数都不可能靠机体自身自愈而恢复健康，因此必须寻求有效的帮助。这种帮助一般情况下主要来自医务人员，患者有义务与医务人员配合，接受医务人员各种合理建议。

作为全科医生，应当理解患者角色的意义和病患的合理性，在工作中有针对性地提供以人为中心的全面的健康照顾。

（二）理解患者的患病体验

患病体验是指患者经历某种疾病时的主观感受。患者的患病体验是患者患病经历中最重要的体验过程，不了解患者的患病体验，医生对患者的理解也是不完整的。在生物医学模式下，专科医生要理解患者的患病体验是一件很困难的事情，医生通常用没有时间去听患者诉说作为忽略患者患病体验的借口，甚至有的医生因为找不到疾病的客观依据而否定患者的患病体验。这些都是生物医学模式只关心疾病不关心患者的表现，医生的兴趣只放在能客观测量到的疾病上，并不关心患者的患病体验。而在生物-心理-社会医学模式下，全科医生必须了解患者的主观症状和体验，这有利于取得患者的信任，建立良好的医患关系，相反，医生直接否认或怀疑患者症状与体验的真实性时，会使患者产生不被接纳、不受尊重、不被信任的感觉，严重损害医患关系。全科医生在让患者了解疾病知识的同时，自己更应该了解患者的患病体验，并给予必要的解释与支持。只有这样，双方才能达成共识和谅解，建立良好的合作关系。

虽然每个患者的患病体验都不相同，但也有一些共同的特征。一般来说，患者患病后会有以下患病体验。

（1）一般的患病体验包括以下几种情况：①精神与躯体分离；②患者感觉到正在与所生活的世界逐渐隔离；③恐惧和焦虑；④对健康充满羡慕；⑤疾病可能损害理性的本能；⑥容易被激怒；⑦失去时间变化的感觉；⑧拒绝接受现状，极度紧张。由于患者的生活经历和背景都不一样，每个患者都有自己独特的患病体验，因此全科医生需要用心去倾听、去感受患者的患病体验，帮助患者更好地适应和接受所患的疾病，促进疾病的康复，提高自身的健康状况和生命质量。

（2）疾病的疼痛与痛苦体验，是一种总体感觉，它只是疾病的一个方面，而不是疾病本身。疼痛是疾病常见的症状之一，是疾病对患者所带来的痛苦来源之一。痛苦则包括躯体的痛苦、精神的痛苦和道德的痛苦，有时这三方面的痛苦却又很难分清。疾病所引起的疼痛会给患者带来痛苦，相同的疼痛对于不同的患者痛苦感受也是不一致的。在专科医疗中，往往只关注缓解躯体的痛苦，而忽视了躯体的痛苦、精神的痛苦和道德的痛苦这三方面是互相交错的。作为全科医生，面对患者的痛苦体验时，应该告诉患者，医生可以通过有效的药物或治疗措施来缓解他的疼痛，尽可能减轻患者躯体的痛苦，同时对患者的痛苦保持敏感并表示关心、支持和同情，在患者经受痛苦的时候，医生将陪伴着他，给他和他的家庭尽可能多的支持和帮助。

（三）理解患者的患病行为

患者的患病行为与患者的生活背景、个性特征、健康信念模式、疾病因果观、占主导地位的需要层次和生活目的有关。如一个经济状况很差的人患了绝症，往往表现为不愿意于接受任何治疗；而对于一个经济状况很好又享受医保的人，则希望在这有限的时间里能最大限度地体现自己的人生价值，因而在积极配合治疗的同时，可能对工作表现出极大的欲望。人总是依赖生活的意义而活着，如果已经丧失了生活的全部意义，个人对健康就会采取漠不关心的态度。如果我们完整地了解患者，就能理解患者因患病而表现出来的患病行为。

（四）理解患者的期望

患者总是带着对医生的期望来就诊的。患者对医疗的满意度取决于医生满足患者期望的程度。往往是患者的期望值越高，就越容易产生不满。从生物 - 心理 - 社会医学的角度去理解患者的期望，有助于全科医生不断改善自己的医疗行为与服务技巧，合理地满足患者的期望。

1. 理解患者对医生医疗技术的期望　患者就医期望第一位是医生医疗技术，患者都希望医生能迅速做出诊断，并药到病除。

2. 理解患者对医生高尚医德的期望　患者就医最直接的期望就是医生能工作认真、耐心细致、医德高尚、平等和蔼，自己能与医生平等轻松交往，建立朋友式的互动关系。作为全科医生要理解患者对医生的医德的期望。

3. 理解患者对医生服务技巧的期望　患者希望医生能让自己了解问题，并有机会参与讨论，发表自己的意见和看法，最后能与医生一起决定解决问题的方案。

4. 理解患者对就诊结果的期望　患者不希望听到医生说："你的问题不属于我这个专科"或"我已经没有办法了"。更不希望医生说："你得了绝症，只能回家休息了。"

5. 理解患者对医疗条件与医疗环境的期望　患者往往希望就医环境舒适，就医流程方便快捷，希望使用先进的医疗仪器与设备、药物和新技术，期望较低的医疗费用支出。

三、提供个体化的服务

（一）全科诊室的环境设置

要提供以人为中心的医疗服务，诊室需要布置的使患者感觉舒适，一人一诊室。在全科医生诊室里，应有体现人文关怀的环境设施。诊室里的灯光要柔和，整洁卫生，环境宁静、优雅，有健康教育资料、报纸、杂志等，如有条件，还可布置专供儿童游戏的地方。

（二）提供以人为中心的个性化照顾

以人为中心的健康照顾是全科医学的核心理念之一，全科医生强调对患者的服务，而不只是对疾病的诊断治疗，体现的是全人照顾；针对患者个体特征及背景、健康问题的性质、主要和次要需求等具体情况，区别服务的先后主次，为患者循证选择最佳的诊疗方案；针对患者的个体化倾向，对患者施以不同的治疗措施，可能同病异治，也可能异病同治；针对患者的主观能动性特征，注意发现和协调患者的潜能，激发患者和疾病做斗争的勇气，树立康复信心，让患者形成良好的患病行为，遵从医嘱；针对患者健康问题的原因及其转归的特征，对患者及其家庭成员进行有关问题的健康教育；注意正确区分和处理患者的暂时利益和长远利益、局部利益与根本利益、个体利益与公众利益；医生并不一定能够治愈疾病，但能给患者提供心理上和精神上的慰藉和照料。

四、尊重患者的权利

要充分尊重患者的权利需要做到以下几点。

（一）让患者参与到医疗实践中

在生物 - 心理 - 社会医学模式中，除药物和其他医学手段外，患者本身就是治疗疾病的重要资源，患者有权了解自身的健康问题、严重性及处理方案，全科医生应利用患者本身的潜能和主观能动性，与患者一起协商处理方案，并征得患者的同意，使患者清楚治疗或处理的思路，使其成为治疗的积极配合者。

（二）做出决策应符合患者的利益

无论如何，医生在做出疾病的处理决策时必须把患者的利益放在第一位，做出最有利于患者的临床决策。如果患者经济状况不好，就要权衡各种治疗方法对患者本人和家庭带来的影响，选择最便宜、最可能、最方便、最符合患者经济利益的治疗方案，慎重考虑治疗效果和副作用的平衡关系，制定出最符合患者利益的临床处理方案。

五、以人的需求为导向，强调服务的健康结局

（一）以人的需求为导向

卫生服务需要和卫生服务需求是两个不同的概念。卫生服务需要是依据人们的实际健康状况与理想健康状况之间存在的差距而提出的，对医疗、预防、保健、康复等服务的客观需要，主要取决于居民自身的健康状况，包括个人觉察到的需要和由医疗卫生专业人员判定的需要。卫生服务需求是从经济学价值观出发，指在一定时期内、一定价格水平上人们愿意而且有能力消费的卫生服务量。全科医疗服务以人的需求为导向，以家庭为单位，以社区为基础，协调利用团队的各种资源为患者提供连续的整体服务，做到防治结合，体现整体医学的要求。

（二）强调服务的健康结局

全科医生在为患者制定诊疗计划时将医生的个人临床经验与科学证据相结合，疗效评价以患者的最终结局（如死亡、功能丧失、生活质量及患者满意度等）为目的，选择的疗法更安全、有效、经济，排除那些无效的、昂贵的和危险的医疗决策。这就要求全科医生提供的服务必须与这一总体目标紧密联系起来，力求公平、及时、经济、有效地利用各种资源维护居民健康，减少临床危险事件的发生，预防早死，提高生命质量。

第三节　以人为中心的主要任务及其应诊过程

一、全科医生应诊的主要任务

1979 年斯托特（Stott）和戴维斯（Davis）把医生应诊（consultation）中的主要任务归纳为 4 个方面：确认并处理现存问题，对连续性问题进行管理，适时提供预防性照顾，改善患者的求医遵医行为。

（一）确认并处理现存问题

确认并处理现存问题（present problem）是全科医生就诊时的核心任务。一般而言，患者大多因近期身体不适或是由此怀疑患上某种疾病而就医。因此，全科医生在详细采集病史后就要分析患者就诊的原因。

全科医生不仅要追求生物医学问题的诊断，还要回答另外几个问题，即患者为什么在这特定时刻带着特定问题来就诊；健康问题的性质及其对患者的影响；患者自己对问题的看法、顾虑和对医生的期望是什么。在弄清上述问题的基础上，全科医生的任务一是针对存在的生物学问题开一张处方，二是要从生物、心理、社会三维角度，全方位地对患者目前存在的问题进行关怀和照顾，包括：①向患者解释病情，并表示同情和理解；②向患者说明处理方案，了解患者的看法；③与患者达成共识、协商、调整处理方案；④鼓励患者对实施处理计划的各个环节承担适当的责任。这会提高患者对服务的满意度及依从性，有利于改善患者健康。

（二）对连续性问题进行管理

全科医生对服务对象的健康负有长期、全面的责任，医疗服务不仅限于确认和处理现患问题，而是要把照顾范围扩大到患者那些已知的长期健康问题上及急性问题对长期可能产生的影响。全科医生在处理患者现患问题的同时，应注意对其慢性问题进行适当的检查与评价。如患者的慢性问题是否得到了规范化的治疗，其症状和体征、合并症是否得到了有效控制，其生活、心理及社会压力是否已经适应或缓解等。全科医生要对患者的慢性病进行适当的检查和评价。这种管理将会有效提高患者对医生的信任与合作程度，并改善患者对慢性病的管理。

（三）适时提供预防性照顾

临床预防服务是以人为中心健康照顾的内容之一。因此，患者每一次应诊都是全科医生向患者提供临床预防服务的机会。医生应该在处理现存问题的同时，根据第三级预防的要求适时地向患者，尤其是某些疾病高危人群开展健康教育，传播健康知识，提供预防保健服务。一般说来，应诊时的这种服务总是受到患者欢迎并乐意接受。

如一位 40 多岁的中年男性前来就诊，就应该考虑到这个年龄段人群最主要的死亡原因包括恶性肿瘤、心脏病、脑血管疾病、呼吸系统疾病、伤害等，而这些死亡原因大多数可以通过改变行为和生活方式和早发现、早诊断、早治疗来避免，因此全科医生针对该患者可以为他提供一些预防性服务，如检查他的血压、身高、体重、血清胆固醇等，并对他进行戒烟、限酒、合理饮食和体育锻炼

和防止伤害等方面的健康教育。

日常生活中，全科医生将每次与患者的接触机会都可以认为是一次健康教育的机会，一次健康促进的机会，我们将全科医生能够在遇到常见临床疾病时能提供的健康促进内容总结如表 6-1。

表 6-1　常见临床疾病的健康促进的内容

常见临床疾病	健康促进内容
成年人或儿童中耳炎	患者及其家庭成员吸烟问题
咽痛、鼻窦炎和上呼吸道感染	患者及其家庭成员吸烟问题和经常洗手问题
哮喘、支气管炎和下呼吸道感染	患者及其家庭成员吸烟问题和经常洗手问题
跌伤或其他急性损伤	患者或家庭成员饮酒问题
胃炎或消化不良	患者的烟酒问题
排尿困难或阴道分泌物增多	性行为和避孕方面的教育
胃肠功能紊乱	应付压力及增加纤维摄入
眩晕	预防跌伤
胸痛	锻炼身体和保持体态
避孕或子宫颈涂片的就诊	性传播疾病的教育
皮肤伤害	阳光刺激的防护
高血压、糖尿病、心脏病	减肥和饮食调整
肌肉扭伤和拉伤	肌肉的伸展和调节训练
腰痛和肢端损伤	肥胖危害教育、减肥方式

（四）改善患者的求医遵医行为

改善患者的求医遵医行为包括两个方面：一是教会患者适当利用医疗服务；二是提高患者对医生的依从性，即遵医行为。

1. 改善患者的求医行为　求医行为是指人们觉察到自己身体不适或出现了某些症状之后，寻求医疗帮助的行为。症状的质和量影响求医行为。求医行为与疾病、患者的社会经济状况、心理体验和生活经历等因素有关。患者在利用医疗资源的过程中，常有不适当或病态的行为方式，表现为就医过少或过多。就医过多反映了患者的依赖心理和过于敏感、紧张的情绪，显然对保持个人的身心健康无益。

全科医生的一项重要任务就是让患者知道，什么情况下应该就医，什么情况下不应该就医，什么情况下应该利用哪一个层次及类型的医生和医疗机构，使其对自身的保健能力和需求有一个正确的理解，从而能主动与医生配合，使医疗服务达到最佳效果。

2. 改善患者的遵医行为　遵医行为是指患者遵照医生的指示及处方进行治疗的行为。患者的遵医行为是患者医疗行为中最重要的方面之一，常决定着疾病的疗效和转归。全科医生对每个患者及家庭的遵医行为都应进行管理。

（1）影响患者遵医的原因

1）患者对医生的满意度：患者对医生的满意程度高，患者的遵医性也越高；如果患者对从医生那里得到的诊治不满意，就容易出现不遵医的现象。

2）患者对医嘱的理解程度：患者对医嘱的内容不理解、记忆不清，就容易服错药物、药量、漏服药次，从而影响疗效。

3）治疗方式特殊或复杂程度：如在治疗同时要求改变嗜好、生活习惯等越多，患者的遵医性越差。

4）患者的主观愿望与治疗措施的一致性：患者的主观愿望与医生的治疗措施不一致时，患者就可能对治疗做出主动的改变。

（2）提高遵医性的方法

1）改善服务态度，提高医疗质量，赢得患者的信任，这是提高遵医性的关键。

2）强化患者对医嘱的理解、记忆和执行。

3）治疗要抓住主要矛盾，尽量减少药物种类。

4）努力改善医患关系，尽可能让患者主动参与治疗过程，调动患者的主观能动性。

5）重视对患者心理行为的了解，有针对性地采取相应的措施提高患者的遵医性。

二、以人为中心的接诊模式

1984 年，麦克温尼（McWhinney）和他的同事提出了以患者为中心的临床应诊。在收集到患者所陈述的问题后，医生要从疾病本身和患者两个方面开始探究。一方面，全科医生要通过症状、体征和辅助检查等考虑疾病的诊断和鉴别诊断，即生物学诊断；另一方面，要从心理、社会的多角度和多层面分析患者的问题，注意心理、社会因素对患者健康的影响。然后，综合这两方面的发现，用患者能够理解和接受的语言向患者解释病情，说明处理方案，了解患者的看法，与患者达成共识，协商调整处理计划的细节并鼓励患者对实施处理计划承担适当的责任，成为医生的搭档，承担起自我管理的责任（图 6-2）。

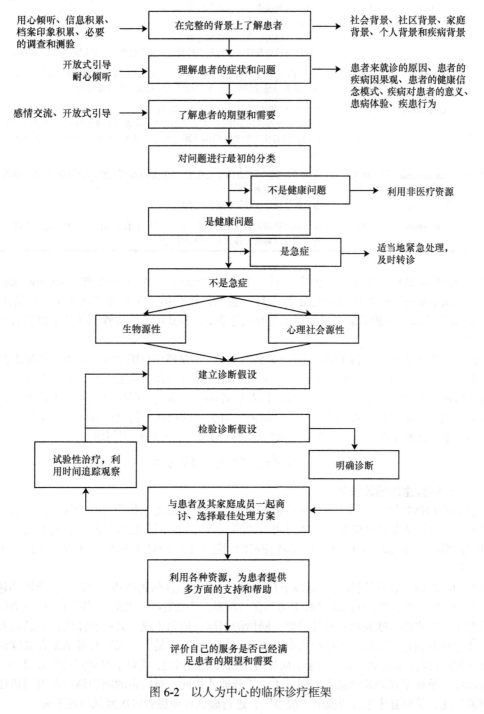

图 6-2　以人为中心的临床诊疗框架

LEARN 模式是 1983 年提出的，目的是避免因不同文化背景、社会地位，以及医生与患者对于疾病及其症状的解释模式存在差异而无法建立良好的医患沟通，进而影响疾病的诊断、治疗、依从性和满意度，或者引发医疗纠纷等。此模式依据接诊过程分为 5 个步骤：①全科医生首先要站在患者的角度倾听（listen），收集患者所有健康问题及其健康问题的认知或理解；②详细收集所有可供疾病诊治的资料后，医生需要向患者及其家属解释（explain）对上述健康问题的诊断或看法；③在说明病情后，要允许（acknowledge）患者有机会参与讨论，沟通彼此对病情的看法，使医患双方对健康问题的看法趋向一致；④医生按所达成的共识提出对患者最佳或最合适的健康教育、检查及治疗建议（recommend）；⑤如患者对检查及治疗建议存在疑惑，需要与患者进一步协商（negotiate），最后确定医患双方皆可接受的方案（表 6-2）。

表 6-2　以患者为中心的接诊五步骤（LEARN 模式）

英文字头	英文	中文	定义与内容
L	listen	倾听	·开放式询问病史，有技巧的倾听 ·要会问问题，避免挂一漏万 ·注意就医经历、就医动机和过程 ·可将体格检查发现、患者初步检验结果和患者既往病史记录视作广义的倾听
E	explain	解释	·收集到完整病史资料后，全科医生应遵循生物 - 心理 - 社会医学模式，采用患者可以接受的通俗易懂的语言，解释说明疾病可能的诊断及病因
A	acknowledge	容许	·医生解释病情后，应询问患者有无疑问 ·医患双方存在认知差距时，若患者有误解，应进一步寻找例证，说服其接受医生看法；若患者的看法不触及疾病的诊断和治疗的根本性问题，应尽量尊重患者的想法处理问题
R	recommend	建议	·全科医生要兼顾患者的主观看法及疾病治疗的合理性，提出具体的检查和治疗计划，并详尽告知患者 ·患者参与治疗计划能够提高其依从性
N	negotiate	协商	·最后询问患者对医生建议的检查及治疗计划有无疑问，以便医患双方进一步协商，让患者充分理解并接受疾病的诊疗过程

在 LEARN 模式的 5 个接诊步骤中，第一个步骤"listen"、第三个步骤"acknowledge"和第五个步骤"negotiate"都能让患者充分表达自身意见，而在第二个步骤"explain"和第四个步骤"recommend"也都参考患者的意见而提出解释或处置，该模式的 5 个步骤都体现了以患者为中心的接诊过程。

无论是以患者为中心的临床应诊还是 LEARN 模式，都强调全科医生在自己服务的患者群体的常见问题方面始终掌握最先进的临床知识和技能，了解可能与患者及其家庭有关的所有方面的事情，包括所有可能影响健康和疾病的个人担忧，以及患者的既往病史、医疗史、家庭生活史、社会生活史和生活习惯等，做到在患者就诊的有限时间内，对患者的问题进行全面的评价。全科医生从接诊的那一刻开始，就和患者形成了一个统一战线，即应对可能存在的健康问题。

三、全科医疗的问诊方式

（一）全科医生的问诊技巧

1. 开放式提问技巧　引出患者此次就诊的目的，由患者描述症状和关心的问题。开放式提问技巧鼓励患者充分地表达自己的想法（如问题、情感、恐惧），而不是应付问诊者的想法。与之相反的是封闭式提问，封闭式提问集中于问诊者特定的问题（如诊断是什么？），主要用于以医生为中心的问诊过程。

（1）开放式提问的提问技巧包括以下几方面。①非焦点性问题技巧：允许患者自由描述，对谈话内容不做限定。②沉默：在问诊过程中适当保持沉默，注意聆听（注意：沉默时间过长会使患者感到不自在）。③非语言性鼓励：通过手势、同情的面部表情和（或）其他肢体语言鼓励患者继续说下去。④中性的表达：简短、无评论色彩的语言，如"哦""是""嗯"来鼓励患者继续说下去。⑤焦点性问题技巧：就患者的谈话内容，向患者提出特定的话题，这对于保持问诊的效果和效率很重要。⑥回应：重读字或词鼓励患者详细描述。⑦开放式提问：对特定的问题请患者讲得再详细些。⑧总结或复述：简要复述患者所说的"故事"，进行确认或使患者再次回到问题上来。

（2）开放式问诊和封闭式问诊的比较见表 6-3。

表 6-3 开放式问题和封闭式问题比较

封闭式问题	开放式问题
症状什么时候开始的？	请从头讲一讲你症状的发生发展情况。
你的症状随时间发生变化了吗？	随着时间的失衡，你的症状是如何变化的？
是锐痛还是钝痛？	请尽量描述一下你疼痛的情况。
疼痛影响你的睡眠吗？	你的睡眠情况如何？
为缓解疾病，你在家里吃过药吗？	为处理疾病，你采取了什么措施？
家里人有高血压病史吗？	能讲讲你家里人的高血压问题吗？
你吸烟吗？	能说说你最近一年吸烟的情况吗？
你同妻子的感情好吗？	你觉得这个问题对你家庭其他成员有什么影响？

2. 倾听技能 倾听是全科医生在接诊过程中一个重要环节。良好的倾听可以接近医患之间的心理距离，提高患者对医疗服务的满意度，是建立和谐医患关系的重要前提，也是体现人性化服务的重要特征之一。全科医生的倾听技巧主要有以下几个方面。

（1）适当的等待：在问诊开始时要给患者留出讲话的时间，这一点非常重要。有学者建议，在打断患者之前留出 90s。

（2）引导回答：合理使用言语和非言语表达鼓励患者陈述，进行语言表达时尽量使用中性词语，尽量避免对患者陈述进行评价。通过目光接触、姿势、面部表情等非语言交流方式尽量引导患者陈述。在倾听时不仅注意患者的语言，也应仔细观察患者的非语言信号，便于收集到更真实可靠的信息，帮助全科医生对患者问题做出更准确的评价。

（二）全科医生的问诊过程

第一步：问诊的开始（30～60s）。

首先引进患者、介绍患者，确定患者已经准备好，然后开始问诊。这一步灵活掌握，通常控制在 1min 以内。

具体步骤：

（1）向患者打招呼，进行恰当的问候或握手。

（2）称呼患者的姓名。

（3）自我介绍并明确角色。

（4）确定患者准备好，注意私密性，必要时请第三方暂离开和（或）关门或拉窗帘。

（5）扫除焦虑的障碍，注意到可能阻碍有效沟通的生理、情感或周围环境等因素。

（6）确保患者舒适、放松，可能采用交谈轻松的话题的方式（如交谈天气或医院食物），使患者放松。

> 举例说明：早上好，王大妈。我是杨医生，是您今天的接诊医生。与患者握手；放置好座椅以便与患者对视；关门以保证患者的隐私；与患者聊家常，使患者放松。"希望您今天到这来没有遇到什么难题。"

第二步：了解患者此次就诊的目的，包括主诉（30～60s）。

向患者说明大概的时间和流程，问诊者简要地为患者此次就诊做一个安排。经过实践后，问诊者能够有效地在 1min 内做好安排。

具体步骤：

（1）表明需要的时间，这样使患者明确交谈的时间，提高医生和患者的效率。

（2）表明问诊者的要求，回顾问诊者需要的物品或事情有效地记录患者需求。

（3）将患者需要沟通的事情列表，尽量避免出现重要的事情在最后的时间来谈，避免患者抱怨没有时间谈论重要的事情。患者提供需要沟通的事项的详单，询问"还有其他的事情吗？"直到完成这个详单。这一步中，问诊者需要知道患者不必提供过多的细节。

笔记栏

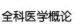

（4）总结并完成安排，如果不够明确，需要明确主诉，理清详单的先后顺序，并让患者决定此次就诊解决的问题，哪些可以顺延到下一次就诊。

> 举例说明：我们共有 15min 的时间。我需要 5min 给您做检查来了解您的体征。在此之前，我需要了解您这次就诊需要交流的主要事项……还有其他的事情吗？所以您这次就诊主要是高血压，开些药；还有其他的吗？

第三步：开始现病史的记录（30～60s）。

全科医生进行开放式提问，仔细倾听（采用非焦点性开放式提问技巧），并记录从患者的环境和非语言行为中得到的线索。

具体步骤：

（1）切入主题，开放式提问，进行开放式提问或请患者讲述"故事"。

（2）仔细倾听，了解患者个人生活环境，采用非焦点性提问技巧鼓励患者自由地交谈。

（3）通过非语言资源获得额外信息，记录患者的生理特征、外表、居住环境等其他信息。

> 举例说明："好的，跟我说说头痛的事情"。在患者说话时，问诊者打断；点头、身体前倾，间歇时说"嗯"，鼓励患者继续说下去。聆听至少 30s，如果患者叙述的"故事"关系紧密，没有重复性，可以倾听更长时间。

第四步：继续记录现病史，以患者为中心（3～5min）。

生物 - 心理 - 社会模式的内容包括症状（生理方面和心理方面的症状）、情绪反应（患者对于疾病的感受）、个人史（上述两个方面均不包含的内容）。第四步的目的是帮助患者说出独特的症状、个人史和情绪反应。经过临床实践，敏锐的问诊者能够运用焦点性开放式提问和建立良好医患关系帮助患者说出自身最关心的重要的事情。在问诊过程中，问诊者也能够得到丰富的诊断依据，这是在封闭式问诊中难以获得的。

具体步骤：

（1）记录患者的症状或问题，必要时采用焦点性提问技巧，鼓励患者说出生理方面的问题避免使用以医生为中心的提问方式询问患者的症状，如起始时间、持续时间，以便与患者继续交谈。其目的是以患者自己的语言来了解其问题。

（2）记录患者的个人情况，采用焦点性提问技巧引导患者，从患者的陈述或非语言性资源中得到更多的患者个人情况。

（3）记录患者的情绪反应，鼓励患者说出自己的情绪反应。

（4）对患者表达的情绪有所反馈，对患者的情绪反应有所反馈，表达共鸣。

（5）拓展患者的故事，采用提问和建立良好关系的技巧领会患者的语言和非语言性资源，循环数次，并与患者深入沟通。

> 举例说明：接上，问诊者针对患者提出的一个症状进行询问："您提到头痛很剧烈……"使患者进一步描述该症状。然后问诊者询问患者的个人问题："工作……您再多说说……"；问诊者适时地询问患者的情绪反应，"对此，您有怎样地感受？"当患者表现出某种情感（如害怕），问诊者使用以下方法处理：①复述（"害怕"）；②理解（"我能够理解您为什么会害怕"）；③尊重（"这对您来说确实很不容易"）；④支持（"我们共同努力来解决这个问题"）；问诊者继续拓展患者的"故事"，开始集中于患者提到的另一个症状或个人事件："您提到您的儿子，跟我说说他的情况"。问诊者继续后面内容，循环下去。

第五步：过渡到以医生为中心的流程（30s）。

问诊者结束以患者为中心的问诊，开始以医生为中心获得更多细节，完成患者的生物 - 心理 - 社会等方面病史。

具体步骤：

（1）总结上述现病史，以两三句话总结患者的症状、个人史、情绪反应。

（2）核实准确性，询问患者总结是否准确。

（3）向患者说明，问诊内容和方法将发生变化，询问患者是否准备好回答其他特定的问题。

　　举例说明：您现在头痛，在工作时加重，担心失去工作……对吗？接下来我会问一些关于头痛的其他特定的问题，可以吗？

　　以患者为中心的问诊方式包含五步，第一、二步中，问诊者使患者做好沟通的准备。第三、四步中，问诊者采用非焦点性技巧、焦点性技巧、询问情绪反应和移情技巧鼓励患者说出症状、个人情况和感受。然后通过询问患者的其他情况和情感信息拓展深化患者的"故事"，循环数次。同时注意观察患者对问诊过程的反应。第五步中，问诊者开始以医生为中心的问诊流程，获得现病史和其他病史资料的更多细节。

　　第六步：以医生为中心的问诊流程。

　　尽管以患者为中心的问诊提供了重要的病理学信息，但是使用这些信息进行诊断并不充分。在临床医生问诊过程中，需要了解更多的细节如症状特征、家族史和社交活动等，需要从患者生活和经历等其他方面考虑疾病。

　　1. 完善现病史　全科医生通常需要对患者自己提及的症状进行更多地了解。为了充分了解症状，全科医生需要清楚它的 6 个根本特征，即发病的时间表、位置和辐射区域、质量、量化、相关症状、转换因子。

　　（1）发病的时间表：症状发病时间，以及再发作时间的间隔、症状持续时间、症状周期性和频发性、症状病程（短病程、长病程）。

　　（2）位置和辐射位置：精确位置、深层或表面、聚集或扩散。

　　（3）质量：经常性描述、非经常性描述。

　　（4）量化：发作类型、强度或严重程度、障碍或残疾、数字描述（大小、容积等）。

　　（5）相关症状等。

　　（6）转化因素：沉淀和加重因素、缓解因素。

　　2. 获得既往史　在既往史中，需要询问与现患疾病并非直接相关的医学问题和事件（表 6-3）。以开放式问题开始（如"你儿童时期的健康状况怎么样？"），继而着重使用封闭式问题得到患者详情（如"你患过水痘吗？""患过麻疹吗？"）。

　　（1）询问健康和既往疾病的大体情况：询问过去的伤病、事故、心理治疗及不能解释的问题，引出过去的住院情况（服药、手术、产科、精神病）。

　　（2）询问患者的免疫史：儿童（麻疹、腮腺炎、风疹、脊髓灰质炎、乙型肝炎、水痘、百日咳/破伤风/白喉、嗜血杆菌 B 等）和成年人（破伤风加强剂、甲型肝炎、乙型肝炎、流感、肺炎球菌肺炎等）疫苗接种情况。

　　（3）获得患者产科史和月经史：初潮年龄，周期、月经量、持续时间；妊娠，并发症的数目，自然阴道分娩或剖宫产的活产婴儿数目；自发的和治疗性流产的数目；绝经的年龄。

　　（4）概括过敏史：环境，用药，食物等。

　　3. 了解患者的社交活动　社交活动指行为及其他个人因素，它能够影响疾病风险、严重程度及后果，它也能够帮助问诊者更好地了解患者。

　　一些重要的社交活动如下所述。①习惯：吸烟、饮酒、生活方式（饮食、体力活动/运动史、功能状态）、筛查情况（宫颈癌、乳腺癌、前列腺癌、结肠癌、高脂血症、高血压、糖尿病、艾滋病等）；②个人生活：患者的职业能够影响健康；家庭生活和性生活；健康信念及重要的生活经历等。

　　4. 了解家族史　家族史是一个重要的信息来源。询问患者直系亲属的年龄和健康状况，以及引起死亡的原因和一级亲属的年龄。可通过询问疾病（如癌症、心脏疾病、糖尿病、肺结核、酗酒和哮喘等）的家族史对基因型和环境型疾病进行筛查。临床医生为中心的问诊帮助揭示了诊断上的重要信息，与以患者为中心的问诊相匹配，全科医生挖掘了患者的生物 - 心理 - 社会故事，不仅围绕患者疾病问题，而且还与他们经历中的个人和情绪相关。

　　5. 病情说明与诊治方案确定　这是在向患者解释病情或提供患者教育时需要掌握的技巧。可将要向患者说明的事情分成若干个小问题，然后按确定的逻辑顺序采用清晰的分类语句或标记式语句进行告知，如"我想讨论三个重要问题，第一……，第二……，第三……"。使用简洁易懂的语言向患者进行说明，避免使用专业术语，可使用重复和总结的方法，强化重要信息，使患者更容易记住并了解信息,必要时可使用图表、模型等手段进行说明。随时检查患者对信息的理解程度,根据患者的反应决定如何继续进行下一步的说明。可让患者对重要信息进行复述,以确保患者记住了相关信息。

通过清晰的病情说明达到以下目的:①通过提供给患者对其问题的看法相关的说明和方案,寻找或发现患者对于所给信息的想法和感觉;②让患者了解决策过程,使患者在其希望的程度上参与到决策中来,增加患者在决策中的义务;③协商出一个双方都能接受的处理方案;④再次确认方案被接受程度,患者所关注的问题是否得到了解决。

6. 总结 问诊结束时,全科医生简要总结问诊情况,并明确治疗方案;向患者说明本治疗方案可能出现的非预期结果,如果该方案不起作用,则应采取什么措施,如何寻求帮助等;最终检查患者是否认可并满意所制订的方案,询问是否还有需要纠正的情况、需要提出的问题或需要讨论的事项等。在可能的情况下可与患者商定下一步诊疗的有关细节,以确保制订的方案得到较好的实施。

第四节　以人为中心的健康照顾的实施

全科医生作为社区医疗服务的提供者和居民健康的守门人,需为个人、家庭和社区提供优质、便捷、经济有效、一体化的基本医疗保健服务,进行生命、健康与疾病的全过程、全方位负责式的管理。因此,作为全科医生,首先应掌握常见病、多发病的临床知识,能确认并处理现存问题,能准确识别疾病危险信号、掌握双向转诊指征;其次进行综合评估,给予患者而不是疾病一个更全面、更合理的诊治,能掌握慢性病管理知识和技能,通过定期随访、慢性病管理小组等方式,为慢性病患者提供连续性、综合性的医疗服务;最后应定期开展健康体检、健康讲座等活动,增强与社区居民的互动,引导并培养居民正确的健康观和就医行为,适时为居民提供预防性照顾,真正实现疾病早发现、早诊断、早治疗。

案例 6-1

患者,男,66 岁,丧偶,干部(已退休)。因"反复胸痛 1 个月余"来全科门诊就诊。患者近 1 个月出现反复胸骨后闷痛,多于劳累时发生,无放射痛,每次发作约 10min,每周发作 1～2 次,伴气促,休息后可好转,无呼吸困难,不伴咳嗽、痰血、返酸、嗳气等其他不适。2 周前就诊于某三级医院心内科,心电图正常(当时无胸痛发作),考虑"冠心病"可能,予以单硝酸异山梨酯缓释胶囊 40mg,1 次/日,美托洛尔缓释片 23.75mg,1 次/日治疗。查 TC 为 4.28mmol/L,TG 为 3.69mmol/L,HDL-C 为 0.84mmol/L,LDL-C 为 1.73mmol/L。

既往史:有高血压病史 10 余年,血压最高达 180/90mmHg,服硝苯地平控释片 30mg,1 次/日,现血压为(120～130)/(70～90)mmHg。有高脂血症病史 10 余年。

个人史:吸烟 20 年,50 支/日,戒烟 10 年;饮酒史 20 年,黄酒 200～250ml/d。

家族史:父 60 岁因心肌梗死去世。

体检:血压为 130/74mmHg;身高为 1.78cm,体质量为 83.0kg,BMI 为 26.20kg/m²;神清,双肺呼吸音清,心率为 65 次/分,律齐,未及杂音。腹软,肝脾肋下未触及。双下肢无水肿,针刺觉、痛觉无异常,足背动脉搏动正常。检眼镜可见双眼底动脉轻度硬化,动静脉比例正常,眼底无渗出及出血。

全科医生的临床思维,不是从单一的临床症状入手,而是应充分运用所学临床知识,调动全部感知能力,从患者的体型、姿态、面色、语调、表情和其生活变化等诸多方面,筛取各种可能有意义的病史资料,进行及时分析思考和对症治疗,并兼顾其连续性、预防性治疗所需,引导建立合理科学的就医行为。

1. 确认并处理现患问题

(1)胸痛是临床常见症状,病因较多。该患者无皮疹、外伤史,故带状疱疹、肋骨骨折等胸壁疾病可排除;无咳嗽、痰血,故暂不考虑肺炎、肺癌等呼吸系统疾病;无返酸、胃灼热,故反流性食管炎可能性小。结合其年龄、冠心病家族史、超重、高血压、2 型糖尿病、高脂血症等动脉硬化基础疾病及较典型的劳累后胸痛,应考虑诊断:①胸痛原因待查(冠心病心绞痛?);②高血压病 3 级(极高危组);③高脂血症。

（2）建议先转诊至上级医院行运动平板试验，这是一种很有价值的无创性诊断方法，其敏感度达64%～76%、特异度达82%～93%。虽然冠状动脉CT（CTA）、冠状动脉造影对明确诊断最有帮助，但应待其他方法无法确诊后，再予以考虑。针对该患者，社区就医的可及性更高，若能在胸痛发作频繁时来社区行心电图或动态心电图检查，也将有利于诊断。

（3）治疗上，全科医生可维持原扩张冠状动脉、调脂、抗血小板和减慢心率治疗，同时加强宣教。建议患者：当有发作时，应立即坐下休息，精神放松；如几分钟后仍有胸痛，可舌下含服硝酸甘油片（0.25～0.5mg）；如不缓解可每5min重复用药1次，直到症状消失；如含服硝酸甘油片3次后仍不缓解，应及时到上级医院就诊，待病情稳定后再转回社区。

2. 管理连续性问题　患者合并多种慢性疾病，平时在三级医院多个专科分别就诊，全科医生则应给予连续性、综合性的管理。

（1）针对高血压病3级（极高危组）、高脂血症：应首选血管紧张素转换酶抑制剂（ACEI）或血管紧张素受体拮抗剂（ARB）降压，同时需监测血钾、肾功能，降压理想目标应为≤130/80mmHg；其次应尽早启动强化他汀类药物治疗，继续阿托伐他汀降脂稳定斑块，目标LDL-C < 2.07mmol/L或下降> 40%；同时继续阿司匹林抗血小板第二级预防治疗。

（2）加强生活方式干预：对患者应进行个体化的健康教育，强调正确生活方式的重要性，制订详细健康的生活方式指导，如建议低盐、低嘌呤饮食、多饮水；增加蔬菜、水果、低脂奶制品摄入；建议逐渐减轻体质量指数（BMI < 24kg/m^2）、减少腰围（男性< 90cm）；规律锻炼、暂以不引起胸痛强度为宜（走路）。

3. 适时提供预防性照顾　临床预防是一项基本的、不可缺少的医疗卫生保健，也是全科医生应诊内容之一。

（1）该患者高血压、高脂血症等多种慢性疾病未得到早期诊治，最终发生脑梗死，因此作为全科医生应为居民提供第三级预防，特别是高危患者，应建议其定期监测血压、血糖、血脂等指标，以实现疾病的早发现、早诊断、早治疗。

（2）针对其长期高血压及慢性并发症预防，我们应进行心电图检查，以评估有无心肌缺血，检眼镜检查以评估眼底血管病变，足背动脉搏动检查以评估有无下肢血管病变，尿微量蛋白、肾功能测定以评估有无高血压肾病等并发症。

（3）针对其是65岁以上的独居老年人，我们鼓励并建议其参加社区开展的65岁以上老年人免费体检，并详细告知其参加方式及检查的具体项目。

4. 改善患者的就医、遵医行为　针对慢性疾病患者，诊治过程中我们应告知患者长期控制血压、血糖、血脂的意义和防止心、脑、肾、眼、血管等靶器官损害的重要性。另外，建议患者定期进行身高、体质量、血压测量，以及视力检查及眼底照相等项目，并将其纳入高血压的慢性管理范围，鼓励其参加患者自我管理小组及定期健康讲座。

（吴　辉　王小飞）

本 章 小 结

1. 本篇主要阐述以人为中心的健康照顾的概念，生物-心理-社会医学模式，以人为中心健康照顾的基本原则，以人为中心的医患交流，全科医生应诊的主要任务及其问诊模式，以疾病为中心与以人为中心的区别与联系；全科医生的"患者"范畴；患者角色、患病体验、患病行为，以及医学模式和医生关注中心变化的历史回顾。这些内容可为学生学习全科医学概论提供必要的理论基础。学好这些内容将培养学生具有一定的以人为中心的健康照顾能力，包括以下几个方面：①掌握生物-心理-社会医学模式概念；以人为中心的健康照顾的概念、基本原则与方法。②初步具备全科医生应诊的能力。③具备以人为中心的医患交流能力。

2. 学习这些内容需要综合应用很多医学的知识，如诊断学、临床医学等，而且本课程涉及很多临床应用。因此，在学习时应重视理论联系实际，注意学习分析和解决问题的方法，能灵活运用本课程所学的知识进行以人为中心的健康照顾。

笔记栏

第 7 章　以家庭为单位的健康照顾

学习目标

1. 掌握家庭的定义、结构和功能；家庭生活周期特点及各阶段的照顾重点。
2. 熟悉家庭危机及其重要性；家庭的第三级预防策略。
3. 了解家庭评估常用方法；以家庭为单位的健康照顾方式。

案例 7-1

王某，男，14 岁，某镇初三学生。平日身体健康，性格内向，学习成绩中等。父母较早离异，父亲常年在外打工，一直和爷爷奶奶同住。家里经济状况一般，主要靠父亲每月寄来的生活费维持。同县的叔叔和婶婶偶尔过来看望一下，对王某的关心也不多。半年前，王某突然诉头痛，家人带去医院详细检查后未发现器质性病变。近 1 个月来王某诉头痛频繁，脾气也变得暴躁，学习成绩直线下降，家人十分担心。最后父亲带孩子来到社区门诊，寻求全科医生的帮助。

讨论：

1. 如果你是全科医生，你认为孩子头痛的主要原因是什么？你将从哪些方面搜集信息和分析孩子的病因？

2. 你将会采取哪些措施和方法帮助这个孩子和他的家庭？

以家庭为单位的健康照顾是全科医学的基本原则之一，也是全科医疗的特征所在。随着社会的发展，人们的家庭观念悄然改变，家庭的类型也从以传统的大家庭为主转向了以核心家庭为主，家庭的许多功能趋向社会转移，与此同时，现代家庭面临的问题越来越多，如家庭关系不稳定、资源缺乏等。而全科医学自其产生就注意到了家庭对其成员的身心健康和生活质量的重要影响、家庭与健康和疾病的密切关系以及提供以家庭为单位照顾的重要性。随着生物 - 心理 - 社会医学模式的建立，全科医学更加充分认识到家庭结构特点、功能状况等与家庭成员健康和疾病之间有着重要联系，家庭保健服务呈现了广阔的社会需求。因此，开展以家庭为单位的健康照顾，提供完整的家庭保健服务，不仅是社会的需求，也是全科医学赖以生存和发展的自身需求。

本章将就家庭的相关知识，包括家庭的定义、家庭的结构与功能、家庭对健康的影响、家庭生活周期理论、家庭评估及提供以家庭为单位照顾的方法等内容进行详细的介绍。

第一节　家庭与健康

一、家庭的定义与结构

（一）家庭的定义

迄今为止，给家庭下一个定义还很难，也未统一。传统的家庭定义为：在同一处居住的，靠血缘、婚姻或收养关系联系在一起的，两个或更多的人所组成的单位。但是随着社会的发展与变迁，1980 年 Smilkstein 将家庭的定义进行了延伸：家庭是能提供社会支持，其成员在遭遇躯体或情感危机时能向其寻求帮助的，一些亲密者所组成的团体。这个定义更加强调了家庭的功能，几乎覆盖了这些年来社会上所出现的各种各样形式的家庭，但似乎忽略了家庭的法律特征。随后又有学者提出了一个现代被大多数人所认可的家庭定义：家庭是通过生物学关系、情感关系或法律关系连接在一起的一个群体。

从家庭发展的历史来看，关系健全的家庭应包含以下 8 种家庭关系，即婚姻、血缘、亲缘、感情、伙伴、人口生产与再生产、经济和社会化关系。事实上，社会中存在着大量关系不健全的家庭，这些关系不健全的家庭通常存在的问题也更多，也更需要全科医生的重点关注与照顾。

（二）家庭的结构

家庭的结构是指家庭组成的类型和家庭各成员之间的相互关系，包括外部结构和内部结构两部分。家庭的外部结构即家庭的类型，可分为核心家庭、主干家庭、联合家庭和家庭的其他类型。家

70

庭成员的成分和数量决定着家庭的外部结构。

1. 家庭的外部结构

（1）核心家庭：又称小家庭，是指由父母及其未婚子女组成的家庭（图7-1），包括：①由父母及其未婚子女组成的家庭；②由父母及未婚养子女组成的家庭；③由一对夫妇组成的家庭（丁克家庭）；④由父亲或母亲与其未婚子女组成的家庭（单亲家庭）。

在现代社会中，核心家庭逐渐成为主要类型。在一些西方发达国家，此种家庭比例曾高达80%以上。由父母及独生子女构成的三口之家，是中国典型的核心家庭类型。在我国，城市这种类型的家庭较多，农村这种类型的家庭也在不断增加。

核心家庭的特点是人数少、家庭关系简单、便于相处；只有一个权力和活动中心，便于做出决定；便于迁移，适合现代化、城市化的社会。但同时核心家庭可利用的家庭资源、社会资源较其他类型家庭少。而且家庭关系具有亲密和脆弱双重性，一旦夫妻间出现情感危机，便会陷于危机而难以自拔，最终导致家庭解体。

（2）主干家庭：又称直系家庭，是指由父母与一对已婚子女组成的家庭（图7-2），包括：①由父母和一对已婚子女组成的家庭；②由父母和一对已婚子女及若干个未婚子女组成的家庭；③由已婚子女与其鳏夫或寡母组成的家庭；④由已婚的兄弟姐妹与未婚的兄弟姐妹组成的家庭。

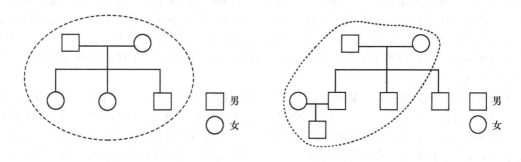

图 7-1 核心家庭示意图　　　　图 7-2 主干家庭示意图

主干家庭在我国仍是一种主要的家庭类型。调查显示，我国这种类型的家庭占家庭总数的35%～55%。目前在我国很多城市家庭中，由于孩子小需要和老年人一起住方便照顾，很多家庭在一定时期内属于主干家庭，随着孩子的入托、入学，家庭成员慢慢地从大家庭中分离，就转变为核心家庭。主干家庭的特点是除了有一个权力和活动中心外，还有一个次中心存在，在决定家庭事务时容易造成权力分散，意见不一致，但家庭关系没有联合家庭那样复杂。

（3）联合家庭：又称复式家庭，是指由两对或两对以上同代夫妇及其未婚子女组成的家庭（图7-3），包括：①由父母和几对已婚子女及孙子孙女组成的家庭；②由2对以上已婚兄弟姐妹组成的家庭。

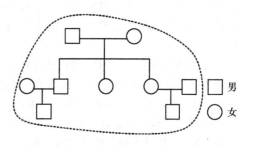

图 7-3 联合家庭示意图

联合家庭的特点是多代多偶，同时存在着一个或几个权力活动中心及几个次中心，家庭结构相对松散、不稳定，关系错综复杂，决策受多方面影响，出现问题常引起连锁反应。这类家庭要求家庭成员把家庭的整体利益放在首位，成员的个人利益放在第二位。这种几代同堂的大家庭曾经是我国传统的家庭类型，而现在这种家庭已变得为数不多。

联合家庭和主干家庭统称为扩展家庭。虽然这种家庭类型具有人口多、结构复杂、关系不易相处等缺点，但这种家庭也有其优势，因为家庭内、外资源丰富，所以在家庭遇到压力和危机时，易于应付压力和渡过危机。

（4）家庭的其他类型：包括同居家庭、同性恋家庭、单身家庭、群居体等家庭形式。这些类型家庭在某些西方国家较普遍，并有明显的上升趋势。而我国，近些年由于人口流动增加、离婚率升高等原因，这些类型的家庭也呈增多趋势。这些家庭虽不属于传统家庭范畴，但其功能、所出现的问题及解决的方法均与传统家庭类似，具备家庭的主要特征。

2. 家庭的内部结构

（1）家庭权力结构：反映了权利在家庭内部的分布情况，即谁是家庭的决策者，以及做出决定时家庭成员间相互作用的方式。家庭的权力结构可分为以下四种类型。①传统权威型：由家庭所在社会的文化传统"规定"而形成的权威。如父亲通常是一家之主，家庭成员都认可他的权威，而不考虑他的社会地位、收入、职业和能力等。②工具权威型：把负责供养家庭、掌握经济大权的人看作是家庭的权威人物。如果在家庭生活中，长子供养家庭，则长子就会成为家庭的决策者。③分享权威型：家庭成员均可分享权力，共同协商做出决策，根据个人的能力和兴趣来决定所承担的责任。这是一种比较理想的家庭权利形式，现代社会比较推崇这一类型。④感情权威型：由家庭感情生活中起决定作用的人担当决策者，其他的家庭成员因对他（她）的感情而承认其权威。

家庭权力结构并非一成不变，它有时会随家庭生活周期阶段的改变、家庭变故、社会价值观的变迁而转化为另一种家庭权力结构的形式。家庭权力结构是全科医生进行家庭评估进而采取家庭干预措施的重要参考资料。

（2）家庭角色：是家庭成员在家庭中的特定身份，且没有选择余地，其代表着成员在家庭中所应执行的职能，如丈夫、妻子、媳妇等。家庭角色也同其他社会角色一样，要按照社会或家庭为其规定的特定模式规范其角色行为，这些特定模式的行为称为角色期待。对于所有的家庭成员都存在角色期待，如在家庭中母亲和妻子的传统角色被认为应富于感情和慈爱的形象，她的职责是主内，包括抚养子女、操持家务等，是贤妻良母的女性行为典范。父亲和丈夫的传统角色被认为是主外、挣钱养家、负责做出家中重大的决定等。但随着社会的变迁，上述的各种家庭角色也会发生一定的变化。

家庭成员要实现角色期待，要通过不断学习来完成相应的角色行为，这个学习的过程称为角色学习，包括学习角色的情感、态度、权利和责任。角色学习是一种综合性的学习，是一种无止境的学习，家庭成员需要不断适应角色的发展与转变。如一个男孩子首先要学习做个好儿子，长大成家后要学习做丈夫、做父亲、做女婿等角色。当一个家庭成员适应不了角色的转变，或实现不了家庭对其角色期待时，便会在内心产生矛盾、冲突的心理，称为角色冲突。它可由自身、别人或环境对角色期待的差异而引起。如在一个婆媳关系紧张的家庭中，男人因为同时承担着儿子和丈夫的双重角色，而使其夹在中间左右为难、不知所措，发生角色冲突。角色冲突常会导致个人心理功能的紊乱，严重时会出现躯体功能障碍，甚至影响到家庭正常的功能。

家庭角色功能的优劣是影响家庭功能的重要因素之一。所以，全科医生在进行以家庭为单位的健康照顾时，应考虑到家庭角色的问题，在做家庭评估时，应判断家庭成员的家庭角色功能是否充分，可依据以下五个标准：①家庭各成员对某一角色的期待是一致的；②所有家庭成员都能适应自己的角色模式；③家庭成员的角色行为与社会规范一致，能被社会所接受；④家庭成员的角色能满足其他家庭成员的心理需求；⑤家庭角色具有一定的弹性，能适应角色转换，并承担各种不同的角色。

全科医生应意识到家庭角色良好是健康的保障，对家庭角色要有足够的重视，帮助家庭成员认识角色的转换，调适或改变不良角色，预防家庭功能不良。

（3）家庭成员的沟通方式：沟通是家庭成员间相互交换信息、沟通情感、调控行为和维持家庭稳定的有效手段，也是用来评价家庭功能状态的重要指标。家庭成员间的沟通，一般通过信息的发送者（S）、信息（M）和接受者（R）三个元素来实现，即S-M-R传递轴。在传递过程中，这三个环节中任何一个环节出现差错都会影响沟通的效果。爱泼斯坦（Epstein）等根据家庭沟通内容和方式的不同，从三个方面对沟通进行了描述。第一方面，描述沟通的内容。沟通内容与情感有关时，称为情感性沟通，如"我喜欢你"；内容仅为传递普通信息或与居家生活动作有关时，称为机械性沟通，如"把糖递给我"。第二方面，描述沟通时表达信息的清晰程度。表达信息是清晰而直接的，称为清晰性沟通，如"我太爱你了"；表达信息是经过掩饰或含糊其词的，称为模糊性沟通，如"你不在家，我觉得时间很难熬"。第三方面，描述沟通时信息是否直接指向接受者。若是直接的，称为直接沟通，如"请你说话小声点儿"；若是影射或间接的，称为间接沟通，如"人家男人都有办法"，影射自己丈夫无能。

全科医生观察家庭沟通的意义在于通过它了解家庭功能的状态。人们发现，情感性沟通障碍一般发生在家庭功能不良的早期；而当机械性沟通也中断时，说明家庭功能障碍已相当严重；而间接沟通和模糊性沟通大多出现在功能不良的家庭。

（4）家庭价值观：是指家庭判断是非的标准，以及对某件事情的价值所持的态度。家庭的疾病观、健康观直接影响到成员的就医、遵医行为及不良行为的改善等方面，因此全科医生必须了解家庭的价值观，如此才能确认健康问题在家庭中的地位，才能同家庭成员一起以科学的态度制定健康问题解决的方案。

> **视窗7-1　中国社会变迁背景下的家庭结构**
>
> 随着工业化、城市化和人口迁移等诸多社会原因，中国的婚姻和家庭发生了深刻的变迁，其重要表现之一就是家庭结构和居住安排模式的多元化趋势。首先，离婚率快速上升。据我国民政部统计，2017年上半年全国新婚558万对夫妇，有185万对离婚。其次，由于代际关系、居住习惯和家庭经济等原因，隔代家庭的比例逐年提高。再次，受到户籍管理制度和自身经济条件等原因限制，多数进城务工的农民将子女留在老家，从而产生了大量的留守儿童。2016年民政部发布的数据显示，我国当前农村留守儿童（0～16周岁）有902万人，其中由祖父母和外祖父母监护的有805万人。夫妻一方或双方在子女养育过程中的角色缺失所造成的"留守儿童"问题日益突显。

二、家庭的功能

家庭功能是指家庭作为社会的一个基本单元本身具有的或应该发挥的效能。总体来说，家庭的功能可归纳为以下6个方面。

（一）满足情感需要的功能

家庭成员以姻缘和血缘为纽带生活在一起，通过成员间相互关爱和支持，相互理解和交流深层情绪来满足爱与被爱的需要。

（二）生殖和性需要的功能

生儿育女、延续种族是自家庭产生以来就持有的功能，同时它还满足了人对性的需要，并借助法律和道德的约束限制了家庭以外的性行为。

（三）抚养和赡养的功能

抚养指夫妻间或家庭同代人之间及对下一代人的供养和照顾。赡养指下一代对上一代的供养和照顾。目前，我国农村老年人在经济上对子女仍有较强的依赖性，随着核心家庭的增多，子女越来越少，又缺乏社会福利的支持，因此子女在老年人的生活照顾和精神慰藉方面负担有所加重。

（四）社会化的功能

家庭具有引导年轻成员学习社会规范、树立正确的生活目标，传授给成员社会知识和技能，把其培养成能胜任社会角色、合格社会成员的社会化功能。

（五）经济支持的功能

家庭的经济支持功能体现在家庭必须为其成员提供充足的经济资源，如金钱、生活用品、居住空间等，才能满足家庭成员的生活、医疗保健、健康促进等需要。

（六）赋予成员地位的功能

父母的合法婚姻本身就给予其子女一个合法的社会地位。此外，家庭还能为其成员提供社会、经济、教育、职业等方面的地位。

三、家庭对健康的影响

家庭是个人健康和疾病发生、发展过程中最重要的背景，McWhiney指出，家庭对其成员健康的影响可以归纳为以下6个方面。

（一）在遗传方面的影响

许多疾病可通过基因遗传，一些影响健康的生理或心理特征也受遗传的影响。随着生命科学的迅速发展，许多遗传疾病都有了预防的方法，所以全科医生应适时为个人及家庭提供遗传咨询和指导服务。

（二）对儿童成长和社会化的影响

家庭是儿童生理、心理、社会化成熟的必要条件，儿童（0～14岁）最重要的阶段是在家庭内完成的。大量调查研究表明：儿童躯体、心理和行为方面的异常或疾病与不健康或病态的家庭环境密切相关。

（三）对疾病传播的影响

疾病在家庭中传播十分常见，多见于感染和神经官能症。细菌和病毒性感染在家庭中均有很强的传播倾向，如结核、肝炎、性病呈家庭聚集性；另外，有研究表明，有神经性疾病的人其配偶也有产生类似疾病的倾向，有神经性疾病的母亲其孩子更有可能患上神经症。

（四）对成年人发病率和死亡率的影响

家庭生活压力事件对成年人的发病率和死亡率可产生较大的影响。配偶死亡是常见的压力感最强的生活事件。有研究表明：年轻鳏夫多种疾病的死亡率都比普通人高10倍左右。如结核的死亡率比普通人高12倍，比心血管疾病高5～10倍，比神经性疾病高8倍。

（五）对疾病恢复的影响

家庭的支持与照顾对各种疾病（尤其是患慢性病和残疾）的治疗和康复有很大的影响。如家人的关心、合作、监督对高血压患者的高盐饮食控制非常关键；反之，家庭的漠不关心可以使本能够控制的疾病恶化，使患者失去对康复的信心和渴望，甚至导致死亡。

（六）对遵医与求医行为及生活习惯与方式的影响

医疗行为不仅是医生和患者之间的问题，疾病的防治和康复需要患者及其家庭成员与医生密切配合，而家庭健康信念、生活习惯和方式、家庭压力事件及家庭资源又直接影响患者的行为，如一个成员的就医行为通常受到另一个成员的影响，在同一个家庭中，其成员往往会有相似的饮食、锻炼等生活习惯，而一旦家庭生活习惯不好可能影响所有成员的健康。

> **案例 7-1 分析**
>
> 全科医生进行家访，对王某健康状况及其家庭背景进行了详细了解，发现王某父母角色长期缺失，使王某性格变得较为孤僻。爷爷奶奶年纪较大，对王某生活及学习上的关心也已经力不从心。家庭缺乏权力中心结构，家庭功能的缺失使王某的身体、智力、情感的成长及其社会发展都受到明显损害。全科医生对王某采用家庭圈和 APGAR 问卷进行家庭评估时发现王某性格自卑且内向，很少请求家庭帮助，家庭功能已出现严重障碍。与王某进行交流，其觉得爷爷奶奶身体越来越差，自己要承担的事情也逐渐增多，同时更感觉不到父亲的关爱，越烦恼就越觉得头痛。全科医生进行家庭治疗，对王某进行积极正面的引导；与王某父亲进行会谈，引起对方的危机感，加强亲子沟通，给予王某更多的情感支持；若有可能，可以找到王某已离异的母亲，让其承担起教育王某的责任与义务；与社工联系，为王某多争取社会资源，力争学校对王某加强关注与教育。
>
> 本案例引起王某头痛的最主要原因就是王某的家庭状态，家庭功能的缺失使王某身心都受到了损伤。因为无论是个人问题的解决，还是个人健康的发展，都需要有一个良好、和谐的家庭环境，包括合理的家庭结构、健全的家庭功能及家庭内外资源的支持。从此案例中不难看出家庭对健康的重要影响作用。实施以家庭为单位的健康照顾就是充分考虑到服务个体的家庭背景、社会背景，考虑到家庭对患者疾病和治疗的影响作用。全科医生通过家庭评估分析个人和家庭存在的健康问题，找出家庭问题的根源，评价家庭内外资源的可利用度，进而得出调适个体及家庭问题的解决办法。

第二节　家庭生活周期

一、家庭生活周期的定义

家庭与个体一样，有其产生、发展和消亡的过程。家庭从产生、发展和结束的整个过程就构成了一个家庭生活周期（family life cycle）。

家庭生活周期是指家庭遵循社会与自然的规律所经历的产生、发展和消亡的过程。通常表现为经历恋爱、结婚、妊娠、抚养孩子、孩子成年离家、空巢、退休、丧偶独居等时期。

二、家庭生活周期阶段划分及其特点

家庭生活周期理论始于 20 世纪 50 年代，兴盛于 20 世纪 60 ～ 70 年代。曾有多位学者分别提出了多种不同的家庭生活周期的划分，目前通常采用的是 Duvall 1997 年提出的家庭生活周期的模型，他根据家庭功能将家庭生活周期分为新婚期、第一个孩子出生期、有学龄前儿童期、有学龄儿童期、有青少年期、子女离家期、空巢期、退休期八个不同的阶段，对各阶段的具体划分和各阶段可能遇到的主要问题及特点见表 7-1。

表 7-1 家庭生活周期的划分及其特点

阶段	定义	主要家庭问题及特点
新婚期	男女结合	各种家庭角色的学习与适应；性生活协调；遗传问题等
第一个孩子出生期	最大孩子介于 0 ～ 30 个月	父母角色的适应；养育和照顾孩子的压力；生活节律变化产生的压力；母亲产后恢复等
有学龄前儿童期	最大孩子介于 30 个月至 6 岁	儿童的身心发展问题；孩子的教育问题；孩子的安全保护问题等
有学龄儿童期	最大孩子介于 6 ～ 13 岁	儿童的身心发展问题；上学与学业问题；性教育问题等
有青少年期	最大孩子介于 13 岁至离家	青少年的教育与沟通；青少年的性教育；与异性的交往问题与引导等
子女离家期	最大孩子离家至最小孩子离家	父母与子女关系改为成年人间关系的适应问题；父母与子女分离的适应问题等
空巢期	父母独居至退休	家庭关系重新调整和适应问题；空巢期父母自我兴趣发展问题；与孩子沟通的问题；计划退休后的生活及老化带来的健康问题等
退休期	退休至死亡	社会角色的转变及适应问题；经济与赡养问题；应对老化与各种健康问题；面对老伴和亲友死亡等问题

在实际生活中，并非每个家庭都要逐一经历上述 8 个阶段，家庭可在任何一个阶段开始或结束，如离婚和再婚。而且离婚和再婚家庭常存在更多的问题，需要全科医生更多的关注。

全科医生了解家庭生活周期中每一个阶段特定的发展内容和相应问题，有助于帮助其辨别患者家庭是否处于正常发展状态或异常发展状态；有助于预测和识别家庭可能或已经出现的问题，便于全科医生适时进行健康教育和提供咨询，采取必要的预防和干预措施。

三、家庭生活周期的健康照顾

（一）新婚期

新婚期，因男女双方存在各自的家庭观念和习俗，因此常面临以下问题。

1. 双方适应与沟通问题 男女双方受原来家庭背景的影响，在价值观、生活习惯等方面都有较大差异，常产生适应不良与压力，需要双方相互适应与磨合；组建新家庭后，原来的家庭观念会带入新家庭进而产生许多冲突，需要双方通过不断沟通，接纳对方，在婚姻生活中保持适当的自主性和适应性；还需要学会接纳对方的亲友，适应新的人际关系。

2. 性生活和家庭计划 包括性生活教育（性生活协调、避孕等），有关遗传疾病的咨询等。

3. 妊娠相关问题 妊娠的时间与计划，与工作、生活的协调，妇女妊娠期保健等。

全科医生还应了解双方对婚姻的态度和适应情况，以便协助指导计划生育、优生优育、孕期保健及检查等。

（二）第一个孩子出生期

此期的健康照顾主要包括以下两方面。

1. 婴儿方面 要掌握婴儿营养与发育相关知识，能够对婴儿进行定期营养评价；掌握婴儿预防接种时间表，按时给婴儿接种疫苗；密切注意观察婴儿有无发育异常现象（软骨病、先天性甲状腺功能低下）。

2. 父母方面 母亲要注意产后身体恢复，注意加强营养和适当休息，并主动学习育儿知识；指导父母学会正确的喂养方法；夫妻要处理好新成员加入后夫妻关系和适应自己的新角色，确保家庭新的生活模式尽快建立。

（三）学龄前儿童期

此期的健康照顾重点是预防保健。预防保健的重点在于防范意外伤害、防止感染性疾病，防止发生意外事故。基本措施包括对儿童进行环境安全教育，避免接触危险品和有毒有害物质；注意培养孩子良好的饮食和卫生习惯。另外，这一时期，幼儿的心智发育特别快，语言学习和智力开发都很关键，要提醒父母及时给孩子提供必要的学习条件和启发性游戏。全科医生要指导家长在语言和行为等各方面进行言传身教，并提供咨询和其他切实可行的保健措施。

（四）学龄儿童期

在此期随着儿童的入学，学习知识和社会规范，与外界接触和联系越来越多，在认知领域和思想感情上都向社会化发展，所以这个时期父母应把教育孩子如何处事做人作为重点，培养孩子良好的社会道德和树立孩子正确的价值观，还要注意儿童心身的健康发展与保健，培养孩子正确的思维方式与习惯，积极乐观向上的情绪，以及适当增加孩子的户外活动和体育锻炼，这些都十分重要。

（五）青少年期

青少年期是人生身心变化最为显著的阶段，所以此期家庭面临的主要问题包括青少年心理和生理两方面。

1. 心理方面　青少年开始追求独立、自主与自我认同，常表现出叛逆、冲动、不愿妥协等行为，全科医生要指导家长谅解子女行为并与其平等沟通，允许其在合理范围内发挥，不要严加指责否则将适得其反。另外，青少年易于冒险，易于染上毒瘾，全科医生应给予心理咨询来纠正偏离行为。

2. 生理方面　在此期青少年身高、体重、体型都将发生明显变化，另外青少年性器官发育成熟和第二性征的出现都需要全科医生提供必要的教育与咨询。所以，此期要进行性教育，要引导青少年正确的与异性交往，要及时梳理青少年因性器官和第二性征出现而引发的心理困扰。

（六）子女离家期

此期的工作重点是充分了解子女离家、离开父母可能给双方带来的心理和感情上的冲击与影响，应引导双方都积极面对，逐渐适应新环境。另外，此期全科医生应注意家长的慢性病及危险因素，为进入中年的家长定期体检，多进行卫生宣教，开展慢性病的筛检和防治工作；指导家长开始培养自我兴趣和社交活动，以排解空虚和寂寞。

（七）空巢期

此期的工作重点是排解因子女离家后给父母亲（尤其母亲）带来的心理和精神上的压力，全科医生应提醒丈夫，多给妻子心理安慰和关心。同时此期家中只有2位老年人，又回到了二人世界，双亲易出现心理、社会障碍，孤独感、寂寞感加重，因此此期家庭保健工作应以心理疏导、积极安排退休后生活、摆脱孤独感等心理保健为主，另外需开展老年人相关疾病的一级预防工作。

（八）退休期

此期的家庭成员进入了老年阶段，身体老化明显，疾病多，全科医生应多上门随访、指导用药和进行营养咨询等。另外，退休导致社会角色、社会地位、经济收入等一系列变化，必然会对退休人员产生心理和感情上的影响，容易导致某些行为、心理相关疾病的发生，所以全科医生要开展慢性病的防治工作，并协同子女加强对老年人孤独心理的照顾，一起提高老年人生活自理能力，对老年人给予临终关怀照顾，并帮助丧偶者家庭度过艰难时期。

第三节　家庭资源与家庭危机

一、家庭资源

家庭资源（family resource）是指家庭为维持基本功能、应付紧张事件或危机状态所必需的物质和精神方面的支持。家庭资源可分为家庭内资源和家庭外资源两种（表7-2）。

家庭资源的充足与否将直接关系到家庭及其成员对压力和危机的适应能力。丰富充足的家庭资源可对家庭成员的健康起到一个很好的支持作用。全科医生可通过与患者及其家属会谈、访谈等方式，了解患者的家庭资源状况，并对其能利用的家庭内外资源做出评估和判断，必要时可将资料整理并记录下来。当家庭内资源不足时，全科医生应发挥其协调能力，帮助患者及其家庭积极寻找及利用家庭外资源，以应对家庭压力事件或渡过危机。

表 7-2　家庭内资源和家庭外资源

家庭内资源（FAMLIS）	家庭外资源（SCREEEM）
1. 经济支持（financial support）：指家庭对成员提供的各种金钱和财物的支持	1. 社会资源（social resources）：指亲朋好友及社会团体的关怀与支持
2. 维护支持（advocacy）：指家庭对其成员名誉、地位、权利和健康的维护和支持	2. 文化资源（cultural resources）：指文化、传统、习俗教育等方面的支持
3. 医疗支持（medical management）：指为家人提供及安排医疗照顾	3. 宗教资源（religious resources）：指来自宗教信仰、宗教团体的支持
4. 情感支持（love support）：指家人对成员的关怀及精神支持，满足家人的感情需要	4. 经济资源（economic resources）：指来自家庭之外的收入、赞助、保险、福利等
5. 信息和教育（information and education）：指为家人提供医疗咨询、建议及家庭内部的健康教育	5. 教育资源（educational resources）：指教育制度、方式、水平等
6. 结构支持（structural support）：指家庭住所或设施的改变，以适应患病成员需求	6. 环境资源（environmental resources）：指居所的环境、社区设施、公共环境等
	7. 医疗资源（medical resources）：指医疗保健机构、卫生保健制度及卫生服务的可及性、可用性

二、家庭生活压力事件

案例 7-2

　　李某，男，62 岁，退休干部，患高血压病 10 余年，服用硝苯地平缓释片，血压控制在 130/85mmHg。患者平日个性刚强，好面子。退休前在单位很受同事拥戴，退休后与儿子和儿媳同住，主要负责带儿孙，兴趣爱好较少。近日血压突然升高至（155 ~ 176）/（105 ~ 118）mmHg。专科医生调节用药半月余难以控制。故李某前往全科诊室进行详细咨询治疗。

讨论：

　　1. 作为全科医生，你对患者的病情变化应关注哪些重要方面？

　　2. 全科医生对李某应有怎样的处理计划？

　　家庭是提供生活资源的重要场所，同时也是绝大多数人遭受压力事件的重要来源。Holmes 和 Rahe 1967 年调查了 43 个最常见的生活压力事件，要求被调查者按事件给个人和家庭形成压力感的大小和适应的难易排序，结果发现，绝大部分生活压力事件都来源于家庭内部（表 7-3），即使压力来自家庭外部，其多数仍然作用于家庭中的成员。生活压力事件可粗略地分为四类。

表 7-3　生活压力事件评分

家庭生活压力事件	评分（分）	个人生活压力事件	评分（分）	工作生活压力事件	评分（分）	经济生活压力事件	评分（分）
配偶死亡	100	入狱	63	被开除	47	经济状况的较大变化	38
离婚	73	较重的伤病	53	退休	45	*抵押贷款 1 万美元以上	31
分居	65	性功能障碍	39	较大的工作调整	39	抵押品赎回权被取消	30
亲密家属死亡	63	好友死亡	37	换职业	36	*抵押贷款 1 万美元以下	17
结婚	50	杰出的个人成就	28	职责的较大变化	29		
夫妻和解	45	开始 / 停止上学	26	与上司矛盾	23		
家庭健康的重大变化	44	生活条件的较大变化	25	工作条件的较大变动	20		
妊娠	40	生活习惯的大变化	24				
新家庭成员的加入	39	转学	20				
与妻子大吵	35	搬家	20				
子女离家	29	娱乐的较大变化	19				
姻亲矛盾	29	宗教活动的较大变化	19				

笔记栏

家庭生活压力事件	评分（分）	个人生活压力事件	评分（分）	工作生活压力事件	评分（分）	经济生活压力事件	评分（分）
妻子开始/停止外出工作	26	睡眠习惯的较大变化	16				
家庭团聚的变化	15	饮食习惯的较大变化	15				
		放假	13				
		圣诞节	12				
		轻微的违法行为	11				

注：* 金额应随年代修改。

1. 家庭生活事件　如丧偶、离异、家庭成员的健康变化、家庭矛盾与和解、新家庭成员的加入等事件。

2. 个人生活事件　包括伤病、生活环境的与习惯变化、获得荣誉或有违法行为等。

3. 工作生活压力事件　包括退休、失业、工作调动等。

4. 经济生活压力事件　包括经济状况的较大变化、大额贷款或还贷款等。

生活事件压力的大小通常难以测量，可通过观察重要生活事件对家庭、个人及健康状况发生、发展的影响来反映压力的程度。研究发现，积极生活事件同样可以产生重大压力，而同样的生活事件对不同家庭和个人可产生不同的影响。另外，不同的社会文化背景对生活事件的压力会有截然不同的评价。

三、家庭危机

当生活压力事件作用于个人和家庭，而家庭内、外资源不足时，家庭会陷入危机状态，称为家庭危机（family crisis）。引起家庭危机的常见原因有家庭成员的增加与减少、不道德事件发生和社会地位的改变（表7-4）。家庭危机通常可分为耗竭性危机和急性危机两种。当一些慢性压力事件逐渐累积到超过个人和家庭所能获取资源的应对限度时，家庭便出现耗竭性危机。当一种突发而强烈的紧张事件迅速破坏了家庭的平衡时，即使能及时得到新的资源，家庭也不可避免地出现急性危机。家庭资源相对缺乏的核心家庭更易遭受各种危机的严重影响。

表 7-4　引起家庭危机的常见原因

家庭危机的原因	一般情况	异常情况
家庭成员的增加	结婚、孩子出生、领养幼儿；亲友搬来同住	意外妊娠；继父、继母、继兄弟姐妹搬入
家庭成员的减少	家庭中老年人去世；家人因病住院；孩子离家工作；家人按计划离家（如孩子入学、外出工作）	子女离家出走；家人意外死亡；夫妻离婚或分居；家人从事危险活动（如战争）
不道德事件发生	违反社会/社区/家庭道德规范的事件	酗酒、吸毒；对配偶不忠、通奸；被开除或入狱
社会地位的改变	家庭生活周期进入新的阶段；加薪、职位改变；搬家、换工作/位、转学；政治及其他地位的变化；事业的成败；退休	代表社会地位的生活条件的改变（如汽车、住宅）；失去自由（如沦为难民或入狱）；失业、失学；突然出名或发财；因患严重疾病失去工作能力，没有收入

案例 7-2 分析

全科医生应详细了解患者背景，按照家庭周期首先评估患者系退休期，退休这一事件导致了其社会角色、社会地位等一系列变化，退休后生活单调，由于参加社会活动较少，家庭缺少亲人间即时沟通与关心而容易产生抑郁情绪。随后了解发现患者由于隔代抚养育儿观念不同等问题，经常与儿子、儿媳发生争吵。退休问题与家庭问题是导致其血压升高的主要原因。下一步全科医生应协调家人和朋友给予心理支持和安慰，短期服用抗焦虑药物（喜普妙），选择抗交感神经的降压药倍他乐克（β-受体阻滞剂），每日50mg，血压控制在120/80mmHg。此外，全科医生通过绘制家系图，发现其6个兄妹中有5人有高血压，其母也死于高血压脑出血，其儿子也被发现有早期高血压。最后，全科医生还对大家庭中其他5名高血压患者给予了正确的治疗指导，对患者子女如何预防高血压开具了健康教育处方。

家庭压力事件是影响人健康的重要因素，专科医生只重视患者生物学因素，忽略患者具有生理、心理、社会因素三个基本属性，所以单纯生物治疗效果并不理想。全科医生从家庭角度，帮助患者分析家庭生活压力事件，采取心理咨询和适当的家庭治疗。此外，全科医生从家庭角度对高血压患者及高血压高危人群进行防治，充分体现了以家庭为单位的健康照顾的全科医学专业特征。

第四节 家庭评估

一、家庭评估的定义

家庭评估（family assessment）是系统性家庭照顾的重要组成部分，根据家庭有关资料对家庭结构、功能、家庭生活周期等做出评价。家庭评估的目的是了解家庭的结构和功能，分析家庭和个人存在的健康问题，找出家庭问题的根源，评价家庭内外资源的可利用度，进而得出调适个体及家庭问题的解决途径。

二、家庭评估的适应证

家庭评估的适应证见表 7-5。

表 7-5　家庭评估的适应证

❖ 频繁的急性发病	❖ 儿童行为问题
❖ 无法控制的慢性病	❖ 婚姻问题
❖ 经常主诉身体不适	❖ 住院
❖ 遵医嘱性不良	❖ 绝症
❖ 精神疾患	❖ 怀孕
❖ 滥用药物及酗酒	❖ 遗传病咨询
❖ 肥胖症	❖ 过度使用医疗服务

三、家庭评估的方法

家庭评估的方法有客观评估、主观评估、分析评估和工具评估等几种类型。①客观评估是指对家庭客观的环境、背景、条件、结构和功能进行了解和评价。②主观评估是指用自我报告或主观测验等方法分别了解家庭成员对家庭的主观感觉与印象、愿望与反应。③分析评估是指利用家庭动力学原理、家庭系统理论和家庭发展的一般规律来分析家庭的结构和功能状况，推测家庭与个人健康之间的相互作用机制和家庭问题的原因。④工具评估是指利用预先设计好的家庭评估工具来评价家庭结构和功能的状况。

家庭评估的方法很多，目前在全科医疗中广泛应用的家庭评估方法有家庭基本资料的收集、家系图、家庭圈、家庭关怀度指数（APGAR 问卷）、家庭适应度及凝聚度评估量表、P.R.A.C.T.I.C.E. 评估模型等，分别介绍如下。

（一）家庭基本资料收集

1. 家庭成员的基本情况　包括家庭成员的姓名、性别、年龄、职业、文化程度、婚姻状况、家庭角色、主要的健康问题及宗教信仰等。

2. 家庭生活史　包括重要的家庭生活事件、家庭生活周期、家庭问题、家庭成员的健康问题等。

3. 家庭经济状况　包括家庭主要经济来源、年均收入、人均收入、年均开支、年度积累、消费观念和经济目标等。

4. 家庭居住环境　包括家庭地理位置、周围环境、居住条件、邻里关系及社区服务状况等。

5. 家庭的生活方式及健康信念　包括家庭饮食、吸烟、饮酒、体育锻炼、疾病预防、求医行为、自我保健和利用卫生资源的方法途径等。

了解和收集家庭的基本资料是全科医生做家庭评估时最常用、最简便的一种方法。由于全科医生对患者及其家庭成员有着长期照顾的基础，并建立了良好的医患关系，所以全科医生对以上资料的收集将十分准确和完整。

（二）家系图

家系图（family tree）又称为家族谱，是以绘图方式来描述家庭成员之间的关系、家庭疾病史、家庭重要事件、家庭成员的疾病间有无遗传的联系和社会资料等，它可以快速清晰的显示一个家庭的概貌，是非常实用且简明的家庭评估综合资料。家系图因其综合性强，又简单明了，而且与下面将要讨论的家庭圈等相比，在一定时期内具有相对稳定、变化不会太大等特点，所以可作为家庭健康档案的基本资料存于病历中。家系图一般可在 5 ~ 15min 完成，其内容可不断完善和积累，在全科医疗中有较高的实用价值。绘制家系图时应遵循以下原则。

（1）一般包含至少三代人。

（2）可从最年轻的一代开始向上追溯，也可从患者这一代开始分别向上、向下展开。

（3）长辈在上，晚辈在下；夫妻中，男在左，女在右；同辈中，长者在左，幼者在右；并在每个人的符号旁边标注上年龄、出生或死亡日期、慢性病或遗传病等资料。也可根据需要，标注家庭成员的基本情况、家庭重要生活事件、结婚和离婚日期等，如果家庭成员中有死亡者，注明死亡年份或年龄。

（4）标注家庭成员患有的主要疾病或健康问题，并可用某些标志表示。

（5）用虚线圈出在同一处居住的家庭成员。

（6）使用简明扼要的符号，并说明所使用的所有符号。

家系图绘制中经常使用的符号，详见图 7-4。家系图绘制范例见图 7-5。

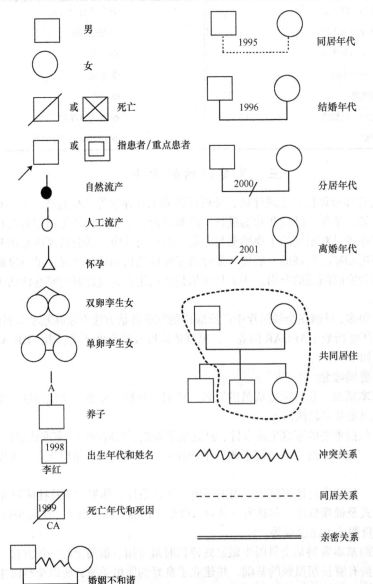

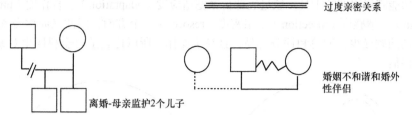

图 7-4　家系图常用符号

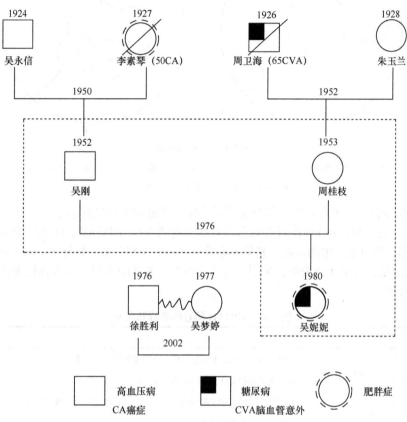

图 7-5　家系图绘制范例

图 7-5 表示：这是一个三口之家，户主吴刚患有高血压；其母李素琴患有肥胖症，50 岁死于癌症；岳父周卫海患有糖尿病，65 岁死于脑血管意外；二女儿吴妮妮患有肥胖症和糖尿病；大女儿吴梦婷和女婿徐胜利婚姻不和谐；吴刚和妻子周桂枝与二女儿生活在一起（住在一起的家庭成员用虚线圈起来）。从这张家系图中还可以了解其他家庭成员的情况。对家系图绘制和相关信息的记录是一个连续的过程，随着全科医生对患者及其家庭照顾的延续，还会了解、记录更多的家庭相关信息。

（三）家庭圈

家庭圈（family circle）反映的是患者主观上对家庭的看法及其家庭关系网络。这种主观看法一般只代表当前的情况，随着时间的推移和变化，特别是在患病或遭遇生活转变时，需要持续修正。

家庭圈的绘制方法是：先让患者画一个大圈，再在大圈内画上若干小圈，分别代表患者自己和他认为重要的家庭人员，并在圈内标注相应的身份。小圈本身的位置和大小代表该成员重要性或权威性的大小，圈与圈之间的距离代表家庭成员间的亲疏度。一般要求患者独自完成家庭圈的绘制，必要时全科医生可以回避几分钟。随后，让患者自己解释图的含义或由全科医生向患者提问题，从而使全科医生了解患者的家庭情况。家庭圈会随个人观点的改变而变化，所以当情况变化后需要重新绘制，以便全科医生获得新的资料。家庭圈范例参见图 7-6。

（四）家庭关怀度指数

家庭功能是否良好是家庭评估的重要内容之一，家庭关怀度指数测评量表是一种检测家庭功能的问卷，由美国西雅图华盛顿大学的 **Dr. Smilkstein**（1978 年）研究设计，是一种以主观的方式来探讨个体对其家庭功能满意程度的工具。该量表评价家庭适应度（adaptation）、合作度（partnership）、成熟度（growth）、情感度（affection）、亲密度（resolve）五个方面，因此又简称为 APGAR 问卷。因该问卷涉及的问题较少，回答和评分容易，且易于操作，所以比较适合全科医生对家庭功能做出快速、粗略的评估。

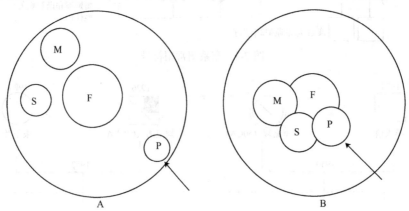

图 7-6　家庭圈范例

A. 患者为 22 岁男性，性格自卑，很少请求家庭帮助；B. 患者为 26 岁女性，全家关系融洽；

P: 患者；F: 父亲；M: 母亲；S: 姐妹

APGAR 问卷包括两部分：第一部分是测量个体对家庭功能的整体满意度，共 5 个题目，每个题目代表一项家庭功能，APGAR 问卷的名称和含义见表 7-6，APGAR 问卷的具体内容见表 7-7。APGAR 问卷第二部分是了解测试者与其他家庭成员之间的个别关系，如与父亲的关系、与母亲的关系、与兄弟的关系、与姐妹的关系，采用开放式的回答，关系的评判采用多级排序法，如良好、较差、恶劣三种程度。

表 7-6　APGAR 问卷的名称和含义

名称	含义
1. 适应度	家庭遭遇危机时，利用家庭内、外资源解决问题的能力
2. 合作度	家庭成员分担责任和共同做出决定的程度
3. 成熟度	家庭成员通过互相支持所达到的身心成熟程度和自我实现的程度
4. 情感度	家庭成员间相爱的程度
5. 亲密度	家庭成员间共享相聚时光、金钱和空间的程度

表 7-7　APGAR 问卷

家庭档案号：　　　病历号：　　　填表人：　　　填表时间：

	经常这样（2分）	有时这样（1分）	几乎很少（0分）
1. 当我遇到问题时，可以从我的家人处得到满意的帮助	□	□	□
2. 我很满意家人与我讨论各种事情及分担问题的方式	□	□	□
3. 当我希望从事新的活动或发展时，家人都能接受且给予支持	□	□	□
4. 我很满意家人对我表达感情的方式及对我的情绪的反应	□	□	□
5. 我很满意家人与我共度时光的方式	□	□	□

以下由医务人员填写

问卷评分：　　　　　家庭功能评估：

签字：

此问卷为封闭式问卷，每个问题都有 3 个答案可供选择，由评估对象在表格相应的小方格内打钩。评分方法：回答"经常这样"得 2 分，"有时这样"得 1 分，"几乎很少"得 0 分。将 5 个问题的得分相加为总分。总分为 7～10 分表示家庭功能良好，4～6 分表示家庭功能中度障碍，0～3

分表示家庭功能严重障碍。另外，全科医生通过分析每个问题的得分情况，可以粗略了解家庭功能障碍的基本原因，即可以大概得知是哪一方面的家庭功能出了问题。

（五）家庭适应度及凝聚度评估量表

家庭适应度及凝聚度评估量表（family adaptability and cohesion evaluation scale，FACES）也是一种主观评估的方法，由 Olson 等于 1979 年提出并随后多次修订，用来测定家庭功能的两个方面。其中适应度表示家庭受内外因素影响时结构重组、适应变化的能力，反映了家庭对压力事件的调适能力。凝集度表示家庭成员之间感情的联系和家庭成员的自主性，家庭的凝集度是家庭的推动力，凝集度异常通常是家庭功能不良的原因。当适应度与凝聚度达到平衡时，家庭功能处于最佳状态。

我国应用的 FACES 量表是由费立鹏等于 1991 年引进 FACES II 并进行翻译，同时结合我国家庭环境进行了多次修订。目前，修订后的 FACES II 中文版（表 7-8）已经被广泛应用于家庭方面的研究。

表 7-8　FACES II 成人问卷

	项目	从不	很少	有时	经常	总是
1	遇到困难时，家人能互相帮助	□	□	□	□	□
2	在家里，每个人都能自由发表意见	□	□	□	□	□
3	同外人讨论问题比同家人容易	□	□	□	□	□
4	做出重大的家庭决定时，每个家庭成员都能参与	□	□	□	□	□
5	家庭成员能融洽地相聚在一起	□	□	□	□	□
6	在为孩子定规矩时，孩子也有发言权	□	□	□	□	□
7	家人能一起做事	□	□	□	□	□
8	家人能一起讨论问题，并对做出的决定感到满意	□	□	□	□	□
9	在家里，每个人都各行其是	□	□	□	□	□
10	家务活由各家庭成员轮流承担	□	□	□	□	□
11	家庭成员互相了解各自的好友	□	□	□	□	□
12	不清楚家里有哪些家规	□	□	□	□	□
13	家庭成员在做决定时同其他家人商量	□	□	□	□	□
14	家庭成员能畅所欲言	□	□	□	□	□
15	我们不太容易像一家人那样共同做事	□	□	□	□	□
16	解决问题时，孩子的建议也予以考虑	□	□	□	□	□
17	家人觉得互相很亲密	□	□	□	□	□
18	家规很公正	□	□	□	□	□
19	家庭成员觉得同外人比同家人更亲密	□	□	□	□	□
20	解决问题时，家庭成员愿意尝试新途径	□	□	□	□	□
21	各家庭成员都尊重全家共同做出的决定	□	□	□	□	□
22	在家里，家人一同分担责任	□	□	□	□	□
23	家人愿意共同度过业余时间	□	□	□	□	□
24	要改变某项家规极其困难	□	□	□	□	□
25	在家里，各家庭成员之间互相回避	□	□	□	□	□
26	出现问题时，我们彼此让步	□	□	□	□	□
27	我们认同各自的朋友	□	□	□	□	□
28	家庭成员害怕说出心里的想法	□	□	□	□	□
29	做事时，家人喜欢结对而不是形成一个家庭群体	□	□	□	□	□
30	家庭成员有共同的兴趣和爱好	□	□	□	□	□

笔记栏

（六）P.R.A.C.T.I.C.E. 评估模型

P.R.A.C.T.I.C.E. 是以问题为中心的家庭评估工具。每一个字母代表评估中一项独立的内容，为全科医生进行家庭评估时组织和记录家庭资料提供了一个基本的结构性框架。此工具常被用于评估医疗、行为和人际关系等相关问题。

P.R.A.C.T.I.C.E. 评估工具具体含义和内容如下。

P（presenting problem），展现问题：描述家庭中存在的问题，如家庭成员所患健康问题或疾病，及其管理中的相关问题。

R（role and structure），家庭结构和家庭角色：家庭成员各自在家庭中扮演的角色，以及其在成员健康问题/疾病控制中的角色。

A（affect），影响：家庭成员所患健康问题/疾病对家庭的影响，家庭成员对患病成员的健康问题/疾病影响与感受。

C（communication），交流：家庭成员间的语言表达和相互交流状况。

T（time in life cycle），家庭生活周期：家庭所处家庭生活周期中的阶段。

I（illness in family，past and present），家族的疾病史（既往史和现病史）：家族疾病史、家庭成员的患病状况、家庭成员对患病成员健康状况的理解和担心情况。

C（coping with stress），应对压力：家庭成员适应婚姻、家庭，以及所患健康问题/疾病等带来的压力情况。

E（ecology），生态学：家庭生态学情况，如家庭内外资源的情况、家庭的支持度等。

在基层医疗服务中，全科医生经常会到患者家庭进行访视或会谈，了解家庭中与健康照顾相关的情况，在此过程中如果能够运用较好的家庭评估或资料收集模式或借助一个较好的家庭评价工具，将更有利于全科医生和相关工作者对患者及其家庭进行有效的干预和系统性健康照顾。为此，我们以一个新诊断为高血压患者的家庭访视记录为例，说明 P.R.A.C.T.I.C.E. 评估工具在实际工作中的具体用法。

案例 7-3

沈某，男，52岁，上周一在某三甲医院被确诊为原发性高血压病，接受口服降压药治疗。患者于第2日到社区卫生服务中心要求接受全科医生的照顾，包括长期随访、治疗、咨询、预防服务及高血压病健康管理等。

全科医生为了深入了解初次就诊的沈先生及其家庭对疾病的认知，了解家庭成员对其开展健康照顾的相关情况，以有利于对其进行饮食控制和提高遵医行为，以及对其开展长期有效的疾病管理，全科医生应约对沈先生家庭开展了一次家庭访视，并在访视过程中使用 P.R.A.C.T.I.C.E. 模式记录了家庭访视的资料结果。具体内容如下。

P（presenting problem），展示出来的健康相关问题：①沈先生新近被诊断为高血压。②沈先生的妻子感觉丈夫不能理解医生的诊断和治疗方法。③沈先生尚未认识到遵医嘱服药和进行饮食控制的重要性。

R（role and structure），家庭结构和家庭角色：①沈先生的妻子在家里负责买菜做饭，口味重、做菜时重盐。②家庭成员中，沈先生收入最多，有较高的家庭地位。③在其他家庭角色方面，夫妻双方都有清楚的角色定位。

A（affect），健康问题与家庭之间相互影响：①沈先生的妻子担心丈夫的疾病控制不稳定，有时入睡困难，甚至焦虑。②沈先生的妻子告诉全科医生，其丈夫常不按时服药。③沈先生对妻子向医生抱怨其不遵循医嘱，表现得十分生气。

C（communication），家庭成员交流情况：①沈先生和妻子间表现出愿意相互听取意见，都表现出担心对方的健康。②在家访谈话中，夫妻相互打断对方的谈话很多次。

T（time in life cycle），家庭生活周期：空巢期（独生女儿在另外一个城市读大学）。

I（illness in family，past and present），家族的疾病史，家人对所患疾病的理解和认同：①沈先生否认其父母既往患有任何健康问题或疾病（事实上其父亲49岁时突然死于心肌梗死，其母亲62岁时死于脑出血）。②沈先生认为自己的病不严重，妻子的担心有些过了。

C（coping with stress），家庭压力：①沈先生夫妻均否认他们在工作、赡养老人、抚养孩子过程中存在难以克服的困难。②沈先生夫妻间有亲密的照应关系，日常工作和家庭都能从容应对，但感觉高血压病的诊断对他们产生了一定的压力。

E（ecology），家庭生态学（家庭关系与社会支持）：①沈先生夫妻都来自农村，大学毕业后留在城市工作并结婚、生子，双方工作稳定、收入中等、有住房，除女儿外，没有其他亲属。②沈先生夫妻平时与同事和朋友来往较多，有一定社会资源。

在这个案例中，全科医生通过采用 P.R.A.C.T.I.C.E. 模式记录和呈现了沈先生一家对健康问题的态度和处理，有助于全科医生准确的介入家庭干预，但使用该工具并不能展示患者家庭的所有问题，有些问题还需要采用特殊访谈技术来发现。

第五节 以家庭为单位的健康照顾

以家庭为单位的健康照顾是指全科医生在医疗实践中充分考虑服务个体的家庭背景、社会背景，考虑家庭对患者疾病和治疗的影响作用，根据患者的客观病情和实际需要提供切实的医疗技术服务和生活帮助。医疗技术服务包括全科医生提供的疾病诊断、病情评估和处置方案，社区护士提供的护理照顾和病情监测，以及临床医生提供的功能训练和物理治疗等；生活帮助包括全科医生为患者寻求社区资源的支持、照顾临终患者及其家庭等。全科医生在提供以家庭为单位的健康照顾时，针对有适应证的家庭，可根据家庭照顾目的和内容的不同，采取家庭访视、家庭咨询、家庭病床、家庭预防、家庭治疗等一种或多种形式进行家庭照顾。

视窗 7-2　　　　　　医养结合的最佳实现途径——家庭社区养老

据统计，2016 年年底我国的老龄化率已经超过世界平均水平，老龄人是慢性病、常见病的多发人群，严重的老龄化给社会带来了医疗和养老的双重压力。2013 年国务院出台的《关于加快发展养老服务业的若干意见》中明确提出把推动医养结合作为养老服务发展的主要任务之一。随着社区卫生服务机构功能的变化，以及家庭医生执业规范等管理办法的实施，家庭与社区的结合更能够突显医养结合服务的理念、思路和措施。其中，"医"包括医疗服务、健康咨询、健康检查、疾病诊治和护理服务、大病康复服务及临终关怀服务等；"养"包括生活照护服务、精神心理服务、文化活动服务等。利用"医养一体化"的发展模式，集医疗、康复、养生、养老等为一体，将家庭养老和社区医疗功能相结合，把生活照料和康复关怀融为一体是当代新型养老服务的最佳实现途径。

一、家庭访视

家庭访视，又简称家访，是指在服务对象家中进行的有目的的访视活动，是家庭照顾的一种重要形式。随着互联网以及基层医疗服务的可及性等变化，家访的频率开始下降，全科医生的工作重心以门诊服务为主，根据患者与家庭及其病情的需要安排适当的家庭访视、建立家庭病床。

（一）家访的分类

根据家访的目的不同，可将家访分为 3 个类别。

1. 评估性家访　是对照顾对象的家庭进行评估，通常是一次性的，常用于有家庭问题或心理问题的患者，以及年老体弱患者的家庭环境考察。

2. 连续照顾性家访　是为患者提供连续性的照顾，常定期规律的进行，主要用于患有慢性病或行动受限制的家庭病床患者，以及临终患者。

3. 急诊性家访　是对患者或家庭紧急情况的临时处理，多为随机性的。

（二）家访的适应证

家访的适应证包括：①某些急症患者。②行动不便的特殊群体和患者。③新成为服务对象的、患有多种慢性病的老年人。④有心理社会问题或不明原因不遵医嘱的患者。⑤临终患者及其家庭。⑥有新生儿的家庭。⑦需要做家庭结构和功能的评价者。⑧需要实施家庭咨询和治疗的家庭。

二、家庭咨询

（一）家庭咨询的概念

家庭咨询是一种面对面的交往过程，咨询者在这个过程中需要运用自己的相关知识和交往技巧来帮助人们认识问题，做出正确的决定，最终有效地解决问题。

当家庭出现功能障碍或家庭处于危机状态时，便需要全科医生提供必要的帮助，这种帮助可能是家庭咨询，也可能是经过家庭治疗专业训练的医生提供的家庭治疗。家庭咨询是全科医生日常工作的一部分，可以在诊所中、患者家庭中或路上相遇时进行。家庭咨询不仅需要全科医生具备一定的相关知识，而且还需要具备较高水平的沟通交流技巧才能够完成，因此家庭咨询不仅是一种综合性的服务，更是一种艺术性的服务。

（二）家庭咨询的内容

家庭咨询的对象不是家庭中的某个或某些人，而是整个家庭。因此，家庭咨询的内容通常是所有家庭成员都需要共同面临的家庭问题，如家庭遗传学咨询、婚姻咨询、患者病情难以控制、生病后情绪反应严重、感情危机、家庭关系问题等。咨询的内容可能涉及家庭生活周期的各个阶段、疾病的整个过程及问题的各个方面，这就要求全科医生应该具备比较广博的知识，掌握一定的咨询技巧，以便为个人及其家庭提供理想的咨询服务。

三、家庭病床

家庭病床服务是社区卫生服务重要形式，是适应我国经济社会发展和人口老龄化形势要求、方便社区患者获得连续性医疗卫生服务、提高基本医疗卫生服务可及性的有效方法，是社区卫生服务中心医护人员走入社区、走进家庭，不断满足社区居民医疗服务需求的重要举措。

（一）家庭病床的概念

家庭病床是指对适宜在家庭或社区养老机构进行连续治疗，又需依靠医护人员上门服务的患者，在其居所设立病床，由指定医护人员定期查床、治疗、护理，并在特定病历上记录服务过程的一种社区卫生服务形式。家庭病床服务对象是居住在辖区内的提出建床需求，且符合家庭病床收治范围的患者。

（二）家庭病床的适应证

家庭病床的收治对象应是诊断明确、病情稳定，并经医生确认适合在家庭条件下进行检查、治疗和护理的患者。建立家庭病床的适应证如下。

（1）出院后转回社区仍需治疗的患者，如急性脑血管病病情平稳需继续康复的患者，肿瘤术后或放、化疗需支持治疗的患者，高血压、糖尿病合并慢性并发症的患者，骨折术后及外伤、换药、拆线、康复、功能锻炼等。

（2）慢性疾病需长期治疗的患者，如长期卧床的患者。

（3）临终期的患者，如晚期肿瘤、植物状态、老年痴呆等患者。

（4）高龄、行动不便的老年人的常规健康监测和家庭访视。

（三）家庭病床的管理

家庭病床服务虽然有弥补专业医疗机构病床相对不足、避免医院交叉感染、降低医疗费用、方便患者诊疗、利于患者康复等诸多优点，但同时也存在增加潜在医疗风险的可能，所以全科医生需要实时做好家庭病床的管理和转会诊工作。

1. 家庭病床的建立 通常由患者家庭提出建立家庭病床的申请，由所在社区卫生服务中心或全科医生对患者家庭和患者进行初步评估，最后确定是否给予建立家庭病床。明确家庭病床管理的责任医生和上级医生。

2. 制定详细的家庭病床管理方案 建立家庭病床后，全科医生要全面评价患者的病情、家庭环境、家庭资源等情况，根据具体情况为患者制订详细的家庭病床管理方案，主要包括健康问题的治疗方案、查房的间期、患者在家庭中接受照顾的注意事项、家庭及时寻求医疗照顾和自行转诊指征、家庭成员在健康问题照顾中的责任和义务等。所有计划在执行前务必得到患者家庭成员的认同。

3. 定期的查房和评估 根据所制定的家庭病床管理方案，对患者家庭进行规律的家庭访视、观察病情变化、组织积极的治疗和照顾，并根据病情变化和综合评估的结果适宜地调整管理方案。对于低年资医生负责管理的家庭病床，应考虑制定上级医生定期查房制度。对于病情较重和病情变化不稳定的患者应及时地转诊和请专科医生来会诊。

4. 对家庭病床的综合评价 为提高家庭病床服务的质量，对家庭病床进行科学化的管理，探索家庭病床管理的有效模式，除了应注意过程评价还应注意对家庭病床的服务效果进行综合性评价。

家庭病床的综合评价分主观和客观评价，前者主要包括患者满意度、患者家属满意度、医护人员满意度、社区卫生服务团队的支持度等内容；后者包括家庭病床患者社会心理功能、生理功能及经济学评价，此外还包括家庭病床的效果和效益评价。

5. 签订必要的知情同意书　家庭病床的管理会存在各种潜在的医疗风险，全科医生在提供照顾的过程中尽量坚持有利的原则，趋利避害。在保护患者的同时，也应注意保护自己的各种权利。

四、家庭预防

全科医生在看个体患者的同时，还应着眼于整个家庭，将家庭视为患者个体进行个体健康和家庭问题的预测和筛检，做好预防工作。家庭三级预防的具体实施内容见表7-9。

表7-9　家庭三级预防的实施

一级预防	二级预防	三级预防
生活方式相关问题指导	医患共同监测健康，心理咨询	慢性病成员，持续性管理，督促遵医性，指导适当的活动能力
健康维护	鼓励及时就医，早发现、早治疗	慢性病者带给家庭的变化，指导全体成员参与，并作出相应调整
家庭生活教育	监督遵医性，治疗及管理	重病或临终家庭，提供团队合作家庭照顾和临终关怀

五、家庭治疗

（一）家庭治疗的概念

家庭治疗（family therapy）是指对家庭的功能、角色、互动模式的调适，涉及心理、行为问题的治疗。家庭治疗以家庭为对象，通过对家庭所有成员的协调，达到家庭和谐、功能运转正常的目的。家庭治疗包括了家庭咨询的所有内容，但比家庭咨询更广泛、更全面。

（二）家庭照顾的服务等级

全科医生要提供家庭治疗服务，必须接受专门的训练。Doherty 和 Barid 曾根据医生对家庭考虑的多少，将全科医疗的家庭服务等级划分为四个层次，后来又有学者将接受过家庭治疗训练的全科医生的家庭治疗服务称为第五级别的家庭服务（表7-10）。

表7-10　家庭照顾的服务等级（1986年）

级别	内容
1. 对家庭的考虑最少	与家庭只讨论生物学方面的问题
2. 提供医疗信息和咨询	诊治中考虑家庭因素，能简单地识别家庭功能紊乱并转诊
3. 同情和支持	同家庭的讨论中，强调压力和情感对疾病和治疗的作用
4. 评估和干预	同家庭讨论，帮助他们改变角色和相互作用模式，以便更有效地适应压力、疾病和治疗
5. 家庭治疗	定期同家庭会面，改变家庭内与身心疾病有关的不良相互作用模式

视窗7-3　　　　　　　　　家庭治疗的文化背景

1988年家庭治疗作为一门治疗技术传入中国，当时德国心理治疗学家Stierlin和Simon教授通过在中国举办讲习班，第一次将家庭治疗正式带入中国。之后家庭治疗的理论和技术迅速在中国传播开来。1994年国内著名家庭治疗师赵旭东建立了专用治疗室，正式开始了家庭治疗在中国的应用研究。家庭治疗认为个体的症状需要从个体关系中寻找原因，需要把人及其症状放在整个家庭背景中去了解并治疗，只有通过改变整个家庭系统才能改善个体症状。国内家庭治疗师在临床应用过程中做了很多实证研究，结果发现，家庭治疗的理论和方式同样适用于中国家庭，被治疗家庭有明显的良性改变，并且能够提高患者的生命质量。但在实际应用时要注意患者所处的文化背景，开展适合本社会与本民族背景的家庭治疗方式。

（王良君　赵　睿）

本 章 小 结

1. 家庭是通过生物学关系、情感关系或法律关系连接在一起的一个群体。其结构包括家庭外部结构和家庭内部结构。前者包括核心家庭、主干家庭、联合家庭和其他家庭类型；后者包括家庭的权利结构、家庭角色、家庭成员的沟通方式和家庭价值观。

2. 家庭的功能主要包括满足感情需要的功能，生殖和性需要的功能，抚养和赡养的功能，社会化的功能，经济支持的功能，赋予成员地位的功能。

3. 家庭生活周期分为新婚期、第一个孩子出生、有学龄前儿童、有学龄儿童、有青少年、子女离家期、空巢期、退休期八个不同的阶段，每个阶段都有不同的健康照顾重点。

4. 家庭评估方法有：家庭基本资料的收集、家系图、家庭圈、家庭关怀度指数、家庭适应度及凝聚度评估量表、P.R.A.C.T.I.C.E. 评估模型等。

5. 全科医生在提供以家庭为单位的照顾时，可根据家庭照顾目的和内容的不同，采取家庭访视、家庭咨询、家庭病床、家庭预防、家庭康复等一种或多种形式进行家庭照顾。

第8章 以社区为基础的健康照顾

学习目标

1. 掌握社区诊断的方法。

2. 理解社区的概念及发展社区医学的深远意义。

3. 了解社区健康影响因素。

以社区为基础的健康照顾，是全科医疗的基本原则之一。社区健康问题与社区的生物性、文化性、社会性特征密切相关，将以人为单位、治疗为目的的健康照顾与以社区为单位、重视预防保健的社区医疗相结合，形成一种新的基层照顾工作模式。它搜集社区健康的相关信息，通过社区卫生诊断，发现社区主要的健康问题，分析社区内影响该问题的各种因素，设计可行的解决方案，动员基层医疗单位和社区的力量实施并评价，从而提升社区的整体健康。

倡导以社区为基础的健康照顾，是当今医学发展的趋势之一。随着经济水平的发展与医学的进步，慢性非传染性疾病取代传染性疾病，成为影响人们健康的主要原因。慢性非传染性疾病直接或间接地与不良生活习惯与预防保健措施不完善有关，因此发展预防医学和社区医学对疾病的预防和健康的促进有着重要的作用。以社区为基础的健康照顾正是将预防医学和社区医学进行融合，以达到健全医疗卫生保健网，建立和规范双向转诊制度，加强基层医疗建设的目的。

第一节 社区、社区健康与社区卫生服务

一、社区概述

（一）社区的概念

1. 社区的定义 社区（community）的概念最早由德国学者汤尼斯（F.Tonnies）于1881年提出，他认为社区是由生活在同一区域内的人组成的，是以家庭为基础的共同体，血缘共同体和地缘共同体的结合。英文词汇"community"的原意即公社、团体、共同体，同一地区的全体居民。

我国社会学家费孝通给社区的定义是：社区是由若干社会群体（家庭、氏族）或社会组织（机关、团体）聚集在某一地域里所形成的在生活上相互关联的大集体。

WHO认为，一个具有代表性的社区，人口在10万～30万，面积在5000～50000平方千米。社区可以大到一个国家，也可以小到一个街道。社区有共同的利益需求和共同的服务，如交通、学校、经济交往等，同时面临共同的问题，如环境卫生、教育、医疗设施等。长居社区的人群产生共同的习俗及生活方式，为了达到共同的目标，社区必须组织起来，相互合作，集体行动，共同发展。不同的社区具有特征性的文化背景、生活制度和管理机制，从而形成的独特的人群的健康观念和行为模式。

根据形成的原因社区可分为地域社区和功能社区，前者是根据自然地理划分的社区如我国行政区划的街道、乡镇等大多是在自然地形基础上形成的，后者如工厂、学校、机关和部队等，都是以完成某种功能而聚集在一起的人群因而称为功能社区。按照自然区域，社区可以划分为城市社区与农村社区，在我国，虽然农村基础相对薄弱，人口比较少，但农村社区具有社区的所有要素，可以开展基层卫生服务。

2. 构成社区的五要素

（1）一定数量的人群：以一定社会关系为基础联系在一起共同生活的人群是构成社区的首要因素，人口的多少及其素质的高低等影响社区活动的开展，决定社区的发展。

（2）一定范围的地域空间：是社区存在与发展的自然条件，能为社区成员提供活动场所与生产、生活资源，在很大程度上影响社区的发展。

（3）一定的生活服务设施：是满足居民物质和精神生活要求的基本条件如道路、商场（店）、银行、医院、学校、阅览室、公园和体育活动场地等。

（4）特定的文化背景与生活方式：社区人群有共同的文化背景和生活方式，以及共同的利益、问题与需求，具有相同的社区意识相互之间有认同感、归属感和凝聚力。

（5）一定的管理机构：社区是一个有组织、有秩序的社会实体，有自己的组织机构承担社区事务管理，保障社区生活的正常进行。

上述五要素可归纳为三大类别：人群要素、自然要素和文化要素。

（二）社区常见健康问题

1. 社区常见健康问题及类型　随着医学的进步，感染与传染性疾病得到有效控制，同时由于工业化、城市化和经济的发展，居民的工作、生活发生了显著变化，营养过多、运动减少、精神紧张、睡眠不足和高盐饮食等使高血压、冠心病、糖尿病、恶性肿瘤、心理障碍等的患病率越来越高，已成为社区的常见健康问题。除此之外，社区常见健康问题还有感冒、咳嗽、发热、咽痛、头痛、腹痛和背痛等。不同国家、不同地区由于环境和居民生活习惯的差异，社区常见健康问题的顺位有一定差异。

社区常见健康问题的类型以常见病、常见症状、健康服务需求等为主，是全科医疗的主要对象。社区常见健康问题不完全是按生物学诊断命名的疾病，国际上通常按照 WONCA 的《基层医疗国际分类》来定名，可以是疾病，也可以是就医者的主诉、症状、检查结果等，还可以是就医者的需求如请求医生提供检查、疾病筛查、预防、治疗、用药、操作和管理等。

2. 社区卫生概述　社区卫生即社区医疗（community care）范围，是指社区卫生机构提供的一般的医疗保健，即患者在转诊到医院或专科前的一些医疗，属于常见的初级医疗（primary care）。

社区健康问题特征：①社区常见的健康问题，以未分化疾病、常见病、多发病、慢性病为主，未分化疾病（medically unexplained physical symptoms，MUPS）是指医学上无法解释的躯体症状，或使疾病处于早期尚未明确归属于某一系统，占社区门诊就诊的 30%～50%；②对社区常见健康问题的鉴别诊断过程较少的依赖特殊的仪器设备；③ 80%～90% 的社区健康问题都可由社区全科医生解决；④不同的社区由于经济水平发展、地理环境差异等因素，社区卫生状况存在一定的差异，即使经济水平和地理位置接近的社区之间，因为人口、性别、年龄、种族、职业、文化程度等不同，社区卫生也存在一定程度的差异。因此在社区卫生服务过程中要把社区作为一个整体去把握，每个社区有各自的特点，卫生服务工作要因时因地而宜。

英国的 Keer White 等曾经研究并报道社区居民对卫生服务资源的利用情况，在 1000 名 16 岁以上的居民中 1 个月内有 750 人出现过各种不同的健康问题，其中 250 人寻求医生帮助，在寻求帮助的 250 人中有 236 人（94%）的健康问题在社区得到解决，仅 14 人（6%）需要其他专科治疗。从该报道可看到两点：一是社区大多数人经常都出现健康问题，而出现健康问题的人中只有 1/3 的人寻求医生帮助，即居民有健康问题多未求助于医生，因此全科医疗还有可扩展的服务对象。二是寻求全科医生帮助的居民中绝大多数的问题都可以在社区基层医疗机构得到解决，只有少数需要其他专科诊治，说明全科医生在解决居民健康问题方面能发挥重要作用，因而应当大力发展基层全科医疗，以满足居民的基本健康需求。

我国过去基层医疗机构条件差，基层医生的服务能力较弱，未开展全科医疗服务，居民生病后普遍不愿意到基层医疗机构就医而涌入大医院，导致出现看病难、看病贵的现象。近年来中共中央、国务院大力推进社区卫生服务建设，基层医疗机构的条件得到显著改善，设置了全科诊室，对在职基层医生进行全科医生岗位培训、转岗培训和社区适宜技术的培训，服务能力得到极大提高，居民和村民对社区卫生服务中心及乡镇卫生院等基层医疗机构的利用显著增多，在一定程度上缓解了看病难、看病贵的现象。今后随着我国全科医生制度建设的深入开展，特别是首诊在基层的分级诊疗模式的建立，基层全科医疗服务的利用率将得到进一步提高，社区照顾模式将有更广阔发展空间。

二、社区健康影响因素

影响健康的主要因素包括物理化学因素、生物因素和社会心理因素。在社区层面上影响健康的因素包括社会因素、社区组织因素、社区人口因素、社区环境因素和社区行为因素等。

（一）社会因素与健康

影响社区健康的社会因素包括社会制度、文化经济等方面，其中社会制度又包括政治制度、经济制度、思想文化制度、家庭婚姻制度、医疗保健制度、医疗卫生法规等，社会制度与健康的关系体现在社会对公众健康的关心程度，经济投入及社会对健康维护活动的参与也影响医疗保健体制和社区卫生服务的组织形式。政治制度主要是指国家的政治结构，政府的意识形态和政治主张，政治制度通过国家政权制定的各种方针、政策、法律及其实施等充分地表现出来，直接作用于人们的心理并影响其他各种更具体的社会制度的制定和执行，而对人们的健康产生影响。

卫生工作方针是卫生工作的战略重点、卫生工作的基本策略、卫生工作的根本宗旨，中华人民共和国成立以来的卫生工作方针演变过程如下。

1950 年，第一届全国卫生会议确定了"面向工农兵""预防为主""团结中西医"为卫生工作的三大原则。

1952 年，第二届全国卫生会议增加了"卫生工作与群众运动相结合"这一重要方针。

1991 年，第七届全国人民代表大会第四次会议提出了中国在新的历史时期的卫生工作方针："贯彻预防为主，依靠科技进步，动员全社会参与，中西医并重，为人民健康服务"。

1997 年，中共中央、国务院印发的《关于卫生改革与发展的决定》提出新时期中国卫生工作方针是"以农村为重点，预防为主，中西医并重，依靠科技和教育，动员全社会参与，为人民健康服务，为社会主义现代化建设服务"。

2016 年，《"健康中国 2030"规划纲要》明确新时期卫生与健康工作方针，俗称 38 字卫生方针："以基层为重点，以改革创新为动力，预防为主，中西医并重，将健康融入所有政策，人民共建共享"。

我国的各项卫生方针政策和战略体现了我国政府对国民健康的高度关注，强调将卫生工作提升到战略位置，调动各方面的社会力量，推动卫生工作向前发展。

经济制度是有关生产和分配的制度，体现了人与人之间，以及个人与集体、个人与国家、集体与国家之间的经济关系，是社会经济结构的体现。

家庭婚姻制度主要是指有关两性结合与分离、家庭成员的权利和义务，家庭财产关系等规定，通过法律、宗教、风俗习惯、伦理道德表现出来，并对人的健康产生影响。

医疗保健制度是指医疗保健事业的体制和医疗保健费用的负担形式，我国医疗保健制度随着经济社会的发展，逐渐完善，2009 年我国新医改方案正式公布，我国目前主要的医疗保健政策有职工基本医疗保险、城镇居民基本医疗保险和新型农村合作医疗保险等。医疗保险制度的实施能确保广大社区居民享受到最基本的医疗卫生服务，保障人民医疗卫生服务的质量与实施，同时也可以合理的控制医疗费。

每个社区都有其特征性的文化背景，这种文化背景，在某种程度上决定着人群的健康和疾病的信念、就医行为和对健康维护的态度，也影响人群的生活习惯、行为方式和自我保健能力。社会文化因素主要包括思想意识、宗教风俗习惯、道德、法律及文化教育等。思想意识的核心是世界观，它决定着人们其他观念的形成，如人生观、道德观和价值观等。个人观念的形成，既源于个人的经历和实践，也源于社区观念的影响，这些思想观念带有个性和社区普遍性，由某种观念带来的健康问题，也会体现出个别性和社区倾向性，由不良社会道德和观念带来的社会病态现象和健康问题成为社会病，如吸毒、未婚先孕、自杀等。不同的宗教宣扬不同的人生观，影响人们对人生的态度，另外许多宗教仪式和禁令也对健康产生影响，如伊斯兰教的礼拜，通过诵经、祈祷，可暂时消除烦恼，恢复心理平衡，缓解身体和精神紧张，还有助于养成起居饮食的规律性。很多宗教提倡禁欲，反对婚外性行为，有利于性病的控制。风俗习惯是特定社会文化区域内人们历代共同遵守的行为规范或模式，人们往往将由自然条件不同而造成的行为规范差异，称为"风"，将由社会文化的差异所造成的行为规则之不同，称为"俗"，风俗习惯的好坏从饮食、装饰、礼仪等各方面直接影响人们的健康，如有些地区居民喜食生肉、生鱼，导致某些寄生虫病难以控制，我国太行山地区的居民喜食酸菜，已证明与食管癌高发有关，我国自古被视为礼仪之邦，敬烟、敬酒是待人接物的民俗之一，而吸烟及饮酒过量是许多慢性疾病的危险因素。

社会经济状况与社区健康有更密切的关系，也影响着人们的生活习惯、行为方式和自我保健能力，社区经济状况与社区健康之间的关系是双向的，社区健康状况与经济水平呈正相关关系。经济状况的改善有利于社区健康水平的提高，同时社区健康水平的提高提供了高质量的劳动力，又可以促进经济水平的进一步提高；落后的经济发展水平会带来教育医疗公共卫生的缺失，为社区健康带来不稳定的因素。经济的迅速发展，使一些健康问题得到了解决，但也给人们的健康带来了新的问题，如经济的发展带来一些严重的环境污染，长期食用精制食品可引起多种营养缺乏症，营养过剩、生活条件优越带来肥胖症、高血脂、高血压、糖尿病等沉重的疾病负担。

（二）社区组织与健康

帮助社区确定社区问题和目标，动员资源，并采取一定的策略，达到社区人群共同认可的目标，这样的一个组织体系即社区组织。随着社区组织的发展，对社区组织更严格的定义是：围绕社区的需求和问题，社区被组织起来，由社区内部而不是由外部的组织和机构来确定问题，并在这个过程中，社区人群成为一个有机的整体，通过这个过程，个人和社区将控制他们的生活和环境，不否认有外部力量的参与，但不能通过外部的力量使社区组织起来，只有社区自身认识到社区的问题并愿意解决才是社区组织的过程。

健康不仅仅是个人及其家庭的责任，还是社区乃至整个社会的责任。维护健康要动员社区内一切可以利用的资源，包括医疗的或非医疗的资源，因此社区组织是维护社区健康的重要资源，一个完整的社区应该有完整的社区组织，包括社区的领导或管理机构、社会活动机构、生活服务机构、医疗保健机构等，应该重点关心社区中存在有哪些机构或团体，他们在社区中所起的作用是什么，他们对社区健康的关心程度如何，以及能否与医疗保健机构进行合作，这些问题都关系到社区保健工作的组织和实施。社区组织的运转机制和因此而形成的社区意识关系到社区的凝聚力和号召力，与社区健康维护活动的成败密切相关，建立稳定安全有效和高度组织化的社区环境，有利于维护社区健康。

（三）社区人口与健康

健康由生物 - 心理 - 社会因素决定，因此社会人口与健康也密切相关。如人口密度，在一定的范围内，人口密度越高，说明经济社会和自然条件较好，人们的健康水平则较高，但人口密度太高又不利于人群健康，在人口拥挤的大城市，或人口异常稠密的农村地区，空气和环境污染严重，自然资源相对不足，人口稀少地区也不能很好地保护居民健康，这些地区通常经济落后，交通不发达，自然环境恶劣，由于经济实力及成本效率等因素，这些地区缺乏文化教育和卫生服务设施。

社区人群的性别构成影响社区的健康状况，许多疾病的发病、患病及死亡在性别间有明显的差异，因此性别比例的变化影响到一个国家疾病构成和总体的死亡率。

人类各年龄时期的生理生育功能、心理特征、家庭角色、疾病及死亡情况是各不相同的，因而各年龄组健康状况明显不同，所以社区人群的年龄构成也影响社区的整体健康状况，因此全科医生的重要任务是划分每一个生命阶段，也就是生命周期，按照生命周期进行保健，同时对老年人、婴幼儿、孕产妇、残疾人等重点人群进行保健。

文化程度与人文科学知识、自然科学知识、人的世界观、价值观和生活方式都密切相关，也与人们的健康知识和健康意识密切相关。文化程度不同，对健康的追求也不同，文化程度较高的人往往更多的注意身体保养和精神修养，希望保持健康，去实现事业上的长远目标，文化程度较低对烟酒的使用较少控制，对自己的言行较少的约束。职业构成也影响社区的健康状况，职业的不同决定了人们的工作方式和工作环境不同，体力劳动者在劳动中体力消耗较多，因而饮食量增多，新陈代谢旺盛，很少会早年发生动脉硬化、冠心病、糖尿病等疾病，而脑力劳动者则缺乏运动，肌肉松弛且精神紧张，导致血管硬化、糖尿病、神经衰弱等疾病高发。

人群健康状况与人口过快增长，存在一定负相关的关系。人口增长过快超过经济增长速度，会造成人均收入停滞不前甚至下降，产生一系列的社会问题，如一些孩子得不到应有的教育，失业率上升，住房紧张，耕地减少等，因此人口增长必须与经济增长、社会进步和自然资源相适应。

全科医生对社区人口性别构成、人口密度、人群年龄构成，以及社区人群的文化程度、职业构成、人口自然增长等必须进行研究才能领会社区人口与健康的关系，更好地为社区人群健康服务。

（四）社区环境与健康

社区环境包括自然环境及社会环境。人群的健康和疾病总是与环境当中的某些因素有关，有害因素可以导致疾病的发生，进而影响健康。如大气污染、水污染、食物污染等，以及生产环境中的职业危害、噪声及不安全的公路设计等均是人群健康的危险因素，人们对外界环境进行改造的同时，新的危险因素也不断产生，严重威胁着人群健康。在社会环境中，经济收入、居住环境、营养状况、文化程度等均对健康有决定性作用。贫困者由于经济收入低，导致居住条件不佳、营养状况不达标等，其面临各类疾病的危险因素通常要高于富裕者，文化程度低的人受危险因素侵害的程度要高于文化程度高的人。另外社会带来的工作紧张和生活压力，以及在人际关系中的矛盾等，均会对人的健康产生严重的危害。人类在与自然做斗争的过程中，逐渐认识到环境因素和社会因素对人类的生存具有非常重要的意义，它不仅仅是人类赖以生存的最基本的元素，同时也是影响和导致疾病的重要因素。

（五）社区行为与健康

人类的行为是一种复杂的现象，人类的行为的发生与发展，除了取决于人的生物特性外，还受其经验、性格、需求、动机和民族、文化、宗教信仰、地理等因素的制约，这就是不同的人行为特征各异的原因。就行为与健康的关系而言，行为影响健康，健康又反作用于个体的行为。有的行为危害健康，这种影响健康的行为称为不良行为，大量的医学研究表明，对人体影响较大的不良行为有吸烟、酗酒、饮食不当、缺乏运动、赌博、性行为紊乱等。社区卫生机构可通过适当的宣传手段，向社区居民宣传戒烟限酒、合理饮食、增加锻炼等健康知识，增加社区居民对健康生活的了解，减少不良生活习惯的发生。

WHO 曾把吸烟称为 20 世纪的瘟疫，是慢性自杀的行为。吸烟是目前影响人类健康的一个重要危险因素，是很多心血管、呼吸疾病的危险因素，也是各类肿瘤疾病的危险因素。吸烟者罹患肿瘤的危险度是不吸烟者的 10 ~ 15 倍，约 80% 的肺癌与吸烟（包括二手烟）有关。吸烟不仅危害吸烟者本人的健康，还会使周围人的健康受到损害，吸烟已经成为我国公共卫生及文明问题，戒烟也是一项漫长而艰巨的工作。

随着酒类生产量和消费量的增加，饮酒带来的健康和社会问题已越来越引起人们的重视，长期大量饮酒对大脑、神经、肌肉、心脏、肝、胰腺等组织和脏器均有不同程度的损害，其中对肝的损害最为突出。酗酒也可带来各种各样的家庭和社会问题，如家庭矛盾增多、交通事故增多和犯罪活动增加等。

饮食不当包括饮食结构不当和饮食方式不良，前者是指所用食品不符合营养要求，如吃新鲜蔬菜过少、食盐过多、摄入过多的脂肪等。后者主要是就餐不规律、爱吃零食、暴饮暴食、饮食不卫生等，研究表明，良好的饮食习惯可以保护和促进健康，反之则病从口入，导致疾病发生。

生命在于运动，经常进行适度运动可以使机体处于充满活力的状态，许多研究表明高血压、冠心病、肥胖病等都与缺乏运动有关，体育活动减少是影响人群心理健康的重要危险因素，体力活动少者焦虑、抑郁症的现患率明显增加，因此参加适量的体育文娱活动，对身心健康的维护具有十分重要的意义。

现代行为医学认为行为决定健康，全科医生掌握行为医学的基本原理与方法，对不良的健康行为进行干预和矫正，通过创建文明社区，带领社区人群，树立良好的生活方式，提升社区健康。

视窗 8-1

2009 年，国家出台《国家基本公共卫生服务规范》，实施国家基本公共卫生服务项目是促进基本公共卫生服务逐步均等化的重要内容，也是我国公共卫生制度建设的重要组成部分。国家基本公共卫生服务项目自启动以来，在城乡基层医疗卫生机构得到了普遍开展，取得了一定的成效，卫生部在《国家基本公共卫生服务规范（2009 年版）》基础上，组织专家对服务规范内容进行了修订和完善，形成了《国家基本公共卫生服务规范（2011 年版）》，2017 年国家卫生和计划生育委员会组织专家编写了《国家基本公共卫生服务规范（第三版）》（以下称《规范》），进一步规范项目管理，促进项目精细化管理，提高项目实施质量和效果。

基本公共卫生服务是各级财政共同提供经费保障，是党和政府实施的惠民政策，项目本质是基层医疗卫生机构实施，让居民享受国家基本卫生保健制度。这是医药卫生体制改革的一项十分重要的内容，是党和政府又一项惠民工程，是落实"预防为主，普及健康"卫生方针的大事，同时基本实现了居民享有安全、便捷和经济的基本医疗和公共卫生服务，保障了广大人民群众的生命安全。服务规范随着人民群众卫生服务需求的变化和卫生体系服务能力的不断提高而不断调整升级。

笔记栏

三、社区卫生服务概述

（一）社区卫生服务的概念

社区卫生服务是社区建设的重要组成部分，是在政府领导、社区参与、上级卫生机构指导下，以基层卫生机构为主体，全科医生为骨干，合理使用社区资源和适宜技术，以人的健康为中心、家庭为单位、社区为范围、需求为导向，以妇女、儿童、老年人、慢性患者、残疾人等为重点，以解决社区主要卫生问题、满足基本卫生服务需求为目的，融预防、医疗、保健、康复、健康教育、计划生育技术服务功能等一体的综合、基本、便捷、连续、有效、经济的管理或实施行为。服务的内容包括基本医疗和公共卫生服务，服务目标是满足居民的基本健康需求，提高健康水平，大力发展社区卫生服务是我国医疗体制改革的重要任务。

（二）社区卫生服务的对象、内容、方式

1. 社区卫生服务的对象

（1）健康人群：为了维护健康，减少疾病，健康人群也需要得到医疗保健服务，提高自我保健的意识和能力。

（2）重点保健人群：是指由于各种原因需要在社区得到系统保健照顾的人群，如老年人、妇女、儿童、慢性病患者和残疾人等。

（3）高危人群：是指患某种疾病危险性较高的人群，通常是由自身、家庭、环境等的危险因素所致如个人不良生活习惯、家庭遗传、家庭经济危机和职业暴露等容易引发相应疾病。

（4）亚健康人群：是介于健康与疾病之间的中间人群，他们没有明显的疾病，但呈现一定的体力降低、反应能力减退、适应能力下降等表现。他们如果得不到及时的医疗保健服务很可能发展成为疾患者群。

（5）患者：患有各种疾病的患者如常见病患者、慢性病患者、需急救的患者等。

2. 社区卫生服务的内容

（1）社区预防：针对社区所有居民，包括健康人群、亚健康人群、高危人群和患者等，开展传染病、地方病、寄生虫病、慢性病和意外伤害、突发公共卫生事件预防与登记及报告、管理。

（2）基层医疗：针对常见病、多发病为社区居民提供可及性、综合性、连续性的全科医疗照顾及中医诊疗服务，提供首诊、转诊、会诊、院前急救等服务，提供家庭访视、临终关怀等医疗照顾。

（3）社区康复：为社区慢性病、伤残、精神病及老年患者全面开展康复治疗，同时对其家属进行心理疏导和技术培训，普及康复知识等，协助医生实施康复治疗。

（4）社区保健：是一种从出生到死亡的全程服务，儿童保健包括新生儿访视及护理指导、母乳喂养指导、婴幼儿早期教育、营养指导、儿童生长发育监测与评价、意外伤害的预防等；妇女保健包括妊娠早、中、晚期的保健、产后访视等；老年保健主要是每年为老年人提供健康管理服务包括体格检查、辅助检查、生活方式和健康状况评估及健康指导等。

（5）健康教育：宣传普及《中国公民健康素养——基本知识与技能（试行）》，宣传合理膳食、控制体重、适当运动、心理平衡、改善睡眠、限盐、控烟、限酒等健康生活方式，配合有关部门开展公民健康素养促进行动。

开展高血压、糖尿病、冠心病、哮喘、乳腺癌和宫颈癌、结核病、肝炎、艾滋病、流感、手足口病和狂犬病等重点疾病健康教育，开展食品安全、职业卫生、放射卫生、环境卫生、饮水卫生、计划生育、学校卫生等公共卫生方面的健康教育，开展应对突发公共卫生事件应急处置、防灾减灾、家庭急救等健康教育，宣传普及医疗卫生法律法规及相关政策等。

（6）计划生育技术指导：主要包括育龄妇女管理、计划生育宣教、指导夫妻双方避孕节育、提供避孕药具及相关咨询等。

（7）卫生监督协管：如食品安全信息报告、职业卫生咨询指导、饮用水卫生安全巡查、学校卫生服务、非法行医和非法采供血信息报告等。

3. 社区卫生服务的方式

（1）门诊服务：是主要服务方式之一，门诊服务以全科医疗为主，还包括中医全科医疗、针

灸、推拿按摩、理疗康复，以及其他适宜在基层医疗机构开设的门诊医疗服务。

（2）出诊和巡诊服务：是根据居民健康需求提供走出社区卫生服务机构的上门服务，如药物注射、病情随访、疾病筛查等。

（3）急诊服务：为急危重患者提供的院前急救等帮助居民解决紧急健康问题的服务，如给予心力衰竭患者对症支持治疗和转诊，为骨折患者包扎固定和转诊等。

（4）家庭病床服务：由全科医生与社区护士为老年慢性病或行动不便患者等提供的住在家里的"住院"医疗服务，包括按时"查房"、按医嘱实施治疗、随时咨询等。

（5）长期护理照顾服务：由社区护士为老年慢性病患者提供的长期护理照顾。

（6）临终关怀服务：是对治愈无望、生存时间已不多（常指 6 个月以内）的患者及其家庭提供的姑息性治疗与照顾。

（7）电话、网络咨询：社区卫生服务机构开通联系或咨询电话，方便居民随时咨询；可利用网络技术如 QQ、微博、微信、电子邮件等为居民提供咨询服务。

（8）以社区为导向的基层医疗（community-oriented primary care，COPC）：是一种建立在临床医学、流行病学、预防医学和健康促进等学科基础之上的适用于社区人群初级卫生保健的工作方式与方法，它将个体与群体防治有机地结合起来为社区居民提供医疗保健服务。

（9）社区卫生服务团队：按照全科医学服务的原则，社区卫生服务应采用团队合作的形式进行。围绕团队核心目标，团队要求团队成员明确分工，团结一致，通力合作。常见的团队形式有门诊工作团队、社区工作团队（出诊）、医疗 - 社会团队、医疗 - 康复团队等。每一团队在人力组成上可包含全科医生、医生助理、社区 - 家庭护士、公卫护士、营养师、康复医生 / 技师、心理 / 精神医生、其他专科医生、社会工作者、接诊员、护工、志愿者等。

4. 社区卫生服务与国家基本公共卫生服务　开展国家基本公共卫生服务项目是促进基本公共卫生服务逐步均等化的重要内容，是我国公共卫生制度建设的重要组成部分，是社区卫生工作的重要组成部分。自 2009 年国家启动基本公共卫生服务以来，人均基本公共卫生服务经费补助标准不断提高，服务内容逐渐扩展，在基层医疗卫生机构普遍开展，得到了政府和群众的普遍认可，城乡基本公共卫生服务水平显著提高。2017 年国家卫生和计划生育委员会组织专家编写了《国家基本公共卫生服务规范（第三版）》（以下称《规范》），以进一步规范项目管理，促进项目精细化管理，提高项目实施质量和效果。

《规范》包括 12 类内容，分别为居民健康档案管理、健康教育、孕产妇健康管理、0 ～ 6 岁儿童健康管理、预防接种、老年人健康管理、慢性病患者健康管理（包括高血压患者健康管理和 2 型糖尿病患者健康管理）、严重精神障碍患者管理、肺结核患者健康管理、中医药健康管理、传染病及突发公共卫生事件报告和处理、卫生计生监督协管。在各类服务规范中，分别对服务对象、内容、流程、要求、工作指标及服务记录表等进行了详细规定，并附加了在工作中涉及的相应技术指南和规范的名称，更加方便基层卫生工作参考。

《规范》是乡镇卫生院、村卫生室和社区卫生服务中心（站）等基层医疗卫生机构为居民提供免费、自愿的基本公共卫生服务的参考依据，也可作为各级卫生计生行政部门开展基本公共卫生服务绩效考核的依据，也是各级社区卫生机构考核的重点内容。基层医疗卫生机构开展国家基本公共卫生服务应接受当地疾病预防控制、妇幼保健、卫生计生监督等专业公共卫生机构的相关业务指导，认真落实《规范》相关规定。

以社区卫生服务为主导，在实施国家基本公共卫生服务项目过程中，要结合全科医生制度建设、分级诊疗制度建设和家庭医生签约服务等工作，不断改进和完善服务模式，为广大居民更好地提供基本公共卫生服务。

第二节　社区卫生诊断

案例 8-1
如何通过社区卫生调查进行社区卫生诊断及相关意义？

一、社区卫生诊断的概念与意义

1. 社区卫生诊断的概念　社区卫生诊断又称社区诊断（community diagnosis），是社区卫生工作者运用社会学、人类学和流行病学的研究方法，收集必要的资料，通过科学、客观的方法确定，并得到社区主要卫生问题及其影响因素，以及与这些问题有关的社区内的组织机构、政策和可利用的卫生资源状况，提出社区优先处理项目，为科学地制定社区卫生服务工作规划提供参考依据的过程。要提供居民满意的社区卫生服务，有效利用社区资源，就应当有一个正确、完整的社区诊断，以了解社区居民的健康问题及卫生需求，只有根据居民的需求制订卫生服务计划，针对社区主要健康问题实施干预，才能有效满足居民的健康需求。就像医生诊治患者必须要有正确的诊断才能制订正确的治疗计划一样，社区卫生服务人员也需要有正确的社区诊断才能为社区人群提供优质的医疗保健服务。

2. 社区卫生诊断的目的　社区卫生诊断能帮助掌握社区健康状况及相关因素，其目的如下。① 发现并确定社区主要健康问题及其危险因素；② 总结并评价社区卫生资源，特别是社区卫生服务中心的供给与利用效率；③了解并分析社区环境及其相关资源现状；④调查并分析居民的卫生需求、卫生服务利用及其满意度、卫生知识水平等；⑤分析并提出本社区优先干预的健康问题；⑥制订本社区卫生服务工作规划，并为社区卫生服务效果评估提供基线数据。

3. 社区卫生诊断的意义　社区卫生诊断不论是对政府部门的决策，还是对基层医疗机构开展社区卫生服务都是不可缺的，其意义如下：①有助于政府和有关部门编制社区卫生发展规划、工作计划及配置卫生资源；②有利于社区卫生服务机构针对性地解决本社区主要健康问题；③有利于提高社区卫生服务供给与利用效率；④有利于发挥社区各类相关资源的综合利用效益；⑤有利于评价社区卫生工作成效，促进社区卫生服务健康、可持续发展。

二、社区卫生诊断的内容

1. 社区健康状况及问题　采用描述流行病学方法，通过问卷调查、座谈等方式，调查居民的健康状况，重点是疾病的发病情况如发病率、患病率、疾病构成比及其影响因素等，死亡情况如社区人群死亡率、婴儿死亡率、孕产妇死亡率、死因谱等，危害健康的因素如高营养摄入、高盐饮食、运动过少、精神紧张、吸烟、酗酒等，同时还需要明确社区自然与人文环境如饮用水安全、空气污染、休闲场所、经济水平、教育水平等。

2. 优先解决的健康问题　社区在同一时期面临的健康问题通常有很多，社区卫生服务由于人力、物力、财力的限制不可能同时对所有问题都进行干预，必须要有侧重。为此应当根据健康问题的普遍性、严重性和干预效果等特点，明确需要优先解决的问题，只有这样才能最大限度地发挥有限的卫生资源的作用。

3. 目标人群的特征　通过数据统计分析和定性研究，对目标人群的社会、经济、人口、健康等方面的特征及相关危险因素进行描述，为选择干预措施、制订与实施干预计划提供依据。人口学特征包括人口数量、性别比例、年龄结构、文化程度、职业、婚姻等，人口健康状况如发病率、患病率、死亡率、死因谱等，危险因素如空气污染、噪声污染、营养过剩、缺乏运动、精神紧张、吸烟、酗酒等。

4. 可利用的社区资源　社区卫生服务的资源包括卫生机构、政府部门、社区管理机构、社会组织和社区居民等，社区诊断应当明确可以利用的资源有哪些，需要开发的有哪些。可以开发与利用的社区资源可概括为以下几类。

（1）经济资源：指社区居民经济收入、社区公共设施、交通状况、产业与商业状况等。社区卫生服务的提供必须要有经济基础作为支撑，因为经济资源直接影响卫生保健服务的提供与利用。

（2）机构资源：包括医疗保健机构、养老及其他福利机构、慈善机构、教育机构、企事业单位、文化及其他社会团体等，不同的机构对推动社区卫生服务的开展具有不同的作用，如医疗机构可直接参与社区卫生服务，企事业单位可通过其管理渠道协助开展社区卫生保健，养老机构可配合社区卫生服务机构为老年人提供保健服务。

（3）人力资源：包括各专业的医务人员和卫生相关人员，后者包括政府部门的公务员、居委会干部、社区公共卫生联络员、社会工作者等。

（4）社区动员潜力：是可开发利用的社区潜在资源，包括社区卫生意识、社区人口素质、社区权力结构、社区活动等。

（5）机构支持：社区卫生服务涉及社会的各个方面，必须得到全社会的配合与支持，才能取得更好的成绩。在社区卫生服务中，需要争取到的支持机构与组织包括政府部门和社区管理机构、企事业单位的管理机构、社区卫生服务相关部门如医疗保险管理部门、疾病预防控制中心、食品药品监督部门等。

三、社区诊断的步骤与工作流程

（一）社区诊断的步骤

1. 确定社区诊断的主要目的　基层医疗机构在开展社区卫生服务之前或过程中都应当开展对本辖区的社区诊断，弄清居民的健康状况、卫生需求及相关因素。

社区诊断的目标可以是综合性的如诊断社区的健康问题与卫生需求，综合性目标的社区诊断可为社区卫生服务机构完善功能、制订工作计划提供依据。

社区诊断的目标也可以是较具体的或特异的如确定高血压病发病情况、控制情况、死亡情况和相关危险因素等为开展社区高血压防控提供依据。

2. 确定目标社区和目标人群　目标社区常是以行政区划确定的街道、乡镇等，而目标人群可以是社区的所有居民，也可以是具有某种特征的人群，如 35 周岁以上的人群。

3. 收集资料

（1）资料类型

1）现有资料：基层医疗机构及社会有关部门在对居民的管理过程中，从不同的角度建立了档案资料，可以从街道办事处、统计部门、民政部门与残联、卫生行政部门、疾病控制机构、医疗机构、档案馆等机构，收集健康相关的资料包括人口学资料、疾病统计资料、社区居民健康档案、病历等。

2）调查资料：通过定性与定量调查获得的专题资料，如通过定性调查方法如访谈专题小组和定量调查方法如结构式访谈、现场自填问卷等调查方法以获取个体与家庭健康、疾病及其危险因素、卫生服务和社区经济等方面的资料。

（2）资料内容

1）一般情况：社区类型、自然环境、自然资源、风俗习惯、民族构成、宗教信仰、文化教育、卫生条件、动态人口、人均收入、消费支出、医疗支付、社会及经济与文化发展等资料。

2）健康状况：如发病率、患病率、死亡率、死亡原因、病残率、孕产妇死亡率、新生儿死亡率、新生儿出生缺陷、预期寿命、人口增长趋势等。

3）卫生机构利用情况：如就诊人数、住院人数、急诊率、住院率、平均住院天数，以及影响居民就诊和住院的因素等。

4）卫生资源情况：卫生人员数量与结构、卫生经费数量与来源、医疗机构数量与分布、卫生资源、可及程度等。

（3）调查方法

1）定性研究：包括观察法、深入访谈法、专题小组法、选题小组法等，可用于了解社区环境、居民生活质量、居民健康需求、对卫生服务的满意度、幸福感，了解社区居民对社区常见健康问题的看法特别是解决优先健康问题的看法等，调查对象包括社区领导、热心居民、退休人员、疾病患者、疾病高危人员、专业技术人员、家庭妇女等。

2）定量研究：包括结构式访谈、问卷调查等，可通过随机化抽样选取一定数量的具有代表性的社区居民进行调查。定量研究使调查者能更客观地了解社区基本情况、居民健康状况、疾病危险因素和健康需求。

4. 整理分析资料 社区诊断者对收集到的资料进行整理与分析，从社会学、流行病学、行为与环境、教育与组织、管理与政策等方面描述诊断内容所涉及的各项指标及分析结果，明确社区存在的各种健康问题、疾病危险因素和居民的健康需求等。

5. 确定优先解决的健康问题 一个社区在同一时期所面临的健康问题通常比较多，居民的健康需求也林林总总，社区卫生服务决策者必须把有限的资源首先用在需要优先解决的健康问题上，所以应当在已发现的健康问题中确定优先解决的健康问题。一般而言优先解决的健康问题具有以下特点。

（1）普遍性：即健康问题在居民中普遍存在发病率、患病率比较高，如肥胖、高血压、冠心病、糖尿病等。

（2）严重性：即健康问题对居民的影响大，造成严重的后果，如脑卒中造成死亡、运动障碍、高血压、糖尿病导致重要器官损害、生活质量下降等。

（3）紧迫性：即健康问题由于其普遍性和严重性已引起社会对其进行控制的强烈要求，必须尽快予以控制，如高血压病等慢性病和艾滋病等传染病。

（4）可干预性：即通过实施一定的干预措施，能够取得较好的效果，使健康问题的发病率、患病率及其危害性降低，如通过行为干预减少高血压病的危险因素可使高血压病发病率下降、血压控制率提高，通过安全性行为教育可控制性病的传播等。

（5）效益性：对健康问题的干预可获得显著的社会效益与经济效益，如新生儿接种乙肝疫苗投入小，但可极大减少乙型病毒性肝炎病毒携带者，可极大降低乙型病毒性肝炎和肝癌的发生，保护人群的健康。

在确定优先解决的健康问题时，应根据以上 5 个特点，在综合分析的基础上做出决定。

6. 撰写社区诊断报告 社区卫生诊断报告基本框架包括首页、目录、摘要、正文、参考文献等部分，正文内容包括背景、资料来源与方法、结果、讨论和结论。

社区卫生诊断报告的基本内容包括以下内容。

（1）社区的基本情况，包括社区总面积、人口总数、家庭数、男女性别比、年龄分层、民族分布等；社区的经济文化情况，包括社区人均收入、低收入人数、医疗保险覆盖率、学历分布等；社区的环境状况。

（2）调查的目的、内容、方法及调查人群。

（3）调查的结果与分析，包括社区居民的健康情况，居民的卫生需求和服务利用情况；疾病的死亡率与死因顺位，患病率与疾病顺位，孕产妇 / 新生儿死亡率，疫苗接种率；居民不良行为比例，健康知识知晓率等。

（4）诊断出的主要卫生问题及其影响因素和可干预的高危人群。

（5）确定解决主要卫生问题时社区可利用的资源，包括医院与卫生机构的数目、医护人员的数目、床位数、居委会或社会志愿人员数目、学校或大型企事业单位数目等。

（6）提出解决问题的策略、方法和建议，包括对卫生政策的改进建议，对目前社区主要疾病的一、二、三级预防，与相关部门的合作，以及在目前社区背景下对社区居民健康的干预计划或干预措施等。

（二）社区卫生诊断的工作流程

2006 年受卫生部妇幼保健和社区卫生司委托，中国社区卫生协会组织相关领域的一些专家开展了社区卫生服务技术规范的研究制订工作，并于 2008 年出版了《社区卫生服务技术规范丛书》，《社区卫生诊断技术手册（试用）》是该丛书之一，该手册将社区卫生诊断的工作流程归纳为设计准备、资料收集、资料统计和分析报告四个过程。

1. 社区卫生诊断的具体工作流程 见图 8-1。

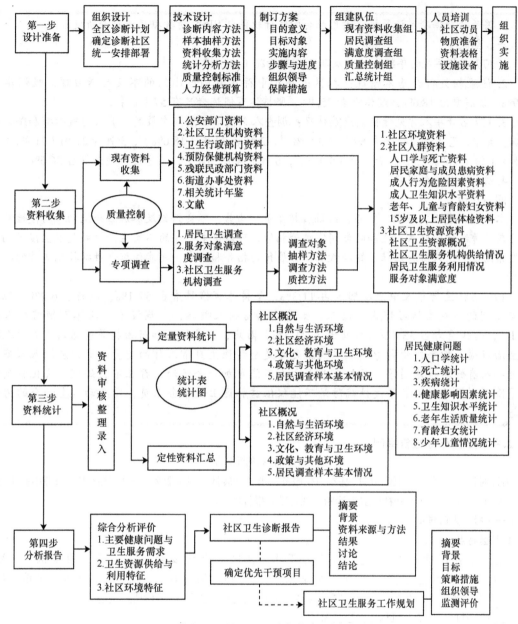

图 8-1 社区卫生诊断的流程图

案例 8-1 分析

一、调查对象

在某市抽取刘庄小区、红星西路小区和东门小区三个社区，在每个社区根据社区家庭档案采用随机抽样方法，抽取家庭入户调查，对家庭中年龄＞65岁的老年人进行了面访，获得有效问卷 177 份。

二、方法

1. 参考全国慢性病综合防治示范点的调查方案，自编了社区老年人健康行为和慢性病调查表，对抽取的家庭中的老年人进行了调查。调查员为某医学院预防医学专业本科生，经过严格的流行病学培训和针对性地调查训练，考核合格者参与调查。

2. 采用 WHO 的统一定义，吸烟为平均每日吸烟 1 支以上，连续 3 个月，戒烟为平均每日吸烟 1 支以下，连续 3 个月。自带血压计测量血压、身高、体重也为现场测量，慢性病要求出示县级以上的病例资料或者经社区卫生服务站医生证实。

3. 将原始数据输入计算机，运用社会学统计软件包 SPSS 对数据库进行分析处理。

三、结果

1. 177 名老年人的年龄、性别及职业分布情况（略）。

2. 健康相关行为基本情况：社区老年人中存在着相当比例的不良生活习惯，吸烟率达 20.9%，饮酒率为 18.6%，超体重者 25.4%，坚持体育锻炼者只有 57.1% 等。

3. 177 名老年人常见慢性病患病情况：调查人群高血压患病率最高，其次为冠心病和脑血管疾病。其中，患 1 种慢性病者 69 例（39.0%），2 种者 33 例（18.6%），3 种者 21 例（11.9%），4 种者 1 例（0.6%），5 种者 2 例（1.1%），6 种者 4 例（2.3%），不患慢性病者仅占 26.6%。

4. 统计分析：结果略。

四、讨论

本次研究发现，吸烟、饮酒、锻炼、超体重、嗜盐、不良婚姻及参加社会活动等与慢性病患病存在显著统计学联系，这和同类研究结论相似，可以说老年人的不良生活方式是发生慢性病的重要原因之一，只有加强社区健康教育，开展行为指导和矫正，才能保证慢性病控制工作的持续有效。

177 名社区老年人中，戒烟者占 11.3%，坚持体育锻炼者 57.1%，戒酒者 6.2%，但有相当比例的不良生活习惯需要改正，如有 20.9% 的人吸烟，一周没有一次体育锻炼的人有 14.1%，超体重者占 33.4%，嗜盐者占 21.5%。因此，行为矫正和行为指导包括纠正老年人不良生活习惯、指导饮食和身体锻炼及康复等是全科医生日常工作的重要方面，应深入家庭，给老年人有针对性地指导。另外有些老年人不能参加社会活动、存在不良婚姻、文化程度偏低等情况，提示我们老年慢性病防治不能仅依靠社区卫生服务人员，需要动员全社会的力量参与。

2. 社区卫生诊断报告举例

×× 社区诊断报告

为针对社区主要健康问题和居民基本卫生服务需求，开展社区卫生服务，×× 社区卫生服务中心于 2012 年 7 至 9 月对 ×× 社区开展社区卫生诊断，现将结果报告如下。

（一）社区人口学情况

1. 社区特点

_____ 社区面积约 _____ 万平方千米，社区内有居委会 _____ 个，国家机关、社会团体、企事业单位 _____ 个，中、小学校 _____ 所，幼儿园 _____ 所，饭店、宾馆、招待所 _____ 家，医疗卫生机构 _____ 家，其中三级医院 _____ 家，门诊诊所 _____ 家，卫生所及医务室 _____ 家，社区卫生服务机构 _____ 家。

2. 人口学特征

社区内有住户 _____ 户，共 _____ 人，平均每户 _____ 人，其中 _____ 人为城市户口，_____ 人为农村户口，_____ 人为流动居民，本次共调查 _____ 人，其中男性 _____ 人占 _____%，女性 _____ 人占 _____%，65 岁以上人口 _____ 人占 _____%。

（1）年龄性别构成情况：如表 8-1。

表 8-1 ×× 社区居民年龄性别构成

性别＼年龄	0～6 岁（%）	7～14 岁（%）	15～34 岁（%）	35～59 岁（%）	60 岁（%）	合计
男						
女						
合计						

（2）文化程度：如表 8-2。

表 8-2 ××社区居民文化程度构成

文化程度 性别	小学以下 （%）	小学 （%）	初中 （%）	高中 （%）	大专 （%）	本科 （%）	研究生 （%）	合计
男								
女								
合计								

（3）社区 18 岁以上居民的职业构成：如表 8-3。

表 8-3 ××社区 18 岁以上居民的职业构成

职业 构成比	工人	农民	职员	干部	学生	离退休人员	无业半失业者	合计
人数（人）								
构成比（%）								

（4）残疾人情况：共有残疾人_____名，其中视力残疾_____人，听力残疾_____人，语言残疾_____人，肢体残疾_____人，智力残疾_____人，精神残疾_____人，其他_____人。

3. 社会经济状态

（1）收入及医疗费用支出情况：如表 8-4。

表 8-4 ××社区居民家庭人均年收入情况

收入水平（元） 构成比	<6000	6000～18000	36000～60000	合计
人数（人）				
构成比（%）				

居民家庭医疗支出情况：医疗人均年支出：____元。

（2）医疗费用支付方式：如表 8-5。

表 8-5 ××社区居民医疗费用的支付方式

支付种类 构成比	基本医疗保险	大病医疗统筹	农村合作医疗	商业保险	自费	其他	合计
人数（人）							
构成比（%）							

居民医疗保障状况构成：基本医疗保险_____%，农村合作医疗_____%，自费_____%，商业保险_____%，其他_____%。

（二）流行病学情况

1. 慢性病患病率 如表 8-6。

表 8-6 ××社区居民慢性病患病率

年龄	高血压		糖尿病		冠心病		脑卒中		肿瘤	
	例数	构成比（%）	例数	构成比（%）	例数	构成比（%）	例数	构成比（%）	例数	构成比（%）
15～34 岁										
35～59 岁										
≥60 岁										
合计										

笔记栏

2.死亡顺位　如表8-7。

表8-7　××社区居民死亡原因顺位

顺位 构成比	1	2	3	4	5	6	7	8	9	10
死亡原因										
构成比（%）										

（三）行为与环境情况

1.不良生活方式　如表8-8。

表8-8　××社区居民不良生活方式的情况

不良生活方式 性别	吸烟	饮酒	食盐过多	缺少运动	高脂饮食	其他
男						
女						
合计						

2.体育锻炼情况　如表8-9。

表8-9　××社区15岁以上居民各种类型运动锻炼情况

类型	走、慢跑 太极拳	健美操 舞蹈类	器械运动	球类运动	其他	合计
人数（人）						
锻炼率（%）						

3.15岁以上人群超重与肥胖情况　如表8-10。

表8-10　××社区不同性别居民体重情况

	男		女	
	人数	构成比（%）	人数	构成比（%）
消瘦（BMI＜18.5）				
正常（18.5≤BMI≤23.9）				
超重（24≤BMI≤27.9）				
肥胖（BMI≥28）				

（四）管理与政策情况

国务院印发了《中华人民共和国国民经济和社会发展第十二个五年规划纲要》和中共中央、国务院《关于深化医药卫生体制改革的意见》，××省政府颁发了《××社区卫生服务管理办法》，××市政府把社区卫生服务工作列为为民办实事之一。××市卫生局为举办社区卫生服务机构给予优惠政策政府为社区卫生服务机构配置医疗设备，城区政府开展创建全国示范社区卫生服务中心街道，社区对社区卫生服务工作大力支持，与社区卫生服务机构协作良好。

（五）社区的主要卫生问题

根据以上资料和数据的分析，该社区的主要卫生问题如下。

1.疾病谱排序　以××等慢性病为主，死因谱分析。

2.人口学特征　以老龄化为主。60岁以上人口占总人口的××%左右，离退休人员占全人口的××%左右，说明该社区已成为老龄化社区。

3.危险因素　以不良生活习惯或方式为主。本社区的慢性病行为危险因素主要是××、××等。

4.社区机构资源　三级医院××所，预防保健机构××所，卫生服务中心××所，社区卫生服务站××所，私人门诊点××家，药店××家。

根据优先解决健康问题的普遍性、严重性、紧迫性、可干预性和效益性特点，本社区需要优先解决的健康问题是××病、××病，以及老年人保健等。

××社区卫生服务中心

××年××月

第三节　以社区为导向的基层医疗

以社区为导向的基层医疗（community oriented primary care，COPC）是全科医疗与社区卫生服务的任务之一。COPC 的发展历史可追溯到 20 世纪 40 年代，Sidney Kark 等根据他们在南非地区所做的工作提出了 COPC 的观念，他们认为健康状态与社区的健康状况有很大关系，也就是说，COPC 是以社区为范畴、以社区健康为目标的基层医疗。20 世纪 70 年代 Sideny Kark 和 Ambramson 两人将有关基本健康照顾的活动都称为 COPC，同时这个年代又是家庭医学发展的年代。20 世纪 80 年代则是 COPC 发展的年代，Mullan 将 COPC 概念引入美国，但事实上 COPC 已经在美国被应用于贫穷地区，成为为该地区居民提供社区健康服务的模式。之后一二十年，陆续有许多有关 COPC 的研究发表，英国等许多发达国家和地区推行 COPC 的实施，对提高基层医疗保健的效率与效果，对社区常见疾病特别是对慢性病的防控和居民健康状况的改善起到了积极的作用。

一、COPC 的概念及特点

▌**（一）COPC 的概念**

COPC 是一种将社区和个人的卫生保健结合在一起的系统性照顾策略，是在基层医疗中，重视社区、环境、行为等因素与个人健康的关系，把服务的范围由狭小的临床医疗扩大到群体（社区）角度来提供照顾。它将以个人为单位、治疗为目的的基层医疗与以社区为范围、重视预防保健的社区医疗两者有机地结合到基层医疗实践中。

COPC 不仅提供服务给个人，也提供服务给家庭中的其他成员，不仅关心生病的人，也关心所有社区内的个人。COPC 就是希望能找到社区最重要，而且最常见的可以处理的健康问题。COPC 提供的照顾包括可及性、周全性、负责性、持续性与协调性，它不仅提供治疗服务，也提供预防性服务。

COPC 把服务对象和方法从对个体的临床医疗扩展到对社区群体的医疗保健干预，如对社区居民高血压的防治传统方法是由全科医生对一个个患者进行诊治与教育，这样做不仅覆盖面有限，很多患者和高危人群得不到诊治而且患者血压控制效果也难得到保证。如果按照 COPC 的方法则可根据流行病学调查与社区诊断将社区的高血压患者、高危人群筛选出来进行群体的防控，高血压干预包括改变不良生活习惯、服用抗高血压药物等，然后跟踪干预，重点对血压控制不达标或干预效果差的群体作进一步分析，有针对性地强化干预。

高血压社区综合防治是我国慢性病防控的成熟模式，通过对人群的健康促进和对高危人群的强化干预（一级预防），降低人群血压水平，降低原发性高血压的发病率；对原发性高血压患者进行药物与非药物的干预，提高高血压的知晓率、治疗率和控制率，加强对原发性高血压患者的管理，使之血压水平保持平稳，从而控制和降低其合并症的发生。对于有合并症的患者，通过在社区建立家庭病床，增强对患者的管理，改善预后，患者能更好地恢复功能，又节约了大量因住院而造成的医疗花费。在社区中预防，在社区中治疗，在社区中康复，以社区为基础，一、二、三级预防相互结合。患者、高危人群、健康人群的综合防治，这样就避免了不同人群之间的脱节现象（表 8-11，图 8-2）。

表 8-11　高血压病健康促进干预策略与实施内容

健康促进策略	主要实施内容
1. 制定健康的公共政策：政策倡导环境改变	政策倡导建立健全社区环境危险因素系统监测制度、医院 35 岁以上首诊患者测血压制度，尽快完善医疗保险制度和社会保障体系
2. 创造良好的支撑性环境：利用社会资源	政府协调与社会动员，多部门合作，形成医疗、预防、健康教育，保健、计划生育，康复六位一体的社区防治模式及社区的健康文化氛围等
	动员政府、关键人物、传媒、社区居民医院等支持测血压活动；提供传媒教育，提高人群高血压病预防意识等

健康促进策略	主要实施内容
3. 强化社区行动：社区动员，社区群众参与	≥35 岁成年人每年至少测一次血压；社区人群参加体育锻炼；减少盐和脂肪摄入；高血压患者坚持服药，非药物疗法和技能等

4. 发展个人技能：改变个人行为和技能
    a. 健康教育
    b. 传授技能
	医务人员健康教育培训；开展社区人群高血压筛查，确定一般健康、高危人群和各类高血压病患者并建立健康档案等

5. 调整卫生服务方向	提供多方位的社区卫生服务

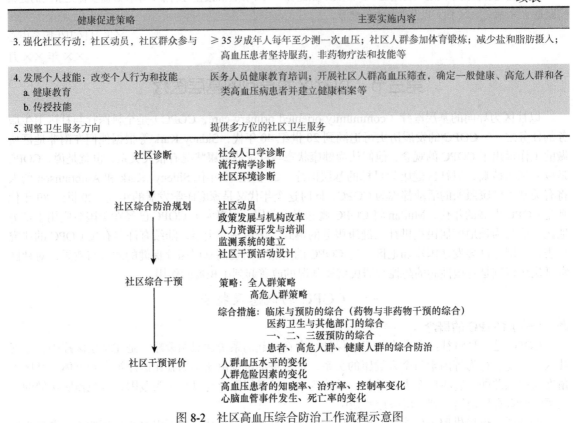

图 8-2　社区高血压综合防治工作流程示意图

COPC 重视社区环境及生活行为等与健康的关系，将对个体诊疗服务和对社区群体的卫生干预有机地结合起来，不仅适用于防治社区常见慢性病，也适用于对慢性病高危人群的预防。COPC 把疾病的防治从个体扩展到群体，不仅显著提高了社区卫生资源的使用效率，而且也显著提高了社区常见病防治效果，是一种值得推广的健康照顾方式。

（二）COPC 的特点

COPC 是一种在传统医疗照顾方式基础上建立起来的与传统医疗有显著不同的基层医疗保健模式。其特点主要表现在以下 5 个方面。

1. 多学科理论作基础　以临床医学、流行病学、预防医学及初级卫生保健等的相关理论与方法为基础，形成多学科交叉的基层医疗保健方法。

2. 社区群体为对象　把社区作为一个整体提供服务，社区中具有某种特征或健康问题的人群，特别是慢性病及其高危人群，不管就医还是没有就医都属于照顾的对象。

3. 综合性服务内容　既有临床诊疗，也有临床预防，还有社区康复、社区健康促进等。凡是控制慢性病所需的服务都能提供。

4. 针对个体与群体的干预方法　在实施照顾过程中把群体干预与个体的诊治有机结合起来，把人群健康问题的干预与社区健康促进有机结合起来。

5. 高效率和良好效果　COPC 极大提高了疾病预防与治疗的效率及效果，对保证基层医疗的可及性和质量持续改进都具有显著的作用。

（三）COPC 的基本要素

COPC 的实施涉及 3 个方面，这 3 个基本要素都对 COPC 的实施及其效果具有重要影响。

1. 基层医疗机构　包括社区卫生服务中心、街道医院、乡镇卫生院等，是实施的主体。实施主体能提供可及性、综合性、协调性、连续性的医疗保健照顾，是开展 COPC 的基础。实施主体及其人员对 COPC 的认识与态度、项目负责人及管理人员的知识与能力、实施人员的专业态度、知识与能力等都会对 COPC 的效果会产生重要影响。因此，开展 COPC 前必须完善基层医疗机构的建设，并对其工作人员进行培训，使其对 COPC 有充分的认识，并愿意开展此项工作。

2. 社区是 COPC 的客体 包括社区居民、管理人员，以及社区的自然环境、人文社会环境，可以是地域型社区，也可以是功能型社区（如工厂、学校等）。基层医疗机构在社区实施 COPC 必须调动社区参与的积极性，让社区居民及管理人员主动投入到 COPC 中来。

3. 方法 COPC 的方法是由多个环节组成的一个完整过程，包括选择目标社区、开展社区诊断、提出优先解决的健康问题，以及确定干预目标、内容、方法及措施，并组织相关人员开展工作等，实施过程中既涉及专业技术工作，也涉及组织与管理工作，应当通过监测评估使 COPC 的质量得到保证。

（四）COPC 的分级

根据工作的开展状况，COPC 分为 0～4 级。

0 级：传统医疗模式，只对就诊者提供非连续性医疗，无社区概念，不关注社区健康问题。

1 级：对所在社区健康资料有了解，缺乏第一手资料，以医生主观印象推断解决健康问题的方案。

2 级：对所在社区健康问题有一定了解，有间接二手资料，有计划和评价的能力。

3 级：通过社区调查或社区健康档案资料掌握 90% 以上居民的健康状况，针对健康问题采取解决方案，但缺乏有效的预防措施。

4 级：建立了社区居民的健康档案，掌握所有健康问题，具有有效预防和治疗的措施，建立了社区健康问题资料收集和评价系统，具有解决问题和管理社区资源的能力。

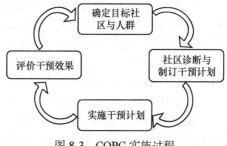

图 8-3 COPC 实施过程

二、实 施 步 骤

COPC 实施步骤包括确定目标社区与人群、制订干预计划、组建工作团队、实施社区卫生干预，对干预进行监测与评估，各步骤环环相扣，往复循环（图 8-3）。

（一）确定目标社区与人群

COPC 是从确定目标社区和人群开始的。社区的类型是确定目标社区时通常需要考虑的因素，可以选地域型社区，如行政区划确定的街道、路段、乡、村及卫生服务中心服务的区域等，也可以选功能型社区，如工厂、学校、公司、政府机构等。

目标人群可根据年龄、性别、职业、疾病等因素加以确定，如目标人群为 60 岁以上的中老年人等，一般情况下健康问题比较突出的，需要得到优先解决的人群常作为 COPC 的目标人群，目标人群也是社区诊断中确定的需要优先解决健康问题的人群。

（二）社区诊断

社区诊断可全面评估社区及居民的基本情况，可明确社区的健康问题及其相关因素，以及居民的健康需求，从而为制订 COPC 干预计划奠定基础。

（三）制订干预计划

社区健康问题的干预是一项有组织、有计划的活动，所以实施干预首先要制订干预计划，即干预方案。

1. 干预计划分类

（1）根据期限分类：可分为长期、中期和短期计划，长期计划一般在 5 年及以上，中期计划为 3～5 年，短期计划为 1～2 年。

（2）根据目标分类：可分为单项计划和综合性计划。单项计划指为完成某一项具体任务而制订的计划，如高血压防控计划；综合性计划可以包括多个单项计划。

2. 干预计划基本内容 一般情况下，计划方案应包含 7 个方面的内容，用英文缩写可表述为 "5W2H"。

（1）Why："为什么要做"，阐述干预活动的目的和意义。

（2）What："做什么"，明确干预措施的具体内容和需要达到的目标。

（3）Who："谁来做"，组建实施干预的人员队伍，包括人员的组成、管理结构、责任和权利等。

（4）When："什么时间做"，安排实施进度，制订实施活动时间表。

（5）Where："在何地做"，明确干预活动涉及的地点、场所和组织部门等。

（6）How："如何做"，应具体描述干预活动的实施策略、方法、流程和管理技术等。

（7）How much："需要投入的资源有多少"，编制预算并做成本 - 效益分析。

（四）实施干预

COPC 实施的主体以社区卫生服务中心为主，可根据项目实施的需要，动员社会相关部门参与或配合，如动员疾病控制中心、健康教育所、居委会、工会、学校等，COPC 项目负责人一般为社区卫生服务中心的领导或具有较高学术地位和组织能力的专家。

实施干预要运用管理技术，根据方案完成计划的各项任务，组织实施的关键是管理、监督和质量控制，实施过程中会遇到各种新情况，计划方案有可能需要进行适当的调整，实施过程中要广泛宣传，调动社区居民参与的积极性，要动员政府相关部门争取政策和财力的支持，要实施质量监控与评价，发现问题应及时纠正。

（五）效果评价

效果评价贯穿 COPC 全过程，通过收集信息，采用可行的方法，科学地评价干预计划和实施的效果，评价包括形成评价、过程评价和效果评价。

1. 形成评价　是在计划正式实施之前和实施的早期评价计划的重要性、可行性、效益性，如目标、策略与活动安排是否相关，目标是否与社区需求评估结果一致，目标人群是否愿意接受干预等。形成评价的方法包括专家审评、预实施、文献分析、现场调查与观察等。

2. 过程评价　是在计划实施过程中评价工作的进展和完成情况，干预活动是否按计划和操作标准开展，目标社区和对象的参与情况，计划和实施方案是否需要修正等。过程评价的方法包括直接观察、抽样调查、听取反馈和评估会等。

3. 效果评价　是在项目完成之后，评价干预活动的效果是否达到预期的目标、效果和措施之间是否存在确定的因果关系等。效果评价包括近期效果评价、中期效果评价和远期效果评价。

（1）近期效果评价：包括重点评价目标人群的知识、态度改变情况和部分生理指标改善情况，以及社区卫生政策制订、实施情况。

（2）中期效果评价：包括重点评价行为和环境改变情况，如是否戒烟等。

（3）远期评价：又称结局评价，包括效果和效益评价、成本 - 效果（效益）评价。常用的远期健康效果评价指标有发病率、患病率、死亡率、慢性病并发症的发生率等。

三、存在的问题及挑战

COPC 是一种适用于社区的初级卫生保健方法，目前我国社区卫生服务机构开展 COPC 面临诸多亟待解决的问题。

1. 观念改变问题　传统的临床诊疗方法在人们的意识中根深蒂固，因而针对社区群体的卫生保健要让人们接受需要有一个比较艰难的观念转变过程。有的地区由于观念意识不到位、领导者不够重视与支持，COPC 执行者在实施 COPC 的过程中缺乏动力。因此卫生行政部门与基层医疗机构应大力普及 COPC 知识，使相关人员都了解 COPC，主动支持或参与。

2. 资金筹集问题　实施 COPC 需要社区卫生服务机构额外投入资源，如人力、物力、资金等，其中资金最为重要，是实施 COPC 过程中组织人力、物力的基础。如果资金来源不足，COPC 是难以持续发展的，有可能被迫停止。

3. 人才队伍建设问题　由于历史的原因，我国基层医疗机构普遍缺乏具有较高理论水平和丰富实践经验的专业技术人才，特别是缺乏合格的全科医生。随着医疗卫生体制改革的深入，国家已加大对基层医疗机构的投入，基层医务人员专业能力和待遇已显著改善，今后应当巩固成果，并进一步出台吸引人才的政策，建立一支能胜任社区卫生服务工作的高素质的基层人才队伍。

4. 技术能力培养问题　目前大多数基层医疗机构缺乏能够组织实施 COPC 的专业技术人员。虽然一些地方开展了 COPC 相关知识的培训，但由于缺乏实践，培训效果非常有限。今后应当加强实践教学，注重 COPC 实施技能的培养，使基层医务人员能够担负起 COPC 的实施任务。

（孔德众　迟　源）

本 章 小 结

1. 以社区为基础的健康照顾，把纯粹的医疗方式扩大到对社区人群的管理。

2. 全科医生应了解社区诸因素对健康的影响，重视群体健康及普遍的公共卫生问题，使用社区调查及社区诊断手段，以有效、整体的参与方式，促进社区康复，把"防""治""保""康""教""计"有效结合起来，把一、二、三级预防有机结合起来，开展基本公共卫生服务，开展 COPC，从而从根本上解决人民群众的健康问题。

第 9 章 以预防为导向的健康照顾

学习目标

1. 掌握临床预防服务的概念、特点及三级预防的主要内容。
2. 理解预防医学的概念和特点。
3. 了解开展临床预防服务的意义和全科医生提供预防服务的优势。

预防医学（preventive medicine）是人类在与疾病及各种危害健康因素的长期斗争中逐渐发展起来的一门综合性学科。我国新时代卫生与健康工作方针提出以基层为重点，以改革创新为动力，预防为主，中西医并重，将健康融入所有政策，人民共建共享。全科医生在社区卫生服务过程中，应坚持预防为主的原则。以预防为导向的健康照顾成为全科医疗的基本原则，临床预防医学的知识与技能也成为全科医生在社区卫生服务中必备的技术素质。因此学习预防医学相关知识，熟练掌握临床预防医学和社区预防医学服务技能，已成为培养一名合格的全科医生的重点要求。

案例 9-1 　　　　　**长期的严重亚健康可明显影响健康寿命**

2017 年 9 月，胡润研究院与中航健康时尚集团联合发布了《2017 中国高净值人群健康指数白皮书》。该白皮书是中国首份研究高净值人群健康现状与趋势的白皮书。由于高净值人群的工作强度和压力容易造成过度疲劳，从他们最近一次体检结果表明，亚健康是高净值人群最主要的症状。产生亚健康的主要原因还是过于疲劳，疲劳会导致很多症状。而长期的严重亚健康可明显影响健康寿命，甚至造成英年早逝、早病和早残。

2006 年 1 月，上海中发电气集团董事长因患急性脑血栓抢救无效去世，年仅 37 岁。2008 年 7 月，北京同仁堂股份有限公司董事长张生瑜突发心脏病逝世，年仅 39 岁。2011 年，原凤凰网总编辑、百事通首席运营官吴征去世，年仅 39 岁。2015 年 11 月，金菜特创始人田畴因突发心肌梗死逝世，年仅 43 岁；2016 年 10 月，春雨医生创始人张锐因心肌梗死离世，年仅 44 岁。2018 年 1 月 16 日，游戏界知名前辈掌驰科技创始人冒朝华突发脑出血逝世，年仅 38 岁。2018 年 1 月 17 日，新三板挂牌公司维信科技董事长黄国斌突然因故去世，年仅 32 岁。

WHO 公布的全球健康排行榜显示：中国的在职人员特别是知识分子、企业管理者的健康尤其堪忧：死亡年龄在 40 ～ 60 岁者达 80%，平均死亡年龄只有 45.7 岁；而活着的，80% 都是亚健康或病患者。

讨论：

1. 何为临床预防服务？
2. 临床预防服务包括哪些主要内容？

第一节 概　　述

一、预防医学的概念及其特点

（一）预防医学的概念

预防医学是医学的一个分支。预防医学以人群为主要研究对象，运用生物医学、医学统计学、流行病学、环境医学、临床医学和社会医学等有关学科的理论、原理与方法，阐明自然环境和社会环境因素对健康的影响及其作用规律，并通过制订有效的疾病预防、控制措施，对影响健康的主要危险因素进行有效的干预，以环境 - 人群 - 健康为工作模式，以维护和促进健康，预防疾病为目的一门综合性学科。

（二）预防医学的特点

预防医学具有以下特点：研究和工作对象主要为群体，但也包括个体；群体的预防要通过个体预防推动，群体预防水平的提高又可保护个体健康；主要关注健康人和无症状患者，也包括疾病患者；研究方法上注重宏观与微观相结合；研究重点为影响健康的因素与人群健康的关系；采取的对策有积极的预防作用，较临床医学具有更大的人群健康效益。

二、临床预防服务的概念及其特点

（一）临床预防、临床预防服务的概念

临床预防（clinical prevention）又称个体预防（individual prevention），是指临床医务工作者（包括医生、护士等）在临床服务的过程中，向患者、无症状患者及健康人提供的融预防、医疗、保健、康复等为一体的综合性卫生服务。临床预防是以医生为主体，在临床场所，包括社区卫生服务人员在家庭和社区，对服务对象健康危险因素进行评价，通过实施针对性的个体预防达到防止疾病的发生、发展，减少或消除致病危险因素和促进健康的目的。

临床预防服务（clinical prevention service）是指在临床场所对健康者和无症状"患者"的疾病危险因素进行评价，然后实施个体的预防干预措施来预防疾病和促进健康。它是在临床环境下一级和二级预防的结合。其强调纠正人们不良的行为生活方式、推行临床与预防一体化卫生服务，主要工作范围是健康维护（health maintenance）、健康促进及减少导致疾病的危险因素。

（二）临床预防服务的特点

临床预防服务的主要特征有：以临床医务工作者为服务主体，全科医生是重要力量；在临床诊治活动中贯彻预防为主的意识，把预防服务看作日常医学实践的重要组成部分，建立防治结合的综合性卫生服务；主要针对慢性疾病开展临床个体化预防，更加注重在临床环境下一级和二级预防的结合；个体预防和群体预防相结合，强调个人、家庭与社会共同参与；采用以预防为导向的病史记录和健康档案，有针对性地制订预防医学计划。

（三）开展临床预防服务的意义及原则

随着社会的发展和生活水平的提高，人们对健康越加重视，希望医务人员能提供更有效地健康服务。同时，由于对健康知识缺乏了解，人们通常有很多不良生活习惯，如酗酒、吸烟等，导致许多慢性病的发病率增高。临床预防服务的需求更加迫切。开展临床预防服务有着良好的成本-效益，对控制医疗费用，减轻家庭和社会经济负担起着重要作用。

在开展临床预防服务过程中，应该遵循以下原则：①选择适宜技术降低疾病的发病率、伤残率及死亡率；②选择适合干预的危险因素；③选择适当的疾病开展临床预防工作；④个体化原则；⑤健康咨询与健康教育优先；⑥医患共同决策；⑦效果与效益兼顾。

（四）实施临床预防服务时应注意的一些问题

1. 重视对个人危险因素进行评价 优良的临床预防服务的基础是收集患者全面的资料。如果不首先考虑患者的危险因素，就不能确定该为这一患者提供什么样的预防服务。在设计一个个体健康维护计划时，危险因素评价就像在确定治疗有症状患者前的诊断方法一样重要。应在收集个人信息、体检和实验室检验资料的基础上，对个人的危险度因素进行评价。

2. 医患共同做出最佳选择 全科医生有责任保证患者为了维护他们自己的健康而做出的决定。鼓励采取共同决策的模式，即医患共同做出最佳的选择（医患双方共同决策）。强调医生"选择"而不是"命令"，患者"愿意"而不是"遵从"，两者是伙伴关系。全科医生能够提供给患者与其行为有关的危险因素信息，鼓励他们改变并提出这样做的建议和策略，但最终是否改变则取决于患者而不是医生。

3. 连续性服务 临床预防服务要与其他医疗保健措施紧密结合一起来实施。随着临床预防服务的发展，除了全科医生外，一些专科医生和其他的医务人员也为患者提供临床预防服务。各级医生所提供的预防服务要通过全科医生使其连贯起来以发挥其有效性。应形成把预防服务记录在病案上的制度，以便与医生之间沟通信息，以形成一个综合的健康维护方案。

4. 患者教育和咨询 通过健康咨询和指导来改变人的行为是预防疾病最有效的方式。从疾病发生与发展的过程中，我们可以体会到健康教育产生的效果比筛查好。在疾病还未形成之前，改变不良行为就可能比体检或筛查早许多年预防或逆转疾病的进程。在疾病三级预防中，通过健康教育培养健康的行为及纠正不良的健康行为，与一、二、三级预防都有密切关系。

三、三级预防策略

临床预防根据其内容和目的，可分为一级预防、二级预防和三级预防。

（一）一级预防

一级预防（primary prevention）又称病因预防或发病前期预防，是指在疾病尚未发生时针对引起疾病的危险因素采取的预防措施，也是积极预防疾病的最根本措施。一级预防的主要目的是消除疾病的危险因素，其主要措施包括根本性预防措施、针对个人和群体的预防措施、针对社会和环境的预防措施。在社区卫生服务中，其主要内容有健康教育、婚育咨询、免疫接种、生长发育评估、高危人群保护、改善环境卫生、职业病预防及卫生立法等。

（二）二级预防

二级预防（secondary prevention）又称临床前期预防，即在疾病的临床前期，在疾病的发病期（临床前期），机体已有病理变化，但尚未出现典型的临床症状，做好早期发现、早期诊断、早期治疗的"三早"预防措施，以阻止疾病的发展和恶化。早期发现疾病可通过普查、周期性健康查、筛检、自我检查及高危人群重点项目检查等进行。实现早期诊断和早期治疗，需要全科医生将发现的患者有效地导入至专科医疗，并协助其他专科医生实现对患者的进一步诊断和治疗。对于传染病，早发现和早诊断有助于患者得到及时隔离和治疗，防止和减少周围人被感染的可能性。传染病除做好早发现、早诊断和早治疗，还需做好疫情早报告及患者早隔离。

（三）三级预防

三级预防（tertiary prevention）又称临床预防，主要是在发病后期对患者采取积极合理的治疗，防止疾病恶化和伤残的发生，最大限度地改善患者的生活质量，延长生存期，降低病死率。对已丧失劳动力或残疾者，通过功能康复、心理康复和家庭护理指导等，促进患者身心康复，提高生活质量并延长寿命。三级预防的主要措施为积极有效的临床治疗及多种干预和功能训练等。

在以上三种预防策略中，一级预防最为重要。对不同类型的疾病，有不同的三级预防策略。在任何疾病或多数疾病中，不论其致病因素是否明确，都应强调一级预防。如各种恶性肿瘤预后较差，其发病原因虽然未完全明了，但一些致癌因子已得到认同，针对其致癌危险因素的一级预防尤为重要。有些疾病的病因是多因素的，如心脑血管疾病、代谢性疾病等，通过筛查，早诊断、早治疗，可改善预后，除针对其危险因素，积极进行一级预防外，还应重视二级和三级预防。而对有些病因和危险因素都不明确且又难以早期觉察的疾病，只有施行三级预防这一途径。

三级预防策略的实施可依据其服务的对象是群体还是个体，分为社区预防服务和临床预防服务。社区预防服务是在社区范围内进行，以群体为对象开展的预防工作。临床预防服务是在临床场所，以个体为对象进行预防干预。社区预防服务主要由公共卫生人员实施，而临床预防服务则是由临床医务人员进行。

第二节　全科医疗中的临床预防服务

一、全科医生与预防医学

（一）全科医生的预防医学观念

预防医学以个体和确定的群体为对象，全科医生在社区卫生服务中必须建立预防医学观念：①将与个人及其家庭的接触当做提供预防服务的时机；②将预防服务整合到日常的全科医疗服务中；③将个体预防与群体预防结合起来；④将连续性、综合性和协调性健康照顾整合到个体化服务上；⑤将医学实践的目标直接指向提高社区全体居民的健康水平。

（二）全科医生提供预防服务的优势

全科医生是服务于社区的一线医生，与专科医生相比，全科医生的工作性质和服务目的决定其在预防医学工作中的优势地位。

1. 预防医学观念上　以预防为导向的健康照顾是全科医疗的基本原则，全科医生具有更强的预防医学观念。

2. 专业性质上　全科医生既掌握临床医学知识，又了解预防医学知识，他们在为社区居民提供临床医学服务的同时又能开展预防医学服务。其提供的是一种全方位的卫生服务，这一专业性质有利于预防工作的进行。

3. 服务时间和地域上　全科医生立足于社区，直接面向社区居民，居民就诊时不受时间的限制，与社区居民的接触机会多，这为其提供预防服务创造了条件。

4. 服务内容和服务方式上　全科医生能设身处地、因人而异地为服务对象提供无微不至的温情关怀和专业服务，同时又具备全方位、立体性的特征，与服务对象容易建立朋友式的关系。这有利于提供咨询服务，促使其改变不良的生活方式，并对自己的健康负责。

5. 服务过程上　全科医生为社区居民提供的是"从生到死"的全程服务，这种连续性服务贯穿了人生的各个阶段。服务时间之长是其他医务人员无法比拟的。全科医生照顾了其服务对象的一生，对其服务对象的情况非常熟悉，这种服务特点使全科医生能为居民提供最适时、最适当的预防服务。

二、全科医疗与预防医学

全科医疗强调的生命周期保健，即根据服务对象生命周期的不同阶段可能存在的危险因素和健康问题，提供三级预防。图 9-1 把从健康到疾病的过程描述为附在海中的冰山，作为专科医疗的三级和部分二级医疗通常只针对露出水面较高的部分，此时健康问题已高度分化，症状和体征比较典型，治疗较困难，预后也较差，医治费用很高。全科医生承担的一级和部分二级医疗服务则更注重"水下作业"，即在无病时期、疾病未分化期和临床早期做好预防保健工作。

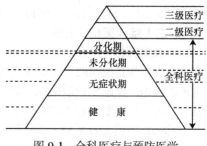

图 9-1　全科医疗与预防医学

三、临床预防服务的主要内容

（一）健康咨询

求医者的健康咨询（health counseling）是指通过收集求医者的健康危险因素，与求医者共同制订改变不健康行为的计划，随访督促求医者执行干预计划情况等一系列有组织、有计划的教育活动，促使他们自觉采纳有益于健康的行为和生活方式，消除或减轻影响健康的危险因素，预防疾病、促进健康、提高生活质量。健康咨询是在临床场所，尤其是初级卫生保健场所帮助个体和家庭改变不良行为最常用的一种健康教育方式，是临床预防服务中最重要的内容。

1. 健康咨询的基本步骤　即"5A"模式。

（1）评估（询问，assess/ask）：评估病情、技能、知识、自信心等。

（2）劝告（advise）：提供有关健康危害的相关信息、行为改变的益处等。

（3）取得共识（agree）：对个人健康目标的设定表示赞同，共同设定某个改善健康行为的目标。

（4）协助（assist）：为患者找出行动可能遇到的障碍，帮助其确定正确的策略、技巧或方法等。

（5）制订计划（arrange）：明确随访的时间、方式和行动计划。

"5A"模式适用于几乎所有行为改变的健康咨询，但在进行不同行为改变的咨询时，其每个步骤的干预内容有所不同，如劝阻吸烟、倡导有规律的体育活动、平衡膳食、预防意外伤害和事故、预防人类免疫缺陷病毒（HIV）感染及其他性传播疾病等。由于人们的行为可处于行为改变的不同阶段，在实施"5A"模式时，可以从任何一个步骤开始（图 9-2）。

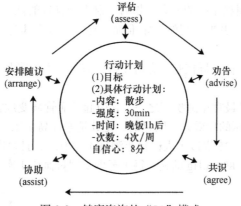

图 9-2　健康咨询的"5A"模式

2. 健康咨询的基本原则

（1）建立相互信任的关系：取得咨询对象的信任，并知情同意，建立良好的合作关系，是完成咨询并取得良好效果的前提。

（2）保护隐私：咨询者可能被告知许多个人的隐私问题，若不能替咨询对象严格保守秘密，不仅可能使咨询对象遭遇麻烦，而且会导致信任危机。

（3）调动积极性：理解咨询对象的自身感受，充分调动其自身积极性，鼓励其找出最适合自己的解决问题的办法。

（4）个性化服务：与咨询对象一起，分析所面临的主要困境与问题，并制订个性化对策。

（5）综合性干预：造成一种不良行为的因素可能是多方面的，应选择主要的、干预有效的危险因素进行干预。干预措施要因人而异，总体上应采取综合性干预措施，调动家庭、单位和社会等共同参与。

（6）随访与监督：应加强随访和监督，及时发现问题并采取相应措施。

（二）疾病筛检 / 筛查

1. 疾病筛检 / 筛查（disease screening）**的概念、目的**　疾病筛检是应用简便、快速的体格检查、实验室检验和其他辅助检查的方法和条件，在健康人群中发现有健康缺陷的个体或未被识别的疾病、可疑患者的一项临床预防措施。筛检不是诊断试验，仅为初步检查。阳性或可疑阳性者，应当指定就医，进一步诊断和必要的治疗（图 9-3）。

筛检的目的是在危险人群中筛出疾病的早期患者，以便早期诊断，及时进行治疗，这属于预防医学的二级预防范畴。此外，筛检还可用于发现处于高危因素的人群，以便能早期发现危险因素，避免疾病的发生，这就可以达到一级预防的目的。

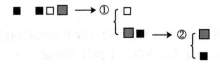

图 9-3　筛检试验示意图

■：患者；■：可疑患者；□：健康人；①：筛检试验；②：诊断试验

2. 适用范围

（1）所筛检的疾病、缺陷等健康问题是当地重大的公共卫生问题。拟筛检的疾病应是患病率或死亡率高、影响面广、易造成严重后果的疾病。

（2）对所筛检的疾病有适当筛查的方法。要求筛查方法应足够精确，检验精确性可用灵敏度、特异度、阳性率与阴性率等表示。筛检技术安全、方便、易行、经济，群众易于接受。

（3）对被筛查出的疾病有可以识别的早期症状或体征，需要有可靠的进一步确诊的方法和条件。筛检不是诊断，筛检阳性仅提示为某病可疑患者，需要进一步确诊后才能进行治疗。

（4）筛查出的疾病有较为有效的治疗方法。对所要筛检的疾病的自然史了解较清楚。对发现并确诊的患者和高危人群有条件进行有效的干预和治疗，并有统一规定的治疗标准。

（5）有连续而完整的筛检计划。能按计划定期进行，要通盘考虑整个筛查、诊断和治疗的成本及收益问题。

（6）有保证筛检计划顺利完成的人力、物力、财力和良好的社会环境条件。试验的费用低廉 / 可接受。较昂贵的检查，如磁共振，尽管非常准确、有效，但因其对人群进行筛查费用高得惊人，故需求较小。

（7）筛检计划应能为目标人群接受，有益无害，尊重个人的隐私权，制订好保密措施。

3. 几种主要疾病的筛查

（1）原发性高血压：是最常见的疾病之一，它引起的血管病变危害心、脑等重要脏器，易导致严重后果。而早期治疗高血压的疗效是很明显的，尤其是恶性高血压。因此，对 3 ～ 19 岁儿童和青少年应每 2 年测量 1 次血压，35 岁以上人群每年测量 1 次血压，且每次无论以什么原因就诊时都必须测量血压。舒张压在 85 ～ 89mmHg 的人，每年至少要测量血压 1 次。有高血压家族史的人，每年至少要测量血压 2 ～ 4 次。

（2）无症状冠状动脉疾病：冠状动脉疾病已成为引起人类死亡的主要原因，也是导致猝死的主要原因之一。有两种措施可降低冠状动脉疾病的发病率和死亡率：一是通过评价冠状动脉疾病的危险因素，如高血压、高胆固醇血症、吸烟、肥胖等，针对危险因素开展一级预防。二是通过发现早期冠状动脉粥样硬化，开展二级预防。静息和运动后心电图检查可作为早期筛检的方法。目前尚无足够的证据表明，对有心电图异常的人进行早期治疗可降低冠状动脉疾病的发病率和死亡率，但对有高风险人群进行预防具有重要意义。

（3）高胆固醇血症：血清胆固醇升高和冠状动脉粥样硬化之间关系密切，降低血清胆固醇可以降低冠状动脉疾病的发病率，减少心肌梗死发生的危险性。因此，对高胆固醇血症的筛查很有必要。无症状的中年男性应每隔 5 年检测 1 次血清胆固醇含量，而有心脏病危险因素的人群应每年检测 1 次。

（4）糖尿病：是常见的慢性病之一，其并发症涉及心、脑、肾、眼和血管等多个重要组织器官，严重危害人类健康。糖尿病筛检主要方法为空腹血糖测定和葡萄糖耐量试验。目前认为，在一般人群中进行糖尿病筛检的效益不高，其筛检应主要在高危人群中进行。如 40 岁以上有家族史、肥胖、高血压、高血脂、妊娠糖尿病史者，可定期测定空腹血糖，以筛检糖尿病。对妊娠 24 ～ 28 周的妊娠妇女可进行葡萄糖耐量试验以发现妊娠糖尿病。

（5）结直肠癌筛查：建议所有 40 岁以上人群应每年进行 1 次肛门指检，以早期筛查结直肠癌。50 岁以上人群，特别是有家族性肠息肉史、家族性肿瘤史、溃疡史等高风险人群，除每年进行 1 次大便隐血检查外，还应每 3 ～ 5 年进行 1 次乙状结肠镜检查。

（6）乳腺癌：是妇女常见的恶性肿瘤，其易于早期发现，且早期治疗效果好，所以乳腺癌的筛检一直得到重视。乳腺癌的筛检主要有乳腺癌自查、临床检查、乳腺 B 超检查或乳腺 X 线钼靶摄片。鼓励妇女做乳腺自我检查，作为筛检的辅助措施。对临床有怀疑的对象，首选乳腺 B 超检查，而乳腺 X 线靶摄片要接受一定的放射剂量，一般不建议将其作为大规模乳腺筛检的手段。对 30 岁以上的妇女应推荐乳腺自我检查；40 岁以上的妇女应每年进行 1 次乳腺临床检查，必要时作乳腺 B 超检查或乳腺 X 线钼靶摄片。对有乳腺癌家族史者，应视为高危人群并进行重点筛检。

（7）宫颈癌：是妇女常见恶性肿瘤之一，有性生活的妇女都有发生子宫颈癌的可能。过早开始性生活、生活习惯差、多个性伴侣者，患子宫颈癌的危险都会增加。子宫颈癌的筛检方法是进行宫颈脱落细胞涂片检查。应对 18 岁以上有性生活的妇女每年进行 1 次宫颈涂片检查，到 65 岁时，如前几次检查均正常，则可停止检查。对高危人群应每半年检查 1 次，间隔时间越短，发现早期病变的可能性则越大。

4. 异常筛查结果的处理 筛查结果异常通常都是临床医生首先发现的，筛查发现异常结果后作进一步检查，提出治疗方案及随访要求是筛查发挥作用的关键。有的筛查对象接受了疾病筛查，却没有医生对其筛查结果进行解释或进行相应处理，使筛查失去了意义。医生应对患者进行健康教育，对其筛查结果进行解释，并对异常现象作出客观的医学评价。

（1）进一步检查以明确诊断。根据异常筛查结果，可采用影像学检查、实验室检查或其他诊断性操作来排除筛查结果是否为假阳性或者确定疾病的诊断。在选择最佳检查方法时应考虑检查的有效性和准确性。

（2）治疗和教育干预。根据筛查异常结果，可能发现医学治疗及教育干预的指征，这时，对患者及家属进行适当的教育和沟通，确保其充分理解治疗的必要性和重要性，进而选择恰当的治疗方案进行治疗。

（3）申请会诊、转诊或专家咨询。遇到异常筛查结果难于解释或解决时，可以有以下几种解决方法：①转诊至上级医疗机构进一步检查、诊断与治疗；②向有关专家咨询，听取专家意见后作出明确诊断和拟定治疗方案，或做进一步筛查试验；③申请或邀请有关专家会诊做出诊断、治疗或进一步检查的决定。

（4）随访。患者接受筛查发现轻微异常或接受诊断性治疗后，应继续监测，为患者安排随访，进一步观察其变化，以明确诊断。此外，随访也是监测疾病早期并发症的主要方法。

（5）健康教育。针对筛查发现的异常情况，开展临床预防。积极宣传或印发常见疾病筛查方面的知识手册或资料，让人们知晓疾病筛查的必要性和重要性，以达到人人享有卫生保健的目标。

（三）周期性健康检查

1. 周期性健康检查的概念　周期性健康检查（periodic health examination）是指根据临床预防服务指南，用事先设计的健康筛检表格，根据个体所处生命周期的健康特点和易患疾病谱，选择检查项目，针对不同年龄、性别而进行的终身健康计划。其目的是早期发现个体所患疾病，并对其健康状况进行全面评价，为进一步诊治和制订预防保健方案提供依据。

社区全科医生在开展卫生服务活动中，应当根据最新国家基本公共卫生服务项目的体检项目内容，结合居民全生命周期的特殊情况和卫生保健需求，实施周期性健康检查，以早期发现疾病，提高健康保障水平。

周期性健康检查与疾病筛检有一定区别。前者的对象是处于生命周期某阶段的个体或群体，早期发现个体所处生命周期的常见疾病，检查项目比较多；而后者是具有某种疾病的高危人群，只针对某种疾病，检查项目一般较少。

2. 周期性健康检查的优点

（1）针对的问题、采取的预防措施，以及所确定的检查项目和间隔时间都预先经过流行病学研究，具有较高的科学性和有效性。

（2）对各种高危人群和不同年龄、性别的人群进行有针对性的检查，可降低相关疾病的发病率和死亡率。

（3）可得知某时间、某地点危害居民的常见病和导致疾病的健康危险因素，以及如何解决和进行预防的问题。

（4）对无症状人群可早期发现、早期诊断和早期治疗。

（5）通过周期性健康检查发现疾病可产生特殊的经济价值，无论对减轻患者的心理影响、缩短疗程和减少经济费用都具有较大的作用。

3. 周期性健康检查的内容　国家卫生健康委员会疾病预防控制局根据我国的现状和条件，提出周期性健康检查方案和采用的检查技术应围绕疾病鉴别与健康鉴别两方面科学选用。以下为国家疾病预防控制局的推荐方案。

（1）0～6岁：进行先天性疾病、口腔卫生、视（听）力检查，用学龄前儿童询问表测试智力、身长、头围和体重，测定血红蛋白浓度，进行遗传性疾病、血液系统疾病等检查。

（2）5～15岁：每3～5年进行口腔卫生及视（听）力检查，测量身长、体重、头围、胸围、臀围，测定血红蛋白度，进行寄生虫检查。

（3）10～14岁：进行第一次心电图检查、血压测量、空腹血糖和血脂测定，同时进行体重、身高、腰围、臀围测量。

（4）妊娠期：进行一次空腹血糖测定，根据结果进行健康评价。

（5）20～34岁：每5年进行一次心电图检查、血压测量、空腹血糖和血脂测定，以及身高、体重、腰围、臀围测量及脱落细胞检查。

（6）30～34岁女性：进行一次红外线乳腺检查，有乳腺癌家族史者以后每3年进行一次复查，其他对象每5年复查一次。

（7）35～44岁：进行一次胸部X线检查；每5年做一次心电图检查，测量身高、体重、腰围、臀围、血压，测定空腹血糖和血脂，并脱落细胞检查。糖尿病、高血压、吸烟者、肥胖患者、慢性支气管炎患者、有慢性病家族史者和检查结果异常者，根据检查结果进行健康评价，并决定复检时间。

（8）40～49岁：每5年作一次粪便隐血试验，男性对象进行一次前列腺B超检查，女性进行一次妇科病理检查。同时进行心理精神疾病和骨关节疾病的检查。对检查结果异常者和有恶性肿瘤家族史者，应根据结果进行健康评价。

（9）50～65岁：重点做好35～44岁、40～49岁列举对象的5年规范复检工作。检查的重点是恶性肿瘤、心脑血管疾病和内分泌与代谢病。尤其应重视健康危险因素评价和制订健康维护计划，并督促实施。

（10）60～80岁：除重点做好35～44岁、40～49岁列举对象的5年规范复检工作和50～65岁中规定的三大类疾病外，还需要注意慢性病毒感染、慢性感染性疾病、退行性疾病检查，加强骨关节疾病、心理精神疾病和运动平衡能力的检查，重视健康危险因素评价和制订健康维护计划，并督促实施。

4. 注意事项　全科医生在开展周期性健康检查时，应注意任何周期性健康检查表中的项目都不是绝对的，在工作使用时，全科医生可根据居民的具体情况与特点特别是危险因素，增加或减少检查项目。

在为个人设计周期性健康检查计划时，应注意以下问题：①危害本地居民健康的主要健康问题（疾病）有哪些，其可预防的程度如何；②在无症状人群中，按照现有的检测技术和手段，这些健康问题（疾病）可否早期检测出来，其早期预防和治疗的效果如何；③这些健康问题（疾病）好发于哪些高危人群；④对于各性别组、年龄组的人群，其检查方法、内容和时间间隔如何确定；⑤检查对象有无必要进行某项筛查或采取某种预防性干预措施。

（四）免疫接种和免疫规划

免疫接种（immunization）又称预防接种，是指用特异性抗原或抗体使机体获得对疾病的特殊的免疫力，以提高机体免疫水平，预防疾病的发生。免疫接种是目前公认的最有效、最可行、特异性的一级预防措施，具有有效、经济、方便的优点。免疫规划（immunization program）是根据疫情监测和人群免疫状况分析，按照规定的免疫程序、有计划地利用生物制品进行人群预防接种，以提高人群的免疫水平，达到控制直至消灭相应传染病的目的。

1. 免疫接种的分类　免疫接种有两种：一种是自动免疫，即注射抗原，促使机体主动产生特异性抗体抵抗致病因子的侵袭；另一种是被动免疫，即直接注射抗毒血清免疫球蛋白及转移因子等，从而达到提高机体抵抗力的目的。

免疫接种使用的疫苗有死疫苗和活疫苗两种。死疫苗是使用物理或化学方法将细菌、病毒等杀死后制成，使病原体失去毒力，但仍保持其免疫原性。常用的死疫苗有伤寒、霍乱、百日咳、流脑等疫苗。活疫苗一般用减毒或无毒的病原体制成，活疫苗接种在机体内有一定的生长和繁殖能力，犹如轻型感染或隐性感染，使机体获得持续时间较长甚至终身的特异性免疫力。常用的活疫苗有卡介苗，以及脊髓灰质炎、风疹等疫苗。

2. 免疫接种内容

（1）儿童基础免疫：我国免疫接种工作的主要内容是儿童基础免疫，即对 7 周岁及以下儿童进行卡介苗、脊髓灰质炎三价疫苗、百白破混合制剂和麻疹疫苗免疫接种，以及以后的适时加强免疫，使儿童获得对结核、脊髓灰质炎、百日咳、白喉、破伤风和麻疹的免疫力，概括为"接种四苗，预防六病"（表 9-1）。2007 年卫生部《扩大国家免疫规划》要求在现行全国范围内使用的乙肝疫苗、卡介苗、脊髓灰质炎疫苗、百白破疫苗、麻疹疫苗基础上，将甲肝疫苗、流脑疫苗、乙脑疫苗、麻腮风疫苗纳入国家免疫规划，对适龄儿童进行常规接种；在重点地区对重点人群进行出血热疫苗接种；发生炭疽、钩端螺旋体病疫情或因洪涝灾害可能导致钩端螺旋体病暴发流行时，对重点人群进行炭疽疫苗和钩端螺旋体疫苗应急接种。通过接种上述疫苗，预防乙型肝炎、结核病、脊髓灰质炎、百日咳、白喉、破伤风、麻疹、甲型肝炎、流行性脑脊髓膜炎、流行性乙型脑炎、风疹、流行性腮腺炎、肾综合征出血热、炭疽和钩端螺旋体病 15 种传染病。

（2）成年人免疫接种：目前我国尚未规定。随着生活水平的提高，成年人接种疫苗也将成为预防免疫接种的重要内容。美国免疫实施咨询委员会建议，应对 65 岁以上的老年人及高危人群至少接种 1 次肺炎球菌疫苗，同时每年接种 1 次流感疫苗；对乙型肝炎高危的人群接种乙肝疫苗；对所有成年人应至少每 10 年接种 1 次白喉、破伤风混合疫苗以加强免疫力；缺乏免疫力的成年人应接种麻疹和腮腺炎疫苗。

（五）化学预防

化学预防（chemoprevention）是指对无症状的人使用药物、营养素、生物制剂或其他天然物质，提高机体抗病能力，以达到防止某些疾病目的的一种临床预防措施。目前临床常用的化学预防方法有以下几种。

1. 用阿司匹林预防冠心病和脑卒中　临床试验已充分验证了无症状男性每日服用阿司匹林可降低未来冠心病的发病率。阿司匹林作为化学预防，主要不良反应是易引起出血性疾病，其选择的利弊应针对不同个体予以正确评估。

笔记栏

表 9-1　国家免疫规划疫苗儿童免疫程序表（2016 年版）[c]

疫苗种类 名称	缩写	出生时	1月	2月	3月	4月	5月	6月	8月	9月	18月	2岁	3岁	4岁	5岁	6岁
乙肝疫苗	HepB	1	2					3								
卡介苗	BCG	1														
脊灰灭活疫苗	IPV			1												
脊灰减毒活疫苗	OPV				1	2								3		
百白破疫苗	DTaP				1	2	3				4					
白破疫苗	DT															1
麻风疫苗	MR								1							
麻腮风疫苗	MMR										1					
乙脑减毒活疫苗或乙脑灭活疫苗 [a]	JE-L								1			2				
	JE-I								1、2				3			4
A 群流脑多糖疫苗	MPSV-A							1		2						
A 群 C 群流脑多糖疫苗	MPSV-AC												1			2
甲肝减毒活疫苗或甲肝灭活疫苗 [b]	HepA-L										1					
	HepA-I										1	2				

注：a. 选择乙脑减毒活疫苗接种时，采用 2 剂次接种程序。选择乙脑灭活疫苗接种时，采用 4 剂次接种程序；乙脑灭活疫苗第 1、2 剂间隔 7～10d。

b. 选择甲肝减毒活疫苗接种时，采用 1 剂次接种程序。选择甲肝灭活疫苗接种时，采用 2 剂次接种程序。

c. 接种途径：卡介苗为皮内注射，脊灰灭活为口服，乙肝、脊灰减毒、百白破和白破为肌内注射，麻风、麻腮风、乙脑减毒、A 群和 A 群 C 群流脑疫苗、甲肝减毒活疫苗为皮下注射。

2. 绝经后妇女使用雌激素预防骨质疏松症　绝经后妇女体内雌激素水平急剧下降，骨质流失加速，导致骨质疏松，是老年人骨折的主要原因。雌激素替代疗法，可有效地提高骨质无机盐的含量，降低骨质疏松性骨折的发病率。但雌激素替代疗法可增加患乳腺癌和子宫内膜癌的风险，在临床应予以注意。

3. 维生素类用于肿瘤的预防　①维生素 A：其功能之一是使上皮细胞分化成特定的组织，因为肿瘤细胞的发生与上皮细胞分化能力的丧失有关，所以维生素 A 在防止肿瘤的发生中起了重要作用。但服用大剂量的维生素 A 会产生毒性反应。②维生素 C 和维生素 E：都有清除氧自由基的作用，能起到防癌的作用。体外实验发现维生素 C 还有抑制突变的作用。

4. 微量元素预防肿瘤　微量元素有许多可预防肿瘤，但硒的防癌作用比较肯定。硒是人群预防肝癌癌前病变药物的重要组成成分，硒能清除氧自由基，保护细胞和线粒体膜的结构和功能，并有加强免疫功能的作用，因此有预防肿瘤的作用。

（六）健康危险因素评估

个体健康危险因素评估，是指根据流行病学暴露反应关系原理，分析个体健康危险因素及其产生的健康损害效应，找出相关规律，继而采取能有效控制危险因素作用的干预措施，以达到维护和促进健康的目的。

健康危险因素的评估，首先是要收集并掌握评估对象的生活方式、个人及家族史、健康信念模式、就医行为及体检结果等，确定评估对象的主要健康危险因素，分析这些因素对健康可能造成的危害，并预测今后可能发生某种疾病，影响寿命的概率。用客观数据提出警示，促使其改变不良的生活方式和行为，从而维护评估对象的健康。

健康危险因素的个体评估，主要通过比较实际年龄、评价年龄（依据年龄和死亡率之间的函数关系，从死亡率水平推算出的年龄值称评价年龄）和增长年龄（通过努力降低危险因素后可能达到的预期年龄）三者的差别，了解危险因素对寿命可能影响的程度及降低危险因素后寿命可能增长的程度。

评价年龄高于实际年龄，说明被评价者存在危险因素高于平均水平，即死亡率可能高于当地同年龄性别组的平均水平，反之则低。增长年龄与评价年龄之差数，说明被评价者接受医生建议后采取降低危险因素的措施，可能延长寿命的年数。根据实际年龄、评价年龄和增长年龄三者之间不同的量值，评估结果可以分为以下 4 种类型。

1. 健康型　被评价者的评价年龄小于实际年龄，其个体危险因素低于平均水平，预期健康状况良好。

2. 自创性危险因素型　被评价者评价年龄大于实际年龄，并且评价年龄与增长年龄之差值大，说明危险因素属自创性，通过自身的行为改变降低和去除危险因素，有可能较大程度的延长预期寿命。

3. 难以改变的危险因素型　被评价者评价年龄大于实际年龄，但评价年龄与增长年龄差值小，其危险因素主要来自生物遗传因素与既往及目前疾病史，通常不易于改变这些因素。因此，降低这类危险因素的可能性小，延长预期寿命的余地不大。

4. 一般性危险型　评价年龄接近实际年龄，其危险因素接近于轻微危害程度，降低危险因素的可能性有限，增长年龄和评价年龄接近。

案例 9-1 分析

临床预防服务是指在临床场所对健康者和无症状患者的疾病危险因素进行评价，然后实施个体的预防干预措施来预防疾病和促进健康。临床预防服务是在临床环境下一级和二级预防的结合。其强调纠正人们不良的行为生活方式，推行临床与预防一体化卫生服务。其主要工作范围是健康维护、健康促进及减少导致疾病的危险因素。

目前心脑血管疾病已经成为导致我国居民死亡的首位病因，目前每 5 位死亡患者中就有 2 位死于心脑血管疾病。本案例中的这几位英年猝死的高管均死于心脑血管疾病，作为社区医生可通过以下措施降低心脑血管疾病的发病率和死亡率：一是定期体检，详细询问病史，评估和发现患者是否有引发心脑血管疾病的危险因素，如高血压、高胆固醇血症、吸烟、肥胖及压力，并针对发现的危险因素，积极开展一级预防。二是通过早期发现心脑血管动脉粥样硬化，开展二级预防，如针对有危险因素的人群，酌情行静息及运动后心电图，或动态心电图检查，必要时行冠状动脉 CT 等检查。通过上述一、二级预防可以有效避免心脑血管疾病的发生。

（周　令）

本 章 小 结

1. 预防医学是医学的一个分支。它是以人群为主要研究对象，运用生物医学、医学统计学、流行病学、环境医学、临床医学和社会医学等有关学科的理论、原理与方法，阐明自然环境和社会环境因素对健康的影响及其作用规律，并通过制订有效的疾病预防、控制措施，对影响健康的主要危险因素进行有效的干预，以环境 - 人群 - 健康为工作模式，以维护和促进健康，预防疾病为目的一门综合性学科。

2. 临床预防服务是指在临床场所对健康者和无症状患者的病伤危险因素进行评价，然后实施个体的预防干预措施来预防疾病和促进健康。

3. 预防策略分为一级预防、二级预防和三级预防。一级预防是指在疾病尚未发生时针对引起疾病的危险因素采取的预防措施，也是积极预防疾病的最根本措施；二级预防是指在疾病的发病期，机体已有病理变化，但尚未出现典型的临床症状，做好早期发现、早期诊断、早期治疗的"三早"预防措施，以阻止疾病的发展和恶化；三级预防主要是在发病后期对患者采取积极合理的治疗，防止疾病恶化和伤残的发生，最大限度地改善患者的生活质量，延长生存期，并降低病死率。

4. 临床预防服务的主要内容包括健康咨询、疾病筛检 / 筛查、周期性健康检查、免疫接种 / 免疫规划、化学预防等。

第 10 章　健康档案的建立与管理

学习目标

1. 掌握居民健康档案的概念、形式和特征；居民健康档案的建立流程、种类及其内容；SOAP病历的规范书写。

2. 熟悉居民健康档案的更新管理与要求。

3. 了解居民健康档案的功能与应用、建立居民健康档案的目的与意义。

第一节　居民健康档案概述

城乡居民健康档案的建立是指辖区内常住居民（指居住半年以上的户籍及非户籍居民）到乡镇卫生院、村卫生室、社区卫生服务中心（站）接受服务时，由医务人员负责为其建立居民健康档案，并根据其主要健康问题和服务提供情况填写的相应记录，同时为服务对象填写并发放居民健康档案信息卡。

国家基本公共卫生服务规范要求基层医疗机构医务人员应以 0～6 岁儿童、孕产妇、老年人、慢性病患者、严重精神障碍患者和肺结核患者等人群为重点，建立居民健康档案。已经建立电子健康档案的地区，逐步为服务对象制作发放居民健康卡，替代居民健康档案信息卡，作为电子健康档案进行身份识别和调阅更新的凭证。按照全科医疗健康档案管理要求，全科医生应将辖区居民在医疗卫生服务过程中填写的健康档案相关记录表单，装入居民健康档案袋统一存放保管；居民电子健康档案的数据应存放在电子健康档案数据中心。

一、居民健康档案的定义

（一）定义

城乡居民健康档案是基层医疗卫生机构为城乡居民提供医疗卫生服务过程中的规范记录，是以居民个人健康为核心、贯穿整个生命过程、涵盖各个健康相关因素，满足居民自我保健和健康管理、健康决策需要的系统化信息资源。因此健康档案可以定义为：居民健康档案是居民及其家庭成员疾病防治、健康保护、健康促进等生命全过程的规范、科学记录，是有关居民健康信息的系统化文件，包括居民的个人基本信息记录、病历诊疗记录、健康检查记录、保健卡片，以及个人相关健康问题定期随访和家庭一般情况信息记录等。

城乡居民健康档案是基层医疗卫生机构在工作中收集、记录城乡居民健康信息的重要工具，是全科医生实现全科医疗持续性照顾不可缺少的有效工具，也是居民享有均等化公共卫生服务的重要体现，城乡居民健康档案还是增进居民自我健康管理的有效途径。

（二）形式

城乡居民健康档案主要有三种形式，分别是纸质健康档案、电子版病案及电子健康档案。随着医疗卫生事业的改革和发展，以及计算机在医疗卫生机构的普及与应用，电子健康档案已经取代纸质健康档案，成为城乡居民健康档案的主要载体。

二、建立居民健康档案的目的与意义

健康档案的重要性已广为医学界人士所认同，它在健康服务、医学教育、科研及司法工作等方面都占有相当重要的地位。随着国家医疗改革的进一步推进，居民健康档案对于当前转变医学模式、构建整合性服务体系、加快建立分级诊疗制度均具有重要的引领和支撑作用。

（一）掌握居民的基本情况和健康状况，提高居民自我保健能力

城乡居民健康档案是对居民、家庭成员的健康状况、影响健康的危险因素，以及与健康相关的各种因素进行完整、全程、规范的健康维护记录，是全科医生全面掌握居民健康状况的基本工具和提供连续性服务的信息媒介。全科医生通过居民健康档案要正确理解和鉴定居民或患者所提出的问题，充分了解居民个人和家庭的背景资料，掌握居民的基本健康状况。

城乡居民健康档案也是居民自我保健不可缺少的医学资料。居民通过一段时间的相关医学检查

笔记栏

及接受卫生服务效果的数据比较,可发现自身健康状况的变化及疾病发展趋向等,提高自我预防保健意识和识别健康危险因素的能力,主动接受医疗卫生机构的健康咨询和指导,提高自我保健能力。

(二)实施科学的健康管理和全程健康检测

全科医生在实施社区卫生服务工作中,要为社区居民提供连续性、综合性、协调性和高质量的医疗保健服务。通过城乡居民健康档案管理掌握和了解社区居民的健康状况,主动挖掘个人、家庭的问题,及时分析健康问题发生的原因,实施科学的健康管理和全程健康检测。

(三)为社区诊断和解决社区居民健康问题提供依据

完整的健康档案不仅记载了城乡居民健康状况,以及与之相关的健康信息,还记载了有关社区卫生服务、卫生人力等社区资源的信息,从而为社区诊断、制定社区卫生服务计划、解决社区居民主要健康问题提供基础性资料。

(四)为全科医学教学与科研提供重要资源

城乡居民健康档案是对社区居民以问题为中心的健康记录,反映了生物、心理和社会方面的问题,具有连续性、逻辑性,可运用于医学教育,有利于培养医学生的临床思维和处理问题的能力。真实、完整、规范和连续性的居民健康档案为前瞻性研究居民健康状况、探讨健康危险因素等科研提供了非常重要的资料。

(五)为社区卫生服务质量和技术的评价提供依据

城乡居民健康档案是居民从生到死生命全过程的、以问题为中心的健康记录,强调完整性、逻辑性、准确性,在一定程度上反映全科医生的工作质量和技术水平,因此也是考核全科医生处理各种健康问题的能力、技术水平及社区卫生服务的质量的重要依据。

(六)为处理法律纠纷提供凭证

真实、完整、规范和动态的城乡居民健康档案是社区卫生服务机构对社区居民健康管理的重要工作记录,是处理法律纠纷重要的医疗法律文书。

(七)为全科医生有效开展循证医疗服务

城乡居民健康档案是全科医生开展连续性服务的基础,是实现双向转诊的必备条件,也是评价居民个体健康水平并对个体进行医疗、预防、保健和康复的重要依据。居民健康档案的建立、管理和动态应用,为推进家庭医生签约服务及建立分级诊疗制度具有重要的引领和支撑作用。

三、建立健康档案时应遵循的原则

(一)逐步完善原则

城乡居民健康档案中部分内容需要通过长期、连续的记录观察、服务指导、综合分析等才能做出全面、准确的判断,从而逐步完善居民的健康档案。

(二)资料收集前瞻性原则

城乡居民健康档案记录的重点为过去影响、现在仍在影响、将来还会影响个体、家庭健康的主要问题及影响因素,档案里这些信息资料的重要性当时并非都能意识到,将伴随个体、家庭所面临问题的变化而变化。因此,在收集与问题密切相关的健康信息时,应遵循前瞻性原则,及时更新档案和保存信息资料。

(三)基本项目动态性原则

城乡居民健康档案是居民从生到死生命全过程的、以问题为中心的健康记录,其中一些基本项目也是在不断变化中,全科医生及社区卫生服务机构在应用中对一些不符合实际或已发生变迁的基本信息以及新出现的健康问题进行及时更新和完善。

(四)客观性和准确性原则

城乡居民健康档案是对社区居民以问题为中心的健康记录,反映了生物、心理和社会方面的问题,社区卫生机构和全科医生在居民健康档案的建立和管理过程中收集和记录内容应齐全完整、真实准确、书写规范、基础内容无缺失并及时更新补充,确保居民健康档案的客观和准确。

(五)保密性原则

城乡居民健康档案中有涉及社区居民、家庭的隐私信息内容,社区卫生服务机构应充分保障当事人的权利和要求,不得以任何形式或理由泄密,对已经建立电子健康档案的,要注意保护信息系统的数据安全。

笔记栏

第二节 居民健康档案的基本内容

城乡居民健康档案包括城乡居民个人健康档案、家庭健康档案和社区健康档案。个人健康档案及家庭健康档案主要通过入户服务（调查）、疾病筛查、健康体检、预防保健、居民就诊等多种方式，由乡镇卫生院、村卫生室、社区卫生服务中心（站）组织医务人员为城乡居民建立健康档案，并根据其主要健康问题和服务提供情况填写相应记录。社区健康档案则需要通过社区调查的方式将社区卫生服务状况、卫生资源及居民健康状况进行统计分析后才得以建立（详见第 8 章）。

一、个人健康档案

全科医生诊疗过程中记录个人健康问题多采用以问题为导向的临床方法（problem oriented approach）和病历记录（problem-oriented medical record，POMR）方式，与传统的以疾病为导向的病历记录不同，全科医生记录的不仅仅是疾病，还包括居民的个人基本信息、主观不适、客观检查、健康评估、健康指导，以及与健康有关的家庭、宗教、心理、行为、社会、经济等方面的问题。个人健康档案是指一个人从出生到死亡的整个过程中，其健康状况的发展变化情况及其所接受的各项卫生服务记录的总和。个人健康档案主要是由以问题为中心的个人健康问题记录和以预防为导向的周期性健康检查记录两个部分组成，主要包括个人基本信息、健康体检、重点人群健康管理记录及其他卫生服务记录（接诊、转诊、会诊记录）等内容。

重点人群健康管理记录包括国家基本公共卫生服务项目要求的 0 ~ 6 岁儿童、孕产妇、老年人、慢性病（包括 35 岁及以上的高血压病和 2 型糖尿病患者）、严重精神障碍和肺结核患者等各类重点人群的健康管理记录。

（一）以问题为导向记录

1. 个人基本信息 反映居民个人固有特征，贯穿整个生命过程，内容相对稳定，且客观性较强（图 10-1，表 10-1）。

（1）人口学资料：包括年龄、性别、民族、血型、身份证号码、户籍住址或常住地址、文化程度、职业、婚姻状况、社会经济状况、医疗费支付形式、联系方式（个人及亲属联系人电话）等。

（2）既往健康状况：包括药物过敏史、暴露史、疾病诊疗史、手术史、外伤史和输血史等。

（3）家庭生活史：包括家族史、家庭遗传疾病史、家庭成员的主要疾病史、目前健康状况、家庭主要生活事件等。

（4）生活环境：厨房排风设施、燃料类型、饮用水、厕所、禽畜栏等情况。

```
编号□□□□□□-□□□-□□□-□□□□□

                     居民健康档案

    姓   名：_____.
    现 住 址：_____.
    户籍地址：_____.
    联系电话：_____.
    乡镇（街道）名称：_____.
    村（居）委会名称：_____.


    建档单位：_____.
    建 档 人：_____.
    责任医生：_____.
    建档日期：_____年_____月_____日
```

图 10-1 居民健康档案封面

表 10-1　个人基本信息表

姓名：　　　　　　　　　　　　　　　　　　　　　　　　　编号□□□-□□□□□

性别	0 未知的性别　1 男　2 女　3 未说明的性别　□		出生日期	□□□□□□□□
身份证号			工作单位	
本人电话		联系人姓名	联系人电话	
常住类型	1 户籍　2 非户籍　　□	民族	1 汉族　2 少数民族　　□	
血型	1 A 型　2 B 型　3 O 型　4 AB 型　5 不详 /Rh：1 阴性　2 阳性　3 不详　　□/□			
文化程度	1 研究生　2 大学本科　3 大学专科和专科学校　4 中等专业学校　5 技工学校　6 高中　7 初中　8 小学　9 文盲或半文盲　10 不详　□			
职业	0 国家机关、党群组织、企业、事业单位负责人　1 专业技术人员　2 办事人员和有关人员　3 商业、服务业人员　4 农、林、牧、渔、水利业生产人员　5 生产、运输设备操作人员及有关人员　6 军人　7 不便分类的其他从业人员　8 无职业　□			
婚姻状况	1 未婚　2 已婚　3 丧偶　4 离婚　5 未说明的婚姻状况　　□			
医疗费用支付方式	1 城镇职工基本医疗保险　2 城镇居民基本医疗保险　3 新型农村合作医疗　4 贫困救助　5 商业医疗保险　6 全公费　7 全自费　8 其他　　□			
药物过敏史	1 无　2 青霉素　3 磺胺　4 链霉素　5 其他　　□/□/□_____			
暴露史	1 无　2 化学品　3 毒物　4 射线　　□/□/□			
既往史	疾病	1 无　2 高血压　3 糖尿病　4 冠心病　5 慢性阻塞性肺疾病　6 恶性肿瘤　7 脑卒中　8 严重精神障碍　9 结核病　10 肝炎　11 其他法定传染病　12 职业病_____　13 其他 □确诊时间_____年_____月 /□确诊时间_____年_____月 /□确诊时间_____年_____月 □确诊时间_____年_____月 /□确诊时间_____年_____月 /□确诊时间_____年_____月		
	手术	1 无　2 有：名称①_____时间_____/名称②_____时间_____　□		
	外伤	1 无　2 有：名称①_____时间_____/名称②_____时间_____　□		
	输血	1 无　2 有：名称①_____时间_____/名称②_____时间_____　□		
家族史	父亲	□/□/□/□/□/□	母亲	□/□/□/□/□/□_____
	兄弟姐妹	□/□/□/□/□/□	子女	□/□/□/□/□/□_____
	1 无　2 高血压　3 糖尿病　4 冠心病　5 慢性阻塞性肺疾病　6 恶性肿瘤　7 脑卒中　8 严重精神障碍　9 结核病　10 肝炎　11 先天畸形　12 其他			
遗传病史	1 无　2 有：疾病名称_____　□_____			
残疾情况	1 无残疾　2 视力残疾　3 听力残疾　4 言语残疾　5 肢体残疾　6 智力残疾　7 精神残疾　8 其他残疾　□/□/□/□/□/□/□/□			
生活环境	厨房排风设施	1 无　2 油烟机　3 换气扇　4 烟囱　□		
	燃料类型	1 液化气　2 煤　3 天然气　4 沼气　5 柴火　6 其他　□		
	饮水	1 自来水　2 经净化过滤的水　3 井水　4 河湖水　5 塘水　6 其他　□		
	厕所	1 卫生厕所　2 一格或二格粪池式　3 马桶　4 露天粪坑　5 简易棚厕　□		
	禽畜栏	1 无　2 单设　3 室内　4 室外　□		

填表说明：

1. 本表用于居民首次建立健康档案时填写。如果居民的个人信息有所变动，可在原条目处修改，并注明修改时间或重新填写。若失访，在空白处写明失访原因；若死亡，写明死亡日期和死亡原因。若迁出，记录迁往地点基本情况、档案交接记录。0 ～ 6 岁儿童无须填写该表。

2. 性别：按照国标分为男、女、未知的性别及未说明的性别。

3. 出生日期：根据居民身份证的出生日期，按照年（4 位）、月（2 位）、日（2 位）顺序填写，如 19490101。

4. 工作单位：应填写目前所在工作单位的全称。离退休者填写最后工作单位的全称；下岗待业或无工作经历者需具体注明。

5. 联系人姓名：填写与建档对象关系紧密的亲友姓名。

6. 民族：少数民族应填写全称，如彝族、回族等。

7. 血型：在前一个"□"内填写与 ABO 血型对应编号的数字；在后一个"□"内填写与 RH 血型对应编号的数字。

8. 文化程度：指截至建档时，本人接受国内外教育所取得的最高学历或现有水平所相当的学历。

9. 药物过敏史：表中药物过敏主要列出青霉素、磺胺或者链霉素过敏，如有其他药物过敏，请在其他栏中写明名称。

10. 既往史

（1）疾病：填写现在和过去曾经患过的某种疾病，包括建档时还未治愈的慢性病或某些反复发作的疾病，并写明确诊时间，如有恶性肿瘤，请写明具体的部位或疾病名称，如有职业病，请填写具体名称。对于经医疗单位明确诊断的疾病都应以一级及以上医院的正式诊断为依据，有病史卡的以卡上的疾病名称为准，没有病史卡的应有证据证明是经过医院明确诊断的。可以多选。

（2）手术：填写曾经接受过的手术治疗。如有，应填写具体手术名称和手术时间。

（3）外伤：填写曾经发生的后果比较严重的外伤经历。如有，应填写具体外伤名称和发生时间。

（4）输血：填写曾经接受过的输血情况。如有，应填写具体输血原因和发生时间。

11. 家族史：指直系亲属（父亲、母亲、兄弟姐妹、子女）中是否患过所列出的具有遗传性或遗传倾向的疾病或症状。有则选择具体疾病名称对应编号的数字，可以多选。没有列出的请在"其他"中写明。

12. 生活环境：农村地区在建立居民健康档案时需根据实际情况选择填写此项。

2. 健康体检信息 包括一般健康检查、生活方式、实验室检查和辅助检查及其疾病用药情况、健康评价等。健康体检表应在居民首次建立健康档案时，或老年人、慢性患者、严重精神障碍患者和肺结核患者等在接受年度健康检查时填写。

（1）症状（主诉）：包括无症状或头痛、头晕、心悸、胸闷、胸痛、慢性咳嗽、咳痰、呼吸困难、多饮多尿、体重下降、乏力、关节肿痛、视物模糊、手脚麻木、尿急、尿痛、便秘、腹泻、恶心、呕吐、眼花、耳鸣、乳房胀痛等。

（2）一般状况：包括体温、脉搏、呼吸频率、血压、身高、体重、腰围、体重指数（BMI）；老年人健康状况自我评估、老年人生活自理能力自我评估及老年人情感状态等。

（3）生活方式：包括体育锻炼、饮食习惯、吸烟情况、饮酒情况、职业病危害接触史等。

（4）脏器功能：包括口腔、视力、听力及运动功能。

（5）查体：包括眼底、皮肤、巩膜、淋巴结、肺、心脏、腹部、下肢、足背动脉搏动、肛门指诊、乳腺及妇科情况等。

（6）实验室检查和辅助检查：包括血尿常规、空腹血糖、心电图、尿微量蛋白、大便潜血、糖化血红蛋白、乙肝表面抗原、肝功能、肾功能、血脂、胸部 X 线检查、B 超、宫颈涂片等。

（7）现存主要健康问题：包括脑血管疾病、肾脏疾病、心脏疾病、血管疾病、眼部疾病、神经系统疾病及其他系统疾病。

（8）住院治疗情况：包括住院史（入出院日期、住院原因、所住医院等）和家庭病床史（建/拆床日期、建床原因及建床医疗机构）。

（9）主要用药情况：包括药品名称、用法、用量、用药时间及服药依从性情况。

（10）非免疫计划预防接种史：包括疫苗名称、接种日期和接种机构信息。

（11）健康评价、健康指导：根据体检情况作出本次体检健康评价，并进行个性化健康指导。

（12）危险因素控制和不良生活方式干预等。

3. 问题描述及进展记录（接诊记录） 是健康问题解释的核心部分，是全科医生重要的工作内容：即每次患者就诊内容的详细资料记录。问题描述及进展记录常采用 SOAP 形式对健康问题逐一进行描述。S（subjective data）表示就诊者的主观资料，O（objective data）表示就诊者的客观资料，A（assessment）表示对健康问题的评估，P（plan）表示对健康问题的处置计划（图 10-2）。

姓名：	编号 □□□ - □□□□□

就诊者的主观资料：

就诊者的客观资料：

评估：

处理计划：

医生签字：

接诊日期： 年 月 日

填表说明：

1. 本表供居民由于急性或短期健康问题接受咨询或医疗卫生服务时使用，以能够如实反映居民接受服务的全过程为目的、根据居民接受服务的具体情况填写。

2. 就诊者的主观资料：包括主诉、咨询问题和卫生服务要求等。

3. 就诊者的客观资料：包括查体、实验室检查、影像检查等结果。

4. 评估：根据就诊者的主、客观资料作出的初步印象、疾病诊断或健康问题评估。

5. 处理计划：指在评估基础上制定的处理计划，包括诊断计划、治疗计划、患者指导计划等。

图 10-2 接诊记录表（SOAP 记录）

S，主观资料：是由就诊者或其就医时的陪伴者提供的主诉、症状、患者的主观感觉、疾病史、家族史和社会生活史等。

O，客观资料：是社区卫生服务人员在诊疗过程中所观察到的患者资料，包括体检所见、实验室检查结果、心理行为测量结果及全科医生观察到的患者的态度、行为等。

A，评估：是问题描述中最重要的部分。完整的评估应包括诊断、鉴别诊断、问题的轻重程度及预后等，它不同于以往的以疾病为中心的诊断模式，问题可以是生理问题、心理问题、社会问题或未明确的症状和（或）主诉。

P，处理计划：是针对问题而提出的，体现全科医生以患者为中心、预防为导向以及生物 - 心理 - 社会医学模式的全方位考虑，而不仅限于治疗或开具药物，还应包括预防、保健、康复、健康教育和行为干预等内容，计划内容一般应包括诊断计划、治疗计划、对患者的各项健康指导等。

案例 10-1　高血压患者首诊 SOAP 书写格式与记录的内容范例

高血压首诊的 SOAP 格式接诊记录表

姓名：×××　　　　　　　　　　　　　　　　　　编号 □□□ - □□□□□

就诊者的主观资料（S）：头痛、头晕 1 个月余，以往曾偶有头晕史，测血压较高，未就诊；本次发病就诊为首诊。饮酒史 22 年，这 10 年来每日饮 2 次白酒（中晚餐），每次约 150ml，饮食习惯荤食为主，味咸；活动少，睡眠可；已退休，家庭和睦，近期无生活事件发生，父亲有高血压病史，65 岁死于脑梗死。就诊者的客观资料（O）：男性，62 岁，身高 170cm，体重 84kg，面红体胖，性格开朗。

血压 184/112mmHg，心率 102 次 / 分。眼底检查提示：眼底动脉硬化；尿常规：蛋白质（-）。

评估（A）：根据患者主诉资料和体格检查结果，初步诊断：原发性高血压 3 级（极高危）结合其家族史和可能出现的并发症，应积极采取措施控制血压，并纳入随访观察。

处理计划（P）

1.诊断计划

（1）心电图检查、胸部 X 线检查。

（2）肝功能、血糖、肾功能及血脂测定。

2.治疗计划

（1）降压药物治疗，制定合理的降压方案，监测血压。

（2）低盐饮食，控制食盐量≤ 6g/d。

（3）低脂饮食，减少富含胆固醇食物，增加膳食纤维。

（4）加强运动，控制体重。

（5）控制饮酒，少量饮酒（100ml/d）。

3.健康教育计划

（1）有关高血压知识介绍、影响高血压病情的危险因素介绍。

（2）介绍控制饮食的意义及方法，培养良好的生活方式和干预不良生活行为。

（3）自我保健知识指导，教患者学会自我监测血压，指导患者正确使用降压药物，并了解所用药物的注意事项和不良反应。

（4）患者家属的健康教育和协助干预。

医生签字：×××

接诊日期：×××× 年 ×× 月 ×× 日

---

4. 病情随访表　按照国家基本公共卫生服务规范要求，全科医生必须对辖区内诊断明确的慢性疾病进行定期随访和规范管理，目前要求全科医生对辖区内 35 岁及以上的高血压患者和 2 型糖尿病患者、严重精神障碍患者和肺结核患者等重点人群进行季度随访和分类干预管理；对辖区内孕产妇、0 ～ 6 岁儿童及 65 岁及以上老年人进行定期健康保健管理，并记录个人健康管理信息。

案例 10-2　高血压患者随访服务记录内容

（1）测量血压并评估是否存在危急情况，如出现收缩压≥ 180mmHg 和（或）舒张压≥ 110mmHg；意识改变、剧烈头痛或头晕、恶心、呕吐、视物模糊、眼痛、心悸、胸闷、喘憋不能平卧及处于妊娠期或哺乳期同时血压高于正常等危急情况之一，或存在不能处理的其他疾病时，需在处理后紧急转诊。对于紧急转诊者，乡镇卫生院、村卫生室、社区卫生服务中心（站）应在2周内主动随访转诊情况。

（2）若不需紧急转诊，询问上次随访到此次随访期间的症状。

（3）测量体重、心率，计算体质指数（BMI）。

（4）询问患者疾病情况和生活方式，包括心脑血管疾病、糖尿病、吸烟、饮酒、运动、摄盐情况等。

（5）了解患者服药情况。

（6）每次提供服务后及时将相关信息记入患者的健康档案或录入电子信息系统的患者健康档案。

5. 会诊转诊记录 会诊和双向转诊是全科医生的重要任务，它既体现了全科医生对患者的全面负责精神，也是全科医疗质量保证的重要工作内容。在双向转诊过程中，全科医生不仅要帮助患者选择转诊的医院和医生，还要积极参与到所转诊医院和接诊医生的诊疗计划和康复方案的制定中，为转诊医疗机构和接诊医生提供患者必需的健康信息资料。

会诊记录是全科医生根据居民健康情况需要接受会诊服务时使用。会诊医生应填写患者会诊的主要情况（会诊原因）、主要处理和指导意见，填写会诊医生所在医疗卫生机构名称并签署会诊医生姓名，来自同一医疗卫生机构的会诊医生可以只填写一次机构名称，然后在同一行依次签署姓名。

双向转诊是全科医生在重要转诊时使用，由转诊医生填写。填写内容包括初步印象（根据患者病情做出的初步判断）、主要现病史（患者转诊时存在的主要临床问题）、主要既往史（患者既往存在的主要疾病史）、主要检查结果（患者检查的主要结果）、治疗经过（经治医生对患者实施的主要诊治措施），以及下一步治疗方案及康复建议（经治医生对患者转出后需要进一步治疗及康复提出的指导建议）等（图10-3，图10-4）。

```
                                    存根
患者姓名_____性别_____年龄_____档案编号_____。
家庭住址_____联系电话_____，
于_____年_____月_____日因病情需要，转入_____单位科室_____接诊医生_____。
                                              转诊医生（签字）：
                                                  年   月   日
_____
                            双向转诊（转出）单
_____（医疗机构）：
现有患者_____性别_____年龄_____因病情需要，需转入贵单位，请予以接诊。
初步印象：
主要现病史（转出原因）：
主要既往史：
诊疗经过：
                                              转诊医生（签字）：
                                              联系电话：
                                              _____（医疗机构）
                                                  年   月   日
```

图 10-3　双向转诊（转出）单

```
                                    存根
患者姓名_____性别_____年龄_____档案编号_____。
家庭住址_____联系电话_____，
于_____年_____月_____日因病情需要，转回_____单位科室_____接诊医生_____。
                                              转诊医生（签字）：
                                                  年   月   日
_____
                            双向转诊（回转）单
_____（医疗机构）：
现有患者_____性别_____年龄_____因病情需要，现转回贵单位，请予以接诊。
诊断结果_____住院病案号_____。
主要检查结果：
经过治疗、下一步治疗方案及康复建议：
                                              转诊医生（签字）：
                                              联系电话：
                                              _____（医疗机构）
                                                  年   月   日
```

图 10-4　双向转诊（回转）单

6. 居民健康档案信息卡的发放　居民健康档案信息卡为正反两面，根据居民信息如实填写，应与健康档案对应项目的填写内容一致。过敏史，主要指对青霉素、磺胺、链霉素过敏，如有对其他药物、食物或其他物质（如花粉、酒精、油漆等）过敏，请写明过敏物质名称（图 10-5）。

居民健康档案信息卡

（正面）

姓名		性别		出生年月	
健康档案编号				□□□ - □□□□□	
ABO 血型	□ A □ B □ O □ AB		RH 血型	□ Rh 阴性 □ Rh 阳性 □ 不详	
慢性病患病情况： □无 □高血压 □糖尿病 □脑卒中 □冠心病 □哮喘 □职业病 □其他疾病					
过敏史：					

（反面）

家庭住址		家庭电话	
紧急情况联系人		联系人电话	
建档机构名称		联系电话	
责任医生或护士		联系电话	
其他说明：			

图 10-5　居民健康档案信息卡

（二）以预防为导向的记录

以预防为导向的记录是城乡居民健康档案的重要内容，它是全科医生面向部分特殊居民和健康人群提供的以预防保健为主要内容的健康管理信息记录。按照目前国家制定的现阶段健康保健人群主要为 0 ～ 6 岁儿童、孕产妇、65 岁及以上老年人；各省市县在此基础上根据当地实际情况再增加了部分重点关注的人群，如辖区内育龄妇女、60 岁及以上老年人、80 岁以上高龄老人、独居老人、空巢老人（家庭）、失独家庭、优抚家庭及低保户家庭等。

1. 周期性健康检查记录　周期性健康检查是全科医生运用格式化的健康筛查表格，针对这些居民在某些特殊阶段或时期所存在的危险因素作为个体设计并进行的健康检查。周期性健康检查是全科医生以无症状的个体为对象，以早期发现病患及危险因素进而加以防治为目的。它与传统的定期体格检查的最大区别在于周期性健康检查是有针对性的、个性化体检，检查的周期依据居民的健康状况不同而各异。

老年人周期性健康检查范例：社区卫生服务机构医务人员必须为辖区内老年人每年提供 1 次健康管理服务，服务内容包括生活方式和健康状况评估、体格检查、辅助检查和健康指导，其中健康指导应包括告知评价结果并进行针对性、个性化健康教育和指导。对发现已确诊的原发性高血压和 2型糖尿病等患者同时开展相应的慢性病患者健康管理；对患有其他疾病的（非高血压或糖尿病），应及时治疗或转诊；对发现有异常的老年人建议定期复查或向上级医疗机构转诊；进行健康生活方式以及疫苗接种、骨质疏松预防、防跌倒措施、意外伤害预防和自救、认知和情感等健康指导；告知或预约下一次健康管理服务的时间。生活自理能力评估表（表 10-2）。

表 10-2　老年人生活自理能力评估表

姓名：　　　　　　　　　　　　　　　　　　　　　　　　评估日期：　　年　　月　　日

评估事项、内容与评分	程度等级				
	可自理	轻度依赖	中度依赖	不能自理	判断评分
进餐：使用餐具将饭菜送入口、咀嚼、吞菜送入口、吞	独立完成	—	需要协助，如切碎、搅拌食物等	需要协助，如切碎、搅拌食物等	
评分	0	0	3	5	
梳洗：梳头、洗脸、刷牙、剃须、洗澡等活动	独立完成	能独立地洗头、梳头、洗须等；洗澡需要协助	在协助下和适当的时间内，能完成部分梳洗活动	完全需要帮助	

笔记栏

续表

评估事项、内容与评分	程度等级				判断评分
	可自理	轻度依赖	中度依赖	不能自理	
评分	0	1	3	7	
穿衣：穿衣裤、袜子、鞋子等活动	独立完成	—	需要协助，在适当的时间内完成部分穿衣	完全需要帮助	
评分	0	0	3	5	
如厕：小便、大便等活动及自控	不需协助，可自控	偶尔失禁，但基本上能如厕或使用便具	经常失禁，在很多提示和协助下尚能如厕或使用便具	完全失禁，完全需要帮助	
评分	0	1	5	10	
活动：站立、室内行走、上下楼梯、户外活动	独立完成所有活动	借助较小的外力或辅助装置能完成站立、行走、上下楼梯等	借助较大的外力才能完成站立、行走，不能上下楼梯	卧床不起，活动完全需要帮助	
评分	0	1	5	10	
总得分					

2. 预防保健记录 是乡镇卫生院、村卫生室和社区卫生服务中心（站）全科医生针对辖区内儿童（主要为 0～6 岁儿童）和育龄妇女（包括孕产妇）健康保健管理记录。0～6 岁儿童保健记录主要包括出生医学证明信息、新生儿家庭访视记录、儿童健康检查记录（包括 1～8 月龄、12～30 月龄、12～30 月龄及 3～6 岁儿童健康检查记录）、体弱儿童管理信息、男童生长发育监测图和女童生长发育监测图等。妇女保健包括婚前保健服务信息、妇女病普查信息、计划生育技术服务信息、孕产妇保健服务与高危产妇管理信息、产前检查与诊断信息、产后家庭访视（表 10-3）记录及出生缺陷检测信息等。

表 10-3　产后访视记录表

姓名：　　　　　　　　　　　　　　　　　　　　　　　　　　　　　编号 □□□ - □□□□□

随访日期	年　月　日		
分娩日期	年　月　日	出院日期	年　月　日
体温（℃）			
一般健康情况			
一般心理状况			
血压（mmHg）			
乳房	1 未见异常　2 异常□		
恶露	1 未见异常　2 异常□		
子宫	1 未见异常　2 异常□		
伤口	1 未见异常　2 异常□		
其他			
分类	1 未见异常　2 异常□		
指导	1 个人卫生　2 心理　3 营养　4 母乳喂养　5 新生儿护理与喂养　6 其他□ /□ /□ /□ /□ /□		
转诊	1 无　2 有　原因：□ 机构及科室：		
下次随访日期			
随访医生签名			

二、家庭健康档案

家庭健康档案，一般首次为居民建档时一同完成其家庭健康档案的主要内容记录，待家庭发生变动或结合社区实际情况再完善有关内容。家庭主要问题目录应随时记录。

家庭健康档案包括家庭的基本信息资料（详见第 7 章相关内容）、家系图（同第 7 章相关内容）、家庭评估资料、家庭主要问题目录、问题描述和家庭各成员的个人健康档案（其形式和内容同居民个人健康档案）。

（一）家庭评估及资料

1. 家庭基本资料　包括家庭住址、居住环境、家庭成员基本情况、家用设施（包括厨房和卫生设施等）、家庭经济、家庭生活史以及家庭的健康信念和行为等。

家庭生活史是指主要的家庭生活事件、家庭生活周期、家庭问题、家庭成员的健康问题等。

家庭的健康信念和行为包括：①生活方式、健康维护和健康促进的行为，如吸烟、饮酒、饮食结构、体育锻炼等；②疾病预防和控制措施，如免疫接种、定期体检、儿童保健、计划生育等；③医疗保健服务的可用性、可及性和熟悉程度，医疗保险的类型、对医保的熟悉程度和可及性；④对健康的关心程度、是否能及时做出求医决定，家庭照顾患者的能力如何等。

2. 家庭功能评估　家庭功能主要有两方面的作用，即对家庭成员的作用和对社会的作用。家庭功能与患者的家庭照顾关系密切，因此家庭功能的好坏与家庭成员的身心健康及疾病的预后有很大关系。

（二）家庭主要问题目录及描述

1. 家庭主要问题目录　家庭主要问题与家庭生活压力事件直接相关，生活压力事件一般分为四类：①家庭生活事件：如家庭成员的去世、丧偶、离异或者夫妻感情问题、家庭矛盾、新的家庭成员的加入等。②个人生活事件：包括开始恋爱或者失恋、伤病、生活环境改变、违法行为等。③工作生活事件：包括就业、工作调整、退休、失业等。④经济生活事件：包括收入减少、中奖、大额贷款等。

按家庭问题与健康的相关性将家庭主要问题可分为两大类：一类是健康问题，即家庭成员中发生的某些重大健康问题，如家庭成员患大病、死亡等；另一类是与健康紧密相关的社会与家庭问题，如失业、负债、中大奖、地位发生重大变化等。问题可涉及家庭生活和家庭功能的各个方面。

2. 家庭主要健康问题描述　一般采用 SOAP 格式记录（表 10-4）。

表 10-4　家庭主要健康问题目录

1. 家庭成员主要健康问题			2. 家庭主要健康问题			
姓名：　　　　　　档案号：			姓名：　　　　　　　　档案号：			
序号	发生时间	问题名称	序号	发生时间	问题名称	备注

（三）家庭成员健康记录

家庭成员健康记录的形式和内容与居民个人健康档案相同。

第三节　居民健康档案管理与信息化系统

城乡居民健康档案记载了城乡居民一生中有关健康问题的全部，是基层卫生服务机构工作中收集、记录辖区居民健康信息的重要工具，是全科医生实现全科医疗持续性照顾不可缺少的有效工具，也是居民享有均等化公共卫生服务的重要体现，居民健康档案还是增进居民自我健康管理的有效途径。社区卫生服务机构应将所有健康档案资料集中存放保管，安排专人负责；居民健康档案建立的最重要目的就是动态使用，居民每次就诊或实施健康保健服务时，能及时调阅、就诊、登记、完善和归档。有条件的地区或单位应逐步建立居民健康档案网络化管理，既有利于全科医生及时查阅、记录和完善，也有利于提高居民健康档案的利用率。

一、健康档案的建立过程

（一）建档的对象和方法

城乡居民健康档案坚持以乡镇卫生院、村卫生室和社区卫生服务中心（站）建档为主，其他医疗保健机构为辅。乡镇卫生院、村卫生室和社区卫生服务中心（站）基层卫生服务机构负责确定建档对象。针对辖区内常住居民（指居住半年以上的户籍及非户籍居民）及重点管理人群，按照自愿与引导相结合的原则进行建档。建档对象主要包括以下两类：

笔记栏

一类为到基层卫生服务机构就诊或寻求健康咨询、指导的本辖区常住居民。辖区居民到乡镇卫生院、村卫生室和社区卫生服务中心（站）等基层卫生服务机构接受服务时，医务人员应主动宣传和耐心解释健康档案的作用，争取居民自愿建立健康档案。全科医生可以在接诊服务中及时建立健康档案，也可以采取预约的方式，在服务机构、村或居委会、居民家中建立。

另一类为基层卫生服务机构重点管理人群，包括 0～6 岁儿童、孕产妇、老年人、慢性病患者、严重精神障碍患者和肺结核患者等。按照国家有关公共卫生服务政策要求，加大宣传和引导力度，积极主动为这类重点人群建立居民健康档案。可以通过入户访视和调查、疾病筛查、健康体检、预防保健、门诊接诊等方式，由基层卫生服务机构组织医务人员在机构内或居民家中分批、分期建立健康档案。

（二）建档原则和制度

1. 建档的原则 健康档案的建立要遵循自愿与引导相结合的原则，在使用过程中要注意保护服务对象的个人隐私。建立电子健康档案的地区，要注意保护信息系统的数据安全。

建档的原则包括五方面：逐步完善原则、资料收集前瞻性原则、基本项目动态性原则、客观性和准确性原则及保密性原则。

2. 建档的制度 为使健康档案内容完整、准确、全面地反映居民一生的健康状况，有必要按照国家、省市县各级卫生计生行政部门相关规定和标准制定有关健康档案的建立、保管、使用和保密等制度，完善相应的设备，配备专或兼职人员，妥善保管健康档案资料。

（三）建档的流程

居民健康档案的建立流程是基层卫生服务机构医务人员在为辖区居民实施医疗保健服务过程中按服务对象的分类、建档对象的确定等流程建立健康档案（图 10-6，图 10-7）。

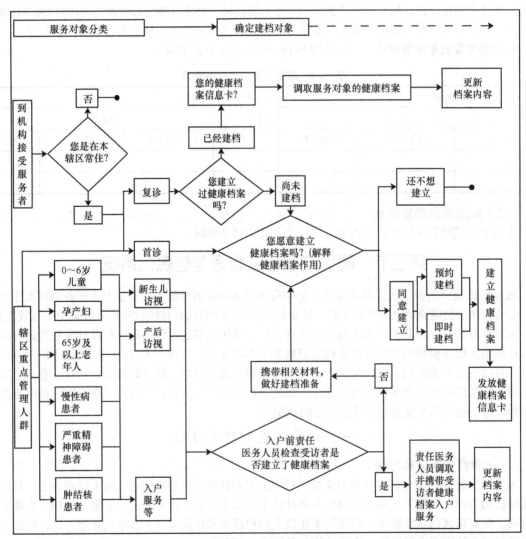

图 10-6　建档对象流程图

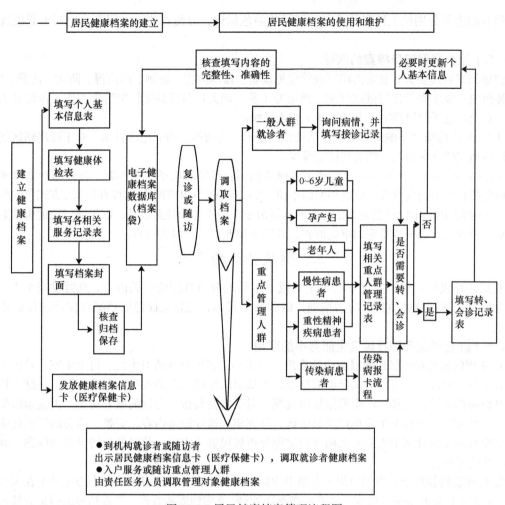

图 10-7　居民健康档案管理流程图

二、健康档案的归档与保管

乡镇卫生院、村卫生室、社区卫生服务中心（站）负责首次建立居民健康档案、更新信息、保存档案；其他医疗卫生机构负责将相关医疗卫生服务信息及时汇总、更新至健康档案；各级卫生计生部门负责健康档案的监督与管理。在乡镇卫生院、村卫生室、社区卫生服务中心（站），居民健康档案的归档、存放和保管可根据其规模及人员编制情况而定，可以设立档案室或处，管理人员可以根据机构实际情况确定专/兼职档案管理人员，也可由责任医务人员进行兼职管理，保证健康档案完整、安全。

（一）城乡居民健康档案的归档

乡镇卫生院、村卫生室、社区卫生服务中心（站）应通过多种信息采集方式建立居民健康档案，及时更新健康档案信息。已建立电子健康档案的地区应保证居民接受医疗卫生服务的信息能汇总到电子健康档案中，保持资料的连续性。基层医疗机构应统一为居民健康档案进行编码，采用 17 位编码制，以国家统一的行政区划编码为基础，以村（居）委会为单位，编制居民健康档案唯一编码。同时将建档居民的身份证号作为身份识别码，为在信息平台上实现资源共享奠定基础。

按照国家有关专项服务规范要求记录相关内容，记录内容应齐全完整、真实准确、书写规范、基础内容无缺失。各类检查报告单据和转、会诊的相关记录应粘贴留存归档，如果服务对象需要可提供副本。已建立电子版化验和检查报告单据的机构，化验及检查的报告单据交居民留存。

个人健康档案的排列顺序一般为封面、个人基本信息、健康体检表、重点人群健康管理记录、其他医疗卫生服务记录等。这些资料最好装成可随时增加页数的合订本，合订本最后一页应留有空白页，供辅助检查资料的粘贴。居民健康档案所包含的资料较多，需要装在档案袋内，档案袋的设计要便于查找和提取。通常档案室横向摆放在档案室（柜）的搁架上，因此档案袋正面右上角的顶边和右侧边可分别标上档案号或印上不同的颜色标记,方便查找。中间部分应写上居民姓名和住址。

(二)城乡居民健康档案的保管

健康档案管理要具有必需的档案保管设施设备,按照防盗、防晒、防高温、防火、防潮、防尘、防鼠和防虫等要求妥善保管健康档案,指定专(兼)职人员负责健康档案管理工作,保证健康档案完整、安全。电子健康档案应有专(兼)职人员维护。

(1)居民健康档案的终止缘由包括死亡、迁出、失访等,均需记录日期。对于迁出辖区的还要记录迁往地点的基本情况、档案交接记录等。

(2)纸质健康档案应逐步过渡到电子健康档案,纸质和电子健康档案,由健康档案管理单位(即居民死亡或失访前管理其健康档案的单位)参照现有规定中的病历的保存年限、方式负责保存。

(3)健康档案中已经记录的信息,绝不能出于某种需要而任意改动,以保证居民健康档案的真实可靠。如改动,必须经特定的审批流程,并留下修改记录,以备核查。

三、健康档案的应用

基层医疗机构在建档案建立后要定期或不定期地分析其间的有关内容,及时发现个人、家庭的主要问题,有针对性地提出防治措施,做到物尽其用,充分发挥健康档案在提高居民健康水平的作用。

(一)在全科医疗和社区卫生服务中的应用

1. 在疾病诊疗和预防保健服务中的应用　已建档的居民到乡镇卫生院、村卫生室、社区卫生服务中心(站)复诊时,应持居民健康信息卡,由基层医疗机构医务人员(分诊人员)在健康档案室调取其健康档案后,由接诊医生根据复诊情况,对于需要转诊、会诊的服务对象,由接诊医生填写转诊、会诊记录。全科医生应负责及时更新、补充相应诊疗记录内容。完整、动态的居民健康档案有利于全科医疗和社区卫生服务机构今后定期分析居民健康内容,及时发现居民健康问题,有针对性提出防治干预计划。

2. 在慢性病管理服务中的应用　乡镇卫生院、村卫生室、社区卫生服务中心(站)在定期开展慢性患者群(目前基层医疗机构主要开展高血压管理、2 型糖尿病管理、严重精神障碍患者管理和肺结核患者管理)健康管理服务时,应事先查阅服务对象的健康档案并携带慢性病随访表,在服务过程中记录慢性患者的主观、一般情况(体重指数)、指标(血压和血糖值)控制、生活行为、药物使用、健康教育和指导、分类管理干预等相应内容。按国家相关规定基层医疗机构医务人员对明确诊断的高血压和糖尿病等慢性病患者每季度至少一次随访记录,慢性病患者健康档案内每年至少有 4 次随访记录、1 次健康体检,通过对这些慢性患者群健康管理记录的分析,既可对慢性病患者间断性健康状况做出初步评估,也可以作为全科医生开展慢性病管理服务质量的考评依据。

3. 所有的服务记录由责任医务人员或档案管理人员统一汇总、及时归档　已建立电子健康档案信息系统的机构应同时更新电子健康档案。

(二)健康档案在教学科研中的应用

城乡居民健康档案为医学科研教学提供了重要的资料来源。对科研教学具有重要的利用价值。居民健康档案收集了一个人从出生到死亡的整个过程中其健康状况的发展变化情况及所接受的各项卫生服务记录。资料的全面性和连续性不但满足了基层卫生机构连续性医疗服务的需求,还可以为不同类型的课题研究提供良好素材。同时,居民健康档案是以问题为导向的健康记录,反映居民生理、心理和社会方面的问题,具有连续性、逻辑性,是很好的教材,有利于培养学生的临床思维和全科医疗思维能力。

(罗　群)

本　章　小　结

1.城乡居民健康档案是基层医疗卫生机构医务人员为城乡居民提供医疗卫生服务过程中的规范记录,是以居民个人健康为核心,贯穿整个生命过程,涵盖各个健康相关因素,且满足居民自我保健和健康管理、健康决策需要的系统化信息资源。城乡居民健康档案是全科医生实现全科医疗持续

笔记栏

性照顾不可缺少的有效工具，也是居民享有均等化公共卫生服务的重要体现。城乡居民健康档案还是增进居民自我健康管理的有效途径。

2. 城乡居民健康档案包括城乡居民个人健康档案、家庭健康档案和社区健康档案。个人健康档案及家庭健康档案主要通过入户服务（调查）、疾病筛查、健康体检、预防保健、居民就诊等多种方式建立，由乡镇卫生院、村卫生室、社区卫生服务中心（站）组织医务人员为城乡居民建立健康档案，并根据其主要健康问题和服务提供情况填写相应记录。

3. 社区卫生服务机构应将所有健康档案资料集中存放保管，安排专人负责；居民健康档案建立的最重要目的就是动态使用，居民每次就诊或实施健康保健服务时，能及时调阅、就诊、登记、完善和归档。有条件的地区或单位应逐步建立居民健康档案网络化管理，既有利于全科医生及时查阅、记录和完善，也有利于提高居民健康档案的利用率。

第 11 章　全科医疗中的健康管理服务

学习目标

1. 掌握健康管理的定义、特点、内容。
2. 熟悉健康管理的目的及意义；全科医生在健康管理中的作用。
3. 了解健康管理的基本步骤和常用服务流程；社区健康管理。

　　健康管理（managed care）是 20 世纪 50 年代末最先在美国提出的概念，其核心内容为医疗保险机构通过对其医疗保险客户（包括疾病患者或高危人群）开展系统的健康管理，达到有效控制疾病的发生或发展，显著降低出险概率和实际医疗支出，从而减少医疗保险赔付损失的目的。相对狭义的健康管理（health management）是指基于健康体检结果，建立专属健康档案，给出健康状况评估，并有针对性地提出个性化健康管理方案（处方），据此，由专业人士提供一对一咨询指导和跟踪辅导服务，使客户从社会、心理、环境、营养、运动等多个角度得到全面的健康维护和保障服务。

　　而全科医生是对个人、家庭与社区提供优质、方便、经济有效的、一体化的基础性医疗保健服务，进行生命、健康与疾病的全过程、全方位负责式管理的医生，其服务涵盖不同性别、年龄的对象及其生理、心理社会各层面的健康照顾，在居民健康管理过程中起着重要作用。

第一节　健康管理概述

　　21 世纪以来，随着医疗技术和人类对健康认识的发展，"4P"（prediction，prevention，personalization，participatory）医学成为医学发展的新方向，其核心是预警、预防，以及针对不同患者的个体化治疗有机地结合为一体，全面地提高人类的健康水平。健康管理是全科医学的核心之一，作为基本服务方法可以帮助全科医生动态掌握人群的健康问题和健康状态。

一、健康管理的定义和特点

　　健康管理（health management）是以预防和控制疾病发生与发展，降低医疗费用，提高生命质量为目的，针对个体及群体进行健康教育，提高自我管理意识和水平，并对其生活方式相关的健康危险因素，通过健康信息采集、健康检测、健康评估、个性化监看管理方案、健康干预等手段持续加以改善的过程和方法。

　　健康管理是指一种对个人或人群的健康危险因素进行检测、分析、评估和干预的全面管理的过程。健康管理主要有以下 3 个特点。

　　（1）健康管理是以控制健康危险因素为核心，包括可变危险因素和不可变危险因素。前者为通过自我行为改变的可控因素，如不合理饮食、缺乏运动、吸烟酗酒等不良生活方式，高血压、高血糖、高血脂等异常指标因素。后者为不受个人控制因素，如年龄、性别、家族史等因素。

　　（2）健康管理体现一、二和三级预防并举。一级预防，即无病预防，又称病因预防，是在疾病（或伤害）尚未发生时针对病因或危险因素采取措施，降低有害暴露的水平，增强个体对抗有害暴露的能力预防疾病（或伤害）的发生或至少推迟疾病的发生。二级预防，即疾病早发现早治疗，又称为临床前期预防（或症候前期），即在疾病的临床前期作好早期发现、早期诊断、早期治疗的"三早"预防措施。这一级的预防是通过早期发现，早期诊断而进行适当的治疗，来防止疾病临床前期或临床初期的变化，能使疾病在早期就被发现和治疗，避免或减少并发症，后遗症和残疾的发生，或缩短致残的时间。三级预防，即治病防残，又称临床预防，可以防止伤残和促进功能恢复，提高生存质量，延长寿命，降低病死率。

　　（3）健康管理的服务过程为环形运转循环。健康管理的实施环节为健康监测（收集服务对象个人健康信息，是持续实施健康管理的前提和基础）、健康评估（预测各种疾病发生的危险性，是实施健康管理的根本保证）、健康干预（帮助服务对象采取行动控制危险因素，是实施健康管理的最终目标）。整个服务过程通过这三个环节不断循环运行，以减少或降低危险因素的个数和级别，保持低风险水平。

二、健康管理的内容、目的及意义

健康管理是指一种对个人或者人群的健康危险因素进行全面评价并进行管理的过程。它是建立在个人健康档案基础上的个性化健康事务管理服务。应用现代生物医学和信息化管理技术的模式，从生物、心理、社会的角度，对个体进行全面的健康评价，协助人们有效维护自身的健康。健康管理主要包含三方面内容：了解和掌握健康状态，健康状况检测和信息收集；综合评价健康，健康风险评估和健康评价；改善和促进健康，健康危险干预和促进。简而言之，健康管理是以人的健康为中心，提供全人、全程、全方位的健康服务。

健康管理的重要性在于通过健康咨询、健康评价、健康教育等方式，促使人们改变不良行为和生活方式，降低危险因素、减少疾病的发生、提高生命质量。体现在以下几个方面：实施个体化的健康教育和健康促进，提高人们的风险防范意识；降低医疗费用，减少医疗开支；减少缺勤，提高劳动生产效率，促进职业健康；减少伤残，降低慢性病的死亡率；为政府制定决策提供依据。

三、全科医生在健康管理中的作用

全科医学是一门面对社会和家庭，整合临床医学、预防医学、康复医学及人文社会学科相关内容于一体的综合性临床二级学科，其范围涵盖了不同性别和年龄的各种健康问题，其主旨是强调以人为中心、以家庭为单位、以社区为范畴、以整体健康的维护和促进为方向的长期负责式照顾。

从全科医学的概念上来理解，全科医学很大程度上是一门照顾医学，全科医生就是利用全科医学的理论体系，对个人、家庭和社区提供优质、方便、经济、有效、一体化的基层医疗保健服务，进行健康与疾病的全过程、全方位负责式照顾和管理。其服务涵盖不同性别、年龄的对象及其所涉及的生理、心理及社会各层面的健康问题，其服务对象既有健康人，也有患者；既有儿童、青少年、成年人，又有老年人；既有躯体性疾病的患者，又有心理行为问题或社会角色适应不良的患者。作为群众的健康"守门人"，全科医生应能在所有与健康相关的事务上，当好服务对象的健康代理人。

全科医生通过"六位一体"的综合服务对人群进行健康管理，维护和改善人群健康，使其达到"躯体上、精神上和社会上的完好状态"。健康管理应作为基本服务方法，帮助全科医生及时了解健康服务的效果，观察服务对象的健康改善情况。

第二节　健康管理的基本步骤和常用服务流程

案例 11-1

刘某，男，45 岁，汉族，某大型商场市场部经理，身高 175cm，体重 95kg，血压 140/80mmHg，饮食以荤食为主，爱吃面点、甜食、油炸食品，很少吃蔬菜、水果。近 5 年由于工作应酬较多，常出去宵夜且大量饮酒。平时以车代步，休息日刘某喜欢在家睡觉，看电视，几乎不出门，很少进行体育活动。

讨论：

1. 作为与刘某签约的全科医生，根据上述刘某的一般情况，您认为刘某患何种疾病的危险性较高？

2. 请按健康管理的基本模式，为其制定一份健康管理方案。

健康管理，就是针对健康需求对健康资源进行计划、组织、指挥、协调和控制的过程，也就是对个体和群体进行全面监测、分析、评估，提供健康咨询和指导，以及对健康危险因素进行干预的过程。健康管理的基本策略是通过评估和控制健康风险，达到维护健康的目的。完善个人健康档案，有效地实施健康教育和健康促进，制订个性化的健康管理计划，将更好地促进健康管理的实施。

一、健康管理的基本步骤

健康管理是一种前瞻性的卫生服务模式，它以较少的投入获得较大的健康效果，从而增加医疗服务的效益，提高医疗保险的覆盖面和承受力。一般来说，健康管理包括以下 3 个基本步骤。

第一步，了解个体健康。只有了解个人的健康状况才能有效地维护个人的健康。因此，具体地说，第一步是收集服务对象的个人健康信息。个人健康信息包括个人一般情况（性别、能力等），目前健康状况和疾病家族史，生活方式（膳食、体力活动、吸烟、饮酒等），体格检查（身高、体重、血压等），以及血、尿实验室检查（血脂、血糖等）。

第二步，进行健康及疾病风险评估，即根据所收集的个人信息。对个人的健康状况及未来患病或死亡的危险性用数学模型进行量化评估。其主要目的是帮助个体综合认识健康风险，鼓励和帮助人们纠正不健康的行为和习惯，制订个体化的健康干预措施，并对其效果进行评估。

患病危险性评估也称疾病预测，是慢性病健康管理的技术核心。其特征是估计有一定健康特征的个人在一定时期内发生某种健康状况或者疾病的可能性。其突出特点是使其结果是定量的、可比较的。由此可根据评估的结果将服务对象分为高危人群、中危人群和低危人群，分别施以不同的健康改善方案，并对其效果进行评价。

在健康风险评估的基础上，可以为个体和群体制订健康计划。个性化的健康管理计划是鉴别及有效控制个体健康危险因素的关键，以那些可改变或可控制的指标为重点，提出健康改善的目标，提供行动指南及相关的健康改善模板。

第三步，进行健康干预。在前两步的基础上，以多种形式帮助个人采取行动、纠正不良的生活方式和习惯、控制健康危险因素、实现个人健康管理计划的目标。与一般健康教育和健康促进不同的是，健康管理过程中的健康干预是个性化的，即根据个体的健康危险因素，由全科医生进行个体指导，设定个体目标，并动态追踪效果。如健康体重管理、糖尿病管理等，通过个人健康管理日记，参加专项健康维护课程及跟踪随访措施来达到改善健康的效果。

二、健康管理的服务流程

健康管理是一个长期的、周而复始的过程，在实施健康干预措施一定时间后，需要评价效果、调整计划和干预措施。一般来说，健康管理的流程由 5 个部分组成（图 11-1）。

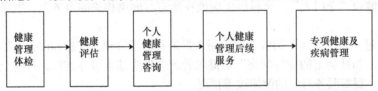

图 11-1 健康管理服务流程

案例 11-1 分析

1. 刘某为中年男性，根据身高体重计算 BMI=31，诊断为肥胖，平时饮食以高脂高糖高热量饮食为主，蔬菜、水果等膳食纤维摄入量较少；且常熬夜，大量饮酒，生活不规律，出行以车代步，周末很少出门，运动较少；检查血压为 140/80mmHg，处于临界值，患心脑血管疾病及糖尿病等慢性病的危险性较高。

2. 根据刘某的情况，为其制定健康管理方案，主要包括以下几方面。

（1）收集患者健康基本信息，包括基本情况、体检结果等。

（2）开展健康风险评估，包括现有健康行为、体检指标的评价，未来某些疾病的风险预测，包括心脑血管危险评估、代谢性疾病评估、癌症的筛查等。

（3）健康干预：如饮食、运动、心理、不良嗜好、就医行为等。

（4）效果评价：健康知识的知晓情况、健康行为改善情况、体检指标情况、疾病风险评估指标等。

第三节　社区健康管理

一、社区健康管理概述

社区卫生服务在我国的医疗卫生体系建设中扮演着重要的角色，是三级医疗卫生体系的网底，也是社区发展建设的重要组成部分。社区卫生服务以全科医生为骨干，合理使用社区资源和适宜技术，以妇女、儿童、老年人和慢性病患者、残疾人等为重点，以解决社区主要问题、满足基本医疗卫生服务需求为目的，融预防、医疗、保健、康复、健康教育、计划生育技术服务为一体，旨在提供有效、经济、方便、综合、连续的基层卫生服务。

社区健康管理是指依托于社区卫生服务机构，对所有居民的健康进行全面监测、分析、评估并提供健康咨询和指导，针对各种健康危险因素进行系统干预和管理，有效践行第三级预防，改善居民的健康状况。近年来，虽然我国社区慢性病健康教育工作取得较大进展，但社区卫生服务机构基础设施有待完善、人力资源配置不太科学、健康管理经费相对不足、居民自我保健意识不强等因素制约着社区健康管理的发展。

结合社区卫生服务的特点和需要，健康管理可在以下 3 个方面提供帮助：①识别、控制健康危险因素，实施个体化健康教育；②指导医疗需求和医疗服务，辅助临床决策；③实现全程健康信息管理。健康评价与健康管理个性化的健康评估体系和完善的信息管理系统，有望成为社区利用健康管理服务的突破点和启动点。

视窗 11-1　　　　社区健康管理的背景和理论

2017 年 2 月 14 日国务院正式印发的《中国防治慢性病中长期规划（2017—2025 年）》表明，要加强慢性病防治工作，建立健康管理长效工作机制，提高居民健康期望寿命；《关于印发"十三五"健康老龄化规划的通知》中多次提到健康老龄化，并指出健康管理是应对我国老龄化及慢性病高发问题、实现健康老龄化的重要手段，而慢性病防治和健康促进最有效、最恰当的地点就是社区。慢性病的高发态势使实施分级诊疗制度迫在眉睫。在"健康中国"建设新形势下，白书忠部长首次提出以防止慢性病为主要目标、以"防大病，管慢病，保健康"为核心服务内容、以基层医疗机构和健康管理机构为主体的健联体（健康管理联合体），将是强基层、卫生工作战略前移和下沉的重要举措。因此，在我国目前人口老龄化及慢性病患病率上升、医疗费用急剧增长、政府不堪重负的严峻形势下，社区健康管理的实施迫在眉睫。只有使健康管理在社区基层卫生服务机构真正落地，才能有效改变社区居民的行医方式，影响其就医模式，提高其健康素养。

二、社区慢性病健康管理

案例 11-2

李某，男，62 岁，退休职工，身高 170cm，体重 84kg，喜食荤食，口味偏咸，蔬菜、水果摄入较少，很少进行体育锻炼，抽烟 30 余年，20 支 / 日，饮酒 22 余年，每日 2 次（中、晚餐），每次约 150ml。1 个月来反复头晕、头痛，至所在社区卫生服务中心就诊，测血压为 184/112mmHg，心率为 102 次 / 分，其父亲有高血压病史，65 岁死于脑梗死，作为全科医生，请按 SOAP 格式填一份接诊记录。

随着中国老龄化社会的到来及生活方式的改变高血压、脑梗死、糖尿病、COPD 等慢性病的患病率越来越高，社区慢性病健康管理是社区健康管理的重要内容之一。

（一）慢性病患者的筛查及确定

1. 社区门诊是发现慢性病患者的重要途径之一　问题描述及接诊记录，即每次患者就诊内容的详细资料记录，是健康问题解释的核心部分，是全科医生重要的工作内容。问题描述及进展记录常采用 SOAP 形式对健康问题逐一进行描述。

2. 建立居民健康档案　通过为辖区内常住居民建立健康档案，筛选出已确诊的慢性病居民，直接纳入相应的慢性病管理。

（二）健康评估

通过健康档案，全科医生可以全面了解居民的生活方式、生活环境、既往病史、家族遗传史等与居民息息相关的健康信息，并通过随访了解危害居民健康的危险因素，督促居民完善相关检查，评估患者患病风险及相关并发症情况，有助于做到疾病的预防及早期治疗。

（三）健康干预和健康促进

1. 生活方式的干预　通过督促居民改变不健康的生活方式，促进居民健康。主要措施有如下所述。①教育：传递知识，确立态度，改变行为；②激励：通过正面强化、反面强化、反馈促进、惩罚等措施进行行为矫正；③训练：通过一系列的参与式训练与体验，培训个体掌握行为矫正的技术；④营销：利用社会营销的技术推广健康行为，营造健康的大环境，促进个体改变不健康的行为。

2. 药物治疗 慢性病患者通常需要长期口服药物控制、缓解病情，预防疾病急性加重，服药依从性就显得尤为重要，全科医生可通过居民取药及定期随访时督促、监督居民服药情况，并根据病情及时调整药物，同时社区全科医生还应牢牢掌握相应慢性病的转诊指征，及时发现并填写转诊单，做好转诊工作。

三、社区健康管理实践举例

王某，男，54 岁，电脑工程师，自述身体特健康，只有近几年偶然血压高。今年在社区组织的居民体检中体检结果如下：血压为 146/92mmHg；身高为 180cm，体重为 93kg，腹围为 92cm；空腹血糖为 6.8mmol/L，餐后 2h 血糖为 11.5mmol/L（3 个月后复查为 11.8mmol/L）；TC 为 5.3mmol/L，LDL-C 为 3.6mmol/L，TG 为 2.5mmol/L，HDL-C 为 1.2mmol/L。颈动脉超声：C-IMT 为 1.1mm，未见粥样斑块和管腔狭窄。吸烟每日 10 支（20 年），啤酒每日 1 瓶，偶尔也喝点白酒。上班以车代步，平素缺乏体育锻炼，业余时间酷爱打桥牌。您作为王某签约的家庭医生，如何对王某进行健康管理？

第一步：针对目前王某的体检结果，评估王先生患心血管疾病等慢性病的危险因素。

（1）王某中老年男性，身高 180cm，体重 93kg，BMI 为 28.5，腹围 92cm，可诊断腹型肥胖。

（2）近几年发现偶然血压高，本次体检中测血压 146/92mmHg，可诊断为高血压 1 级。

（3）虽然空腹血糖为 6.8mmol/L，在正常范围内，但是餐后 2h 为 11.5mmol/L，3 个月后复查仍高于 11.0mmol/L，可诊断为糖尿病。

（4）TC 为 5.3mmol/L，LDL-C 为 3.6mmol/L，TG 为 2.5mmol/L，HDL-C 为 1.2mmol/L 均高于正常标准，可诊断为高脂血症。

（5）吸烟史 20 年，10 支 / 日。

（6）体育锻炼较少。

（7）C-IMT 为 1.1mm > 0.9mm，诊断为颈动脉内中膜增厚（C-IMT 和颈动脉硬化斑块是心脑血管事件危险性的独立预测指标，C-IMT 每增加 0.1mm，患者发生心肌梗死的危险性增加 11%）。

第二步：为王某建立健康档案，并对以上危险因素予以干预。

（1）生活方式干预：建议如下。

1）合理膳食：①每日摄入蔬菜 300 ～ 500g，水果 200 ～ 400g，谷类 250 ～ 400g，每日胆固醇 < 300mg（一个鸡蛋黄），食用油 < 25g，每日饮水量至少为 1200ml。②不建议任何人出于预防心脏病的考虑开始饮酒或频繁饮酒。建议成年男性饮用乙醇量 ≤ 25g/d（相当于啤酒 750ml，或葡萄酒 250ml，或高度白酒 50g，或 38° 白酒 75g）。乙醇量（g）= 饮酒量（ml）× 乙醇含量（%）×0.8（乙醇比重）。③减少钠盐摄入，每日食盐控制在 5g 以内；增加钾盐摄入，每日钾盐 ≥ 4.7g（含钾多的食物有坚果、豆类、瘦肉及桃、香蕉、苹果、西瓜、橘子等水果，以及海带、木耳、蘑菇、紫菜等）。

2）规律运动：①每日坚持至少 30min 以上中等强度的有氧运动。推荐每日进行累计相当于快走 6000 步以上的身体活动。②每周进行至少 2 次抗阻训练（如负重训练），每次每种运动重复 10 ～ 15 次。

3）控制体重：超重和肥胖者在 6 ～ 12 个月减轻体重 5% ～ 10%，使 BMI 维持在 18.5 ～ 23.9kg/m²，腰围控制在男 ≤ 90cm。

4）戒烟：①每次诊室询问吸烟情况并记录在病历中，劝导戒烟，评估戒烟意愿的程度，拟定戒烟计划，给予戒烟方法指导、心理支持和（或）戒烟药物治疗，定期随访。②加强戒烟教育和行为指导，建议应用戒烟药物辅助戒烟，减少戒断症状。③避免被动吸烟。

5）重视心理障碍的筛查：注重对患者的症状和病情给予合理的解释，对焦虑和抑郁症状明显者应给予对症药物治疗，或转诊至心理疾病专科门诊。

（2）血脂异常干预：建议如下。

1) 40 岁以下血脂正常人群，每 2～5 年检测 1 次血脂；40 岁以上人群至少每年进行 1 次血脂检测。心血管病高危人群每 6 个月检测 1 次血脂。针对王某，有多项心脑血管疾病危险因素，建议其每 6 个月检测 1 次血脂。

2) 所有血脂异常患者首先进行强化生活方式干预。

3) LDL-C 是降脂治疗的首要目标，首选他汀类药物。在 LDL-C 达标时，非 HDL-C 达标是降脂治疗的次级目标（即 LDL-C 的目标值加 0.78mmol/L）。当 TG ≥ 5.65mmol/L 时，应首先积极降低 TG，使 TG < 1.7mmol/L，首选贝特类药物。王某 TG 为 2.5mmol/L，HDL-C 为 3.6mmol/L，首选他汀类降血脂。

4) 根据危险分层决定血脂达标值。《中国成人血脂异常防治指南》（2016 年修订版）界定了不同动脉粥样硬化性心血管疾病（ASCVD）风险分层人群的血脂达标水平，见表 11-1。

表 11-1　不同 ASCVD 危险人群降 LDL-C 和非 HDL-C 药物治疗起始值及目标值

危险等级	药物起始治疗值（mmol/L）（mg/dl）	治疗目标值（mmol/L）（mg/dl）
低危	LDL-C > 4.1（160）	LDL-C < 3.4（130）
	非 HDL-C > 4.9（190）	非 HDL-C < 4.1（160）
中危	LDL-C > 3.4（130）	LDL-C < 3.4（130）
	非 HDL-C > 4.1（160）	非 HDL-C < 4.1（160）
高危	LDL-C > 2.6（100）	LDL-C < 1.8（70）
	非 HDL-C > 3.4（130）	非 HDL-C < 2.6（100）
极高危	不设限	LDL-C < 1.8（70）
		非 HDL-C < 2.6（100）

注：ASCVD：动脉粥样硬化性心血管病；LDL-C：低密度脂蛋白胆固醇；非 HDL-C：非高密度脂蛋白胆固醇，由 TC-（LDL-C）计算得出。

5) 开始药物治疗前及治疗后 4～8 周复查血脂和肝功能、肌酸激酶。如血脂达标且肝功能、肌酸激酶正常，以后每 6～12 个月复查 1 次上述指标。如肝转氨酶≥正常值 3 倍或肌酸激酶≥正常值 10 倍，停用降脂药物，并监测相关指标至正常。

（3）血糖控制的建议

1) 在强化生活方式干预的基础上，联合应用降糖药物和（或）胰岛素。控制空腹血糖在 4.4～6.1mmol/L，非空腹血糖在 4.4～8.0mmol/L，HbA1c ≤ 6.5%。

2) 合并高血压患者血压控制到 130/80mmHg 以下，首选 ACEI 或 ARB。

3) 应用他汀类药物强化降脂治疗，使 TC < 4.14mmol/L，LDLC < 2.60mmol/L；如 TG > 5.65mmol/L，首选贝特类药物，使 TG < 1.70mmol/L。

4) 治疗初每 3 个月检测 1 次 HbA1c，达到治疗目标后每 6 个月检测 1 次 HBA1C。

5) 鼓励血糖自我监测：每周 2～4 次。

（4）血压监测与控制

1) 高血压患者调整治疗期间每日监测血压至少 2 次，血压平稳后每周监测血压 2 次。鼓励家庭自测血压。

2) 高血压诊断、治疗中应综合考虑心血管病风险的评估。

3) 血压控制的建议：王某有糖尿病、高血脂、吸烟、肥胖等多种危险因素，建议改变生活方式同时药物治疗，将血压控制在 130/80mmHg 以下。

ASCVD 的一级预防：结合最新循证证据与国内外各项指南内容，王某为高血压、糖尿病患者，年龄 > 50 岁，有吸烟、血脂异常等危险因素，建议服用阿司匹林 100mg 进行 ASCVD 的一级预防。

（丁国强）

本 章 小 结

1. 健康管理是以预防和控制疾病发生与发展，降低医疗费用，提高生命质量为目的，针对个体及群体进行健康教育，提高自我管理意识和水平，并对其生活方式相关的健康危险因素，通过健康信息采集、健康检测、健康评估、个性化监测管理方案、健康干预等手段持续加以改善的过程和方法。

2. 健康管理的重要性在于通过健康咨询、健康评价、健康教育等方式，促使人们改变不良行为和生活方式，降低危险因素、减少疾病的发生、提高生命质量。

3. 健康管理包括以下 3 个基本步骤：第一步是了解个体健康，只有了解个人的健康状况才能有效地维护个人的健康；第二步是根据所收集的个人信息进行健康及疾病风险评估；第三步是进行健康干预。

4. 社区健康管理是指依托于社区卫生服务机构，对所有居民的健康进行全面监测、分析、评估并提供健康咨询和指导，针对各种健康危险因素进行系统干预和管理，有效践行三级预防，改善居民的健康状况。

笔记栏

第 12 章　全科医疗中的康复服务

学习目标

1. 掌握社区康复的定义、工作任务和工作内容；社区康复的基本技术及常见慢性病的康复。

2. 熟悉社区康复的目标和实施方法；社区康复的原则、意义；全科医生在社区康复服务中的职责。

3. 了解社区康复的产生和发展。

第一节　社区康复概述

一、社区康复的概念

社区康复（community based rehabilitation，CBR）是最基层的康复结构，是基础康复服务的重要形式，是在政府、社区、上级卫生机构领导下，以基层卫生康复为主体，全科医生为骨干、合理使用社区资源和适宜技术，以家庭为单位、社区为范围、需求为导向，以老年人、慢性患者、残疾者等为重点康复对象，以解决社区康复主要问题、满足基本康复需求为目的，具有受益广、全方位、全过程、全人群、方便性、可及性等特点的跨学科、多专业、综合性的社会化工程。

随着我国人口数量的增长、人均寿命的延长，老年人、慢性患者和残疾者等康复对象在社会人群中所占比例越来越高，社区康复的发展有利于解决我们目前阶段所面临的数量巨大的康复需求，社区康复可以为康复对象提供就近、便利的康复服务，并且以少量的资金投入得到必要的康复服务，社区同时拥有教育、扶持、就业等方面的援助，所以社区康复是老年人、慢性患者、残疾者等提高生活质量和回归正常的社会生活的重要途径。

二、社区康复的产生和发展

（一）国际社区康复的发展历程

国际社区康复的发展历程有四个重要标志：① 1978 年《阿拉木图宣言》首次提出康复要以社区为基础的思路，并将社区康复作为社区发展的一种社区整体发展战略。② WHO 1989 年出版的《在社区训练伤、病、残者手册》进一步推动了社区康复在世界各国的发展。③具有典型意义且较新的对社区康复的界定体现在 2004 年由国际劳工组织、世界教科文组织和 WHO 共同签署的《社区康复联合意见书》，其诞生了健康、教育、谋生、社会、赋能的社区康复新理念，并且将康复对象从残疾者扩展至所有人。社区康复更加强调发动社区、家庭和患者参与，依靠社区资源为本社区病、伤、残疾者就地服务。④ WHO、联合国教科文组织、国际劳工组织和国际残疾发展联盟 2010 年共同出版的《社区康复指南》提出了以权利为核心、包容性发展的现代社区康复模式，明确了现代社区康复的内容，即包括康复、教育、民生和社会等众多领域，使社区康复新理念得到进一步推进。

（二）我国社区康复发展

社区康复工作在我国历经 20 多年的发展，取得了很大的进步，1983 年卫生部在全国康复医学培训班上首次传播社区康复理念，经过 5 年的努力社区康复工作被正式纳入国家发展规划，国务院首次批转了国家计委等部门《关于中国残疾人事业五年工作纲要的通知》，正式将社区康复工作纳入残疾者事业发展规划。1991 年 5 月 15 日，《中华人民共和国残疾人保障法》规定各级人民政府和有关部门应当组织开展社区康复工作，同时还就设立专门康复机构和开展服务内容等工作做了明确的规定，这为我国社区康复事业的持续健康发展奠定了良好的基础。从 1999 年至今，我国的社区康复事业进入了一个持续、快速发展的全新阶段，《关于发展社区卫生服务的若干意见》及《关于加快推进残疾人社会保障体系和服务体系建设的指导意见》等相关文件的进一步下发正式推动了社区康复的发展，显著加大了开展社会化社区康复工作的力度。

目前，我国正在步入老龄化社会，纵观我国社区康复的发展历程，国家的立法、政府的导向对推动我国康复事业的发展有很大的促进作用，我们广泛吸取各国现代康复医学的理论和技术，并融入中国传统医学的康复方法，逐步建立了具有中国特色的中西医结合的康复医学体系，将医学与心理学、社会学有机融合，进一步丰富了康复治疗的内容、增强了疗效，这也是现代医学区别于传统医学的一个重要特征。

三、社区康复的目标和实施方法

■ （一）社区康复的目标

社区康复是在社区层次开展的康复服务，它是以社区为基地，依靠社区的力量应用社区条件为居民所在社区范围内的老年人、慢性病患者和残疾者等康复对象提供必要的康复服务，包括提供必要的人力、设施和康复技术，以及支持这一活动进行的经济基础。社区范围的划分则应从我国实际情况考虑，根据各地区的具体情况而定，目前我国社区康复还处于雏形阶段，其发展必然要经历一个逐步完善的过程，需要各级政府的大力支持及康复工作者的不懈努力，才能发挥社区康复的作用，满足基层的康复需求。

我国社区康复工作应围绕"人人享有全面康复服务"的目标开展，即帮助所有人，主要是慢性病患者、老年人、残疾者重归社会和家庭，获得身体的、精神的、社会的、职业的最大限度恢复。为了达到这一目标，应在全国范围内普遍开展社区康复服务，以满足维护个人及其家庭健康的需求。并且应进一步应用医学的、社会的、教育的、职业的和其他一切手段，还要通过各种不同渠道和采取多种形式，如通过开展社区调查、筛选、收集资料，了解社区居民对卫生服务的需求、需要，最后制定一系列社区卫生康复计划。以政府为主导，社区为依托，各级各类医疗、康复、教育机构密切配合，形成社会各界共同参与的社会化工作机制，要广泛动员社会各界积极参与，充分利用社区资源，在城市地区开展规范化的社区康复服务，丰富服务内容，提高服务质量；在农村地区发展简便易行、经济适用的康复技术，提供基本社区康复服务，从而改善社区人群健康状态，最终达到维护个人及其家庭健康的目的。

■ （二）社区康复的实施方法

社区康复就是综合协调地应用各种措施，最大限度地恢复和发展病、伤、残者的身体、心理、社会、职业、娱乐、教育和周围环境相适应等方面的潜能，以减少病、伤、残者的身、心、社会功能障碍，使其重返社会，以提高生活质量。

1. 加强社区康复机构建设，完善服务内容 我国政府及各相关职能部门间建立协调工作的社会化社区康复管理体制和机制，将社区康复与城乡基层卫生服务和综合社区服务统筹发展。在加强机构建设的同时，社区康复机构还要拓展教育、职业、文化和体育方面的康复服务内容，让伤、病、残者能在社区环境接受相关的支持与服务，逐步实现社区康复的全纳、参与、可持续发展。

2. 完善社区康复从业人员职业体系设置及康复人员培养 社区康复是综合性康复行为，需要包括全科医生、社会工作者、心理治疗师、职业辅导师等专业人员的广泛参与。因此康复人员应该具备独特的、全面的知识，并要以良好的服务文化和职业道德，促进人群的全面康复。同时康复从业人员还要注重康复理论知识和技能水平的完善与提高，使社区康复队伍得到全方位的发展。

3. 健全社区康复基本技术与服务标准 统一社区康复技术标准与康复服务规范，明确康复服务人员和服务机构资质的要求、服务过程核心技术环节的安排、康复操作规程和标准等内容，并建立新型的社区康复模式：我国的社区康复模式由传统的生物医疗模式逐步转变为医学-心理-社会康复模式。在医疗康复为主导的前提下，构筑由医生、护士、物理治疗师、社工、社区康复者、心理咨询师、律师和家人组成的社会和家庭支持网络，注重服务对象的心理问题，建立服务对象的康复自信，尽可能地为弱能人士提供生活、工作、社交、休闲、治疗、护理、心理等多方面的支持。

4. 加大经费保障与技术扶持 政府作为伤、病、残者服务的主体，要根据当地经济和社会的发展情况，相应增加财政对社区卫生服务中心的康复治疗科室的投入比例，以促进其在服务内容、服务方式、服务质量等方面的提升。加强与医保部门协调及合作，将社区康复项目与现行医疗保障制度有效衔接，在各项医疗保险政策方面向社区康复机构倾斜。

5. 加强基层社区康复站建设，完善康复医疗体系 国家要尽快出台政策，构建分级层、分阶段的康复医疗服务体系，明确规定不同级层康复医疗服务的定位与功能。加强医院康复科与社区康复站之间的联动，使患者能够根据病情在体系内转诊流动，使有限的康复医疗资源能够得到充分的利用。

6. 双向转诊制度　社区康复服务中心应当与医院建立完善的双向转诊制度。上级医院接受患者以后先进行治疗，到了需要康复的阶段则转到社区康复服务中心，如果病情发生变化，则再转上级医院治疗，这种衔接有序的转诊服务体系使卫生资源得到了最大限度的合理利用，也有利于为患者提供连续不间断的综合性康复服务。

四、社区康复的工作任务和工作内容

1994 年 WHO、联合国教科文组织、国际劳工组织联合发表的《关于残疾人社区康复的联合意见书》中对社区康复做了新的定义：社区康复是社区发展计划中的一项康复策略，目的是使所有残疾人享有康复服务、实现机会均等、充分参与，达到社会一体化。

1. 康复评定　根据疾病的不同阶段来界定患者进行康复治疗的最佳时机。只要发病后生命体征平稳，神经系统症状、体征不再发展，即可行康复训练。及时发现患者的动态变化，及时做出针对性的措施来应对。伤残患者康复训练主要在家庭，可以根据患者的日常生活方式、生活习惯、生活环境而尽早展开，以便使患者尽快学会康复锻炼的技巧，尽早回归社会。

2. 康复器材的选择和应用　根据不同的康复对象来选定康复器材，借助康复器材可以使残疾人缺乏和减弱的功能得到改善和恢复，帮助残疾人提高生活自理能力和学习的自主能力。根据社区和家庭的实际情况和康复对象的训练需求购置或制作康复器材。

3. 制定康复训练表　制定一个完整的流程表，按步骤实施。实施过程中要定期进行评价和再评价，分析研究后进行更改和调整，以达到最佳的训练效果。

4. 康复训练项目应循序渐进　康复训练应注意从易到难，从简到繁，从少到多循序渐进，通常可以把一个繁杂动作分解成若干个简单动作分阶段完成，在专业人员的指导配合下，进行康复训练的指导和记录，充分调动康复对象的主动性、积极性，帮助他们战胜困难。

5. 康复训练应注重心理指导和安抚工作　应充分尊重患者，与他们建立平等、和睦、协作的关系，对患者给予感情上的支持，以取得他们的信任与配合。应对其家属进行有计划、有目的的康复技能培训，使他们能够了解和掌握一些基本实用的康复手段及方法，并能在家庭中为患者进行有效的康复训练，从而达到改善残疾或防止残疾发展的效果。

6. 保证社区康复患者档案的齐全　建立社区康复患者的档案，有利于掌握患者的病情，保证其定期复查，及时进行康复治疗，促进其早日康复。

第二节　社区康复的原则、意义及基本技术

一、社区康复的原则

（一）发展社区康复应遵循如下原则

（1）坚持为人民服务的宗旨。根据社区人群的需要，正确处理社会效益和经济效益的关系，把社会效益放在首位。

（2）坚持政府为指导、社区为导向，各个相关部门协同、多方筹资、社会参与为主导。

（3）坚持预防为主、综合服务、健康促进。

（4）坚持以区域康复规划为指导，合理配置和充分利用现有的卫生资源，努力提高卫生服务的可及性，做到受益面广，全方位，全过程，全人群，方便群众。

（5）坚持社区康复与上级医院紧密联系，协同发展，形成双向转诊制度，以保证社区康复的可持续发展。

（6）坚持实事求是、积极稳妥、循序渐进、分类指导、以点带面，逐步完善的社区康复原则。

（二）社区康复的意义

1978 年 WHO 首次提出社区康复，目的是使众多发展中国家的残疾人得到康复服务。随着时代的发展，全球进入老龄化社会，并且慢性疾病、劳损造成残疾的人数与日俱增，使社会对康复服务的需求越来越大。社区康复可以弥补卫生资源的不足，节省财力、人力，又可减轻残疾者的家庭与社会负担，具有重要的社会效益和良好的经济效益。

社区康复的实施要依靠相关部门如卫生、教育、劳动就业、社会保障等相关部门的共同努力，

才能真正为个人及其家庭提供具有综合性、连续性、协调性及可及性的卫生康复服务。我国政府十分重视康复事业，尤其是社区康复"十一五"实施方案更加明确了到2015年"人人享有康复服务"的战略目标。因此，社区康复将成为今后康复工作的重要内容之一。

我国社区康复的发展不仅要借鉴国际社区康复新理念，学习世界发达国家在社区康复方面的经验和实践模式，还应充分考虑我国国情，才能为我国推进有中国特色的社区康复事业的发展提供一些有益的启示。

二、社区康复基本技术

社区康复的环境和工作条件决定了社区康复过程不可能按照综合性医院那样采用高科技手段为患者提供医疗服务，同时为了真正体现社区康复服务的经济有效和公正合理性，就必须遵循医疗基本原则，即从患者的病情出发，选择最符合成本效益的技术，主要包括预防、医疗、保健、康复和心理服务。

（一）重视社区预防

社区预防即基于社区的背景，立足于为社区的居民及其家庭提供预防医学服务，是社区康复的重要组成部分，通过开展社区预防工作进一步提高个人、家庭及社区健康水平。

（二）重视基本诊疗技术

社区康复需要具有扎实的诊疗基本功的康复医生进行，因此需要康复医生必须熟练掌握各种基本技能操作，如院前急救技术、外科基本操作技术、康复理疗技术等。

（三）合理处方

康复医生必须把握社区康复的特性和社区居民的需求特点，采取相应的药物疗法、行为疗法、心理疗法、物理疗法等。提高康复对象在家庭及社会的重要性，以促进康复对象在各个层面加入主流社会，并保证人人享有公正和权利。

（四）健康教育

健康教育是社区康复日常医疗实践中的一部分，也是康复医生与患者交流的一种形式，是一种特殊的干预方式，康复医生可以通过健康教育传播医学知识，改变和影响患者的认识态度和价值观念，建立正确的健康意识和良好的心理状态，提高自我保健意识，预防疾病发生。

三、全科医生在社区康复服务中的职责

全科医生是全科医疗服务的提供者，因此全科医生是对个人、家庭和社区提供优质、方便、经济有效的、一体化的基础性医疗保健服务，进行生命、健康与疾病的全过程、全方位负责式管理的医生。其服务内容涵盖了不同的性别、年龄的对象及其生理、心理、社会各层面的健康问题。

全科医生既是掌握临床知识的医学专业人员，是临床医生，又是负责疾病的早期发现、干预、康复的全方位健康管理者，还负责服务对象的健康维护，促进其健康生活方式的形成，对疾病危险因素进行筛查和干预，既善于处理暂时性健康问题，又能对慢性病患者、高危人群与健康人提供持续性康复、保健服务。

全科医生是社区康复服务的最佳人选。因为他们是立足于社区第一线的医生，提供的是人性化服务，因人而异的为患者提供无微不至的温情关怀和专业服务，慢性病患者及残疾者是其重要的服务对象，需要全科医生为服务对象提供全方位即医疗、预防、康复等一体化服务，服务内容包括生理、心理、社会等各方面。

第三节　社区常见慢性病的康复

一、常见慢性病社区康复内容

社区常见慢性病包括心脑血管疾病、呼吸系统疾病、恶性肿瘤及骨关节疾病等，这些慢性病的康复内容如下。

（一）患者健康教育

患者健康教育又称自我行为管理，是重要的基本治疗措施之一。主要是通过对患者在社区进行病因、预防与治疗等相关知识的教育，提高患者对防治知识的知晓率和对康复治疗的依从性，促使患者自觉纠正不良生活方式，减少相关危险因素，以主动配合治疗。

慢性病患者的教育的内容包括：①疾病的自然进程；②疾病的临床表现；③疾病的危害以及如何防治急慢性并发症；④个体化的治疗目标；⑤个体化的生活方式干预措施和饮食计划；⑥规律运动和运动处方；⑦口服药物治疗；⑧当发生特殊情况时如急慢性并发症、应激和手术时的应对措施；⑨慢性病妇女受孕必须做到有计划，并全程监护。

■ （二）生活指导

对慢性病患者来说，全科医生对其生活方面的指导包括使慢性病患者习惯于带病生活、学会和疾病相处，逐步适应适宜的饮食和体育锻炼方式；遵从医嘱、按时用药；在生活中通过各种传媒等广泛学习和了解相关疾病的知识；丰富文化生活，如听音乐、跳舞，使生活丰富多彩；保证充足的睡眠；在日常工作和生活中学会适应及应付各种事件，保持健康心态，避免情绪紧张和应激；保持规律生活，戒烟和烈性酒；讲究个人卫生，预防各种感染等。

■ （三）医学营养治疗

医学营养治疗的目的在于给患者供给足够而均衡的营养，维持理想体重，预防或延缓并发症的发生。全科医生对慢性疾病患者饮食控制，定期检查患者对饮食控制执行的严格程度及评价效果，随不同病理生理状态及时调整饮食结构及热量摄入等起重要作用。

■ （四）康复治疗

运动治疗应在医生指导下进行，运动量应根据患者的体力、心肺功能状况、血压及并发症的程度制订个体化方案。适宜的中等强度的体育运动包括快走、太极拳、骑车等，较强体育运动包括有氧运动、慢跑、游泳等，需注意的是在指导患者进行康复训练时要结合患者的年龄、病情及身体承受能力，确保运动量的合理性，避免由于运动过量而造成过度疲劳，严重慢性并发症者暂不宜运动，部分患者将有氧运动联合抗阻运动可获得更大程度的代谢改善。

二、类风湿关节炎康复

> **案例 12-1**
>
> 田某，女，56 岁，退休人员，8 年前无明显诱因出现双足掌、双手关节对称性疼痛，伴晨僵。无口干、眼干、发热、脱发、口腔溃疡、皮疹、手足遇冷变色等。1 个月前关节疼痛加重，表现为全身多关节疼痛，肩关节、双足及髋关节疼痛明显，体格检查：体温 36.5℃，脉搏 84 次 / 分，呼吸 19 次 / 分，血压 150/80mmHg，双肺呼吸音粗，未闻及干湿啰音及胸膜摩擦音，心律齐，未闻及病理性杂音，腹软，无压痛、反跳痛及肌紧张，双下肢略水肿。入院查类风湿因子（RF）54.31U/ml、C- 反应蛋白（CRP）11.4mg/L、抗环瓜氨酸多肽抗体（Anti-CCP）63.2U/ml、血沉42mm/h。
>
> **讨论：**
>
> 1. 该患者的诊断及诊断依据是什么？
>
> 2. 社区医生应该采取哪些措施和方法帮助该患者？

类风湿关节炎（rheumatoid arthritis，RA）是一种病因不明的累及周围多个关节的多系统性炎症性的自身免疫性疾病，表现为外周关节的非特异性炎症，临床表现为受累关节疼痛、肿胀，并致使受损关节发生功能障碍。其康复治疗侧重于帮助患者缓解疼痛，维持或改善肌力、耐力和关节活动度，恢复关节功能，预防或矫正畸形，提高患者健康意识，达到最大可能的正常生活。

■ （一）物理疗法

物理治疗可增加局部血液循环、促进新陈代谢，使肌肉松弛，消除肌痉挛，增加软组织伸展性及增加毛细血管通透性，有抗炎、消肿和镇痛作用，主要方法有温热疗法、水疗法、低中频电疗、氢化可的松超声透入治疗、冷疗法等，治疗时间为 15～20min。但炎症的急性期不可使用，且必须排除这些治疗的禁忌。

■ （二）功能训练

关节活动训练及肌力锻炼可防止及矫正畸形、预防肌萎缩、放松痉挛，保持患者功能状态及日常生活活动能力。急性期患者关节部位应休息，并放于功能位；恢复期逐步给予适宜的运动强度，如指导患者进行关节肌肉被动训练等；从而达到增加患者关节活动功能的目的；同时还应指导患者对关节周围的肌肉进行训练，牵伸挛缩肌腱和韧带，进一步恢复和维持关节活动度。

（三）日常活动能力训练

日常生活活动能力评定包括上肢运动、生活自理、交流等方面。应该根据患者不同情况选择针对性的日常活动训练，对日常生活自理能力较差的患者，鼓励其尽量完成日常生活活动训练，获得日常生活能力的基本动作和技巧，从而对治疗充满信心。

（四）评估指标

1.晨僵改善 0分，晨僵改善＜30min；1分，30min≤晨僵改善＜60min；2分，60min≤晨僵改善＜90min；3分，晨僵改善≥90min。

2.关节活动改善 关节活动度改善＜5°；5°≤关节活动度改善＜10°；10°≤关节活动度改善＜15°；关节活动度改善≥15°。

根据类风湿关节炎的病情变化，临床将其分为急性期、亚急性期和慢性期三个阶段，每个阶段的治疗目的和方法都是不同的。急性期治疗要减轻疾病症状和改善患者的全身健康状况。急性期康复治疗的要素是休息、药物、夹板和受累关节的轻微运动。亚急性期特点是关节情况似乎已经稳定，但过度的关节活动会引起关节炎症状的突然发作。该期治疗重点是维持全身健康状况，防止疾病加剧及纠正畸形。做好类风湿关节炎的康复治疗和康复教育可以弥补常规治疗中的不足，进一步改善关节功能，提高患者的生存质量。

案例 12-1 分析

1. 该患者诊断为类风湿关节炎。诊断依据：①隐匿起病，病程达数年，发病缓慢而渐进，病变发作与缓解交替出现。②多发性和对称性关节炎：双足掌、双手关节对称性疼痛，伴晨僵。③化验检查提示红细胞沉降率增快，类风湿因子增高，抗环瓜氨酸多肽抗体阳性。

2. 治疗方案包括药物治疗及训练康复治疗

（1）药物治疗方案：包括激素、免疫抑制剂、抗生素和中药汤剂，症状明显时，应用水杨酸制剂，应用吲哚美辛（消炎痛）、保泰松等非激素药物也可减轻炎症，激素类药物缓解症状快，但疗效不持久，长期应用并发症多且严重，不宜常规应用。

（2）训练康复治疗方案：①休息。类风湿关节炎诊断一旦确定，不管症状轻重，都应休息，尤其当关节处于炎症急性期、全身症状较严重的时候，应完全卧床休息，为了防止各关节的屈曲挛缩，卧床时要保持正确的体位，必要时在床上进行被动和主动关节锻炼。②在急性期症状缓解后，要早期有规律地进行主动或被动的关节锻炼，以维持和改善关节功能，加强肌肉的力量和耐力。对于无关节功能障碍者，可进行全关节范围活动，对于已出现关节功能障碍者可给予辅助运动或被动运动。③日常生活训练，包括移动动作、饮食、更衣、沐浴、个人卫生等各种基本动作和技巧。训练要循序渐进，尽量让患者独立完成动作，在实践过程中不断强化，以提高熟练度和技巧度。④理疗方法多种多样，主要有经皮电神经刺激、水疗（热水袋、热浴）、热敷、电疗（短波、微波、红外线、超声波等），理疗可增加局部血液循环，促进新陈代谢，使肌肉松弛，有消炎、消肿和镇痛作用。⑤心理护理，对患者及其家属进行必要的宣传教育和心理护理，是保证康复治疗的重要因素，要针对本病特点，结合患者的病程，讲解有关此病的知识，防治及缓解方法，以提高患者对治疗的信心。同时要做好家属的思想工作，以取得他们的合作。

三、骨关节疾病社区康复

骨关节炎（osteoarthritis，OA）是指由多种因素引起关节软骨纤维化、皲裂、溃疡、脱失而导致的以关节疼痛为主要症状的退行性疾病，病因尚不明确，其发生与年龄、肥胖、炎症、创伤及遗传因素等有关，病理特点为关节软骨变性破坏、软骨下骨硬化或囊性变、关节边缘骨质增生、滑膜病变、关节囊挛缩、韧带松弛或挛缩、肌肉萎缩无力等。OA 好发于中老年人群，发病率高，65 岁以上的人群 50% 以上为 OA 患者，累及部位包括膝、髋、踝、手和脊柱（颈椎、腰椎）等关节。

（一）诊断

膝关节骨关节炎、髋关节骨关节炎和指间关节骨关节炎的诊断标准见表 12-1～表 12-3。

表 12-1 膝关节骨关节炎的诊断标准

序号	症状或体征
1	近 1 个月内反复膝关节疼痛
2	X 线片（站立位或负重位）示关节间隙变窄、软骨下骨硬化和（或）囊性变、关节边缘骨赘形成
3	年龄 ≥ 50 岁
4	晨僵 ≤ 30min
5	活动时有骨摩擦音（感）

注：满足诊断标准 1+2、3、4、5 条中的任意 2 条，可诊断膝关节骨关节炎。

表 12-2 髋关节骨关节炎的诊断标准

序号	症状、实验室或 X 线检查结果
1	近 1 个月内反复髋关节疼痛
2	红细胞沉降率 ≤ 20mm/h
3	X 线片示骨赘形成，髋臼边缘增生
4	X 线片示髋关节间隙变窄

注：满足诊断标准 1+2+3 条或 1+3+4 条，可诊断髋关节骨关节炎。

表 12-3 指间关节骨关节炎的诊断标准

序号	症状或体征
1	指间关节疼痛、发酸、发僵
2	10 个指间关节中有骨性膨大的关节 ≥ 2 个
3	远端指间关节骨性膨大 ≥ 2 个
4	掌指关节肿胀 < 3 个
5	10 个指间关节中有畸形的关节 ≥ 1 个

注：满足诊断标准 1+2、3、4、5 条中的任意 3 条可诊断指间关节骨关节炎；10 个指间关节为双侧示、中指远端及近端指间关节，双侧第一腕掌关节。

（二）治疗

1. 基础治疗 对病变程度不重、症状较轻的 OA 患者是首选的治疗方式。强调改变生活及工作方式的重要性，使患者树立正确的治疗目标，减轻疼痛、改善和维持关节功能，延缓疾病进展。

（1）健康教育：医务工作者应对患者宣教 OA 的知识并帮助患者建立长期检测及评估机制，根据每日活动情况，建议患者改变不良的生活及工作习惯、避免长时间跑、跳、蹲，同时减少或避免爬楼梯、爬山等。减轻体重不但可以改善关节功能，而且可减轻关节疼痛。

（2）运动治疗：在医生的指导下选择正确的运动方式，制定个体化的运动方案，从而达到减轻疼痛，改善和维持关节功能，保持关节活动度，延缓疾病进程的目的。

1）低强度有氧运动：采用正确合理的有氧运动方式可以改善关节功能，缓解疼痛。应依据患者发病部位及程度，在医生的指导下选择。

2）关节周围肌肉力量训练：加强关节周围肌肉力量，既可改善关节稳定性，又可促进局部血液循环，但应注重关节活动度及平衡（本体感觉）的锻炼。由医生依据患者自身情况及病变程度指导并制定个体化的训练方案，常用方法有股四头肌等长收缩训练、直腿抬高加强股四头肌训练、臀部肌肉训练、静蹲训练、抗阻力训练。

3）关节功能训练：主要指膝关节在非负重位的屈伸活动，以保持关节最大活动度。常用方法包括：①关节被动活动；②牵拉；③关节助力运动和主动运动。

（3）物理治疗：主要是通过促进局部血液循环、减轻炎症反应，达到减轻关节疼痛、提高患者满意度的目的。常用方法包括水疗、冷疗、热疗、经皮神经电刺激、按摩、针灸等。

（4）行动辅助：通过减少受累关节负重来减轻疼痛和提高患者满意度，但不同患者的临床收益存在一定差异，患者必要时应在医生指导下选择合适的行动辅助器械，如手杖、拐杖、助行器、关节支具等，也可选择平底、厚实、柔软、宽松的鞋具辅助行走。

2. 药物治疗 应根据 OA 患者病变的部位及病变程度，内外结合，进行个体化、阶梯化的药物治疗。

（1）非甾体抗炎药物（nonsteroidal antiinflam-matory drug, NSAID）：包括非选择性和选择性 COX-2 抑制剂，是 OA 患者缓解疼痛、改善关节功能最常用的药物，包括局部外用药物和全身应用药物。

1）局部外用药物：在使用口服药物前，建议先选择局部外用药物，尤其是老年人，可使用各种 NSAID 类的凝胶贴膏、乳胶剂、膏剂、贴剂等。局部外用药物可迅速、有效缓解关节的轻、中度疼痛，其胃肠道不良反应轻微，但需注意局部皮肤不良反应的发生。对中、重度疼痛可联合使用局部外用药物与口服 NSAID。

2）全身应用药物：根据给药途径可分为口服药物、针剂以及栓剂，最为常用是口服药物。

（2）镇痛药物：对 NSAID 治疗无效或不耐受者，可使用非 NSAID、阿片类镇痛剂、对乙酰氨基酚与阿片类药物的复方制剂。

（3）关节腔注射药物：可注射糖皮质激素、玻璃酸钠、生长因子和富血小板血浆等，可有效缓解疼痛，改善关节功能，但该方法是侵入性治疗，可能会增加感染的风险，必须严格无菌操作及规范操作。

（4）缓解 OA 症状的慢作用药：包括双醋瑞因、氨基葡萄糖等。目前，该类药物对 OA 的临床疗效均尚存争议，对有症状的 OA 患者可选择性使用。

（5）抗焦虑药物：可应用于长期持续疼痛的 OA 患者，尤其是对 NSAID 不敏感的患者，可在短期内达到缓解疼痛、改善关节功能的目的。目前，尚需进一步的远期随访研究证明其在 OA 治疗中的作用，建议在专科医生指导下使用。

（6）中成药：包括含有人工虎骨粉、金铁锁等有效成分的口服中成药及外用膏药。目前，有研究表明中药可通过多种途径减轻疼痛、延缓 OA 的疾病进程、改善关节功能，但对于其作用机制和长期疗效尚需高级别研究证据。

3. 手术治疗 OA 的外科手术治疗包括关节软骨修复术、关节镜下清理手术、截骨术、关节融合术及人工关节置换术，适用于非手术治疗无效、影响正常生活的患者。手术的目的是减轻或消除患者疼痛症状、改善关节功能和矫正畸形。

在我国，社区康复服务中心本质上是开展康复服务的医疗卫生机构。随着社会的不断发展及老龄化进程不断加快，人们也逐渐加强了对老年性疾病的重视。老年代谢障碍疾病、心脑血管疾病及老年骨代谢异常等。因此，加强对老年骨性关节病治疗及康复的重视就显得尤为重要。社区康复在临床上的广泛应用，能够进一步满足人们对康复服务的需求，保障社区居民基础健康保健以及得到更加优质、便利的就诊服务。

社区康复中心脑血管疾病、恶性肿瘤、呼吸系统疾病及糖尿病康复亦非常重要，具体实施方法见第 19～22 章。

（付婷婷）

本 章 小 结

1. 社区康复是最基层的康复结构，是基础康复服务的重要形式，是在政府、社区、上级卫生机构领导下，以基层卫生康复为主体，全科医生为骨干、合理使用社区资源和适宜技术，以家庭为单位、社区为范围、需求为导向，以老年人、慢性病患者、残疾者等为重点康复对象，以解决社区康复主要问题、满足基本康复需求为目的，具有受益广、全方位、全过程、全人群、方便性、可及性等特点的跨学科、多专业、综合性的社会化工程。

2. 我国社区康复目标为"人人享有全面康复服务"，即帮助所有人主要是慢性患者、老年人、残疾者重归社会、重归家庭，获得身体的、精神的、社会的、职业的最大限度恢复。

3. 常见慢性病社区康复如类风湿关节炎及骨关节疾病康复。

第 13 章 循证医学在全科医疗实践中的应用

学习目标

1. 掌握循证医学定义、实施步骤及方法。
2. 熟悉循证证据的分级、循证医学常用检索资源及方法。
3. 了解循证医学产生背景。

第一节 循证医学概述

一、循证医学定义及产生背景

在 20 世纪 90 年代初期，加拿大 McMaster 大学 Gordon Guyatt 率先提出 "evidence-based medicine" （循证医学）一词，并首次出现在 McMaster 大学非正式的住院医师培训教材中，是指经严格评价后的文献知识用于帮助住院医师做出临床决策的方法，其与传统的临床决策模式相比有巨大的转变。1991 年，"evidence-based medicine" 一词正式发表在美国内科医生学会杂志俱乐部上。1992 年，以 Gordon Guyatt 为首的一批科学家成立了循证医学工作组，该工作组在 *JAMA* 杂志上发表了《循证医学：医学实践教学新模式》（*"Evidence-based medicine. A new approach to teaching the practice of medicine"*）一文，并发表了一系列循证医学总结性文献，标志了循证医学概念和命名的正式诞生。

循证医学提出的初始是为了帮助临床医生阅读和理解发表的临床研究性文献，以此来促进研究证据在临床实践中的应用。在接下来的二十余年中，随着医学的不断发展，全球所有循证医学专家们通过不断的探索与实践，发现在临床实践中仅有研究证据是不够的，因为大多数的研究证据都存在一定的偏倚，同时临床医生的经验、临床环境都会对临床实践效果产生一定的影响，患者自身的情况、意愿与价值观也不可忽视。在 2014 年第 22 届 Cochrane 年会上，Gordon Guyatt 将循证医学的定义进一步完善：临床实践需结合临床医生个人经验、患者意愿和来自系统化评价和合成的研究证据。该定义强调了循证医学应该从临床问题出发，以当前可获得的最佳证据结合临床医生的经验与环境，同时考虑患者的意愿与价值观后做出最佳临床决策（图 13-1）。同时，循证医学不仅涉及流行病学的原理和方法，而且结合了医学统计学、医学信息学、卫生经济学、社会医学，可以说循证医学是社会和科学发展的需要和必然产物。循证医学所包含的研究证据范围也不断地扩大，从最初的医疗干预措施的效果评价，逐渐延伸到疾病的病因与危险因素、诊断试验、疾病预后、生命质量评价等方面。循证医学的理念与方法已从临床医学扩展到相关学科，如护理学、卫生事业管理、公共卫生、卫生决策等学科。同时，循证的概念在非医学领域（包括管理、教育、经济、法律和传媒等）也逐步得到了重视与应用，可以将其概括为循证科学（evidence-based science，EBS）。

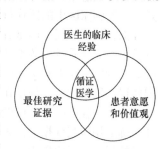

图 13-1 循证医学的定义

1996 年，王吉耀教授将 evidence-based medicine 翻译为 "循证医学"，并引入我国；1997 年，在李幼平教授的带领下中国循证医学 /Cochrane 中心成立。目前，循证医学也得到了医疗系统高校的重视，现已常规性地纳入长学制医学师的教学、住院医师规范化培训、继续医学教育、研究生教育中。护理、高职、本科、研究生课程安排中，增加了循证医学的学习。随着循证医学知识的不断扩展，我国临床工作者学习循证医学的内容并将其应用到临床实践中，对于推动我国医疗卫生领域的发展起到非常重要的促进作用。

二、循证医学实践的基础

循证医学的概念自从诞生以来，其定义与应用范围也在临床实践中得到不断的发展与完善。循证医学强调了临床医生的临床经验和技能是做出临床决策的基础，最佳研究证据是关键因素，同时还要考虑患者的意愿和所处的临床环境。循证医学将最佳研究证据、临床医生的经验与患者的意愿、

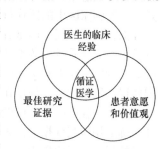

价值观三要素完美的结合，同时以"医疗决策应以客观证据为依据"作为核心思想。

最佳研究证据是指有效的、与主题相关的研究证据，是实践循证医学的决策依据，具有真实性、重要性和适用性三大特征。需要临床医生通过检索找到与研究问题相关的医学研究文献，其中包括了以患者为中心的临床研究和基础医学研究。通过阅读相关文献，判别研究证据的真实性与证据质量，并对文献进行评价，以此获取可应用于当前患者的最佳证据。

医生的临床经验指医生利用临床技能和既往经验评价患者的临床状况，是实践循证医学的基础。每一位患者的情况及所处的临床环境，如年龄、病情严重程度、并发症及其他系统疾病和当时当地的医疗条件等不尽相同，因此所获得的最佳证据不能直接应用，还要通过临床医生对当前患者进行判断，并评估治疗的风险与获益。

患者的意愿及价值观是指每位患者对其治疗的选择和期望值，这是实践循证医学的独特优势。其目的是从患者的利益出发，尊重患者意愿和选择。因为不同患者所处的生活环境、学历背景、经济、婚姻、工作情况等均不相同，在一定程度上影响了临床决策的选择和对治疗效果的预期，同时也影响到了疾病的康复与预后。此外，患者与临床医生的价值观也存在很大的差异，这也影响了临床决策的选择。因此，临床医生在做临床决策时，还要同时结合患者的个体情况与意愿，真正实现为患者服务的目的。

实践循证医学除了上述三个要素，还应重视其他相关的基本条件。政府的支持与指导是实践循证医学的前提，可供临床医生检索研究证据的信息辅助设施（如图书馆、循证电子资源等）也是实践循证医学的必要基本条件。临床医生还需不断地学习掌握循证医学的方法，提升检索研究证据的速率、评价证据的能力，才能更好地将循证医学运用到临床实践中去。

三、循证医学实践的目的及意义

循证医学是一门新兴学科，目前仍处于快速发展阶段，是将当前可获得的最佳证据结合临床医生的经验与环境，同时考虑患者的意愿与价值观后做出的最佳临床决策，以实现为患者服务的目的。循证医学有别于传统经验医学，包含了三个要素，即最佳研究证据、医生的临床经验、患者的意愿及价值观，三者缺一不可。传统医学以临床经验为基础，临床决策通常依据临床医生自己的临床经验、参考书和专家们的意见等，然而这些经验和专家们的意见大多没有以科学严谨的研究证据为依据。同样地，一些参考书中的内容，也存在时间滞后性等问题，一些新的具有严格研究证据的医疗手段往往被忽略，而一些旧的、没有研究证据的治疗方法却被广泛提倡和应用。更急需改变的情况是，一些临床医生的医疗行为很不规范，切实有效的诊疗手段又没有被广泛应用，反而那些没有研究证据，甚至证据证明是有害的方法仍旧在临床实践中应用。虽然，每年都有数以万计的研究性文章发表，但其质量良莠不齐，而高质量的临床研究由于其研究的复杂性等原因，导致数量有限；同时，临床医生在平日繁忙的工作中，难以迅速从浩如大海的文章中找到高质量的研究证据，诸多原因使得高质量的研究证据在临床实践中难以广泛应用和推广。每年大量的医学文献发表于近万本期刊杂志上，临床医生不可能将各自专业相关的所有医学文献全部阅读，这就要求临床医生拥有掌握并熟练运用研究证据的检索方法、研究证据的系统评价与分析方法和一定的文献阅读能力，并将高质量的研究证据应用于临床决策，推动医疗发展并达到患者满意的诊疗效果。循证医学一定程度地解决了上述难题，将研究证据进行分级来快速获得最佳研究证据，降低了临床医生大量阅读医学文献的压力，提高了工作效率，节约了宝贵的时间。同时，循证医学重视患者自身的意愿与价值观，改变了传统医学忽略患者作为个体的诉求的情况，有助于促进建立和谐的医患关系，提高患者对医疗服务的满意度。

第二节　循证医学实践方法

一、循证医学的实施步骤与方法

临床医生可以通过五个步骤来实践循证医学，分别是提出问题、检索证据、评价证据、临床应用、后效评价。

（一）提出问题

根据实际临床情况，提出合适的临床问题进行循证检索是十分重要的，这些问题包括了病史、病因、临床表现、诊断与鉴别诊断、治疗、预后和预防等。临床医生在繁忙的临床工作中，很难有大量的时间来检索证据，因此恰当的临床问题可以更便捷地检索到合适的研究证据。临床工作中患者的具体问题，通常可以按照国际上常用的 PICO 原则进行确定。

1. 患者或问题（patient or problem，P）　患者的诊断及一般情况。

2. 干预措施（intervention，I）　包括暴露因素、病因、诊断、治疗、预后因素等。

3. 对比措施（comparison or control，C）　金标准、安慰剂等，与所探究的干预措施相对比的措施。

4. 结局（outcome，O）　对比不同干预措施的结果，不同的研究选用不同的指标。

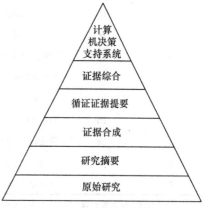

图 13-2　循证医学证据资源的"6S"金字塔模型

（二）检索证据

根据所研究的问题类型，选择合适的数据库，并根据循证医学证据资源的"6S"金字塔模型（图 13-2），从最高等级资源计算机决策支持系统开始向下依次进行检索，直到检索到最佳研究证据。以此方法进行检索，可有效提高检索效率、避免不必要的文献阅读。

（三）评价证据

在检索到研究证据后，应参考证据分级标准进行分级，以得到最佳的研究证据。

（四）临床应用

使用经过严格评价的最佳研究证据，结合临床医生的经验与环境，以及患者的价值观和意愿，做出临床决策应用于患者。

（五）后效评价

在临床实践后，还应对当前最佳证据指导临床决策的效果进行评价，以提高下一次临床实践。

二、循证证据的分级

每年都有海量的医学文献发表在各种期刊，其质量参差不齐，临床医生的日常工作极其繁忙，想抽出大量的时间进行研究证据的检索与阅读是很难的。随着循证医学不断地发展与临床实践，循证医学专家提出了将研究证据分类、分级和推荐的理念，进一步使研究证据从理论水平向临床实践转化，指导临床医生学习对研究证据的评价、筛选与分级方法，加速循证医学的发展。

循证证据的分级包括证据水平和推荐级别，1979 年加拿大定期体检特别工作组（CTFPHE）首次对研究证据进行分级并给出推荐意见，之后多个组织和机构先后对证据水平和推荐级别进行了改进和推广，实现了从证据研究到证据使用的跨越。然而各种研究组织提出的证据分级方法不尽相同，甚至彼此矛盾，这对研究证据的评价与应用造成了一定的影响，不利于研究证据的推广。现仅对常用的且具有代表性的两个标准进行介绍。

1. 牛津大学循证医学中心的证据水平与推荐级别　2001 年 5 月，牛津大学循证医学中心将其制定的证据水平与推荐级别发表于该中心的网络上（表 13-1）。该标准首次引入了分类的概念，把临床问题分成治疗、预防、病因、诊断、预后、危害、经济学分析 7 个方面，使其具有更强的针对性和适应性，现已成为循证教科书及循证期刊等常用的标准，也是公认的经典标准。

2. GRADE 证据水平与推荐级别　2000 年，WHO 与 19 个国家和国际组织共同创立了 GRADE 工作组，旨在制定国际统一的证据质量分级和推荐强度评价系统，以弥补当时其他证据分级与推荐存在的不足。该评价系统在 2004 年正式推出，并于 2011 年进行了更新并沿用至今。GRADE 工作组成立初期，是由 67 名临床指南专家、循证医学专家、各重要标准的主要制定者及证据研究人员组成，现已发展为拥有 200 余名研究组成员的研究组。GRADE 系统是从使用者角度制定的综合性证据质量和推荐强度标准，同时考虑了研究设计、质量、结果的一致性和证据的直接性，将证据质量分为高、中、低、极低四级，将推荐级别分为强、弱两级（表 13-2，表 13-3）。由于该分级方法具有科学合理、适用性强的特点，现已得到广泛的应用，并成为证据发展史上的里程碑。

表 13-1 牛津大学循证医学中心的证据水平与推荐级别

推荐级别	证据水平	病因、治疗、预防	预后
A	1a	同质性良好的 RCT 系统综述	同质性良好的队列研究系统综述
	1b	95% 可信区间较窄的单项 RCT	单项起点一致的队列研究，随访率＞80%
	1c	全或无（传统治疗全部无效）	系列病例报告全部死亡或全部生存
B	2a	同质性良好的队列研究的系统综述	对回顾性队列或 RCT 空白对照组的系统综述
	2b	单项队列研究及质量差的 RCT	单项回顾性队列或 RCT 空白对照组的随访
	2c	结局研究	结局研究
	3a	同质性良好的病例对照研究的系统综述	—
	3b	单项病例对照研究	—
C	4	系列病例分析或质量差的病例对照研究、系列病例报告、质量差的队列研究（如随访率＜80%）	
D	5	没有分析评价的专家意见或在病理生理基础上的意见	

注：A 级，证据极有效，推荐；B 级，证据有效，可推荐，也可能在将来更高质量的新证据出现而改变；C 级，证据在一定条件下有效，应谨慎应用研究结果；D 级，证据的有效性局限，只在较窄的范围内有效。RCT，随机对照试验。

表 13-2 GRADE 证据等级

质量等级	早前定义	当前定义
高	进一步研究也不可能改变该疗效评估结果的可信度	我们非常确信真实的效应值接近效应估计值
中	进一步研究很可能影响该疗效评估可信度，且可能改变该评估结果	对效应估计值我们有中等程度的信心：真实值有可能接近估计值，但仍存在两者不相同的可能性
低	进一步研究极有可能影响该疗效评估结果可信度，且该评估结果很可能改变	我们对效应估计值的确信程度有限：真实值可能与估计值大不相同
极低	任何疗效评估结果都很不确定	我们对效应估计值几乎没有信心：真实值很可能与估计值大不相同

表 13-3 GRADE 推荐强度

推荐强度	具体描述
强	明确显示干预措施利大于弊或弊大于利
低	利弊不确定或无论质量高低的证据均显示利弊相当

第三节 循证医学在全科医疗中的实践

一、循证医学在全科医疗中的应用和现状

循证医学强调了最佳研究证据在临床实践中的重要性，将循证医学的理念与方法运用于全科医疗，并培养全科医生实践循证医学的基本技能，以获得最佳证据指导的全科医疗服务，对提高全科医疗服务质量具有重要意义。循证医学的核心思想是依据目前可获得的最佳研究证据，临床医生要充分考虑患者意愿后进行临床决策。在为患者进行临床决策时，全科医生有责任与义务运用最佳研究证据来为患者提供医疗服务，以此将循证医学渗入到全科医疗实践中。目前，国外的全科医生对循证医学的研究与运用已较为深入。虽然循证医学的理念与方法已引入中国二十余年，但我国的临床医生对临床实践循证医学的意识和能力仍处于较低水平。现今，我国的全科医生虽然已认识到循证医学的重要性，并且大部分全科医生认同工作经验与最佳研究证据对于患者同样重要，同时也认可循证临床实践指南的重要作用，但是近期的调查结果仍显示，全科医生对循证医学知识的知晓程度一般，这可能是由于针对全科医生开展的循证医学培训不足所致，以及与循证医学在我国起步较晚有关。但我国全科医生对循证医学的积极态度，促进了其对循证医学临床实践方法的深入学习与运用，推动了最新研究证据和先进诊疗技术在临床的开展与应用，加强了全科医疗服务质量的优化、先进化和科学化。但也有一些客观因素制约了循证医学在我国的快速发展，如现今高质量的研究证据大多以英文形式发表，很大程度上增加了我国临床医生检索、评价、运用研究证据的难度，对我国临床医生全面实践循证医学造成一定阻碍、影响循证医学发展速度。循证医学的飞速发展，要求

全科医生掌握和熟练运用检索证据、评价证据和应用证据的循证技能。循证医学临床实践实质上是一种寻求和应用最佳研究证据的医疗过程，在全科医学实践中合理地运用循证医学，不仅可以促进医患关系，还能一定程度地规避医疗风险，并有助于促进医疗质量的提高。

二、循证临床实践指南在全科医疗中的应用

1990 年，美国医学研究所将临床实践指南（clinical practice guideline，CPG）定义为：针对特定的临床问题，经系统研究制定后发布，帮助医生和患者做出恰当判断的指导性意见，从而选择和决策适宜的卫生保健服务。与原始研究证据、系统评价等不同，临床实践指南可以针对某个具体临床问题，经严格评价最新研究证据后，提出具体的推荐意见以指导临床医生的医疗行为，是连接研究证据与临床实践的桥梁。随着现代医学的飞速发展，临床实践指南的形成与发展一定程度上解决了临床实践中出现的问题与难题。

但是，对于同一临床问题，不同国家或地区的不同学术组织所提供的临床实践指南不尽相同，质量也是参差不齐。面对诸多的指南，如何取舍和应用，是临床医生时常面临的难题。针对这一问题，循证临床实践指南（evidence-based clinical practice guidelines，E-CPGS）应运而生。循证临床实践指南是指针对某一特定的问题和人群，由特定的组织和人员按照规范化的流程，集合当前最佳的证据，根据证据等级和推荐制定，用以指导临床医生从事预防、诊断、治疗、康复、保健和管理工作。与临床实践指南相似，循证临床实践指南有助于提高医疗服务质量、规范临床医生的医疗行为，但其制定过程更加清晰、规范、科学、实用，具有更强的科学性、针对性和实用性。循证医学证据资源丰富多样，其中循证临床实践指南是循证医学最重要的证据之一，其以系统评价为依据，并经过相关专家研讨后由专业学会制定，具有一定的权威性和临床实践指导意义。循证临床实践指南的应用，无论是对患者所获得的最佳治疗策略、临床医生的医疗行为规范，还是对医疗机构的医疗资源分配和利用问题，都有一定的积极作用。在全科医学临床实践中充分运用循证临床实践指南制定临床决策，不仅可以提高医疗服务质量、规范临床医生的医疗行为，还能够降低不必要的医疗费用、提高患者的满意度。

目前，我国尚无有关指南质量评价的标准，现今国际公认的、广泛应用于评估指南质量的标准为欧洲指南研究与评价工具（appraisal of guidelines research and evaluation in Europe，AGREE）。AGREE 通过 6 个方面（范围与目的、利益相关者的参与度、指南开发的严格性、表述明确和清晰度、可应用性、编辑工作的独立性）共 23 个条目对指南的质量进行评分。每个条目根据评价标准以 7 分表进行分级，从 1 分（很不同意）至 7 分（很同意）进行评分。各个领域的得分为该领域内每个条目分数之和且相互独立，以该领域可能的最高分数做分母的百分比进行表示。虽然没有标准的指南质量评价阈值，但是当某个领域得分 $< 50\%$ 时，提示该指南的推荐和应用具有较大的局限性；当大部分领域得分 $< 30\%$ 时，提示该指南总体质量较差或有严重缺陷、不宜使用。

循证临床实践指南是为临床医生进行临床决策时提供的参考性技术文件，在临床实践中应避免盲目地遵从和强制性地应用指南中的推荐，还应充分考虑个体患者的实际病情轻重、病程长短及并发症、个人意愿等因素，以及结合临床医生的经验来制定适宜的临床决策。在应用循证临床实践指南时，还应仔细考虑患者的实际个体情况是否与指南中所涉及的情况相似、指南中所推荐的临床决策方案的实施过程是否存在一定的困难，以及患者及家属的价值观和意愿，再综合患者的预后、病症严重程度、危险因素、医疗环境多方面因素后，制定出合理的、切实可靠的、遵从患者意愿的临床决策。

三、循证全科医疗实践举例

患者，男，62 岁，以"活动后心前区疼痛半年，加重 1 个月"为主诉入院。既往高血压二十余年，不规律服用降压药，未监测血压。无糖尿病史。入院后行相关检查诊断为：冠心病，不稳定性心绞痛。治疗上拟予以急性冠脉综合征的二级预防治疗，但是目前已有多种双联抗血小板治疗方案，如阿司匹林 + 氯吡格雷及阿司匹林 + 新型 P2Y12 受体抑制剂。

（1）与阿司匹林 + 氯吡格雷双联抗血小板治疗方案相比，阿司匹林 + 新型 P2Y12 受体抑制是否导致更多的出血风险？

（2）阿司匹林 + 新型 P2Y12 受体抑制剂是否可使患者获益更多？

1. PICO 问题 P：急性冠脉综合征；I：双联抗血小板治疗；C：阿司匹林＋氯吡格雷与阿司匹林＋新型 P2Y12 受体抑制剂对比；O：主要心血管事件和出血风险。

2. 检索证据

（1）通过 PubMed Clinical Queries 进行检索：见图 13-3。

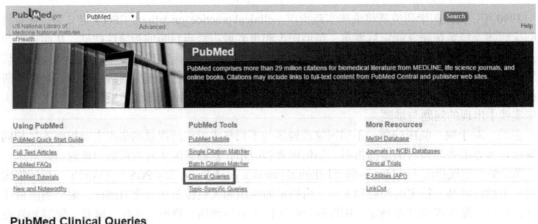

图 13-3 PubMed Clinical Queries 检索

（2）检索式"阿司匹林 and 二级预防"，种类限定为"治疗"。

（3）检索结果：见图 13-4。

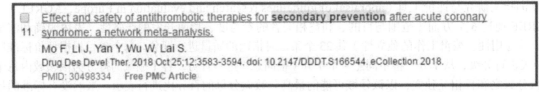

图 13-4 检索结果

3. 证据评价 该文献为二次研究证据的 Meta 分析，现从研究结果的真实性、重要性和适用性等方面进行证据评价。该篇 Meta 分析有明确的纳入标准，通过严格的筛选，共选入 15 个随机对照研究，纳入了 158130 例患者。在这 15 个随机对照研究中，男性患者比例范围 61%～80%，年龄范围 57～67 岁，高血压患者比例 43%～81%，糖尿病患者比例 16%～38%，随访周期 1～33 个月。该研究具有明确的观察指标（心血管事件和出血等），可以客观地判断结局。同时，该研究具有精确的研究结果，研究结果提示：①阿司匹林＋新型 P2Y12 受体抑制剂治疗效果不亚于阿司匹林＋氯吡格雷；②与阿司匹林＋氯吡格雷相比，转换策略可能进一步减少心肌梗死的风险，同时并不提高出血的风险；③与阿司匹林＋氯吡格雷相比，阿司匹林＋新型 P2Y12 受体抑制剂可能减少死亡风险。当前患者的临床背景与该文献报道的病例相似，且目前的医疗环境可进行文献报道中的治疗策略。

4. 结合全科医生的临床经验和患者的意愿，做出临床决策 可选择阿司匹林＋新型 P2Y12 受体抑制剂作为该患者急性冠脉综合征的二级预防治疗。

5. 随访 患者病情稳定出院后，可通过双向转诊到社区密切随访，并在第 1、3、6、12 个月定期到专科医院心血管内科门诊随诊进行后效评价，以提高下一次循证临床实践。

（马业硕）

本 章 小 结

1. 循证医学是指从临床问题出发，以当前可获得的最佳证据结合临床医生的经验与环境，同时考虑患者的意愿与价值观后做出最佳临床决策。

2. 实践循证医学的 5 个步骤：提出问题、检索证据、评价证据、临床应用和后效评价。

3. 将循证医学应用到临床实践中，对推动我国医疗卫生领域的发展起到非常重要的促进作用。

第 14 章　全科医学中的医患关系与医患沟通

学习目标

1. 掌握医患关系的定义及特点。
2. 熟悉建立良好医患关系的重要性，学会如何进行医患沟通。
3. 了解医患关系模式及影响因素。

　　有疾病，就有患者；有患者，就有医生，医生和患者应该是一对最好的共同体，而不是对立面，疾病是他们共同的敌人。

　　医疗卫生改革以来，全科医疗取得了令人瞩目的发展，社区医疗设施的完善、技术水平的提高、全科医务人员队伍的壮大及预防保健知识的宣教，得到了社会的广泛认可。

　　全科医学中"以人为中心的健康照顾"是全科医学的基本特征之一，要求医生在理解和尊重患者的基础上正确认识和评价患者的健康问题，基于社区特点和患者社会关系需要，尊重患者的健康价值观念和患者的选择权，与患者及家属共同协商选择最合适的干预方案，动员并充分利用各种资源为患者提供综合性、连续性、整体性、可及性、协调性及人性化的健康照顾服务。这种"以人为中心的照顾"正是对生物-心理-社会医学模式的体现，把患者的生理心理与社会环境看作有机联系的整体，从而建立起良好的医患关系。

　　就当前而言，文化背景、经济发展、媒体的负面作用和患者对知情同意权、健康权的重视，法律意识的增强及医生执业理念的变化，这些诸多因素相互作用，使医患关系产生了一些新的问题。重建和谐医患关系，维护正常医疗秩序，保障医患双方利益，是摆在医务工作者面前的重要课题。但作为医生，尤其是全科医生，加强人文理念，提高个人修养，仍为其中之根本和关键。

> **视窗 14-1**
>
> 　　近年来，我国就医人数持续增长，2016 年全国医疗机构诊疗人次已达 79 亿。医疗纠纷 10.07 万件，涉医违法案件 4037 件，分别较 2015 年下降 6.7% 和 14.1%。通过各方面共同努力，2016 年医疗纠纷数量和涉医违法案件数量实现了连续三年双下降。根据中国医师协会《第四次医师执业状况调研报告》显示，在诸多的医疗纠纷中，80% 的医患纠纷与态度、沟通等问题相关。

第一节　全科医学中的医患关系

一、医患关系的概述

（一）医患关系的定义

　　医患关系（doctor-patient relationship）是人际关系的一种，是人际关系在医疗情境中的一种具体化形式。医患关系有广义和狭义之分。狭义的医患关系是指医生与患者之间为维护和促进健康而建立起来的一种医学人际关系。广义的医患关系是指以医生为主体的与从事医学活动有关的"医方"群体，同以患者为主体的与就医行为有关的"患方"群体之间为维护和促进健康而建立起来的一种社会关系。广义的医患关系，"医"不仅指医生，还包括护士、医技人员、后勤人员等。"患"也不单指患者，还包括他们的亲属、律师及造成身体损害的肇事方等。医生与患者之间的关系是医患关系的核心。

> **案例 14-1**
>
> 　　有一个小女孩的爸爸病得很重，快要死了。小女孩也有病，但是没有她爸爸那么严重。她爸爸虽然觉得自己快要死了，还安慰他的小女儿说："等病好一点，我要带你一块去环游世界。"这位小女孩的爸爸不久就去世了，小女孩很伤心。她想起爸爸的环游世界旅行计划还没有实现，她决心要替爸爸完成心愿，就想了一个办法，她把她的玩具小熊当成爸爸，然后在小熊的身上写

上爸爸和自己的名字，希望每位拿到这只小熊的人，交给下一位旅行者，带着小熊继续走下去。不论认识与否，不论国籍和语言，前一个人传给后一个人，携带小熊走一段旅程，完成环游世界的心愿。听到这个感人故事的某电视台把小女孩请到节目中，让小女孩接听一个从德国打来的电话，对方亲口告诉小女孩："现在小熊已经旅行了 17 个国家，目前正在德国旅行，小熊很干净，也多了许多小装饰，小熊平安。所以，爸爸、女儿也平安。环游世界的旅行会继续走下去的，请小女孩放心。"节目中的小女孩跪了下来，哭着感谢电话那一头的陌生人。小女孩的气色很差，看样子好像也快要不行了。但是，她的眼泪是快乐的！

　　本案例十分感人，世界性的人文精神和医学关怀理念打动了每位读者。虽然超出了一般的医患关系范畴，但其实际上在昭示人们，对患者的关心呵护，绝不仅仅是给予最好的治疗服务，也不仅仅是给患者最昂贵的药物，更重要的是给患者深入人心的情感满足。此案例的精髓与现代医学的人性化理念有异曲同工之妙，值得医学工作者借鉴。

（二）现代医患关系的特点

　　医患关系是一种人际关系，关乎患者生命和健康，是医疗人际关系中的关键。著名医史学家西格里斯曾经说过：医学的目的是社会的，不仅是治疗疾病，使某个机体康复；它的目的是使人调整以适应他所在的环境，成为一个有用的社会成员。每个医学行动始终涉及两类当事人：医生和病员，或者更广泛地说，医学团体和社会，医学无非是这两群人之间多方面的联系。

　　随着社会环境的变化与医学模式的探索，现代医患关系的"人"字结构越来越受到重视，新的医患关系体现出人文医学的回归。现代医患关系主要具有以下特点。

　　1. 人格的平等性　医患之间的平等，要求医患之间互相尊重，患者尊重医生、信任医生，医生对患者生命权的尊重和责任。现代医学致力于"以患者为中心"的理念，较之前的生物医学模式中"以疾病为中心"的做法，前者正体现的对患者人格的尊重。

　　2. 目的的同一性　医患关系是围绕患者的健康而建立起来的一种医学人际关系，患者因疾病而求医，医生为恢复患者健康而诊治，因此医患之间的目的是一致的，即战胜疾病，最大限度解除患者的痛苦。

　　3. 信息的不对称性　医疗服务具有高技术性，高风险性，高专业知识性，知识更新快等特点。而对于患者而言，想要获得相关的知识信息，成本非常高昂，不易获得，这使得医患之间存在严重的信息不对称，只能通过向医生咨询了解这些信息。

　　4. 需求的多层次性　随着社会的进步，患者就医除了治疗疾病的需求外，还渴望被关爱、尊重，与此相适应，医生除治疗疾病外，还要关注患者的就诊目的、想法、关注点及期望值，即在关注"疾病"的同时，要关注到"人"。

（三）医患关系的模式

　　医患关系模式是医学模式在人际关系中的体现。

　　1. 主动与被动型　是一种传统的医患关系模式，受传统生物医学模式的影响。医生完全主动，处于主导地位，患者完全被动。这种医患关系模式的原型属于"父母 - 婴儿"。这种模式过分强调医生的权威性，而忽视了患者的主观能动性。这种模式适用于某些特殊患者，如昏迷、某些精神患者、危重或休克患者等。

　　2. 指导与合作型　是以生物 - 心理 - 社会医学模式为指导，以疾病治疗为目的而建立的医患关系，医患之间都具有主动性，但医生仍然具有权威性。医生的意见受到尊重，但患者可以有疑问，尊重患者的主观能动性。这种医患关系的模式原型属于"父母 - 青少年"。目前临床上的医患关系多属于此种模式。

　　3. 共同参与型　是一种以生物 - 心理 - 社会医学模式为指导思想，以健康为中心而建立的医患关系。医生和患者的主动性等同，共同参与医疗的决定与实施。模式的原型属于"成人 - 成人"。这种模式的医患关系更加重视尊重患者的自主权，给予患者充分的选择权，过去在大多数慢性病中可以见到这种关系，这种模式符合新医学观的要求，也是全科医疗服务中最应该推荐和常见的医患关系模式。

（四）全科医疗中医患关系的特点

　　全科医学具有九项基本原则，即以人为中心照顾、以家庭为单位照顾、以社区为范围照顾、以预防为导向照顾、连续性照顾、综合性照顾、可及性照顾、协调性照顾及团队合作，使得全科医疗

笔记栏

中的医患关系更能体现人文精神。全科医学中的医患关系是共同参与的互动关系，是全面照顾的协同关系。

二、医患关系的影响因素

医患关系的核心是医生和患者之间的关系，近年来医患关系紧张，医疗纠纷数量逐年递增，但是医疗事故并没按比例上升。可见医疗技术并不是医患纠纷产生的主要原因，医患关系作为一对矛盾的统一体，有着更为深刻的心理和社会因素的影响，如社会、文化、经济、伦理道德、宗教信仰、个人价值观等。全科医疗中的医患关系是来自更基层的医患关系，也受到这些因素的影响，常见原因主要有以下几个方面。

1. 医生对医患关系的影响　医生作为医患关系的主体之一，医生本身对医患关系有比较大的影响。

（1）医生的沟通方式：沟通是影响医患关系非常重要的因素，良好的沟通是医疗服务的基础，是患者求医的基本需要。做好医患沟通需要在全科医疗就诊过程中向患者提供融合精神、文化、情感内容的人文关怀，重视对医务人员人际交流技巧的培训，缩小认知差异，充分了解患者的心理状态及情感需求，通过适宜、准确的语言避免医患在理解上的误解，在医患之间建立起信赖关系。

（2）医生的心理素质：医生除了具备医学专业知识外，心理素质也影响医患关系。一般来说焦虑、抑郁情绪的医生，经常不自信的医生会严重影响医患关系，同时也会将这种情绪转嫁到诊疗过程中。所以医生应具备较强的自我调控能力，保持稳定情绪。

2. 患者对医患关系的影响

（1）疾病因素：不同疾病的患者在医患关系中表现不同，如焦虑患者会反复和医生强调自身的不适，过分担心自身的疾病；肿瘤患者会将对治疗效果的不理想，将情绪发泄在医生身上；疾病容易造成患者产生不良情绪，不良情绪严重影响医患关系。

（2）患者的期望值过高：患者总是对医生或者医院寄予很高的期望，希望立刻能明确诊断，马上能要到病除。一旦达不到上述期望值，容易产生医患纠纷。

当然还有其他如患者的价值观、人格特质、就医目的等都能影响医患关系。

3. 社会因素对医患关系的影响　媒体作为现代信息的重要传播方式，影响面广、信息获取便捷，对公众态度、情感和行为具有冲击力和导向性。如果将个别非主流医疗事件放大化，无疑会加剧医患关系的恶化。

案例 14-2

某医院内科病房，一位70岁患者患脑卒中、左侧偏瘫，并发肺炎，被插上气管插管以随时吸痰，无法讲话。患者看起来清醒，但时有躁动，会自拔鼻胃管，甚至气管插管，医护人员只好把他能活动的右手绑在床架上，只留一点点活动的空间。这位老年患者刚好在右大腿下方长了个癣，虽然擦了药，还是奇痒难忍，而他的右手只能抓到患癣部位的上半部，正急得没办法。一位年轻医生在替另一位患者换完药后，看到这位老年患者痒得难受，便戴上手套，替他抓一会儿痒。患者舒服得连声感谢。

痒与痛是人体的难以忍受的苦楚，故有"痛痒"之说。然而抓痒是治疗吗？从古至今，又有谁见过几个为患者抓痒的医生？这位年轻医生的举手之劳令人感动。虽然他不可能经常替患者抓痒，但是他这一小小的举动却充分显示出爱心与同情心。本这案例体现了医生和患者处于平等的地位，医患接触中体现了医学人文关怀。医学无论如何发展，从来也不可能以包治百病来满足患者的需要，但以一颗赤诚之心满足患者，却是什么时候都能够做到的。这并非一个具体的行为倡导，而是对一种人文精神理念的弘扬，但愿我们的医护人员都能够体会到。情感和关怀对患者的价值，应如同在医疗或科技上的突破一样伟大。

三、建立良好的医患关系对全科医疗的重要性

全科医疗的医患关系由于其基本理念及特点区别于专科医疗，对全科医生与患者及其家庭成员之间的医患关系有着更高的要求，否则将影响医疗工作的开展。

1. 良好的医患关系是做好全科医疗服务的基础　全科医疗服务贯穿于生命周期，和谐的医患关

系是提高医患双方满意度，促进相互间理解的基础。全科医疗中有大量的慢性病患者需要得到全科医生持续的、亲友式的关怀照顾，这种照顾可能伴随患者一生，这就需要有良好的医患关系为基础，否则将不能持久。

2. 良好的医患关系是提高全科医疗质量的保障　良好的医患关系是全科医生与患者积极互动的促进剂。医生通过沟通获取患者全面、准确的信息将决定诊断的及时性与准确性。同时，医生对患者的关心、对病情的重视、对患者疑虑设身处地地耐心解答将增加患者对全科医生的信任度，产生治疗合力，提升医疗服务质量。

3. 良好的医患关系是降低医患纠纷的途径　在医疗过程中，患者及家属的密切配合至关重要。因此，医生要及时有效地加强与患者之间的沟通，提升患者的依从性，取得患者及家属的支持理解，使医患双方更好地融合，这样才能有效地防止和避免医疗纠纷的发生。

4. 良好的医患关系是促进全科医学发展的需要　首先，良好的医患关系能促使全科医生关心患者，热爱本职工作，获得成就感。其次，全科的综合性服务要求医生能充分协调各种资源，不断提升全科医疗的服务水平，极大提高全科医生的基层作用，促进全科医学的健康发展。最后，良好的医患关系也能促使广大患者对象更关注全科医学的进步发展，关心全科职业的未来趋势，为全科医学工作打下坚实的群众基础。

第二节　全科医疗中的医患沟通

一、医患沟通的概述概念、基本原则和目的

（一）医患沟通的定义

医患沟通是指在医疗卫生和保健工作中，医患双方围绕伤病、诊疗、健康及相关因素等主题，通过各种有特征的全方位信息的多途径交流，科学地指引患者的诊疗，使医患双方形成共识并建立信任合作关系，达到维护健康、促进医学发展和社会进步的目的。医患沟通应是多种手段综合运用的沟通。

（二）医患沟通的基本原则

1. 以人为中心的原则　现代医学模式要求用生物 - 心理 - 社会的医学模式看待疾病与健康，全科医学也是将"以人为中心的健康照顾"作为基本原则之一，强调"全人的观点"，一切以患者为中心。

2. 诚信原则　是建立良好医患关系的基础。第一，医生对患者应该实事求是，对患者的疾病负责，努力取得患者的信任；第二，患者也应该真实坦白地讲出自己内心的感受、感情、想法，去信任医生，同时对自己的疾病负责。

3. 平等与尊重原则　平等包含两个方面的意思，第一是医患双方本应该是平等的，只有给予对方尊重才有沟通；第二是医生对待不同的患者时要一视同仁，平等对待。

4. 同理心原则　患者总会有各种各样的问题，包括患病的痛苦，对疾病的担心等，全科医生要对患者的这些问题表示理解，从而使他能够感受到医生对他的支持，这是患者是否愿意和医生交流的关键，让患者对医生敞开心扉，使医疗服务变得更加有效。

5. 保密原则　全科医疗中，医患交流不光会涉及隐私，而且疾病本身也是患者的隐私，医生有义务为患者保密诊治过程的一切信息。

6. 共同参与原则　诊疗活动全过程都需要医患双方共同参与，全科医疗服务更需要患者及其家属的参与，调动患者及家属的积极性，主动参与到医疗过程中，了解疾病、并发症、遵从医嘱的重要性等信息，从而提高治疗效果。

（三）全科医疗中医患沟通的目的

医患沟通是建立良好医患关系的重要手段，是为了了解就医目的、增强医患信任、满足医疗服务的特定的人际沟通。只有充分了解患者的就医目的、期望，了解患者的家庭、社会背景，了解患者的患病感、健康观，才能给患者提供合理的治疗及其相关服务。

医患沟通重在医生医疗信息的传递和患者对信息的理解，由于文化、职业、知识等方面，特别在医学的理解和相关知识的拥有上优劣势明显不同，导致不同的患者对医疗活动的理解和医疗服务的需求存在差异，正是这些优、劣势和需求差异影响了医患沟通。这就要求医患沟通时医务人员及

时了解患者的需求及对医疗服务的期望，及时去传递医疗信息、交流意见且表达清晰。通过良好的沟通便于给患者提供急需、适宜的医疗和相关服务。全科医疗中的医患沟通是医务人员在诊疗过程中与患者及家属就其疾病、诊疗、健康及相关因素进行的交流，其具体目的有以下5点。

1. 开展临床诊疗的必需　医生通过了解患者的病情、就医期望，开展相关疾病检查，对患者疾病做出诊断。其中需要患者提供翔实可靠的相关信息，这一信息收集过程重要是医护人员与患者沟通交流的过程，对疾病诊断正确与否有重要的意义，通过医患沟通可以使病史的采集更加准确，提高医生的诊疗效果。

2. 掌握患者健康危险因素的必需　随着社会的发展，疾病谱也在发生改变，慢性非传染性疾病在临床中显著增加。这类疾病个体间相差大，需要良好的医患沟通，掌握患者的健康危险因素，为建立有效的疾病管理方案，改善患者健康养成模式提供行之有效的支撑。

3. 提升患者自我管理的必需　慢性非传染性疾病的改善治疗，需要医生和患者两方面的配合，加强医患沟通，让患者了解病情的成因、发展及治疗所需要的条件，减少患者的担心和恐惧，提高患者的遵医性和自我管理能力，积极配合治疗，建立健康的生活行为方式，降低相关疾病的发病率，提高治愈率。

4. 减少医疗纠纷发生的必需　沟通是医患关系的基础，有效的沟通可以增强医患之间的信任与理解，防止患者投诉，增加患者对医生的满意度，还能帮助医生在工作中减少挫折感、增加满意度。经过多达12年的跟踪调查，Tamblyn等的一项研究证明，在加拿大国家医生资格考试中，医学沟通科目成绩的高低能够明显预示出医疗监管当局所收到的对其投诉事件的高低，且具有显著的线性关系。

5. 构建合作伙伴关系的必需　全科医疗中最常见的医患关系模式是共同参与型，即以患者为中心，促进患者和医护人员之间的合作。全科医疗需要这种合作伙伴的关系，帮助患者积极有效地参与就诊过程，以便构建更加和平地关系。

二、全科医生在应诊过程中的沟通技巧

医患沟通是医患之间的信息交流，是临床实践的核心。有效的沟通是高质量医疗的关键。实现良好有效的沟通可以使患者对医生产生信任感，增强患者的理解和依从性，从而提高治疗效果。那么怎样才能做到良好的医患沟通呢？这里就涉及沟通的技巧了，即医生如何发觉病史和提供信息，这里需要语言和非语言技能。我们大家都明白，医生和蔼的笑容和热情的服务态度能使患者感到高兴，那么沟通技巧就应该是从患者喜欢的方式，这里主要包括语言沟通技巧和非语言沟通技巧两类。

（一）语言沟通技巧

1. 运用得体的称呼语　称呼语是医患沟通建议良好关系的起点，得体的称呼可以给患者留下良好的第一印象。全科医生应根据患者的身份、年龄、性别、职业等情况的不同使用不同的称呼，力求恰当，以示尊重。避免使用床号、诊号等取代姓名。

2. 使用通俗易懂的语言　大多数患者没有太多的医学知识，在和患者沟通时用太多的行话或术语解释，他们可能听不懂。如果全科医生将患者的病情、治疗方案等采用通俗易懂的语言、形象的比喻等加以解释，不但可以让患者明白，而且有利于患者接受并参与治疗。

3. 采用开放式和封闭式的提问技巧　全科医生在关注"疾病"的同时要关注"患者"，开放式提问可使患者主动、自由地表达自己的问题，有利于全面了解患者的想法及担心。而封闭式提问可便于医生了解疾病的情况，所以我们应恰当地将提问从开放转向封闭。

由Stuart和Lieberman共同提出的BATHE全科医生问诊方式，就是很好地和患者沟通的模式。BATHE是首字母缩写：B代表背景（background），指主要了解患者的心理或社会因素；A代表情感（affect），指了解患者的情绪状态；T代表烦恼（trouble），指了解问题对患者的影响程度；H代表处理（handing），指了解患者的自我管理能力；E代表移情（empathy），指对患者的不幸表示理解和同情，从而使其感受医生对他的关心和支持。

4. 善于倾听并共情　这里的"倾听"除了专心听、用心听让患者表达自身对疾病症状、原因、过程及预后的看法之外，全科医生对患者的陈述要有适当反馈，对于没有听清楚的地方可要求患者重复，以利于详尽了解患者。同时全科医生应设身处地地从患者的角度去理解、体会患者对疾病的感受，并作出安慰。

5. 适时的鼓励 在交流过程中，全科医生尽量使用鼓励的语言，促进患者的应答，增加患者表达自己的愿望和需求的信心和勇气。

6. 定期总结 在整个诊疗过程中，全科医生应定期总结以确认自己理解了患者所说的内容，并可邀请患者纠正自己的解释，或者提供更进一步的信息，从而起到与患者核实已给出的信息，达成对重点信息认可的一致性，并在诊疗结束之前，将患者关注的问题给予澄清、解释和解决。

（二）非语言沟通技巧

非语言沟通是指通过姿势、表情、动作行为、倾听等方式产生的信息交流。在医患沟通中，如果能准确掌握这些信息，对理解和把握患者的意思表达具有重要的促进作用。

1. 目光接触 眼睛是心灵的窗户，沟通时眼神的交流可以传递如高兴、气愤、紧张的情感。医患沟通时眼光要平视，不能给患者高高在上或轻视、心不在焉的感觉，应让患者感到友善、亲情，从而对医护人员充分信任。

2. 面部表情 面部表情是医生观察患者获得信息的重要手段，患者也可以从医生的面部表情中感受对其病情的认知。作为医生，既要有善于观察患者面部表情获取信息的能力，又要有运用自身表情传递情感信号的能力。

3. 身体姿势、位置、移动 身体姿势、位置、移动是了解人们情绪感情的客观标准。人处于紧张、放松时的姿势状态都不一样，医生要能理解患者的身体姿势，又要能控制自己的肢体动作。

4. 交谈距离 交谈距离的把握能反映彼此的亲密程度，美国学者霍尔通过研究，得出了交谈距离的四种类型，即亲密距离（0.5m以内）、个人距离（0.5～1.2m）、社交距离（1.2～3.5m）、公众距离（3.5～7m）。在交谈过程中，医务人员应根据不同的场合、状况保持合适的距离，主要是为了增进情感沟通，体现对患者的关怀。

5. 衣着装束 得体的衣着装束能给人带来良好的第一印象，医务人员应穿着舒适、干净、整洁、大方，男医生不胡子拉碴、不文身、不穿拖鞋等，女医生不浓妆艳抹、不珠光宝气。

三、医患沟通的评估

医患沟通的评估是衡量医患沟通成败的关键，主要从以下3个方面进行评估。

1. 治疗的依从性 依从性好，表明医患沟通良好。

2. 关系的持续性 医患之间建立了持续性关系，表示医患沟通成功。

3. 回访的满意度 患方对回访表示满意，表明医患沟通的成功。

（丁志良）

本 章 小 结

1. 医患关系是人际关系在医疗情境中的一种具体化形式。医患关系的特点包括：人格的平等性、目的的同一性、信息的不对称性、需求的多层次性。

2. 医患关系模式主要包括主动-被动型、指导-合作型和共同参与型。良好的医患关系是做好全科医疗服务的基础，是提高全科医疗质量的保障，是降低医患纠纷的途径，是促进全科医学发展的需要。

3. 影响医患双方关系的常见原因主要有医生方面、患者方面及社会因素方面。

4. 全科医疗中医患沟通是开展临床诊疗的必需；是掌握患者健康危险因素的必需；是提升患者自我管理的必需；是减少医疗纠纷发生的必需；是构建合作伙伴关系的必需。

5. 全科医疗中医患沟通技巧包括语言沟通技巧、非语言沟通技巧。

第 15 章 全科医疗中常见的伦理学与法津问题

学习目标

1. 掌握医患关系中医生的基本权利与义务，患者的基本权利与义务。医学伦理学的基本原则。
2. 熟悉全科医疗中常见的伦理问题及全科医疗的伦理要求。
3. 了解全科医疗中的常见法律问题。

第一节　医患关系中医患的基本权利与义务

在医学领域，权利是指医学道德生活中主体所拥有的正当权利和利益，主要包括两方面的内容：一是患者在医学关系中所享有的权利；二是医务人员在医学关系中所享有的权利。义务是某一特定社会成员应尽的角色责任。建立和维系正常的医患关系，是医患双方的责任。医患双方在医患关系中的权利与义务是指医患关系从启动到终结期间双方各自的权利、义务。在医患关系中，医生与患者享有的各自的权利，并且承担各自应履行的义务。医患之间的权利与义务是对立统一的，调整他们之间的关系是防范医疗纠纷的关键。

一、医生的基本权利与义务

> **案例 15-1**
>
> 　　一对农村夫妇抱着白喉病患儿去医院求治，患儿呼吸困难，医生决定做气管切开，但患儿的父母坚决不同意。此时，患儿面部发绀，生命垂危。医生反复解释劝导，患儿父母拒绝手术签字，不同意行气管切开术；急诊医生看到病情危急，将患儿抱到手术室，患儿父母不顾一切追到手术室。在这关键的时刻，急诊医生以特有的权威劝服了患儿父母，实施手术。患儿生命得救，患儿父母给医生跪下致谢。
>
> **讨论：**
>
> 　　1. 患者病情危急医生的做法是否恰当？
>
> 　　2. 如果医生劝服患者家属不成功，医生应该如何处理？

（一）医生的基本权利

1. 医疗自主权　是由医生职业的严肃性和医术的科学性决定的。医疗是一种专业化的活动，在专业的范围内医生有发言权，是国家出于保护人们生命健康的原因而规定的医疗自主权。在诊治过程中，采用什么治疗方法，用什么药物，需进行什么检查，是否手术等都属于医生的权利，只能由医生自主决定。医生的这种权利不受外界干扰，即便是来自社会或政治原因的干预。医生有权根据患者疾病做出判断，排除其他非医学理由的种种影响。

2. 特殊干涉权　在特定情况下，医生还有特殊干涉的权利，如《中华人民共和国传染病防治法》中的强制治疗权是有法律规定的医生的权利。当然这种权利不是任意行使的，只有当患者自主原则与生命价值原则、有利原则、无伤原则、社会公益原则发生矛盾时，医生才能使用这种权利。

3. 其他权利　《中华人民共和国执业医师法》第二十一条明确指出医生在执业活动中享有下列权利。①在注册的执业范围内，进行医学诊查、疾病调查、医学处置、出具相应的医学证明文件，选择合理的医疗、预防、保健方案；②按照国务院卫生行政部门规定的标准，获得与本人执业活动相当的医疗设备基本条件；③从事医学研究、学术交流，参加专业学术团体；④参加专业培训，接

> **案例 15-1 分析**
>
> 　　医生职业的严肃性和医术的科学性决定医生在医疗诊治过程中具有的基本权利和义务。本案例中由于患儿父母对于患儿病情的危急程度不了解，对于医学知识的缺乏，在患儿生命垂危的情况下，拒绝手术签字。在此种危急情况下，医生行使了他的医疗自主权，同时以特有的权威劝服了患儿父母，实施手术，患儿生命得救。

受继续医学教育；⑤在执业活动中，人格尊严、人身安全不受侵犯；⑥获取工资报酬和津贴，享受国家规定的福利待遇；⑦对所在机构的医疗、预防、保健工作和卫生行政部门的工作提出意见和建议，依法参与所在机构的民主管理。

（二）医生应该履行的义务

1. 医疗及转诊义务　医生应对求诊患者依其告知的及过去的病状，经过问诊、听诊等诊断检查做出初步的诊断结论，并综合而最适切地实施治疗行为。如果在对患者进行诊断后发现自己无力治疗，应将患者转至有条件加以治疗的医院。

2. 告知并取得患者同意的义务　无论是手术，还是药物疗法，医疗行为本质上是一种侵袭行为，基于保护患者的生命权和健康权，只有取得患者的同意，才能使医疗行为正当化，即构成违法行为的阻却要件。而有效同意的取得，必须以医生完全告知医疗的范围、性质、危险等义务为前提，这也是诚信原则的要求。但同时也应当承认医生具有一定程度的裁量权。如果说明的结果将导致患者病情的重大恶化，或造成医疗进程的过分烦琐、效率低下，医生的告知义务可以一定程度的免除。此处应当提及的是，告知的对象不应仅限于患者，在告知患者可能引起不良后果时，将相关情形告知患者家属即可。

3. 保密及报告义务　保密义务实际上是一种附生的义务，这是因为在医疗行为实施过程中，医生经常会掌握患者的一些隐私，而基于医患之间的忠诚及信赖关系，医生就负有不得揭露所获知的事实的义务，如果违反此项保密义务，除应承担行政责任以及刑事责任外，仍应当负民事赔偿责任。但在一种情况下是例外的，即当患者的秘密涉及公共利益时，医生非但不得予以保密，还应当及时向有关部门报告。例如，患者患有艾滋病，根据民法的公序良俗原则医生应向卫生主管机关报告。

4. 遵守法律、法规及公约的义务　医生在提供医疗服务过程中必须遵守我国参加的国际公约、条约，国内相关的法律、法规、技术性规章、医院的规章制度以及医疗常规等。医疗单位对我国已参加的 WHO 有关患者权利的公约、条约应当严格遵守，对于国内的相关法律、法规如《药品管理法》《中华人民共和国执业医师法》等其中关于医方义务的规定也不得违背。

5. 安全管理义务　根据 2017 年 6 月 12 日国家卫生和计划生育委员会《医疗机构基本标准（试行）》，医院应当按照其等级的相应要求，具备专业知识、技能的医生和护理人员，必须提供医疗所必需的设备及安全设施，并对其进行安全管理，使患者免于火灾、自杀、行动伤害或传染病传染的危害。突发重大伤亡事故及其他严重威胁人民生命健康的紧急情况时，医生应当服从县级以上人民政府卫生行政部门的调遣。

6. 其他义务　《中华人民共和国执业医师法》第二十二条明确提出医生在执业活动中应履行下列义务：①遵守法律、法规，遵守技术操作规范；②树立敬业精神，遵守职业道德，履行医生职责，尽职尽责为患者服务；③关心、爱护、尊重患者，保护患者的隐私；④努力钻研业务，更新知识，提高专业技术水平；⑤宣传卫生保健知识，对患者进行健康教育。

"执业规则"中的其他条款还规定了如下义务：合法地填写、保护医学文书；对急危患者不得拒绝急救处置；合理使用药品设备，尤其是毒、麻等特殊药品；如实向患者或其家属介绍病情，特殊治疗应征得其知情同意，并经医院批准；奉命抗灾防疫；按规定报告疫情、非正常死亡或者涉嫌伤害事件等。医务人员的法律义务是其医学道德义务的底线和基础。

二、患者的基本权利与义务

（一）患者的基本权利

患者权利是患者在患病就医期间所拥有的、能够行使的权力和应该享受的利益，也称患者权益。患者权利的提出，从某种意义上讲是对医生义务的要求，医生如何看待患者的权利是医学道德的基础之一。目前，我国尚无专门的患者权利法，根据现行的《中华人民共和国民法通则》《中华人民共和国执业医师法》《中华人民共和国消费者权益保护法》《医疗事故处理条例》等法律、法规规定，可将患者的法律权利概括为以下几个方面。

1. 生命健康权　是一项独立的人格权，是指自然人的生命安全不受侵犯的权利。健康权指自然人以及其器官乃至整体功能利益为内容的人格权，它的客体是人体器官及各系统乃至身心整体的安全运行及功能的正常发挥。患者有得到社会的医疗照顾，从而恢复、维护和增进健康的权利，包括医疗权、防疫权、健康教育权等。医患关系中，患者具有获得基本医疗保健的权利。

2. 人格尊严权 尊重患者的人格权，就是保护与其人身不可分离的民事主体依法所享有的民事权利，包括姓名权、名誉权、隐私权等。医患关系中，无论是医生还是患者，都享有人格受到尊重的权利，患者有权在医疗服务过程中维护自己的尊严。对于患者而言其人格不得受到歧视、侮辱，尤其是对严重缺陷、残疾者、精神疾病患者，以及性病、艾滋病患者，更应当注意其人格权的保护。其中，需要注意的是患者的隐私权，指患者对不愿公开的自己的有关情况，有要求医务人员给予保密的权利。

3. 平等医疗权 患者不分种族、肤色、阶级、男女、老幼、政治与经济地位及智力状况，都享有平等地获得治疗的权利，任何医疗单位不得借故推辞前来就诊的患者或拒绝向危重患者提供医疗服务，也不能无视患者的就医请求，武断确定患者就医范围，但获得治疗权不是无限制的。

4. 自主决定权 所谓患者的自主决定权（包括选择医疗机构和医护人员），指具有行为能力并处于医疗法律关系中的患者，在寻求医疗服务的过程中，经过自主思考，就关于自己疾病和健康问题所做出的合乎理性和价值观的决定，并根据决定采取负责的行动。自主决定权包括：①患者自愿理智决定医疗服务，不受任何强迫、强制，不是一时的冲动；②患者自主选择医疗单位和医务人员；③对于无民事行为能力的患者，如未成年人或精神病患者，由其监护人做出决定；④患者有拒绝非医疗性活动的权利，如科学研究等；⑤患者有权决定出院时间，是否转院治疗；⑥患者有权决定其遗体或器官的使用权。完全行为能力人应以本人意愿为准，当父母、配偶与患者意见不一致时，应尊重患者本人意愿。患者的自主决定权也不是绝对的，第一，患者的自主决定权不得干预医生的独立处置权；第二，以不违背法律和社会公德，不侵害他人、社会利益为前提，如果失去这个前提，医方可以拒绝患者的"非分选择"。

5. 知情同意权 知情同意权是指患者有权知晓自己的病情，并可以对医务人员所采取的防治医疗措施决定进行取舍。知情同意的实质是患方在实施患者自主权的基础上，向医疗方进行医疗服务授权委托的行为。患者对疾病的病情、治疗措施、医护人员的情况等享有知情权，而医院采取的治疗行为，尤其是对人体有重大伤害的治疗措施（如剖腹、开胸、开颅时）、有重大危险的治疗措施（如剧毒药、麻醉药物）、危险性较大的检查措施（如心包穿刺、肝穿、腰穿、造影等），以及接受试验性治疗等，应事先征得患者或其家属的同意之后方可进行。医生如实介绍病情、医疗措施及医疗风险，以合适的方式让患者理解病情，配合治疗，有利于疾病的治疗并减少医患纠纷，同时能够增进医患关系的和谐。但患者的知情同意权不是无限制的，《中华人民共和国执业医师法》规定以"不损害患者利益和不影响治疗效果"为前提，医生可以根据患者病情和心理状况自主决定向患者提供适当的信息，但不能向患者本人或家属提供虚假信息，避免对患者产生不利后果。

6. 人身财产安全权 患者有权要求医疗机构提供安全的医疗服务环境，其内容既包括保证建筑物与医疗设施的安全、防止患者因病菌扩散导致交叉感染等，也包括采取适当措施防止患者及家属在医院期间的人身、财产权利受到意外侵害。

7. 诉讼索偿权 指由于医方的过错导致患者利益损害的，患者有依法从医方获得补偿的权利，包括生命健康损害赔偿权和精神损害赔偿权。在发生医患纠纷时，患者享有诉讼权；医疗事故造成损害时，患者有获得赔偿权（包括请求鉴定权、请求调解权、诉讼权）。

8. 病历资料权 所谓病历资料权，指患者有获取与自己有关的诊断、治疗资料的权利。尤其是发生医疗纠纷时，患者应有权要求把疾病诊疗过程的一切情况详细记入病历，出院时有权带走病历的复印件，使医患纠纷在病历的处置方面有据可循，同时达到资源共享，减少资源浪费。

（二）患者的基本义务

患者在一定意义上属于弱势群体，法律应给予特定的保护，但患者享有权利的同时也应承担相应的义务，即患者有对他人和社会的最低限度的法律、道德义务。具体分述如下。

1. 如实提供疾病相关情况的义务 患者到医院就诊，要尽可能地提供详细的病史资料及治疗后的情况（包括药物不良反应），不说谎，不隐瞒有关信息，医务人员才能针对患者的病情进行有效的诊断治疗。由于信息不全或不真实引起误诊、漏诊既不利于患者自身健康的恢复，也不利于医务人员履行职责，还有可能引发医患纠纷。

2. 遵从医嘱，配合诊治的义务 患者在同意治疗后有义务遵循医嘱，积极配合医生进行治疗。疾病的诊治需要患者的积极合作，没有患者的积极参与，医务人员就会事倍功半。但患者没有义务遵循不必要的或有伤害的治疗。

3. 维护个人健康的义务　在现代社会，患者有义务改变他们不安全的、不健康的、危险的行为（如吸烟、贪食、不锻炼、无保护的性行为等），使他们不再成为患者，尤其是不成为"不治之症"的患者。如果患者同意医务人员的意见，必须改变饮食，才有利于控制患者的病症，患者就有义务调整饮食方式，这是有利于患者的义务，也是对医务人员应尽的义务。

4. 遵守医院规章制度，接受医院相应管理的义务　医院是救死扶伤的特殊场所，必然就会有特殊的规定，如就诊、住院制度，探视制度，陪护制度，手术制度，交费制度，出院制度等，对于患者来说遵守这些规定，既是自身健康的需要，又是必须要履行的义务。

5. 缴纳医疗费用的义务　患者自觉按规定缴费是国家医疗制度的规定，也是保证患者正常治疗的客观需要。患者作为特殊消费者，在购买医疗服务的同时缴纳医疗服务费用，既是患者的权利，也是患者的义务。

6. 接受强制治疗义务　《中华人民共和国传染病防治法》第二十四条规定：医疗保健机构、卫生防疫机构发现传染病时，应当及时采取隔离治疗、在指定场所进行医学观察等控制措施。对于拒绝隔离的，可以由公安部门协助治疗单位采取强制隔离治疗措施。患者患有传染性疾病时，应按照法律法规的要求，主动接受强制性治疗，不将疾病传染给他人，不影响他人的治疗。

7. 防止扩大损害结果发生的义务　患传染病的患者有义务了解传播的途径和可能，采取行动防止进一步的传播。发生医疗事故或医疗差错后，患者应采取积极措施，避免损害结果的扩大，否则患者的扩大损失部分得不到法律的支持。

第二节　医学伦理学的基本原则

一、有利与不伤害原则

有利原则是指医务人员的诊治行为以保护患者的利益、促进患者健康、增进幸福为目的。有利原则要求医务人员的行为对患者确有助益，必须符合以下条件：患者的确患有疾病；医务人员的行动与解除患者的疾苦有关；医务人员的行动可能解除患者的疾苦；患者受益不会给他人带来太大的损害。

不伤害原则指在诊治过程中不使患者的身心受到损伤，这是医务工作者应遵循的基本原则。一般来说，凡是医疗上必需的，属于医疗的适应证，所实施的诊治手段是符合不伤害原则的。相反，如果诊治手段对患者是无益的、不必要的或禁忌的，而有意或无意的强迫实施，使患者受到伤害，就违背了不伤害原则。不伤害原则不是绝对的，因为很多检查和治疗，即使符合适应证，也会给患者带来生理上或心理上的伤害。如肿瘤的化疗，虽能抑制肿瘤，但对造血和免疫系统会产生不良影响。临床上的许多诊断治疗具有双重效应，不伤害原则要求医务人员杜绝过失性责任伤害，力求避免可预知且可以防范的伤害，尽量将可预知但不可避免的伤害控制在最低限度。医务人员在实践中必须以危险与利益分析、损伤与利益分析来"权衡利害"，做到利大于害。

二、尊重患者自主性原则

医患双方交往时应该真诚地尊重对方的人格，其关键是医方对患方的尊重，医务人员应该尊重患者及其家属独立而平等的人格与尊严，尊重患者的自主权利。尊重原则也是现代生物-心理-社会医学模式、医学人道主义基本原则的必然要求和具体体现。患方对医方的尊重也是尊重原则的重要方面，单方面强调对患方的尊重而缺少对医方应有的尊重，良好的医患关系和医疗秩序就难以建立，并可能给医疗过程及其效果带来严重影响。实现尊重原则是建立和谐医患关系、保障患者根本权益的必要条件和可靠基础。

自主原则是指患者在接受诊治过程中具有独立的、自愿的决定权。自主原则的实质是对患者独立人格和自主权利（自主知情、自主同意、自主选择等）的尊重和维护，是广义尊重原则的主要内容。自主原则的伦理价值在于从根本上体现和保障患者的健康权益，在理论上推进医学人道主义的深化和拓展，在实践上有利于各方面正当利益的兼顾和调节。患者在疾病诊治过程中自主选择权利的实现是自主原则的核心内容。自主原则明确承认和规定人身权是现代社会中人的最基本的权利，诊治行为及其后果均要作用于患者并由其承担，因此具有独立人格和正常理性的患者，有权根据自己的医疗需求自主选择医生并享受优质服务，有权根据自己对疾病的认知比较诊治方案的优劣，权衡诊治效果的利弊，自主做出是否接受某项医学决策的决定，尤其是对患者有伤害、有风险的医学决策。自主原则的具体要求是医务人员应向患者提供正确、易于理解、适量、有利于增强患者信心的信息、适宜的环境和必要的条件以保证患者充分行使自主权。当患者充分了解和理解了自己病情的信息后，患者的选择和医生的建议往往是一致的。医务人员应该尊重和保证患者自主享有和运用择医权、疾病认知权、知情同意权、保密权、隐私权等自主权益。

医生尊重患者自主权并不意味着放弃、推脱或减轻医德责任，也不意味着听命于患者的任何意愿和要求。当患者或其家属、监护人、代理人的决定与判断明显有误，一意孤行时，出于对患者高度负责的态度，医生可以暂时剥夺患者家属、监护人、代理人的监护权行使干涉权，并耐心劝导。若劝导无效，可中断医患关系，或履行后果自负的手续。

三、知情同意原则

"知情"应该满足如下伦理条件：第一，提供信息的动机和目的完全是为了患者利益。医务人员在提供信息的时候，其动机与目的应该都是为了患者的健康利益与生命利益，否则道德是难以支持的。第二，提供让患者做出决定的真实信息。医生应该掌握提供信息的限度，具体来说应遵循因人而异原则、保护性原则、少而精原则。第三，向患者作充分必要的说明和解释。医务人员对于诊疗方案的性质、作用、依据、损伤、风险、医疗费用以及不可预测的意外等情况，有义务向患者及其亲属作充分的、简单明了的说明和解释。

"同意"的伦理条件应具备如下条件：第一，患者有自由选择的权利。即患者在诊疗过程中的选择、决定不受他人或其他因素的干扰。第二，患者有同意的合法权利。患者作自主决定的年龄必须达到法定的年龄，并具有完全的民事行为能力。对法定年龄以下患者的同意不能认可，而必须由其监护人代理同意。第三，患者有充分的理解能力。这是指患者自身的心智条件，即患者必须有理解和辨识想要做的行为的意义和后果的能力。如有些精神发育缺陷的患者，他自身对做出决定不具有充分的理解力，或有的文盲患者没有做出决定的充分知识，这就需要监护人或代理人同意。

四、公正原则

公正的一般含义是公平、正义。医疗公正的伦理学依据主要有患者与医生在社会地位、人格尊严上是平等的；患者虽有千差万别，但人人享有平等的生命健康权和医疗保健权；患者在医患交往双方中常处于弱势地位，因此在医患交往中应得到医学所给予的公平、正义的关怀。这些因素决定了医疗公正的必然性与合理性。

五、讲真话和保密原则

对患者讲真话即诚实，诚实是维系医患关系的纽带，它有利于医患之间的相互信任与配合，体现了患者自主性原则和知情同意原则。《中华人民共和国执业医师法》第二十六条规定：医生应当如实向患者或其家属介绍病情，但应避免对患者产生不利的后果。也就是说，在诊治疾病的过程中，医生对患者所患疾病的诊断、治疗和预后等有关信息是否如实告知，要视患者的具体病情和心理状态而定。一般对于患常见病且病情较轻的患者、需要行中小型手术的患者及性格刚强且心理承受能力较强的患者，医生常对患者讲真话。

对患者讲真话不作为绝对义务，只有当医生的诚实不会引发患者的悲观、绝望心理并能够调动其主动参与诊治的积极性时，医生才应坚持讲真话。而当讲真话与其他义务冲突时，不说出真相也是正当的，具体有以下几种情况：①当说出诊断或预后会破坏有利原则和不伤害原则时，可以不对患者说出真相；②当医务人员不可能知道全部真相，或医务人员可能知道而患者不可能理解全部真相时，不说出真相并不损害讲真话原则；③当某些患者，尤其是病得非常严重和濒临死亡的患者并不真正要求知道关于他病情的真相时，也可以不说出真相。对患者讲真话还是保密，以对患者是否有利为原则，根据"两害相权取其轻"的道德规则及《中华人民共和国执业医师法》的具体规定，特殊情况下对患者保密可以得到伦理的辩护和现行法律的支持。医疗保密通常是指医务人员在医疗活动中不向他人泄露可能造成医疗不良后果的有关患者疾病的隐私。

具体来说，恪守医疗保密必须满足以下4个伦理条件：①医疗保密的实施必须以不伤害患者自身的健康与生命利益为前提。②医疗保密原则的实施不应伤害他人的利益。当满足患者医疗保密的要求会给无辜的第三者带来伤害时，应该放弃这种保密，否则伦理学不会给予支持。③医疗保密原则的实施不应损害社会利益。当为患者保密的后果将必然危害他人和社会利益时，应以他人和社会利益为重，对这种保密要求予以拒绝。④遵循医疗保密原则不能与现行法律相冲突，否则它的应用就失去了伦理学意义。

总之，医疗保密在临床中的应用是有条件的，必须考虑到患者以外包括他人、社会、医疗、法律等需要和价值。其中，他人和社会利益应是为患者保密与否的最高判定标准。

第三节　全科医疗中常见的伦理学问题

一、全科诊疗中的伦理问题

案例 15-2

患者，男，69 岁，因感觉胸闷、乏力、上腹部疼痛而于 2009 年 9 月 4 日上午 9 时 40 分许到某卫生服务中心内科门诊就诊，社区医生对其进行血样分析、腹部 B 超检查，诊断为胆囊炎，予阿托品等口服药治疗。患者服药后症状没有缓解，于当日下午 2 时许再次到该卫生服务中心内科门诊就诊，予生理盐水补液、阿托品等药品注射治疗。因症状仍无改善，于次日上午又到外科门诊就诊，医生未详细询问病情，再次给予生理盐水补液、阿托品等药品注射治疗。患者于上午 10 时左右在补完液回家后即昏厥，虽"120"急救车立即将患者送往医院，但未到医院，患者就已死亡。

讨论：

1. 本案例中社区卫生服务中心医生存在那些伦理问题？

2. 该患者是否需要转诊或会诊？

（一）全科诊疗实践中的伦理问题

1. 追求医疗技术而忽略患者本身　部分医务人员只关注医疗技术的进步和疾病本身，忽视了患者的需求，造成技术与人之间的不协调，从而出现技术排斥人的情况。全科医生不应以技术为中心，而应充分认识到患者是统一的有机体，不仅仅是技术实施的对象。

2. 不合理的药物消费　部分医务人员为了谋求利益而开不合理处方，将患者当成药的消费者。全科诊疗中，应以患者健康为中心，满足患者心理、感情等需求，而不能单纯依靠药物，更不能为了开药带来的利益而盲目开处方，也要注意避免抗生素等药物的滥用。

3. 忽视患者的生命质量　人们对生命的评估常局限于生命的时间上，在医疗工作中也多用药物或机械的手段来延长人的生命，与此同时生命质量则通常被忽视。对生命的评估不能仅用时间来衡量，全科医生在治疗疾病、延长生命等要求的基础上应更加注重生命质量。

（二）全科诊疗中的伦理要求

在诊疗过程中严格遵守治疗伦理，以及准确、及时、有效、择优和自主准则是对一名合格的全科医生的基本伦理要求。准确是指全科医生要根据现实条件，认真、严谨地做出符合实际病情的判断；及时是指尽快地对疾病做出分析判断；有效是指采用成熟的临床技术，认真实施有效治疗从而稳定、缓解疾病；择优是指认真、仔细地为患者选择最经济且有效的治疗措施；自主是指尊重患者的自主权。

全科医疗虽属于初级保健范畴，但却具有医疗服务的周全性和学科思维的完整性，是以人的健康为中心，综合了生物 - 心理 - 社会科学的立体思维，全面对待人的躯体、精神疾病和社会适应不良的困惑，并照顾家庭和社区的环境，包括：①全科医生在治愈患者、关注其疾病的同时更要关注和尊重患者。除了为患者提供常规的诊治措施外，还要全面考虑到患者生理、心理、社会等方面需求，从而为患者提供人性化的照顾，提高患者的生活质量。此外，在实施诊疗的过程中，对待患者要一视同仁，不能因患者社会地位的高低、经济状况的优劣、精神是否正常、身体有无残疾等而对患者差别对待。②全科医生要注重维护和谐的医患关系。全科医生所具备的专业知识、工作能力和工作经验，使其在医患关系中占有主导地位。在全科诊疗过程中，全科医生更要积极构建和谐的医患关系，不能忽视患者的感受和参与，要充分发挥患者的主动性和积极性，使其主动参与到诊疗过程中，从而提高诊疗效率。③全科医生在医疗工作中要维护患者的利益，同时也要注意患者的个人利益与公共利益是紧密相连，不可分割的。当两者发生冲突时，应当在合法情况下以合理的方式解决。

> **案例 15-2 分析**
>
> 　　全科诊疗是全科医疗工作的核心和关键。全科医疗虽属于初级保健范畴，但却具有医疗服务的周全性和学科思维的完整性，是以人的健康为中心，综合了生物-心理-社会科学的立体思维。全科医疗强调以人为中心，全科医生不仅要遵守最基本的医疗伦理原则，而且还要遵守全科诊疗工作中的各项规范。本案例中患者再次来到社区卫生服务中心时，社区医生没有再次详细询问病情，给予相关的检查或者会诊，造成了不应该有的后果。

二、家庭卫生服务中的伦理问题

个人的健康与否与家庭紧密相关，"以家庭为单位的健康照顾"正是全科医学的核心。作为全科医生，不同于专科医生在医院坐等患者，而是与患者和家庭有密切的联系、友好的往来，在日常工作中经常会深入居民家庭提供各种医疗服务。由于服务对象和服务场所的特殊性，在进行家庭卫生服务时要特别注意以下两点。

（一）尊重个人与家庭的隐私

全科医生在进行家庭卫生服务时应避免敏感话题，维护患者的利益，也不得向任何人透露患者及其家庭的隐私，严格执行保密原则。

（二）不要过度干涉家庭私事

不良的家庭事件会给患者带来强烈的心理刺激和伤害，对疾病的治疗效果也会有影响。通过与患者进行交谈可缓解其心理压力，但不可对家庭事件有过多的评论。

三、婚前检查中的伦理问题

> **案例 15-3**
>
> 　　法制日报曾报道一则新闻：河南一对青年夫妇在医院接受婚前检查时，女方被查出疑似感染HIV病毒，但医生仅单独告知了女方。一无所知的丈夫在婚后染病，于是将医院等告上法庭。
>
> **讨论：**
>
> 　　1. 女方是否应当告诉男方自己病情？
>
> 　　2. 医生是否应当如实相告双方的身体状况？

（一）自愿原则

要充分尊重婚检双方的意愿，要在双方自愿基础上进行婚检，进行婚前检查机构切忌强迫双方当事人进行检查。

（二）告知原则

双方当事人做出行为选择后，医疗机构要告知婚检的风险所在，并对婚检结果可能出现的风险进行计算，对计算结果对双方当事人进行告知。

（三）诚信原则

双方当事人拥有对自己生理状况的知情权，相互间有权了解对方的检查情况，双方的知情权都应得到尊重，涉及生育质量问题应主动让另一方知情，这既保护了双方的隐私权，又尊重了知情权。

> **案例 15-3 分析**
>
> 　　我国自 2003 年 10 月起实施的《婚姻登记条例》中取消了强制性婚前检查，将进行婚前检查的选择权利交给了当事人。我国每年出生的先天残疾儿童总数占每年出生人口的 4%～6%，主要原因是遗传病代际遗传。婚前检查是预防新生儿缺陷的第一道防线，对保障新生儿健康、提高人口素质、提升家庭幸福感有重要的伦理学意义。本案例中医生应当如实相告双方的身体状况，一方当事人有知晓另一方当事人身体健康状况的权利。

四、生殖器检查、性传播疾病防治中的伦理问题

（一）信息管理问题

在性病治疗实践中，普遍存在着忽视性病疫情信息管理的现象，医疗机构没有规范的性病门诊日志，疫情信息不完整，疫情漏报现象严重。性病疫情的瞒报、漏报使现有的疫情管理网络难以准确反映实际的发病水平，严重影响了国家传染性疾病控制措施的有效实施，要进一步做好信息化管理。

（二）隐私权问题

也有少数医务工作者，为了牟取经济利益，利用性病的隐秘性，公开或变相地敲诈患者，给患者带来经济压力。或有医务工作者以此为聊天笑话，造成信息广泛传播，给患者带来身心伤害，因此要注重患者隐私权的保护。

（三）知情权问题

为患者保密是医务工作者在防病治病中应该遵守的伦理规范，但是保密是相对的，保密的程度和保密对象的范围会因疾病类型不同而有所差别。在性病治疗中，保密原则的相对性显得尤为突出。在他人面前，医务工作者要替性病患者保密，但是对于患者的性伴或家人则不能保密；而且，医生只有及时将患者的病情以适当方式通知患者的性伴或家人，才能有效控制性病的蔓延。

五、计划生育工作中的伦理问题

计划生育是指有计划地控制生育的数量、密度、时机等来生育子女。目前，我国已开始实施两孩政策，但不意味着不实行计划生育政策，计划生育政策仍要长期坚持。

（一）生育控制问题

对人生育权利的限制，包括对正常人和异常特定人的生育权限制，从优生优育考虑，提高出生人口质量和未来人口素质，从伦理上要符合控制人口数量的要求，符合提高人口质量的控制。

（二）人工流产的伦理学问题

胎儿的本体论地位和道德地位问题；母亲对自己身体、生育和生命拥有多大的权利、性别选择问题。伦理学上认为，受孕不代表人生命的开始，人的生命意义包括生物学和社会学两方面。在产前检查时不允许进行胎儿性别鉴定，只能做遗传病分析。

六、转诊及会诊中的伦理问题

转诊是指医疗预防机构根据病情需要，将本单位诊疗的患者转到另一医疗机构诊疗或处理的一种制度。会诊是指几个医生共同诊断疑难病症。随着现代医学的不断发展，在医疗过程中转诊和会诊的患者人数不断增加。有关于转诊和会诊的伦理问题也越发受到关注。

（一）转诊中的伦理问题

当社区卫生服务机构由于技术、设备等限制条件，无法诊治患者时，应及时将患者转入专科医院诊治。"小病进社区，大病上医院"是社区卫生服务机构提倡的就医模式，全科医生在诊治患者时，要注意分析患者的疾病是否需要转诊。若凭借社区卫生服务机构的现有条件无法治愈患者时，全科医生应及时向患者提出转诊，以免错过患者疾病治愈的最佳时间。在转诊的全部过程中，全科医生都应随时待命，并向专科医生提供关于患者疾病的详细资料。当患者因病情逐渐好转而转回社区卫生服务机构时，全科医生应及时提供后续的医疗服务。

医生首诊负责制是指第一位接诊医生对其所接诊患者，尤其是对危、急、重患者的检查、诊断、治疗、会诊、转诊、转科、转院、病情告知等医疗工作负责到底的制度。

（二）会诊中的伦理问题

全科医学的服务对象及服务场所具有特殊性，决定了在社区卫生服务机构进行的会诊与正规三甲医院的会诊有所区别。在社区卫生服务机构进行的会诊基本是由全科医生提出。全科医生在会诊的过程中要做到以下几点：①尊重上级专家的意见；②对于患者病情的描述要实事求是，细致准确；③勇于提出自己的建议。会诊过程中，每位医生都会对患者的治疗方案有自己的见解，当他人观点与自己观点不相符时，先要认真听取他人观点，再分析他人观点与自己观点的不同之处，然后提出自己的观点，在讨论中寻求最适合患者的治疗方案。切忌在患者面前贬低同行。

笔记栏

七、安 乐 死

安乐死（euthanasia），原意为无痛苦、快乐地或尊严地死去。现代意义上的安乐死是指因患者患有无法治愈的疾病而濒临死亡，并且患者已经无法忍受剧烈的病痛折磨，处在精神上与肉体上的双重痛苦的状态中，医生在得到患者本人或其家属的许可后，使用医学手段让患者在毫无痛苦的状态中结束生命的过程。

安乐死不仅仅是一个医学问题，更是一个社会问题。作为一名医务人员，除了要对患者的生命负责，对患者的家庭负责，还要对社会和国家负责，恪守相关的伦理要求。

八、临 终 关 怀

临终关怀并非一种治愈疾病的疗法，而是在患者将要逝世前的数周甚至是数月，为了减轻其疾病的症状，延缓疾病发展而采取的医疗护理、心理护理等全方位的照顾方式。临终关怀有利于人类死亡观念的有序嬗变、医学人道主义的不断升华及医疗卫生资源的合理分配。

（一）临终关怀的基本特点

临终关怀的基本特点是服务对象多元化、服务内容全面化和服务形式多样化。在服务对象方面，在为患者服务的同时也要关怀、照顾患者的家属，尤其是在患者死亡和死后的时期，从而保护患者家属的身心健康。在服务内容方面，除了要为患者提供基本的医疗和护理服务外，还要为患者及其家属提供包括心理咨询、死亡教育、居丧照护在内的多学科、多方面的综合性服务。在服务形式方面，除了在医院的照顾形式外，在社区卫生服务机构的支持下，居家照护形式也在不断地发展完善。

（二）临终关怀的伦理要求

医务人员在临终关怀的过程中应注意以下4点：①理解临终患者的心理；②保护临终患者的权利；③优化临终患者的生活；④关照临终患者的家属。因此，参与进行临终关怀的医务人员首先应富有爱心、善心；其次应为患者营造一个舒适的环境，随时关注患者心理状态的变化，倾听患者的叙述，理解患者的心理；最后医务人员也要保证最基本的医疗服务，尽力解除患者的痛苦。

九、医 学 科 研

医学科研的基本伦理原则：①医学为目的的实事求是原则。②患者自主和知情同意原则。在涉及人体试验的过程中不但要求形式上的知情同意（签字），更强调知情同意的过程，包括知情同意书的表达、知情同意过程中患者及监护人员对将接受的研究方法、可能后果的全面理解。③保护受试者权益原则。科研人员要保证研究的科学性、客观性，把患者的权利和权益放在首位。要保证健康效益优先于经济效益，科研利益不能超越受试者利益。此外，从事科研还要坚决抵制学术不端行为，避免学术造假。

伦理审查是保证医学科研遵从伦理原则、最大限度保护受试者权益的重要措施。只要涉及人体的科学研究，不论其科研类型如何，均应接受伦理审查，并且伦理审查通过与否的结论均应作为该科研项目是否立项的先决条件。

第四节　全科医疗中常见的法律问题

一、医 疗 事 故

案例 15-4

患者因交通事故受伤到医院外科住院接受治疗。患者入院诊断为：头皮挫裂伤；左肩关节半脱位伴肩胛骨骨折；左胫骨髁间隆突骨折；左膝关节脱位。在治疗过程中，医院对患者施行跟骨牵引、清创缝合、抗感染、消肿等处理，并请上一级医院专家进行会诊，然后为患者施行了左膝断裂韧带修补术。患者出院1年后，该患者按医嘱来到该院接受取出钢钉的手术，发现左下肢短了3cm和陈旧性左髋关节骨折脱位，医生告知取出螺钉已无重要意义。对此，患者认为该后果属于医疗事故，把医院告上法庭，要求被告医院赔偿相应的损失。

讨论：

1. 什么是医疗事故？如何认定医疗事故？
2. 本案中的问题是否构成了医疗事故？

笔记栏

　　医疗事故是指医务人员在诊疗护理过程中，违反医疗卫生管理法律、行政法规、部门规章和诊疗护理规范、常规，不履行或不正确履行诊疗护理职责造成患者人身损害的事故。医疗纠纷是指医务人员在提供医疗服务或双方履行法定义务和约定义务时存在过失，导致医患之间产生争执，其大多数为非医源因素造成。只有小部分医疗纠纷属于医疗事故。我国2002年出台的《医疗事故处理条例》是医疗事故责任认定的重要法规，其中明确规定了医疗事故的构成要件、分级、处置、技术鉴定等内容。

　　《中华人民共和国侵权责任法》第五十四条规定："患者在诊疗活动中受到损害，医疗机构及其医务人员有过错的，由医疗机构承担赔偿责任。"第五十八条规定："患者有损害，因下列情形之一的，推定医疗机构有过错：①违反法律、行政法规、规章以及其他有关诊疗规范的规定；②隐匿或拒绝提供与纠纷有关的病历资料；③伪造、篡改或销毁病历资料。"这些规定确定了医疗纠纷的归责原则是过错责任原则，以及附条件的推定过错责任原则。

> **案例15-4分析**
> 　　我国2002年出台的《医疗事故处理条例》是医疗事故责任认定的重要法规，其中明确规定了医疗事故的构成要件、分级、处置、技术鉴定等内容。医疗事故的认定是由卫生行政部门组织医疗专家鉴定委员会的医疗专家进行鉴定，得出结论。如果患者仍然不服可以提请上一级医疗事故鉴定委员会重新鉴定或者提起法律诉讼。本案中患者按照医院医嘱1年后取出钢钉手术，发现左下肢短了3cm和陈旧性左髋关节骨折脱位，患者认为治疗后果属于医疗事故，申请鉴定或法律诉讼。

二、医疗文书中存在的法律问题

　　医疗文书是医务人员在医疗活动中根据患者的客观情况所形成的以文字、符号、图表、影像、切片、数据等能够反映医务人员诊断治疗行为的总和。

　　医疗纠纷举证的重要证据就是医疗文书。医务人员对患者进行的诊断治疗过程都需要进行病历记录，记录要具有即时性、真实性和完整性。一些医疗机构存在病例记录不及时、字迹潦草、查房代签名、不依照规定记录、部分记录缺失等医疗文书问题。当出现医疗纠纷时，这种行为造成在为自己辩护过程中的被动、举证困难，甚至个别医疗机构篡改病历，导致病历无法作为证据使用而败诉。《中华人民共和国侵权责任法》第六十一条规定："医疗机构及其医务人员应当按照规定填写并妥善保管住院志、医嘱单、检验报告、手术及麻醉记录、病理资料、护理记录、医疗费用等病历资料。患者要求查阅、复制前款规定的病历资料的，医疗机构应当提供。"

三、侵犯患者权利的责任问题

　　患者的权益指患者在患病就医期间所拥有的而且能够行使的权利和应该享受的利益，医务人员应当尊重和维护患者的合法权益。

　　全科医疗中常见的侵权行为有：①侵犯患者知情权问题。诊疗过程中，医务人员没有将检查、诊断、治疗的实情告诉患者，侵犯了患者的知情权。②侵犯患者隐私权问题。医疗机构或医务人员有义务对患者的隐私进行保密，若私自泄露患者信息，则侵犯了患者的隐私权。③侵犯患者肖像权问题。作为医务工作者，会对一些病例进行收集和整理。在有必要使用患者照片时，一定要确保不侵犯到患者的肖像权，可以对患者照片的面部做相应处理，如眼部加黑框或虚化面部等。④侵犯患者处分权问题。患者的处分权是指患者有权决定如何处置自己的组织、器官，医生不能在患者不知情和未经患者同意时私自处理。

四、生产和销售假药、劣药罪

　　根据刑法规定，生产和销售假药罪是指生产者、销售者违反国家药品管理法规，生产、销售假药，足以危害人体健康的行为。随着药品竞争的加剧，越来越多的销售人员采取一些隐蔽的手段进行药品推销，甚至有个别人为了牟取暴利非法销售假药、劣药。刑法对非法生产和销售假药、劣药罪的量刑做出了明确规定，最高可处以死刑。

　　2014年11月，最高人民法院、最高人民检察院联合发布《关于办理危害药品安全刑事案件适用法律若干问题的解释》，进一步明确了生产、销售假药犯罪的定罪量刑标准，警示人们要合法生产、出售药物，药物质量要经得起检验，这不仅是对他人的生命健康负责，也是对自己的人生负责。

五、非法提供麻醉药品、精神药品罪

根据刑法规定，非法提供麻醉药品、精神药品罪，是指依法从事生产、运输、管理、使用国家管制的麻醉药品、精神药品的单位和个人，明知他人是吸毒者，而向其提供国家管制的能够使人成瘾的麻醉药品、精神药品的行为。这时的"非法"是指没有经过国家法律批准或授予的一切行为。我国对麻醉药品和精神药品监管严格，对麻醉和精神药品从种植、生产到使用等均有明确的管理制度。全科医生在医疗卫生服务工作中很可能遇到吸毒人员以腹痛为由骗取麻醉药品；模仿医生签字开处方骗取麻醉药品；对医生威逼利诱骗取麻醉药品等情况。作为全科医生，要对此类事情提高警惕，必要时可交由公安部门处理。

六、安乐死问题

对于安乐死，无论是在国内还是国外，在伦理和法律上一直都存有争议。在国外，荷兰等国家已经对安乐死立法，但争议并未就此停息。在我国，对安乐死仍未进行立法，因此实行安乐死，仍然构成故意杀人罪。从刑法上来说，安乐死符合故意杀人罪的构成要件，但还是有许多不同，如安乐死是为使患有绝症或濒临死亡的患者不再遭受死亡前肉体的痛苦，其本意是善良的，而故意杀人罪的目的多为恶意的。安乐死是在患者的要求、同意下，多采用注射药物的方式让患者无痛离世。故意杀人通常是犯罪人在被害人不知情的情况下，采取非法手段剥夺他人生命。

就目前而言，世界大多数国家赞成安乐死虽然于情于理都可以说得通，但若实施却于法无据。如果安乐死的使用方式不当，很可能会导致安乐死滥用，对患者家庭、社会造成不可估量的影响。

七、收礼与受贿问题

患者对医务人员或医疗机构出于感激馈赠少量礼品，原则上不属于受贿。医务人员主动索要并接受患者的巨额"酬谢"，则构成索贿、受贿罪。依照刑法规定，医疗机构中的工作人员，在药品、医疗器械、医用卫生材料等医药产品采购活动中，利用职务上的便利，索取销售方财物，或非法收受销售方财物，为销售方谋取利益，构成犯罪的，以受贿罪定罪处罚；医疗机构中的医务人员，利用开处方的职务便利，以各种名义非法收受药品、医疗器械、医用卫生材料等医药产品销售方财物，为医药产品销售方谋取利益，数额较大的，以非国家工作人员受贿罪定罪处罚。

八、违反医疗废物管理条例

医疗废物是指医疗卫生机构在医疗、预防、保健及其他相关活动中产生的具有直接或间接感染性、毒性及其他危害性的废物。我国的《医疗废物管理条例》对医疗废物的收集、运送、贮存、处置及监督管理等活动做出了明确规定。

现阶段医疗卫生部门对医疗废物的收集、运送、储存、处理等方面尚需改进。例如，社区卫生服务中产生的医疗废物距处理点过远，途中废物易于流失、泄漏或扩散而造成环境污染，影响周围居民的生活健康；医疗机构产生的污水、传染病患者的排泄物未能严格按照国家规定严格消毒后再排放；不具有医疗废物处理条件的农村自行处置其产生的废物。这些问题需妥善、及时处理，以免发生医疗纠纷。

（赵海丰）

本 章 小 结

1. 医患关系中医生的基本权利包括医疗自主权、特殊干涉权，以及《中华人民共和国执业医师法》第二十一条明确规定的医生在执业活动中享有的权利。

2. 医生的义务主要有医疗及转诊义务、告知取得患者同意的义务、保密及报告义务、遵守法律法规及公约的义务、安全管理义务、《中华人民共和国执业医师法》第二十二条明确提出的医生应履行的义务，以及"执业规则"中的其他规定义务。

3. 医患关系中患者的基本权利主要有生命健康权、人格尊严权、平等医疗权、自主决定权、知情同意权、人身财产安全权、诉讼索偿权、病历资料权等。

4. 患者需履行的义务包括如实提供疾病相关情况、遵从医嘱配合诊治、维护个人健康、遵守医院规章制度、接受医院相应管理、交纳医疗费用、特殊情况下接受强制治疗，以及防止扩大损害结果发生义务等。

5. 医学伦理学基本原则主要包括有利与不伤害原则、尊重患者自主性原则、知情同意原则、公正原则、讲真话和保密原则。

6. 全科诊疗、家庭卫生服务、婚前检查、生殖器检查、性传播疾病防治、计划生育工作转诊及会诊、安乐死、临终关怀、医学科研中的常见的伦理问题。婚前检查中的隐私权是绝对权与相对权的统一，以保障对方当事人的知情权为前提。全科医生既要保护婚前检查双方的隐私权，又要注意维护另一方的知情权。安乐死可分为自愿主动安乐死、非自愿主动安乐死、自愿被动安乐死、非自愿被动安乐死四种类型。我国对安乐死仍未立法，实行安乐死仍然构成故意杀人罪。

7. 全科医疗中常见的法律问题，包括医疗事故责任认定；医疗文书的记录要有即时性、真实性和完整性；在侵犯患者权利的责任问题上，医务人员有义务维护患者知情权、隐私权、肖像权、处分权。

第 16 章　全科医学教育与科学研究

学习目标

1. 掌握全科医学教育体系，国内外全科医生培养方式和内容。
2. 熟悉全科医学科学研究内容和方法。
3. 了解全科医学教育与研究的发展状况。

自 20 世纪 60 年代 WHO 提出培养全科医生的目标以来，包括欧美在内的许多国家逐步实施了全科/家庭医学住院医师培训项目，全科医学教育和培训步入规范化发展道路，越来越多的医学生选择全科/家庭医生作为自己的终生职业，全科/家庭医学住院医师培训项目已成为医学生毕业后选择的主要职业训练项目之一。此外，全科医学科学研究越来越受到国内外学者的重视，注重以科学研究促进全科医学的发展，将科学研究有益、实用的结果应用于全科医学的临床实践。开展全科医学领域的研究，能有效推进全科医疗实践问题的解决，提升全科医学的学术地位，拓展全科医学新领域。

第一节　全科医学教育体系

一、国外全科医学教育体系及全科医生培养

案例 16-1　　全科医生培养再提速

2018 年 1 月 14 日，国务院办公厅印发《关于改革完善全科医生培养与使用激励机制的意见》（以下简称《意见》），提出培养全科医生队伍的具体目标——到 2030 年，全科医生达 70 万人，城乡每万居民拥有 5 名合格全科医生。

全科医生是居民身边的健康卫士，加强以全科医生为重点的基层人才队伍建设，培养数量充足、质量合格的全科医生队伍是推进分级诊疗制度建设、满足居民健康需求的迫切需要。我国全科医生队伍建设起步比较晚。2011 年 7 月，国务院印发《关于建立全科医生制度的指导意见》，开启了我国全科医生制度建设步伐。随后，院校教育、毕业后教育、继续教育三阶段衔接的培养体系逐步形成。据曾益新介绍，目前的培养模式主要是以 5 年大学教育加 3 年住院医师规范化培训（后简称住培）的"5+3"为主体、3 年大专教育加 2 年助理全科医生培训的"3+2"为补充。此外，国家还通过实施全科医生特岗计划、转岗培训、农村订单定向医学生免费培养等多种渠道扩大全科医生队伍。

"所有医学类专业学生必须参加全科医学教育和全科临床见习和实习""鼓励有条件的高校成立全科医学教研室、全科医学系或全科医学学院""依托全科专业住培基地和助理全科医生培训基地，建设一批全科医学实践教学基地。"

讨论：

1. 为什么全科医生培养需实施多形式的全科医学教育？
2. 我国如何开展毕业后全科医学教育？

全科医学作为一门临床医学专科在欧美国家起步相对较早，历经多年发展，英国、澳大利亚、美国、加拿大等世界上许多国家已形成了较为完善的教育和培训体系。国外全科医学教育主要有三种形式，分别为在校医学生的全科医学教育、毕业后全科医学教育和全科医学继续教育。这三种形式是一个连续的过程，其中以毕业后全科医学教育为核心。

（一）国外全科医学教育体系

1. 全科医学教育目标　全科医学的教育目标包括 3 个方面：医德、医术和医业。具体表现为：掌握人际交流技巧并建立良好医患关系，以患者为中心综合应用专业知识技能，关注社区家庭环境中的人群健康，树立尊重服务对象、同事和社区的职业和伦理角色意识，把握全科医疗的组织

172

和法律尺度。

2. 本科阶段的全科医学教育 大多数欧美医学院校在本科阶段就为医学生开设全科医学相关课程，以便医学生较早接触全科医学。本科阶段的全科医学教育为入门教育，旨在使医学生认识全科医学的基本理论、核心知识与技能，培养医学生的全科医学职业兴趣，为医学生毕业后接受全科医学住院医师培训做好积淀，或为将来与全科医生进行合作交流奠定基础。

3. 研究生阶段的全科医学教育 美国、加拿大、英国、新加坡等国家开展了全科医学研究生项目，主要目的在于培养全科医学师资和学科骨干。美国的全科医学研究生教育定位于住院医师和继续教育之间的一种特殊的专业化教育，项目学员主要为希望从事全科医学教学的全科医生或研究者。加拿大的全科医学研究生项目主要对象为在职家庭医生，目的是培养家庭医学师资和学科骨干。

4. 全科医学继续教育 英国、澳大利亚、美国等欧美国家建立了全科医生继续教育的约束和激励机制，参加继续教育成为全科医生终身学习的主要方式和资格再认定的重要条件。英国的全科医学继续教育是自愿的，政府通过物质和精神奖励来鼓励全科医生参加继续医学教育。美国的全科医生要维持医生资格，每3年必须完成不少于150学时的被认可的继续医学教育项目，继续医学教育学分是参加再认证考试的必要条件之一。

（二）全科医生培养

全科医学住院医师培训是全科医学教育体系的核心，是高等医学院校医学生本科毕业后成为全科专科医生的关键环节。英国、美国等国家都开展了较成熟的全科医学住院医师培训项目。

1. 英国全科医学住院医师培训 英国的全科医学住院医师培训称为"全科医学职业培训"，1951年在苏格兰率先开展，20世纪70年代在英国全境推广，20世纪90年代步入快速发展阶段。目前，英国每年有45%～50%的医学毕业生选择全科医学作为专业方向并接受全科医学职业培训项目。

（1）培训目标：全科医学职业培训目标如下。①与疾病诊疗相关的各种医学知识、技能；②与患者相关的社区环境、遵医性、成本效益等；③与服务体系相关的利用、医疗管理、社区管理、团队合作等；④与职业相关的态度、价值观、责任等；⑤与业务发展相关的自学、评估和质量保证、教学与研究、信息评价等。

（2）培训方式：在英国成为全科医生至少需要10年的医学教育和岗位培训，采取"5+2+3"模式，首先要完成5年的医学院校学习，毕业后2年的基础医疗培训，向医学会申请注册成为医生后，还需经过3年的全科医学专业培训才能申请成为全科医生。职业培训方式：①医院轮转，时间为1.5年左右，培训内容包括内科、儿科、妇产科、外科、急诊科、精神科等二级学科和心血管、消化、内分泌、神经、泌尿外科等三级学科；②社区全科医疗诊所实习，时间为1.5年左右，从事临床、预防及与社区健康有关的各方面工作，并参与管理。

2. 美国家庭医学住院医师培训 家庭医学住院医师培训是美国众多临床专业住院医师培训项目之一，采取"4+4+3"模式。学生需在完成4年本科教育后，才能申请进入医学院校继续学习4年，毕业后再进行3年的住院医师培训。家庭医学住院医师培训项目时间为3年，注重能力、服务态度、知识范畴、技能和实施等方面的培养，培训能为社区、乡村从新生儿到老年人提供全面、优质服务的全科医生。住院医师第1年主要在内科、外科、儿科、妇产科、急诊科等各临床专科接受住院患者照顾训练和急症处理训练，较少安排社区家庭医疗服务；第2、3年除继续在临床各科室轮转接受训练外，在门诊服务和社区家庭医疗服务的训练时间逐渐增加。美国家庭医学住院医师每年必须参加全国统一考试，合格者才可进入下一阶段培训。

3. 全科医学师资 目前世界家庭医生组织尚未制定全科医学师资的统一标准，但多数国家的全科医学师资一般均为有丰富临床和教学经验的全科医生，除需有必要的临床技能和职业热情外，还需具有作为教育者的基本知识和技能。国外全科师资包括基础理论师资和临床实践师资。基础理论师资主要集中于高等医学院校，为从事全科医学理论教学的专职教师，大部分具有深厚的临床医学背景。临床实践师资主要为受聘于综合教学医院的全科专职教师及社区医院的兼职教师，他们从全科医生的需求出发指导临床实践活动。国内全科医学师资包括理论师资、临床师资、社区师资三种类型。

二、国内全科医学教育体系及全科医生培养

近年来我国全科医学教育取得较快发展，医学院校全科医学教育、全科医学住院医师规范化培训、助理全科医生培训、全科医生转岗培训、全科医学继续教育等不断完善，全科医学教育

体系基本形成。

（一）国内全科医学教育的发展状况

20世纪80年代后期全科医学引入我国后，首都医科大学在中国大陆率先启动全科医学教育，积极在国内推广全科医学的基本概念和基本理论，开展全科医学师资培训和理论培训工作。1997年1月中共中央、国务院颁布出台的《关于卫生改革与发展的决定》提出"加快发展全科医学、培养全科医学"的要求后，国内的全科医学教育进入了一个新的发展阶段。1999年12月，卫生部组织召开了全国全科医学教育工作会议，标志着国家层面的全科医学教育工作正式启动。2000年卫生部颁发《关于发展全科医学教育的意见》，提出了我国全科医学教育的发展目标。2006年教育部颁发《关于加强高等医学院校全科医学、社区护理学教育和学科建设的意见》，明确要求全国高等医学院校开展全科医学教育和学科建设工作。2009年4月中共中央、国务院颁布的《关于深化医药卫生体制改革的意见》就全科医学教育和全科医生培养提出了新目标和新要求。2011年12月国务院发布的《关于建立全科医生制度的指导意见》对全科医生的培养模式、方式、内容、渠道等进行了明确规范。2013年12月，国家卫生和计划生育委员会等7部门联合颁发了《关于建立住院医师规范化培训制度的指导意见》，全面正式启动包含全科专业在内的住院医师规范化培训制度建设工作。为满足过渡期基层对适用型全科医学人才的需求，国家卫生和计划生育委员会等部门于2015年启动实施了"3+2"助理全科医生培养工作。2018年1月，国务院办公厅印发《关于改革完善全科医生培养与使用激励机制的意见》，围绕加快健全全科医生培养体系和创新全科医生使用激励机制提出了一系列重要的改革措施，为加快建立和完善中国特色的全科医生制度、全方位全周期保障人民群众生命健康提供了有力保障。

（二）国内全科医学教育体系

1. 医学院校的全科医学教育　2006年教育部颁发《关于加强高等医学院校全科医学、社区护理学教育和学科建设的意见》后，国内高等医学院校积极为医学本科生开设全科医学相关课程，并组织社区实习。医学院校的全科医学课程教学的主要目的是使医学本科生掌握全科医学的基本知识、基本理论和基本技能，熟悉全科医生的工作职责和方式，培养医学生对全科医疗的职业兴趣，为其毕业后接受全科医师规范化培训和从事全科医生工作奠定基础，或成为其他专科医生后与全科医生的沟通和协作打下基础。国内医学院校的全科医学研究生教育发展迅速。从2012年起，我国在临床医学专业学位类别下增设了全科医学方向，全面开展临床医学（全科医学方向）硕士专业学位研究生教育。2018年起，我国新增临床医学、中医硕士专业学位研究生招生计划重点向全科等紧缺专业倾斜。

2. 全科医学继续教育　为加快完善全科医生的继续教育工作，国家有关部门出台了一系列加强全科医学继续教育相关政策。2010年3月，卫生部、中央编办等六部委发布的《以全科医生为重点的基层医疗卫生队伍建设规划》指出：为经过转岗培训和规范化培训的全科医生提供具有全科医学特点、针对性和实用性强的继续医学教育项目。2011年7月，颁布的《国务院关于建立全科医生制度的指导意见》要求：以现代医学技术发展中的新知识和新技能为主要内容，加强全科医生经常性和针对性、实用性强的继续医学教育。2018年1月，国务院办公厅印发的《关于改革完善全科医生培养与使用激励机制的意见》强调：大力发展远程继续教育，普及全科适宜技术，实现全科医生继续医学教育全覆盖，将中医药作为其继续教育的重要内容。

（三）国内全科医生培养

目前，我国全科医生的培养、使用还处于探索完善阶段。2011年7月国务院发布的《关于建立全科医生制度的指导意见》对我国的全科医生培养制度进行了总体设计，2018年1月国务院办公厅颁布的《关于改革完善全科医生培养与使用激励机制的意见》就我国建立健全适应行业特点的全科医生培养制度进行了细化明确，以期加快建立统一规范的全科医生培养模式。

1. 全科医生培养制度　国内的全科医生培养制度可以概括为一种模式、三个统一、两种途径。

（1）全科医生培养模式：我国全科医生培养将逐步规范为"5+3"模式，即先接受5年的临床医学（含中医学）本科教育，再接受3年的全科专业住院医师规范化培训。全科方向的临床医学专业学位研究生按照统一的全科专业住院医师规范化培训要求进行培养。

（2）全科医生培养规范：为保证培养质量和水平，我国对全科医生培养的方法和内容、执业准入条件、专业学位授予标准等实行统一规范。一是统一全科医生规范化培养方法和内容。全科专业住院医师规范化培训以提高临床和公共卫生实践能力为主，参加培养人员在培养基地临床各科及公共卫生、社区实践平台逐科（平台）轮转，在临床培养基地规定的科室轮转培训时间原则上不少于 2 年。二是统一全科医生的执业准入条件。注册全科医生必须经过 3 年全科专业住院医师规范化培训取得合格证书，并通过国家执业医师资格考试取得医生资格。三是统一全科医学专业学位授予标准。具有 5 年制临床医学本科及以上学历者参加全科专业住院医师规范化培训合格后，符合国家学位要求的授予临床医学（全科方向）相应专业学位。

（3）全科医生培养路径："毕业后规范化培训"是我国培养全科医生的主要路径。在过渡期，将采取"毕业后规范化培训"和"临床医学研究生教育"两种路径。在严格控制比例的条件下，对愿到经济欠发达的农村地区工作的 3 年制临床医学专科毕业生，可在国家认定的基地经 2 年助理全科医生培训合格并取得执业助理医生资格后，注册为助理全科医生。

2. 全科专业住院医师规范化培训

（1）培训对象：临床医学专业 5 年制本科毕业生。

（2）培训目标：为基层培养具备高尚职业道德和良好职业素养，掌握全科专业知识、基本技能及沟通合作技巧，能够在基层独立开展全科医疗工作，以人为中心、以维护和促进健康为目标，向个人、家庭与社区居民提供综合性、协调性、连续性基本医疗卫生服务的合格全科专业住院医师。

（3）培训内容和方式：全科专业住院医师规范化培训年限为 3 年（实际培训时间不少于 33 个月），包括全科医疗实践和其他临床科室轮转培训。①全科医疗实践：总计培训时间为 10 个月，临床基地全科医学科轮转时间为 3 个月，基层实践基地轮转时间为 7 个月；培训对象接受全科医疗服务、基本公共卫生服务、基层医疗卫生管理等技能训练。②其他临床科室轮转培训：总计培训时间为 23 个月，内科轮转 10 个月，儿科轮转 2 个月，神经内科轮转 2 个月，其他科室轮转 9 个月。培训对象参加临床基地主要临床科室的诊疗工作，接受临床基本技能训练，学习相关专业理论知识。③理论培训：时间安排可集中或分散在 3 年培训过程中完成。理论培训内容以临床实际需要为重点，主要包括医德医风、医患沟通、医学人文、有关法律法规、临床专业相关理论、全科医学、公共卫生服务等。

3. 助理全科医生培训

（1）培训对象：临床医学专业 3 年制专科毕业，拟在或已经在农村基层医疗卫生机构从事全科医疗工作者。

（2）培训目标：为农村基层培养热爱医疗卫生事业，具有强烈的职业责任感和良好的医德修养，掌握临床医学的基本理论、基本知识和基本技能，以及公共卫生的相关知识和技能，能够运用全科医学的基本理论和原则指导医疗卫生实践，具有对农村常见病、多发病的基本诊疗能力、预防保健工作能力，向个人、家庭和农村社区提供以需求为导向的综合性、协调性、连续性的基本医疗和预防保健服务的合格助理全科医生。

（3）培训方式和内容：助理全科医生培训年限为 2 年（共计 24 个月）。培训以提高农村全科医疗服务能力和基本公共卫生服务能力为核心。培训内容由三部分组成，即临床培训、基层实践、全科医学基本理论与职业理念和综合素质课程培训。①临床培训：临床科室轮转时间为 20 个月。轮转期间，全科医学科轮转时间为 1 个月，内科轮转时间为 8 个月，神经内科轮转时间为 2 个月，儿科轮转时间不少于 1 个月，急诊急救时间为 2 个月。轮转期间，每周安排不少于半日的集中学习。②基层实践：基层实践时间为 4 个月，可弹性安排。其中全科医疗服务技能培训实践 2 个月，预防保健与基本公共卫生服务技能培训实践 2 个月。主要从事全科医疗活动、公共卫生实践等。③理论培训：理论培训共计 270 学时，内容包括临床专业相关理论、医德医风、思想政治、医学人文、医学伦理与医患沟通、法律法规、全科医学、社区卫生服务和公共卫生服务等。

4. 全科医生转岗培训

（1）培训对象：基层医疗卫生机构已取得临床执业（助理）医师资格、拟从事全科医疗工作、尚未接受过全科医生转岗培训、全科专业住院医师规范化培训或助理全科医生培训的临床执业（助理）医师；二级及以上医院中取得临床执业医师资格、从事临床医疗工作 3 年及以上、拟从事全科医疗工作、尚未接受过全科医生转岗培训、全科专业住院医师规范化培训或助理全科医生培训的其他专业临床执业医师。

（2）培训目标：以全科医学理论为基础，以基层医疗卫生服务需求为导向，培养具有高尚职业道德和良好专业素质，热爱全科医学事业，掌握全科专业基本知识和技能，达到全科医生岗位胜任力基本要求，能够为个人、家庭、社区提供综合性、连续性、协调性基本医疗卫生服务的合格全科医生。

（3）培训方式和内容：培训总时长不少于 12 个月，可以在 2 年内完成。培训采取模块化教学、必修与选修相结合的方式进行，允许培训基地根据培训对象的专业背景、工作年限和个性化需求，按照"填平补齐"的原则，灵活安排培训内容，重在岗位胜任力的培养。培训内容由四部分构成：全科医学基本理论知识培训、临床综合诊疗能力培训、基层医疗卫生实践、全科临床思维训练。①全科医学基本理论知识培训：培训时间不少于 1 个月，培训内容主要包括全科医学及其相关理论、国家医疗保障体系与基层医疗卫生服务、医患关系与人际沟通等内容。②临床综合诊疗能力培训：培训时间不少于 10 个月，培训内容主要包括临床基础培训和临床科室轮转两部分。临床科室轮转分必修轮转科室和选修轮转科室，必修轮转科室包括全科医学科、内科、神经内科、儿科、急诊科。③基层医疗卫生实践：培训时间不少于 1 个月，培训主要内容包括基本医疗卫生服务、基本公共卫生服务和基层医疗卫生服务管理。④全科临床思维训练：培训时间不少于 20 学时，主要以病例讨论为主的方式进行，培训内容主要包括常见急症的识别与紧急处置原则、常见症状的诊断与鉴别诊断、常见慢性病患者管理。

案例 16-1 分析

全科医生是综合程度较高的复合型临床医学人才，是居民健康的"守门人"。我国全科医生队伍建设与建设健康中国的需求相比差距大，全科医生依然是医疗卫生事业发展短板中的短板，亟需吸引和培养更多合格的全科医生到基层工作。全科医生培养在西方国家起步相对较早，已形成了相对较完善的由院校教育、毕业后教育、继续教育三个部分构成的全科医学教育和全科医生培养体系。鉴于各国的教育体制及国情不同，我国的全科医学教育和全科医生培养不能照搬国外的做法。着眼于满足健康中国建设的迫切需求，为解决当前基层亟需全科医生与全科医生规范化培养周期较长之间的矛盾，目前我国还需采取全科专业住院医师规范化培训、助理全科医生培训、转岗培训、农村订单定向医学生免费培养等多种形式培养全科医生。

第二节　全科医学的科学研究

一、全科医学科学研究的必要性和可行性

研究（research）是一种创造性的实践活动，是为了寻求问题的解决办法。科学研究（scientific research）是探索未知的认识活动，其根本任务是系统、深入、正确反映客观事物的本质与规律，推陈出新，获得真理，实质是探索未知，创造和发展知识。全科医学的科学研究是指利用科学的原理和方法对全科医学领域涉及的问题进行阐述和分析，并提出解决方法和措施。全科医学科学研究的必要性和可行性体现在以下几个方面。

（1）全科医生服务的人群和地域差异明显，可以运用科学的方法收集和整理疾病的信息，研究其病因，确定与评价疾病的诊断方法及措施采用的效果，解决全科医疗实践中存在的各种问题。

（2）全科医学成立较晚，理论体系尚不完善，全科医生通过发现问题、提出问题、查阅文献、研究问题到运用全科医学的方法解决问题，可为全科医疗发展与全科医学学科建设提供科学依据，从而确定全科医学与其他临床学科同等的学术地位。

（3）全科医生服务人群范围广泛，且相对固定，可以实施某些全科医学科研项目，通过比较、鉴定、评价全科医学科研结果，更新现有全科医疗技术，以提高全科医疗服务质量。

（4）提倡并增加全科医学的科学研究，能进一步充实全科医学教育培训内容，有利于全科医疗服务水平的提升，并开拓全科医学理论和实践的新领域。

二、全科医学科学研究的内容和方法

（一）全科医学科学研究的内容

1. 全科医疗临床问题的研究　全科医疗临床问题涉及社区常见病、多发病或地方病的诊断、治疗、预防及康复效果的评价及社区临床诊疗实践技能规范或提高等，如对高血压、糖尿病等慢性病

患者如何采取行之有效的措施提供预防和管理方案，或针对不同年龄、不同性别的慢性病患者群体提供健康管理服务等。目前，全科医疗临床问题的研究在全科医学科学研究中居首位。

2. 社区常见健康问题的研究　社区常见健康问题的研究范围广泛。第一，社区涉及所有年龄、性别的人群（如妇女、儿童、老年人和困难群体）保健；第二，由于社区人群固定，可以对其开展连续性的研究，因此可以利用流行病学的方法，对社区常见疾病的病因及危险因素、危险因素的干预及效果等进行评估。

3. 全科医学教育的研究　全科医学教育体系尚未完善，相关研究包括全科医学教育培训计划或方案的制定、课程设置、教学方法及效果评价反馈，医学院校全科专业专科生和本科生的培养模式及毕业后住院医师规范化培训模式与教学方法的研究，全科医学继续教育的研究等。

4. 行为学、健康教育学及社会医学的研究　主要运用行为学、健康教育学及社会医学的理论和方法研究疾病与行为、健康教育、社会环境之间的关系，包括社区居民患病情况与其行为之间的关系调查，如何对社区居民进行健康教育才能起到预防疾病的作用，家庭及社会文化对疾病影响的研究等。目前人群致病少数是由于致病原直接引起，多数是由于多种因素联合作用形成，如高血压、糖尿病等慢性疾病是由家族史，或长时间不良的生活习惯，缺乏外界的健康宣教等导致，这些均可以运用行为学、健康教育学及社会医学的理论和方法进行研究。

5. 卫生服务的研究　主要包括与全科医疗服务相关政策研究，医疗保健服务需求和需要评估，基层卫生服务机构人、财、物等管理模式研究，患者对社区医疗服务的满意度、全科医疗服务效率和效果的研究，基本医疗便民服务、合作医疗惠民服务的研究，社区医疗软件和硬件的研究等，如社区居民对基本公共卫生服务项目的满意度研究，实施全科医生责任制研究等。

（二）全科医学科学研究的方法

> **案例 16-2**
>
> 为了解老年人的慢性病流行情况，2018 年某市采取随机抽样方法对辖区内一区五县 60 岁及以上老年人进行了现场调查，共收集到辖区内 7328 名（其中区 1765 名，县 5563 人）老年人中有关高血压、冠心病、糖尿病、支气管炎、恶性肿瘤等大量基础信息。
>
> **讨论：** 现需分析该市老年人慢性病患病状况及其影响因素，并制定有针对性的健康干预策略，可采用哪些研究方法？

1. 文献研究法　是指根据研究目的搜集、鉴别、整理、分析文献，并通过对文献的研究形成对事实的科学认识的方法。文献研究法是进行科学研究的基本方法，文献研究法的一般过程包括五个基本环节，分别是提出研究目的或假设、研究设计、搜集文献、整理文献和进行文献综述。文献研究的主要对象是各种形式的文献，具有获取易、成本低、用时短等优点，但受制于原始文献质量的影响。文献按出版类型可划分为期刊、学位论文、会议论文、图书、科技报告、专利文献等类型，其中，期刊、学位论文和会议论文是从事科研工作最常参考的三类文献。系统评价是医学研究领域最具代表性的文献研究法，可为全科医生的实践提供可靠依据。

2. 定量研究法　全科医学中的定量研究多运用流行病学研究方法，流行病学的研究方法可以分为观察性研究和实验性研究。观察性研究是指研究者在不干预研究对象的情况下，观察各种可能的暴露因素是否存在，并测定这些暴露因素对疾病或健康的影响。观察性研究又分为描述性研究和分析性研究。

（1）描述性研究（descriptive study）：是根据调查或研究的具体目的收集、整理和归纳资料，然后按不同地区、时间和人群特征，描述疾病、健康状况或者公共卫生事件分布情况，提出初步的疾病病因假设和进一步研究的方向。描述性研究是流行病学研究的起点，是分析性研究的基础，按其在实际工作中的应用范围可分为常规资料描述、现况研究、纵向研究和生态学研究等。

（2）分析性研究（analytical study）：主要用于验证疾病的危险因素或病因，在流行病学研究中占有重要的地位，包括队列研究和病例对照研究。①队列研究（cohort study）又称为前瞻性研究（prospective study）。将一范围明确的人群按是否暴露于某因素分成两组，即暴露组与非暴露组（对照组），随访观察一定时期，比较两组人群中某病发病率（或死亡率）的差异，以研究疾病与暴露因素之间的因果关系。队列研究的特点是"以因及果"，其病因验证的结论比病例对照研究更为可靠，但该研究需要较多的观察对象，随访观察时间较长，也需要更多人力、物力支持，不适用于罕见病的病因研究。②病例对照研究（case-control study）又称为回顾性研究（retrospective study）。选择某种疾病患者作为病例组，随机选取非该病患者作为对照组，在两组观察对象中回顾性调查他们过去该因素的暴露情况，比较两组的暴露率或暴露水平的差异，以研究该因素与疾病的关系。病例对照研究是"以果及因"，与队列研究相比较，具有省时，省人力、物力和省钱，得出结果快的优点，这种方法适用于探讨疾病的危险因素、治疗效果、药物的不良反应等问题。对于罕见事件原因的探索，病例对照研究是唯一可行的研究方法。③实验性研究（experimental study）。将研究人群分为两组，人为给予某种因素、措施或新药作为实验组，另一组不给某种因素、措施或给予安慰剂作为对照组，然后随访观察一段时间，比较两组的发病率或死亡率。实验性研究包括现场试验、临床试验、社区干预试验。实验性研究既可以验证疾病的病因或危险因素，也可以用于评价预防措施的效果，目前在社区普遍开展的健康干预研究属于此类研究。

3. 定性研究法　是研究者通过访谈、专题小组讨论、观察等方法了解并收集人们对某一事物或现象的经历、观点、见解、想法、感受，收集定性资料，并按一定的主题、类别进行编码与归纳推理，从而阐述事物的特点及发生、发展规律的过程。定性研究在探究社区居民卫生服务需求、确定卫生服务模式及服务评价指标体系等方面有较多应用。常用的定性研究方法包括观察法、深入访谈法、专题小组讨论、选题小组讨论法、德尔菲专家咨询法、头脑风暴法、鱼骨图法等。

（1）观察法：是指通过对事件或研究对象的行为进行直接观察以收集数据的方法。该法对调查者要求较高，可获得重要资料，尤其是一些非言语资料。

（2）深入访谈法：是指由调查员开列一调查提纲或开放式调查问卷，让被调查者阐述自己的意见和看法。常用于对所研究问题所知甚少的情况或预调查，可获得较真实深入资料。

（3）专题小组讨论法：通过一些小型会议来进行，要求参加讨论的人不能太多，一般在 6～12 人为宜，在非常融洽轻松的气氛中进行，大家广开思路，谈出自己的想法，讨论时应做到畅所欲言，不互相批评，欢迎提出各种方案，善于结合别人意见来提出自己的想法。

（4）选题小组讨论法：一种程序化的小组讨论方式，其目的是寻找问题，并按重要程度进行排序。例如，要通过社区分析，寻找某社区的健康问题，并按其对居民健康状况影响的大小确定哪一项是主要健康问题，并优先解决。

视窗 16-1

　　德尔菲法（Delphi method），又名专家意见法或专家函询调查法，是采用背对背的通信方式征询专家小组成员的预测意见，经过几轮征询，使专家小组的预测意见趋于集中，最后做出符合未来发展趋势的预测结论。头脑风暴法（brain-storming method），又可分为直接头脑风暴法（通常简称为头脑风暴法）和质疑头脑风暴法（也称反头脑风暴法），是一种通过集思广益，发挥团体的智慧，从不同角度找出探讨问题所有的原因或构成要素的会议方法。鱼骨图法，是问题的特性受到一些因素的影响，我们通过头脑风暴找出这些因素，并将它们与特性值一起，按相互关联性整理而成的层次分明、条理清楚，并标出重要因素的图形就称特性要因图。因其形状如鱼骨，所以又称鱼骨图，它是一种透过现象看本质的分析方法。

案例 16-2 分析

　　全科医学是一门综合性的临床二级学科，融合了多个学科的相关理论和知识。全科医学研究领域广泛，即针对个体健康问题、某种疾病、某人群健康状况，也探究基层卫生服务的服务模式、运行机制、管理方式、人员培训、全科医学教育等。全科医学研究需以解决实际问题为导向，临床和人文社会相结合，实践与应用均注重，探索性研究和干预研究为一体，在全科医生、社区人群和患者的积极合作和长期稳定关系的基础上，持续地进行研究。全科医学科学研究需运用流行病学、医学统计学进行科研设计、实施、资料收集和统计分析，需采用文献研究、调查研究、实验研究、试验研究、评价研究、德尔菲法等。

三、全科医学科学研究的基础和条件

（一）全科医学科学研究的学科基础

1. 基础医学（basic medical science）　也称为临床前科学（preclinical science），是研究人体正

常结构和功能，各种因素对人体的影响和疾病的发生、发展与转归规律及作用于人体的生物、药物为研究对象的一个学科群，属于基础学科，是现代医学的基础。全科医生需要掌握医学的基础知识，实时了解生物、药物的研究前沿，为患者提供系统全面的医疗卫生服务。

2. 临床医学（clinical medicine） 是研究疾病的病因、诊断、治疗和预后，提高临床治疗水平，促进人体健康的科学，也是直接面对疾病、患者，对患者直接实施治疗的科学。临床医学属于应用科学，是研究诊断和治疗疾病的学科群。全科医学是临床医学下的一个二级学科，需临床医学为基础解决社区常见病、多发病的临床诊断、治疗问题。

3. 预防医学（preventive medicine） 是以人群健康为主要研究对象，采用现代科学技术和方法，研究各种环境因素对人群健康和疾病的作用规律，分析和评价环境中致病因素对人群健康的影响，提出改善不良环境因素的卫生要求，并通过公共卫生措施达到预防疾病、增进健康的一门科学。在社区的日常工作中，全科医生除了对个人疾病进行诊断、治疗，还需要进行分析、评价影响人群健康的致病因素，应对与处置突发公共卫生事件，对人群进行健康教育与健康管理等工作。全科医生运用预防医学的相关知识、方法可以不断提高科学研究的水平。

4. 社会医学（social medicine） 是一门交叉学科，主要是从社会的角度，应用社会科学的理论和方法研究人类健康和疾病一门医学学科。社会医学研究范围广泛，涉及人的衣、食、住、行、社会心理行为等诸多方面。社区是一个小型社会群体，全科医生应基于社会医学的角度开展社区疾病诊断，评价社区常见病、多发病的影响因素，预防社区疾病，并采取社会医学的理论和方法去制定方案并最终解决问题。

（二）全科医学科学研究的方法学基础

1. 卫生统计学（health statistics） 是应用数理统计学的原理与方法研究居民健康状况，以及卫生服务领域中数据的收集、整理和分析的一门应用性学科。卫生统计学方法是全科医学科学研究中重要的方法学基础，在研究过程中需应用数值变量、分类变量和相关回归分析等基本统计分析方法科学地进行资料统计分析。

2. 流行病学（epidemiology） 是一门研究特定人群中疾病、健康状况的分布及其决定因素，并研究防治疾病及促进健康的策略和措施的学科。流行病学是全科医学科学研究设计的重要方法，包括描述性研究、病例对照研究、队列研究等。流行病学强调在人群中开展研究，临床研究注重个体研究，全科医学科学研究应将两者有机结合，从个体研究扩展到特殊群体及社区全体的研究。

（三）全科医学科学研究的条件

1. 组成学术研究团队，提升学术研究能力 实施各项研究均离不开团队的分工协作，全科医学的科学研究也不例外。全科医学的研究领域广泛，涉及内容丰富，需要多领域的专家、人才进入到全科医学科学研究的团队中。

2. 充足的资金保障，确保研究顺利进行 科学研究需多方筹集资金，才能保障相关工作的顺利实施。科学研究经费可以从国家自然科学基金委员会，各省、市卫生健康委员会，高等院校设立的科研项目基金申报获得，还可向国内外相关的行业协会、民间组织设立的基金申请。

3. 良好的技术支持，打好研究基础 科学研究不仅需查询大量文献信息以把握研究方向，还需完备的硬件设施条件开展临床试验，并应用计算机及专业软件进行数据分析处理和保存。国外家庭医生可以从一些专业机构获得技术支持，如英国设立国家初级卫生研究院为全科医学学科的研究机构。国内相关部门逐渐为基层医疗卫生机构提供技术支持，如从研究型医院中获得临床试验技术支持。

四、我国全科医学研究的状况与发展

自 20 世纪 80 年代后期引入全科医学，国家相关部门、高等院校、相关行业协会和学术团体等组织积极推动和开展全科医学领域的研究。2006 年教育部颁发实施的《关于加强高等医学院校全科医学、社区护理学教育和学科建设的意见》明确要求，全国高等医学院校开展全科医学教育、学科建设及科学研究工作。2010 年发改委、原卫生部等六部委联合发布的《以全科医生为重点的基层医疗卫生队伍建设规划》指出，各高等医学院校要高度重视全科医学学科建设、科学研究和学科带头人培养，要求承担全科医生规范化培训任务的医院必须设置全科医学科，开展全科医学医、教、研工作。这些政策的出台，为全科医学的科学研究奠定了政策的基石。从 2006 年开始，我国全科医学的科学研究呈明显上升趋势，研究领域主要集中在社区人群健康状况、全科医疗服务、全科医学教育等。研究方法多采用流行病学的现况调查方法，病例对照研究、队列研究方法运用甚少。还有很多的研究内容或热点需深入研究，如卫生保健、常见健康问题全科医学处理、医生与患者的关系、医学教育、全科医学服务模式、健康评价与健康管理等，均具有很大的研究潜力。

（李伟明　自　蓉）

本 章 小 结

1. 全科医学教育目标包括医德、医术和医业 3 个方面，全科医学师资包括理论师资、临床师资、社区师资 3 种类型。

2. 国内全科医生培养制度可以概括为一种模式、三个统一、两种路径。我国将逐步规范全科医生培养为"5+3"模式，统一全科医生规范化培养方法和内容、统一全科医生规范化培养方法和内容、统一全科医生的执业准入条件、统一全科医学专业学位授予标准，采取毕业后规范化培训和临床医学研究生教育两种路径。

3. 目前我国主要采取三种方式培养全科医生，即全科专业住院医师规范化培训、助理全科医生培训、全科医生转岗培训。

4. 全科医学的科学研究是指利用科学的原理和方法对全科医学领域涉及的问题进行阐述和分析，并提出解决方法和措施。全科医学科学研究的方法包括文献研究法、定量研究法和定性研究法。定量研究法又分为描述性研究和分析性研究。定性研究法又分为观察法、深入访谈法、专题小组讨论、选题小组讨论法、德尔菲法、头脑风暴法、鱼骨图法等。

第17章 全科医疗中常见症状的临床诊断及初步处理

学习目标

1. 掌握全科医疗中常见症状的临床诊断及初步处理。
2. 熟悉全科医疗中常见症状的鉴别诊断。
3. 了解全科医疗中常见症状的病因、发病机制及辅助检查。

第一节 发 热

案例 17-1

患者，男，56岁，3日前因着凉出现流涕、鼻塞、咽痛、声音嘶哑，自服"速效伤风感冒胶囊"2粒，每日3次，症状无改善，继出现咳嗽、咳痰，痰为黄色黏液性，伴发热，自测体温38.2℃，且畏寒、周身乏力、酸痛，食欲减退，无胸痛、呼吸困难，无腹痛、腹泻，无尿频、尿急、尿痛，略感头痛，无恶心、呕吐，无肢体活动失灵，无抽搐及意识障碍。为系统诊治来医院就诊。既往体健。有吸烟史30余年，每日15支。否认饮酒史。否认到过疫区。否认家族遗传病史。

讨论：

1. 综合上述资料，该患初步考虑诊断是什么，依据有哪些？
2. 需要进一步做哪些检查来证实上述诊断？
3. 针对所考虑诊断需要给予哪些处理？

正常人的体温受体温调节中枢所控制，并通过神经、体液因素使产热和散热过程呈动态平衡，保持体温在相对恒定的范围内。

发热（fever）是指机体在致热原（pyrogen）作用下或各种原因引起体温调节中枢的功能障碍时，体温升高超出正常范围。

正常人体温一般为36～37℃，可因测量方法不同而略有差异。正常体温在不同个体之间略有差异，且常受机体内、外因素的影响稍有波动。在24h内下午体温较早晨稍高，剧烈运动、劳动或进餐后体温也可略升高，但一般波动范围不超过1℃。妇女月经前及妊娠期体温略高于正常。老年人因代谢率偏低，体温相对低于青壮年。另外，在高温环境下体温也可稍升高。

一、病因与分类

发热的病因很多，临床上可分为感染性与非感染性两大类，而以前者多见。

1. 感染性发热（infective fever） 各种病原体如病毒、细菌、支原体、立克次体、螺旋体、真菌、寄生虫等引起的感染，不论是急性、亚急性或慢性，局部性或全身性，均可出现发热。

2. 非感染性发热（noninfective fever） 主要有下列几类病因。

（1）血液病：如白血病、淋巴瘤、恶性组织细胞病等。

（2）结缔组织疾病：如系统性红斑狼疮、皮肌炎、硬皮病、类风湿关节炎和结节性多动脉炎等。

（3）变态反应性疾病：如风湿热、药物热、血清病、溶血反应等。

（4）内分泌代谢疾病：如甲状腺功能亢进症、甲状腺炎、痛风和重度脱水等。

（5）血栓及栓塞疾病：如心肌梗死、肺梗死、脾梗死和肢体坏死等，通常称为吸收热。

（6）颅内疾病：如脑出血、脑震荡、脑挫伤等，为中枢性发热。癫痫持续状态可引起发热，为产热过多所致。

（7）皮肤病变：皮肤广泛病变致皮肤散热减少而发热，见于广泛性皮炎、鱼鳞癣等。慢性心力衰竭使皮肤散热减少也可引起发热。

笔记栏

（8）恶性肿瘤：各种恶性肿瘤均可出现发热。

（9）物理及化学性损害：如中暑、大手术后、内出血、骨折、大面积烧伤及重度安眠药中毒等。

（10）自主神经功能紊乱：由于自主神经功能紊乱，影响正常的体温调节过程，使产热大于散热，体温升高，多为低热，常伴有自主神经功能紊乱的其他表现，属功能性发热范畴。常见的功能性低热有以下几类。

1）原发性低热：由于自主神经功能紊乱所致的体温调节障碍或体质异常，低热可持续数月甚至数年之久，热型较规则，体温波动范围较小，多在 0.5℃ 以内。

2）感染治愈后低热：由于病毒、细菌、原虫等感染致发热后，低热不退，而原有感染已治愈。此系体温调节功能仍未恢复正常所致，但必须与因机体抵抗力降低导致潜在的病灶（如结核）活动或其他新感染所致的发热相区别。

3）夏季低热：低热仅发生于夏季，秋凉后自行热退，每年如此反复出现，连续数年后多可自愈。多见于幼儿，因体温调节中枢功能不完善，夏季身体虚弱，且多于营养不良或脑发育不全者中发生。

4）生理性低热：如精神紧张、剧烈运动后均可出现低热。月经前及妊娠初期也可有低热现象。

二、发热的诊断及伴随症状

（一）分类

根据体表体温的高低可分为以下几类。

1. 正常体温　正常人清醒状态口腔体温为 36.3 ～ 37.2℃，肛温 36.5 ～ 37.7℃，腋温 36 ～ 37℃。

2. 低热　37.3 ～ 38℃。

3. 中等度热　38.1 ～ 39℃。

4. 高热　39.1 ～ 41℃。

5. 超高热　41℃ 以上。

发病季节对于急性传染病的诊断有一定的意义。冬春季易发生麻疹、流行性脑脊髓膜炎等；夏秋季易发生乙型脑炎、疟疾、伤寒、痢疾等。职业与生活环境对诊断亦有帮助，如畜牧业地区的人员易患布氏杆菌病，高温车间易中暑等。

（二）伴随症状

1. 寒战　见于大叶性肺炎、败血症、急性胆囊炎、急性肾盂肾炎、流行性脑脊髓膜炎、疟疾、钩端螺旋体病、药物热、急性溶血或输血反应等。仅有发冷的感觉无发抖称为畏寒，多见于病毒感染。

2. 结膜充血　见于麻疹、流行性出血热、斑疹伤寒、钩端螺旋体病等。

3. 单纯疱疹　口唇单纯疱疹多见于急性发热性疾病，见于大叶性肺炎、流行性脑脊髓膜炎、间日疟、流行性感冒等。

4. 淋巴结肿大　见于传染性单核细胞增多症、风疹、淋巴结结核、局灶性化脓性感染、丝虫病、白血病、淋巴瘤、转移癌等。

5. 肝脾肿大　见于传染性单核细胞增多症、病毒性肝炎、肝及胆道感染、布氏杆菌病、疟疾、结缔组织病、白血病、淋巴瘤、黑热病、急性血吸虫病等。

6. 出血　发热伴皮肤黏膜出血可见于重症感染及某些急性传染病，如流行性出血热、病毒性肝炎、斑疹伤寒、败血症等。也可见于某些血液病，如急性白血病、再生障碍性贫血、恶性组织细胞病等。

7. 关节肿痛　见于败血症、布氏杆菌病、猩红热、风湿热、结缔组织病、痛风等。

8. 皮疹　见于麻疹、猩红热、风疹、水痘、斑疹伤寒、风湿热、结缔组织病、药物热等。

9. 昏迷　先发热后昏迷者见于流行性乙型脑炎、斑疹伤寒、流行性脑脊髓膜炎、中毒性菌痢、中暑等；先昏迷后发热者见于脑出血、巴比妥类药物中毒等。

三、辅 助 检 查

（一）血细胞分析

白细胞及中性粒比例增高提示细菌感染；淋巴比例增高提示病毒感染；嗜酸性粒细胞增多见于

笔记栏

寄生虫感染、过敏性疾病、某些血液病；幼稚细胞增多提示白血病。

（二）红细胞沉降率（血沉）

血沉加快的原因主要是血浆纤维蛋白原、球蛋白增高及白蛋白减少。血沉作为急性时相指标之一，最多见于炎症、结缔组织病、恶性肿瘤、严重的肝病、贫血等。

（三）C- 反应蛋白

C- 反应蛋白是在某些疾病过程中血中出现的一种特殊糖蛋白。C- 反应蛋白阳性见于各种组织化脓性炎症、组织坏死、恶性肿瘤、结缔组织病和风湿热活动期。急性病毒感染时，C- 反应蛋白常为阴性，有助于细菌性炎症和病毒感染的鉴别。

（四）风湿免疫学检查

怀疑自身免疫病时应行免疫球蛋白、血清补体、类风湿因子、抗核抗体谱等检测。

（五）甲状腺功能及甲状腺自身抗体检查

怀疑甲状腺功能亢进或甲状腺炎时应进行此项检查。

（六）肿瘤标志物

当疑诊恶性肿瘤引起发热的患者可进行此项检测。

（七）仪器设备检查

X 线检查、超声、CT、磁共振、放射性核素成像等检查。

（八）有创检查

淋巴结活检、骨髓穿刺或骨髓活检、支气管镜检查等。

四、临床处理

（一）监测

监测病情变化，注意生命体征，尤其是对 39.2 ～ 40℃者及已有循环衰竭、呼吸窘迫均提示病情危重者。同时积极寻找病因，针对病因治疗。

（二）降温

1. 物理降温　冰袋、冰盐水、冰毯。

2. 药物降温　阿司匹林、安痛定、阿司匹林赖氨酸盐等。

3. 人工冬眠治疗　高热伴有惊厥可给予人工冬眠治疗。

4. 其他　卧床休息，清淡饮食，支持治疗。

（三）注意事项

处理发热患者应注意避免大量应用退热药物，尤其老年人、婴幼儿，以免造成脱水、循环衰竭而加重病情；应在病因明确或有证据支持感染的前提下应用抗生素，不可滥用；激素的应用更要慎重，亦不可滥用。

第二节　咳嗽与咳痰

咳嗽（cough）、咳痰（expectoration）是临床最常见的症状之一。咳嗽是机体的防御性神经反射，通过咳嗽可以清除呼吸道分泌物及气道内异物。但是咳嗽也有不利的一面，如咳嗽可使呼吸道内感染扩散，频繁剧烈的咳嗽会对患者的工作、生活和社会活动造成严重影响，甚至可导致呼吸道出血，甚至诱发自发性气胸等严重并发症。因此，如果频繁的咳嗽影响工作与休息则为病理状态。痰是气管、支气管的分泌物或肺泡内的渗出液，借助咳嗽将其排出称为咳痰。

一、咳嗽的分类和原因

咳嗽通常按时间分为 3 类：急性咳嗽、亚急性咳嗽和慢性咳嗽。急性咳嗽时间＜ 3 周，亚急性咳嗽 3 ～ 8 周，慢性咳嗽≥ 8 周。

1. 急性咳嗽　普通感冒是急性咳嗽最常见的病因，其他病因包括急性支气管炎、过敏性鼻炎、慢性支气管炎急性发作、支气管哮喘等。

2. 亚急性咳嗽　最常见原因是感冒后咳嗽（又称感染后咳嗽）、细菌性鼻窦炎、哮喘等。

3. 慢性咳嗽　慢性咳嗽原因较多，根据胸部 X 线检查结果分为两大类：一类为初查胸部 X 线有明确病变者，如肺炎、肺结核、肺癌等。一类为胸部 X 线检查无明显异常，以咳嗽为主或唯一症状者，即通常所说的不明原因慢性咳嗽（简称慢性咳嗽）。其常见原因为：咳嗽变异型哮喘（CVA）、上气道咳嗽综合征（UACS）、嗜酸粒细胞性支气管炎（EB）、胃食管反流性咳嗽（GERC）等。

二、诊断思路

（一）最常见的原因

咳嗽的最常见的原因是呼吸道疾病。当鼻咽部至小支气管整个呼吸道黏膜受到刺激时，均可引起咳嗽。刺激效应以喉部杓状间隙和气管分叉部黏膜最敏感。当肺泡内有分泌物、渗出物、漏出物进入小支气管即可引起咳嗽，或某些化学刺激物刺激分布于肺的 C 纤维末梢亦可引起咳嗽。如咽喉炎、喉结核、喉癌等可引起干咳，气管支气管炎、支气管扩张、支气管哮喘、支气管结核，各种物理（包括异物）、化学、过敏因素对气管、支气管的刺激，肺部细菌、结核菌、真菌、病毒、支原体或寄生虫感染，以及肺部肿瘤均可引起咳嗽和（或）咳痰。而呼吸道感染是引起咳嗽、咳痰最常见的原因。

（二）不可漏诊的严重疾病

1. 胸膜疾病 如各种原因所致的胸膜炎、胸膜间皮瘤、自发性气胸或胸腔穿刺等均可引起咳嗽。

2. 心血管疾病 二尖瓣狭窄或其他原因所致的左心衰竭引起肺淤血或肺水肿时，因肺泡及支气管内有浆液性或血性渗出物，可引起咳嗽。另外，右心或体循环静脉栓子脱落造成肺栓塞时也可引起咳嗽。

（三）容易漏诊的疾病

1. 中枢神经因素 从大脑皮层发出冲动传至延髓咳嗽中枢后可发生咳嗽。如皮肤受冷刺激或三叉神经分布的鼻黏膜及舌咽神经支配的咽峡部黏膜受刺激时，可反射性引起咳嗽。脑炎、脑膜炎时也可出现咳嗽。但人们还可以自主地咳嗽或抑制咳嗽。

2. 其他因素所致慢性咳嗽 如服用血管紧张素转化酶抑制剂后咳嗽、胃食管反流病所致咳嗽和习惯性及心理性咳嗽。

三、辅助检查

（一）血液检查

血常规检查仅能了解一般情况，如病毒性感染时白细胞计数正常或偏低，淋巴细胞比例升高；细菌性感染时，白细胞总数和中性粒细胞比例增多，出现核左移现象。嗜酸性粒细胞增加提示过敏反应或寄生虫感染的可能。此外，癌胚抗原对肺癌的诊断，抗中性粒细胞胞浆抗体（ANCA）对韦氏肉芽肿病的诊断有意义。

（二）痰液检查

在分析痰菌涂片结果的同时进行痰菌培养并进行药物敏感试验，对判定病因指导用药很有价值。痰中查到抗酸杆菌是确诊肺结核的最可靠证据。

（三）抗原皮肤试验

对支气管哮喘患者进行皮肤变应原试验有助于了解变应原的种类；结核菌素试验对判断是否感染过结核有一定的帮助。

（四）动脉血气分析

此项检查可诊断是否存在低氧血症或呼吸衰竭并判断呼吸衰竭类型，还用于酸碱失衡的诊断并指导治疗。

（五）影像学检查

建议将胸部 X 线检查作为慢性咳嗽的常规检查。发现明显病变，根据病变特征选择相关检查。有可疑病变时，可进一步进行 CT 检查，有助于发现纵隔前后肺部病变、肺内小结节、气管壁增厚、气管狭窄、纵隔淋巴结肿大等。高分辨率 CT 有助于诊断早期间质性肺疾病和非典型支气管扩张。

（六）支气管镜检查

对于常规检查未明确病因或针对常见病因治疗无效的咳嗽患者，支气管镜检查可用于诊断或排除气道腔病变导致的咳嗽病因，如支气管肺癌、异物、结核等。

（七）呼吸功能检查

通气功能和支气管舒张试验可帮助诊断和鉴别气管阻塞性疾病，如哮喘、慢性支气管炎和大气道肿瘤等。通过测定呼吸功能的不同项目，可以了解从呼吸中枢的呼吸驱动到肺功能受损的性质及其程度。常规肺功能正常，可通过激发试验诊断咳嗽变异型哮喘。

（八）其他相关疾病方面的检查

包括心电图、心脏彩色多普勒超声、下肢深静脉多普勒超声检查等，必要时可完善心房利钠肽、血浆 D- 二聚体、磁共振成像、肺动脉造影等项目。

四、临床处理

（一）给患者解释和安慰

和患者进行良好的沟通，充分讲明咳嗽为一种防御性反射活动，有利于清除呼吸道分泌物，轻度咳嗽不需要进行镇咳治疗。咳嗽可由多种原因所致，治疗的关键在于病因治疗，镇咳只能起到短暂缓解症状的作用。但严重的咳嗽，如剧烈干咳或频繁咳嗽影响休息和睡眠时，则可适当给予镇咳治疗。痰多患者禁用强力镇咳治疗。

（二）非药物治疗

避免发病诱因，如受凉、劳累等。适当的体育锻炼，增强体质，提高呼吸道的抵抗力。免疫调节药物和疫苗。戒烟，脱离粉尘环境。脱离变应原。胃食管反流性咳嗽（GERC）需要告知患者调整生活方式，如减肥、少食多餐，避免过饱和睡前进食，避免进食酸性、油腻食物及饮料，避免饮用咖啡及吸烟。高枕卧位，升高床头。

（三）药物治疗

1. 镇咳药　一般根据药理作用机制，将镇咳药分为中枢性和外周性两大类。

（1）中枢性镇咳药：对延脑中枢具有抑制作用，根据其是否具有成瘾性和麻醉作用又可分为依赖性和非依赖性镇咳药。前者为吗啡类生物碱及其衍生物，如可待因、福尔可定等，具有十分明显的镇咳作用，由于具有成瘾性，仅在其他治疗无效时短暂使用。后者多为人工合成的镇咳药，如喷托维林、右美沙芬等，临床应用十分广泛。

（2）外周性镇咳药：包括局部麻醉药和黏膜防护剂，如苯丙哌林、莫吉司坦等。

2. 祛痰药

（1）愈创甘油醚：美国 FDA 唯一批准的祛痰药。其可刺激胃黏膜，反射性引起气道分泌物增多，降低痰液黏稠度，并有一定的支气管舒张作用，达到增强黏液排出的效果。

（2）氨溴索和溴已新：两者均属于黏液溶解药，氨溴索是溴已新在体内的代谢产物，破坏黏蛋白的酸性黏多糖结构，使分泌物黏滞度下降，还可促进纤毛运动和增强抗生素在呼吸道的浓度。

（3）乙酰半胱氨酸：可使黏液糖蛋白多肽链的硫键断裂，降低痰的黏滞度。

第三节　咽　痛

咽痛是一种最常见的病症，它多发于一年中的寒冷季节，感冒、扁桃体炎、鼻窦炎、百日咳、咽喉炎及病毒感染甚至心肌梗死均可引起咽喉痛。

一、病　因

任何刺激咽喉及口腔黏膜的物质都可能引起咽喉痛。它们包括病毒、细菌感染、过敏反应、灰尘、香烟、废气、热饮料或食物，牙齿或牙龈感染有时也会累及咽喉，慢性咳嗽、极干燥的环境、胃食管反流及说话声音过大同样会刺激咽喉，声音嘶哑是常见的伴随症状。出现咽喉痛症状的常见疾病有全身病毒感染、腮腺炎、咽炎或扁桃体炎、感冒、咽喉炎。

二、临床诊断

不同病因引起的咽喉痛伴随症状也不相同。

（一）鼻咽部炎症

鼻咽炎在急性炎症期，患者会有一种干疼的感觉，同时炎症期的血管扩张，会导致患者将鼻涕回吸吐出时略带血性。

（二）口咽部位炎症

口咽部位的发炎症状多为急性扁桃体发炎和急性咽炎，这两种情况多与感冒有关。扁桃体急性

笔记栏

发炎时，患者感觉咽痛，并伴有中度发热或高热，严重时还会出现扁桃体化脓。

（三）喉咽部炎症

喉咽的炎症多是急性会厌炎和急性喉炎。急性会厌炎是耳鼻咽喉头颈外科常见的急危重症之一，患者多感觉咽部很疼，甚至不敢吞咽食物，说话时有含水的声音，同时咽部还有被堵住的感觉，严重会导致呼吸困难，危及生命。患者遇到这种情况，一定要尽快到医院的耳鼻喉科急诊。急性喉炎发作时患者也有咽疼、咽部有异物感，但与急性会厌炎有一个明显的区别，患者说话的声音嘶哑，不是含水说话声。

（四）非炎性疾病

咽喉痛的原因有很多，也很复杂，并非都由炎症引起，如舌咽神经痛、外界刺激、口腔溃疡等都会引起咽痛。

1. 舌咽神经痛引起的疼痛　多是一侧疼痛，且疼痛较剧烈，没有一定的原因，在使用消炎药以后这种疼痛没有明显改善，此时医生多建议使用治疗三叉神经痛的镇痛药消除疼痛。

2. 茎突过长导致的疼痛　咽部一侧疼痛，吞咽时疼痛更加明显，与舌咽神经痛不同的是，这种疼痛会在咽部同一侧上下放射。患者需要尽快到医院拍片确诊。

3. 口腔溃疡　由于维生素缺乏等原因导致的口腔溃疡多是自愈性疾病，7～10日内就会愈合。在发病过程中，会引发咽部持续性疼痛，而一些恶性的、经久不愈的口腔溃疡，需要积极治疗。

（五）外界刺激

某些外界刺激也会引起咽部疼痛，如吃瓜子过多使咽喉受到刺激，引发淋巴组织非炎症性疼痛，多喝点水或服用祛火中药就会好转。

（六）其他

1. 肿瘤　如扁桃体肿物、喉癌、鼻咽癌等，在早期没有明显的疼痛感，患者自感疼痛就医时通常病情已经发展到了中晚期。因此这些没有疼痛感觉的咽喉疾病更需要引起人们的重视，一旦感觉咽部不明原因出现了异物感、鼻涕中带血、面部有麻木感、耳后以下出现活动力差的肿块等症状时，要尽早就医检查。

2. 心肌梗死出现咽喉痛　如找不到明确原因，并伴有胸闷、出汗或恶心症状时，要警惕心肌梗死的发生。这是因为咽喉和心脏的神经受到同一节段脊神经的支配，当心肌缺血、缺氧时，产生的乳酸、丙酮酸、磷酸等酸性物质及多肽类物质，会刺激神经产生疼痛，并扩散至咽部的迷走神经，诱发咽喉疼痛症状。因此，有高血压、冠心病的老年人出现咽喉疼痛要当心，最好卧床休息，避免精神过度紧张，可酌情舌下含服硝酸甘油等改善心脏供血的药物，并立即就医。

三、辅 助 检 查

（一）实验室检查

血细胞分析白细胞增高伴中性粒细胞增多常见于咽部细菌感染性疾病，如急性化脓性扁桃体炎、咽部脓肿；病毒感染一般无明显变化或白细胞稍减少。怀疑细菌性感染时可行咽拭子涂片检查或细菌培养和药物敏感试验。

（二）其他辅助检查

喉镜检查应常规进行，检查下咽部有无病变。怀疑胸部、纵隔或食管有病变时可行胸部或纵隔CT检查、食管钡餐检查或食管镜检查；疑有消化系统疾病可行电子胃镜检查。

四、临 床 处 理

（一）提高机体抵抗力

适量参加体育活动，增强体质与抗病能力，减少烟酒刺激，避免用嗓过度。忌辛辣刺激性食物。戒烟酒。

（二）根据不同病因给予相应的针对性治疗

一般多见于病毒或细菌感染，故应用抗病毒或抗生素治疗。轻症者可口服药物，较重者可静脉用药，必要时可全身应用糖皮质激素，利于减轻水肿、缓解疼痛。有局部脓肿者需行脓肿切开引流。

案例 17-1 分析

1. 该患者初步考虑为急性支气管炎。诊断依据：①有着凉诱因。②出现流涕鼻塞、咽痛、声音嘶哑等上呼吸道感染症状。③继而出现咳嗽、咳痰，痰为黄色黏液性，伴发热、畏寒等支气管感染症状。④无其他系统感染表现。

2. 需要完善血细胞分析、胸部 X 线检查，必要时行胸部 CT 检查、痰培养＋药敏检查、C- 反应蛋白等。

3. 给予临床处理。

（1）卧床休息，清淡饮食，避免着凉；戒烟。

（2）物理降温，多饮水，必要时应用口服退热药并静脉补液。监测生命体征。

（3）抗病毒及抗细菌治疗（可先口服，疗效不佳或辅助检查结果回报感染较重则选择静脉应用药物）。

可雾化吸入化痰药及布地奈德等激素类药物，促进痰液排出并尽快消除上呼吸道水肿，改善声音嘶哑症状，防治急性喉头水肿导致呼吸困难，甚至急性呼吸衰竭。

（韦艳红）

第四节 胸 痛

胸痛（chest pain）是临床上常见的症状，是指位于胸前区的疼痛和不适感。多数是由于各种化学、物理因素及刺激因子（如缺氧、炎症、肌张力改变、癌肿浸润、组织坏死）刺激胸部的感觉神经纤维产生冲动，上传至大脑皮层的痛觉中枢所引起。胸痛的病因复杂，涉及多个器官和系统。

案例 17-2

患者，男，50 岁。

主诉：发作性胸痛 2 年，加重 1 日。

现病史：患者 2 年前多于劳累、情绪激动时出现发作性胸闷，伴心前区闷痛，无肩部及左上肢放射，伴心悸，无呼吸困难，无头晕、头痛，无恶心、呕吐，每次发作持续 3～5min，经休息或含服硝酸甘油后症状可缓解，此后患者上述症状反复发作，患者未在意。1 日前，患者熬夜后出现心前区压榨性疼痛，伴咽部及左上肢疼痛，伴大汗，发作持续 30min 左右，含服硝酸甘油后症状不缓解，急诊入院治疗。病来，饮食尚可，二便正常，睡眠欠佳，精神状况一般，体重自诉下降约 1kg。

既往史：无高血压、糖尿病病史。

个人史：吸烟二十余年，每日 1 包，无饮酒史，无手术、外伤史，无输血史，无药物过敏史。

家族史：否认家族中高血压、糖尿病、冠心病、恶性肿瘤病史。

查体：神志清楚，血压 110/80mmHg，心率 80 次 / 分。口唇无发绀。右肺呼吸音清，左肺呼吸音粗，可闻及少许湿啰音，心界无扩大，律齐，各瓣膜未闻及病理性杂音，腹软，无压痛，肝脾肋下未及，双下肢无水肿。

辅助检查：血常规：白细胞 $6.8×10^9/L$，红细胞 $4.4×10^{12}/L$，血小板 $230×10^9/L$，血红蛋白 120g/L；随机血糖：6.0mmol/L；胸部 X 线：肺纹理增粗，余未见异常；心电图：窦性心律，窦性心动过速，心电轴不偏，V_3～V_6 导联 T 波倒置，ST 段压低。入院后检查：心肌标志物示超敏肌钙蛋白 I 1.8ng/ml，余未见异常；凝血象及血气分析未见异常；心电图示窦性心律，窦性心动过速，心电轴不偏，V_3～V_6 导联 T 波倒置，ST 段压低，较社区卫生服务中心心电图相比无明显变化。冠状动脉造影提示左前降支 80% 狭窄，左回旋支 40% 狭窄。

讨论：

1. 该患者的临床诊断是什么？

2. 胸痛的诊断思路是什么？

3. 胸痛的鉴别诊断有哪些？

笔记栏

一、诊　断

（一）胸痛问诊

1. 发病年龄　青壮年胸痛，应注意结核性胸膜炎、自发性气胸、心肌炎、风湿性心瓣膜病；40岁以上，有高血压、糖尿病、吸烟等冠心病易患因素者，应注意警惕心绞痛、心肌梗死、肺癌。

2. 疼痛部位　多数疾病引起胸痛常有一定的部位，临床上接诊患者可根据患者描述胸痛的位置，有个大致的疾病的判断。例如，带状疱疹所致胸痛，通常沿一侧肋间神经分布，疱疹不越过体表中线；食管疾病所致胸痛常位于胸骨后；急性冠脉综合征（不稳定型心绞痛、急性心肌梗死）所致胸痛常在心前区、胸骨后或剑突下，可放射至左肩部、左前臂达环指与小指，亦可放射至颈部、下颌、上腹部；夹层动脉瘤所致疼痛位于胸背部、向下发散至下腹、腰部与两侧腹股沟和下肢。

3. 疼痛性质　临床上胸痛的性质多种多样，其程度可为剧烈的疼痛到轻微的隐痛。例如，心绞痛常呈压榨样痛伴有压迫感或窒息感；主动脉夹层多为刀割样、撕裂样持续性疼痛；自发性气胸常呈针刺样或刀割样胸痛；食管疾病多表现为持续性隐痛或烧灼痛。

4. 疼痛的诱因　不同疾病所致的胸痛有不同的诱发因素，心绞痛常在劳累、运动、饱餐、寒冷、情绪激动等诱发；自发性气胸所致胸痛常在剧烈运动、咳嗽、提举重物或上臂高举及用力排便等诱发；食管疾病所致疼痛多于进食时发作或加剧。

5. 疼痛时间　不同疾病所致胸痛疼痛时间长短不一。冠心病不稳定型心绞痛一般持续 3～5min；急性心肌梗死一般持续 30min 以上；带状疱疹疼痛可为持续性疼痛。

6. 疼痛缓解方式　不同疾病所致的胸痛其疼痛缓解方式也各不相同。例如，心绞痛多在含服硝酸甘油后疼痛减轻或消失，相反急性心肌梗死服用硝酸甘油后症状不缓解；心包疾病所致胸痛多在坐位或前倾位可以减轻；反流性食管炎在站起后缓解，服用抗酸剂和促动力药后症状可缓解。

7. 疼痛的伴随症状　食管疾病所致胸痛多伴有吞咽困难；气管、支气管疾病所致胸痛多伴有咳嗽、咳痰等呼吸系统症状。

8. 其他有关病史　心绞痛患者在问诊时注意患者是否有动脉粥样硬化危险因素，如肥胖、高血压、糖尿病、吸烟、高脂血症；肺癌患者应注意询问其家族史及吸烟史。

（二）辅助检查

外伤疾病所致胸痛，一般通过查体即可确认；而内脏疾病所致胸痛，在详细查体、问诊的基础上，应配合实验室检查及器械（CT、磁共振、心电图、超声等）检查，以进一步确诊疾病。

二、病　因

临床上引起胸痛的疾病多种多样，涉及各个系统，目前根据胸痛的严重程度、紧急处理及分类的临床实用角度，分为急性胸痛和慢性胸痛，其中急性胸痛可分为致命性和非致命性两大类；根据胸痛的起源，可将胸痛分为以下十三类。

1. 胸壁疾病　带状疱疹、急性皮炎、皮下蜂窝织炎、痛性肥胖症。

2. 神经系统病变　肋间神经炎、脊神经根痛、胸段脊髓压迫症、多发性硬化。

3. 肌肉病变　外伤和肌肉韧带劳损。

4. 骨骼及关节病变　颈椎病、非化脓性肋软骨炎、骨肿瘤、外伤。

5. 心血管系统疾病　冠状动脉硬化性心脏病（各种心绞痛、心肌梗死）、心肌炎、二尖瓣或主动脉瓣病变、急性心包炎、胸主动脉瘤（夹层动脉瘤）、肥厚型梗阻性心脏病、先天性心血管病（肺动脉狭窄、房间隔缺损、法洛三联症、法洛四联症）、梅毒性心血管病、心血管神经官能症、心脏损伤（心脏挫伤、心脏破裂、室间隔穿破、瓣膜、腱索或乳头肌损伤）等。

6. 呼吸系统疾病　胸膜炎、气胸、支气管炎、原发性支气管癌、肺炎、肺结核、肺栓塞、肺动脉高压、肺动脉瘤。

7. 消化系统疾病　食管绞痛、胃食管反流病、弥漫性食管痉挛、自发性食管破裂、肝脓肿、肝癌、胆心综合征、消化性溃疡、胃心综合征。

8. 风湿免疫系统　系统性硬化病、多发性肌炎及皮肌炎、强直性脊柱炎。

9. 血液系统疾病　多发性骨髓瘤、急性白血病。

10. 胸腺疾病　胸腺炎症、出血、损伤所致。

11. 纵隔疾病　急性纵隔炎。

12. 心理疾病　焦虑症、抑郁症。

13. 其他原因　过度通气综合征、胸廓出口综合征。

三、初　步　处　理

胸痛的治疗应根据患者的病因来定，以处理危及生命的症状为主。

1. 急性心肌梗死　立即限制活动、予以吸氧、心电监测、建立静脉通路、予以积极抗血小板治疗。疼痛明显者可予以哌替啶或吗啡镇痛，烦躁者可予以地西泮镇静。积极处理早期的心律失常：频发室性期前收缩或短阵室性心动过速，可予以利多卡因静脉注射；快速室性心动过速或心室颤动，尽快采用同步或非同步直流电复律；患慢性心律失常可予以阿托品肌内注射，房室传导阻滞发展到二度或三度时应予以临时起搏器保护；室上性心律失常可予以胺碘酮、洋地黄类药物。预防心力衰竭，积极抗休克治疗，同时应积极联系上级医院，尽快转至上级医院进一步诊治。

2. 主动脉夹层　若高度怀疑该病，应立即给予镇静、镇痛、积极降压治疗，尽早转至上级医院进一步诊治。

3. 肺动脉栓塞　立即予以心电监测、高浓度吸氧，注意抗休克及右心衰竭的治疗，尽早转至上级医院行溶栓、抗凝治疗。

> **案例 17-2 分析**
>
> 1. 该患者的目前诊断：冠心病，急性非 ST 段抬高型心肌梗死 KILLP Ⅱ级。
>
> 2. 临床上胸痛的诊断主要根据病史、查体及辅助检查。
>
> （1）中年男性，反复于劳累、情绪激动时出现发作性心前区闷痛，每次发作持续 3～5min，经休息或含服硝酸甘油后症状可缓解，1 日前，患者熬夜后出现心前区压榨性疼痛，伴咽部及左上肢疼痛，伴大汗，发作持续 30min 左右，含服硝酸甘油后症状不缓解。
>
> （2）查体：血压 110/80mmHg，右肺呼吸音清，左肺呼吸音粗，可闻及少许湿啰音，心界无扩大，律齐，各瓣膜未闻及病理性杂音。
>
> （3）辅助检查：超敏肌钙蛋白Ⅰ升高；心电图提示 T 波倒置；冠状动脉造影提示左前降支 80% 狭窄，左回旋支 40% 狭窄。
>
> 3. 鉴别诊断：与冠心病、不稳定型心绞痛、肺栓塞、主动脉夹层、肥厚型梗阻性心脏病等疾病鉴别。

（张　日）

第五节　腹　痛

> **案例 17-3**
>
> 李某，女，59 岁，主诉上腹痛 5 日。患者 5 日前无明显诱因出现上腹正中部疼痛，逐渐加重，呈持续性，伴腰背部放射，咳嗽及活动时加重，伴有恶心、呕吐，呕吐物为胃内容物，呕吐后腹痛未减轻。于当地医院就诊，置胃肠减压管，引流出墨绿色液体，患者自觉症状无好转，为求进一步诊治遂来我院。病程中饮食、睡眠欠佳，大便不成形，小便颜色深黄色，体重无显著改变。患者既往胆石症多年，无明确的心、肺、肝、肾病史，个人史及家族史无特殊记载。查体：急性病容，侧卧蜷曲位，腹平坦，上腹部轻度肌紧张。压痛明显，可疑反跳痛，未触及肿块，墨菲征阴性，肝肾区无叩痛，移动性浊音阴性，肠鸣音减弱。检查发现：白细胞计数升高，以中性粒细胞为主；红细胞沉降率为 110mm/h；直接胆红素、γ-谷氨酰基转移酶轻微升高；血清淀粉酶为 135U/L；胰腺 CT 提示胰头区囊性密度影，胰腺炎；肝胆胰脾彩超：胆囊体积增大，胆囊炎，胆汁淤积；腹部平片未见膈下游离气体和气液平面。
>
> **讨论：**
>
> 1. 诊断及诊断依据是什么？
>
> 2. 应与哪些可引起急性腹痛的疾病鉴别？
>
> 3. 为了明确腹痛患者病因，临床医生应注意哪些问题？

腹痛（stomachache）是指剑突下与耻骨联合之间的疼痛，性质多变，包括绞痛、胀痛、隐痛、钝痛、灼烧痛等多种形式，是最常见的临床症状之一。腹痛多由腹内组织或器官受到某种强烈的刺激或损伤所致，也可以由腹外疾病或全身疾病所致。腹痛是一种主观感觉，其性质及强度不仅受病变情况和刺激程度的影响，还受神经和心理因素的调节。

一、解 剖 生 理

腹痛是机体对伤害信息的传递、分析及反应后产生的复杂感觉，影响腹痛的生理学因素包括伤害刺激的性质、感受器的类型及传导到中枢神经系统的神经传导通路。腹腔脏器的神经感受器主要位于中空脏器的黏膜层和肌层，也可位于浆膜层如腹膜和肠系膜。神经感受器除接受伤害信号的刺激外，还受内分泌激素、胃肠动力及血流动力学的调节。虽然其他三种方式不常见，但是它们导致的胃肠功能紊乱却是腹痛的常见诱因，如传入神经对生理刺激引起的肠道蠕动及分泌的高敏反应是肠易激综合征患者腹痛的主要原因。

二、病 因

1. 腹腔脏器急、慢性炎症 急性胃肠炎、急性胆囊炎、急性阑尾炎、慢性胃炎、炎症性肠病等。

2. 腹部脏器穿孔或破裂 胃及十二指肠溃疡穿孔、肝脏破裂、脾破裂、异位妊娠破裂等。

3. 空腔脏器阻塞或扩张 急性肠梗阻、腹股沟疝嵌顿、肠套叠、胆石症、肾与输尿管结石等。

4. 腹腔脏器扭转 急性胃扭转、慢性胃扭转、卵巢囊肿蒂扭转、大网膜扭转、肠扭转、十二指肠壅滞症等。

5. 腹腔内血管阻塞 肠系膜动脉急性阻塞、急性门静脉血栓形成、夹层腹主动脉瘤等。

6. 脏器包膜牵张 肝淤血、肝炎、肝脓肿、肝癌、脾大等。

7. 胃肠运动功能障碍 胃轻瘫、功能性消化不良等。

8. 腹壁或腹膜疾病 腹壁挫伤、腹壁脓肿及腹壁带状疱疹、腹膜炎等。

9. 胸腔疾病所致腹部牵涉痛 急性心肌梗死、急性心包炎、心绞痛、肺炎及肺梗死等。

10. 中毒与代谢障碍 铅中毒、尿毒症等。

11. 全身性疾病及其他 风湿热、腹型过敏性紫癜、腹型癫痫等。

三、分 类

1. 按传入神经系统不同分类

（1）内脏性腹痛（visceral pain）：内脏感觉神经根据神经生理学可分为四种类型：黏膜化学伤害感受器型、兴奋机械感受器型、高阈值机械感受器型及静息伤害感受器型。内脏性腹痛主要有以下特点：①定位不确切，接近腹中线；②疼痛感模糊，主要是扩张刺激机械性感受器及炎症刺激静息伤害感受器的结果，切割和灼烧对内脏性腹痛的发生并没有影响；③常伴恶心、呕吐等其他自主神经症状。其疼痛定位不确切与以下4个解剖因素有关：①脊髓内脏传入神经广泛分布于背根神经节，疼痛输入在脊髓水平的分散导致解剖辨别能力较差；②多根脊髓内脏传入神经广泛分布于腹部脏器并有重叠，神经冲动经传入神经双向传入脊髓，这种双向传导的特性使疼痛定位于中线部位；③传入神经纤维与脊髓背根神经节细胞的比例较低；④内脏传入神经与躯体疼痛神经元可在脊髓背角内产生干扰。

（2）躯体性腹痛（somatic pain）：由主要分布在皮肤和肌肉上的A-δ纤维介导，其传导的疼痛具有突发、尖锐、定位良好的特点，可伴有反射性非自主防护反应如腹肌强直。分布于皮肤的A-δ纤维可以介导触觉、振动觉和本体感觉，并将受损内脏的支配神经与脊髓胶质区的抑制性中间神经元相匹配。此外，源于中脑、脑室周围灰质和尾状核的抑制性神经元在脊髓内下行以调节疼痛传入通路，这是大脑调节疼痛产生的主要机制。

（3）牵涉痛（referred pain）：是指在远离患病器官的区域感受到疼痛，是来自不同解剖区域的内脏传入神经元和躯体传入神经元在相同的脊髓节段处汇聚于同一脊髓中的二级神经元产生的结果，这可能是胚胎发育早期相邻结构的支配神经相互迁移而产生的。因此，可以认为牵涉痛是早期发育状态的结果。

2. 根据症状持续时间分类 腹痛可以根据症状持续时间分为急性腹痛、亚急性腹痛、慢性腹痛，腹痛持续或间歇性发作至少6个月定义为慢性腹痛；腹痛持续时间不超过几天定义为急性腹痛；腹痛持续超过数天但少于6个月定义为亚急性腹痛。

四、诊断要点

1. 症状

（1）时间特点：各种原因导致的腹痛的时间进程不同，腹痛进展的速度可用来评估疾病的严重程度。急性发作性质剧烈的腹痛多提示腹腔内脏器疾病，如胃肠道穿孔、肠系膜动脉血栓及动脉瘤破裂，这样的患者通常能准确回忆起腹痛的时间。有些腹痛具有自限性，有些腹痛是逐渐进展的。腹痛的持续时间也是一个重要因素，长期腹痛的患者可能较突然腹痛患者的危险程度低。

（2）位置：腹痛的部位通常为病变脏器所在部位。值得注意的是，早期有害的刺激可能引起内脏性腹痛、躯体性腹痛及牵涉痛的复合痛，会给诊断带来干扰，此时临床医生需要考虑神经解剖学因素来辅助诊断。例如，左侧膈下脓肿刺激横膈膜引起的疼痛可能会放射到肩部及后背部，从而被误认为是心脏缺血性病变。疼痛位置的改变常代表刺激部位由内脏进展到腹壁，如阑尾炎；或者进展到全腹膜刺激，如消化道穿孔。

（3）强度及性质：腹痛的性质通常与病变脏器及病变性质有关。绞痛通常提示空腔脏器梗阻；胀痛通常提示内脏包膜张力增大，系膜牵拉或空腔脏器扩张；隐痛或钝痛通常提示炎症性病变；灼烧痛常提示消化性溃疡穿孔；撕裂样疼痛多提示腹主动脉瘤劈裂等；刀割样疼痛多指向急性胰腺炎等严重病变。

（4）腹痛的发展：腹痛的发展通常有三种类型。①患者病情突然加剧，甚至不能行动。这种情况多见于严重疾病引起的腹痛，如消化道穿孔、动脉瘤破裂或者重症胰腺炎等。②腹痛逐渐加重或与缓解交替存在，多见于肠梗阻、肾绞痛或胆囊疼痛，恶心、呕吐是消化道疾病的伴随症状，但不一定由消化道疾病引起，肾结石患者也会出现恶心、呕吐症状。③性质模糊、定位不明确的腹痛逐渐加剧并定位明确，这种逐渐增加的不适感通常由炎症导致，如急性阑尾炎或憩室炎。一些疾病，如梗阻导致的急性胆囊炎，可由最初的绞痛逐渐变为持续性疼痛。临床医生应该多关注患者对腹痛过程的描述，可能会为诊断提供线索。

（5）加重及缓解的因素：体位的改变、饮食、肠道运动和压力能否加重或缓解腹痛可能是诊断疾病的重要线索。腹膜炎患者的疼痛多静卧可缓解，而肾绞痛的患者则要时常更换体位来缓解腹痛；进食高脂肪食物能够加重胆囊病变引起的疼痛；饮食能够缓解十二指肠溃疡引起的疼痛；相反，胃溃疡或慢性肠系膜缺血的患者饮食可能加重疼痛。患者自行应对腹痛的措施也可能会有诊断意义，如长期服用抑酸药或非甾体抗炎药可能提示患者存在消化性溃疡。

（6）伴随症状：患者腹痛的同时是否伴有发热、寒战、盗汗、体重减少、肌肉疼痛、关节疼痛及肠道功能改变如厌食、恶心、呕吐、胃肠胀气、腹泻、便秘、黄疸等症状，甚至女性患者月经量是否发生改变，是否怀孕都应仔细询问。详细了解患者的症状能够为诊断提供重要的信息，如清亮的呕吐物提示可能是幽门梗阻，而浑浊的呕吐物则表明梗阻发生在远端小肠或结肠。

不同原因引起的腹痛的特点见表 17-1。

表 17-1　不同原因引起的腹痛的特点

病因	起病	位置	特点	患者描述	放射痛	强度
阑尾炎	逐渐起病	早期脐周，晚期右下腹	早期局限，晚期弥散	隐痛	无	++
胆囊炎	急性起病	右上腹	局限	压痛	肩胛区	++
胰腺炎	急性起病	上腹部，背部	局限	刀割样痛	背中部	++ ～ +++
憩室炎	逐渐起病	左下腹	局限	隐痛	无	++ ～ +++
消化性溃疡穿孔	突发起病	上腹部	早期局限，后期弥散	灼烧痛	无	+++
小肠梗阻	逐渐起病	脐周	弥散	绞痛	无	++
肠系膜缺血，梗死	突发起病	脐周	弥散	剧烈疼痛	无	+++
腹主动脉瘤破裂	突发起病	腹部，背部，侧面	弥散	撕裂痛	无	+++
胃肠炎	逐渐起病	脐周	弥散	痉挛痛	无	+ ～ ++
盆腔炎	逐渐起病	下腹部，盆腔	局限	隐痛	大腿上部	++
异位妊娠破裂	突发起病	下腹部，盆腔	局限	剧烈疼痛	无	++

注：+：轻度；++：中度；+++：重度。

案例 17-3 分析

1. 诊断：急性胰腺炎。诊断依据：

（1）急性持续的上腹痛，向腰背部放射，伴有恶心、呕吐，呕吐后腹痛无减轻。

（2）查体示急性病容，侧卧蜷曲位，上腹部肌紧张，压痛，可疑反跳痛。

（3）化验结果血白细胞数及中性粒细胞百分比增加，红细胞沉降率增高，提示炎症性改变；直接胆红素、γ-谷氨酰基转移酶轻微升高；血清淀粉酶升高；胰腺 CT 提示胰头区囊性密度影，胰腺炎；肝胆胰脾彩超示：胆囊体积增大，胆囊炎，胆汁淤积；腹部平片不支持肠穿孔及肠梗阻。

（4）既往有胆结石病史。

2. 应与急性阑尾炎、急性胆道疾病、小肠梗阻、急性憩室炎、消化性溃疡穿孔、肠系膜缺血、腹主动脉瘤破裂、腹腔室综合征相鉴别。膈下未见游离气体，可基本排除消化性溃疡穿孔；未见液气平面，可基本排除肠梗阻；疼痛部位不符合憩室炎；未触及肿块，可基本排除腹主动脉瘤；墨菲征阴性，可基本排除胆囊炎；肝肾区无叩痛，可基本排除肾绞痛。

3. 首先应详细询问患者病史，包括疼痛的部位、持续时间、性质及强度、诱发及缓解因素、发展、伴随症状；其次做详细的体格检查包括视、触、叩、听以明确是否存在肠鸣音改变、腹水、肿块等体征；最后应根据已获得资料选择性进行相应的实验室及影像学检查已明确病因；值得注意的是对腹痛特别剧烈，难以忍受的患者，可以适当予以镇痛措施，但应注意不要掩盖病情，延误诊断。

2. 体格检查

（1）腹部检查：对于评估腹痛患者至关重要。整个腹部，从乳头连线到大腿，都应该暴露出来。腹部检查应结合视诊、触诊、叩诊和听诊。视诊时应观察患者腹壁突出程度；听诊应注意患者肠鸣音；触诊和叩诊应注意检查压痛、反跳痛、是否存在器官肿大、肿块和腹水及疝气等。

（2）生殖器、直肠和骨盆检查：每位患有急性腹痛的患者都应检查盆腔器官和外生殖器，直肠和阴道为盆腔内脏器官的触诊提供了额外的途径。此外，所有急性腹痛女性患者均应排除妇科疾病。

3. 实验室检查　常规应进行的实验室检查有全血细胞计数、差异计数和尿液分析、肾功能和代谢状态的检测。用于评估患者的液体和酸碱状态的血清电解质、血尿素氮、肌酐和葡萄糖水平也应常规测定。其他检查可以根据患者情况选择性应用，如必须对所有腹痛的育龄妇女进行尿液或血清妊娠试验；对于患有上腹痛及黄疸的患者，还应测定肝脏生化检查和血清淀粉酶水平。

4. 影像学检查　现有的影像学检查包括硫酸钡和放射性核素显像、超声、CT、MRI、PET 和常规血管造影，以及结肠镜、小肠镜等内镜检查，可明显提高诊断的准确性。对于病情不稳定，出现恶化及有急腹症迹象的患者，如果影像学检查被认为是非常危险的，应该考虑行剖腹探查术。

对于特殊情况下的腹痛患者如年幼或年老的患者、妊娠期患者及免疫功能低下患者，在诊断及治疗时要尤其注意。

视窗 17-1

功能性腹部疼痛综合征（functional abdominal pain syndrom，FAPS）是一种独特的医学疾病，有证据表明该综合征与中枢神经系统对正常信号调节的放大有关，而与异常的胃肠道功能无关。这种疾病的特征是与排便习惯密切相关且通常难以定位的持续性或反复发作的腹痛。长期随访符合罗马Ⅲ共识委员会制定的 FAPS 的诊断标准的患者，很少发现导致慢性腹痛的器质性原因。其疼痛产生的主要机制为：①内脏疼痛的上行传播；②疼痛的下行性调控；③内脏致敏；④中枢神经系统的调控作用。

尽管 FAPS 的流行病学尚不完全清楚，但美国的一项关于功能性胃肠道疾病的家庭调查显示约有 2% 的人患有 FAPS，低于 IBS 的 9%，其中女性占优势，男女比例约为 1：1.5。

目前对 FAPS 的主要治疗方法包括药物治疗和精神心理治疗。

（1）药物治疗前瞻性随机对照试验缺乏支持 FAPS 药物治疗的证据。功能性胃肠疾病，特别是 FAPS 领域的药物开发一直很缓慢，药物脑成像方法有望成为加速药物发现和后续发展的手段，尽管存在局限性，但临床上一些特殊药物已被用于治疗 FAPS。考虑到疾病的病理生理学基础，外周镇痛药如对乙酰氨基酚、阿司匹林及其他 NSAID 对 FAPS 患者几乎没有益处，麻醉药和苯二氮䓬类药物也不应用于治疗 FAPS，因为它们会增加疼痛敏感性、降低疼痛阈值，并可以导致麻醉性肠综合征，还可能使患者对药物产生依赖。与其他慢性疼痛的治疗一样，三环类抗抑郁药（tricyclic antidepressants，TCA）被证明可以用于缓解 FAPS 患者疼痛，卡马西平和加巴喷丁等抗惊厥药已被证明在其他慢性疼痛综合征中有效，但其在 FAPS 患者中的作用尚未得到证实，将来可能会用以辅助治疗 FAPS。

（2）心理健康咨询与心理治疗主要包括认知行为治疗（cognitive-behavioral treatment，CBT）、催眠疗法和动态或人际心理治疗和放松训练。

第六节　腹　　泻

案例 17-4

　　吴某，男，50 岁，主诉间断便血 4 年，加重 10 余日。患者 4 年前无明显诱因出现间断便血，每日 1 次，量少，未予注意。十余日前上述症状加重，排黏液脓血便，每日 7～8 次，伴腹部胀痛，进食后加重，排便后缓解，无发热、寒战，无恶心、呕吐，无反酸、胃灼热，无关节疼痛，无口腔溃疡，于当地医院对症治疗数日，具体措施不详，未见好转，为求进一步诊治来我院。患者病程中饮食、睡眠欠佳，小便正常，近期体重下降约 5kg。患者既往无明确的心、肺、肝、肾病史，个人史及家族史无特殊记载。查体示：下腹部及剑突下压痛阳性。实验室检查提示：白细胞计数轻微升高，中性粒细胞百分比升高；红细胞沉降率 54mm/h；C-反应蛋白 140mg/L；癌胚抗原 7.5ng/ml。结肠镜检查示：黏膜弥漫性充血水肿，血管纹理模糊，质脆易出血，表面可见多发浅表溃疡。

讨论：

　　1. 初步诊断及诊断依据？

　　2. 评估腹泻患者应注意什么？

　　3. 黏液脓性腹泻常见于哪些疾病？

　　腹泻（diarrhea）是一种症状，而不是疾病。目前常用的腹泻定义为每日排便大于或等于 3 次，或每日排便量大于 200g，其中粪便含水量大于 80%。但调查显示约 20% 的腹泻患者可能有正常的粪便重量，科学家提出腹泻患者粪便的异常多在于稠度而不是重量，而最能决定粪便稠度的因素不是粪便中水的含量，而是粪便中不溶性固体的持水能力与总水量的比值。

一、病 理 生 理

　　腹泻是机体对各种肠道损伤和攻击的保护性反应。肠道中的感染因子、毒素或其他有毒物质会刺激肠道分泌液体和运动以排出不需要的物质，从而产生腹泻。这种保护性反应非常有价值，但当其发展为慢性腹泻时，便不再具有保护意义。腹泻曾一直被认为是肠道运动障碍的结果，但自 1970 年以来，随着人们对肠道电解质转运的进一步认识，肠上皮功能的改变在腹泻中发挥的作用逐渐得到重视。腹泻患者通常存在水和电解质的运输异常。人体每日有 9～10L 的液体总负荷，包括口腔摄入的液体及唾液腺、胃、肝和胰腺等器官分泌的液体，99% 的液体在小肠和结肠中被吸收。腹泻便是由于这种微调机制的破坏造成的，液体吸收降低 1% 即可导致腹泻。

　　腹泻主要的病理生理机制为消化道液体吸收减少；消化道分泌液体增加；肠腔内存在具有渗透性、难吸收的摄入物质，为保持渗透平衡保留了过多液体。

二、病 　　因

　　（1）摄入不易被吸收的离子、糖或糖醇。

　　（2）感染、炎症及中毒。

　　（3）肠运输调节因子分泌增加：内分泌肿瘤。

　　（4）特定吸收途径的缺失或破坏：罕见的先天综合征，如先天性氯泻和先天性钠泻。

　　（5）肠道吸收表面积减少：乳糜泻、炎症性肠病或肠切除术后。

　　（6）肠内容物与肠道之间缺乏足够的接触时间：糖尿病和迷走神经切断术后继发的腹泻；甲状腺功能亢进引起腹泻。

笔记栏

（7）小肠细菌过度生长。

（8）肠道血流量减少：放射性肠炎。

（9）相关基因突变：与 cAMP 介导的氯分泌相关的基因和与先天免疫系统的核因子 NF-kB 依赖性途径相关的其他基因突变导致的腹泻。

三、临床分类

1. 急性腹泻与慢性腹泻 腹泻的时间进程对患者的管理有指导作用。急性腹泻定义为持续时间小于 4 周的腹泻，通常由感染因素引起，而这种感染通常具有自限性或易于治疗，最常见的细菌或病毒感染引起的腹泻通常可在 7 日内好转。持续 7 日以上的急性腹泻会增加像贾第虫或隐孢子虫等原生生物感染的可能性。超过 2 个月的腹泻称为慢性腹泻，尽管有极少的感染因子在免疫活性能力强的人群中可引起长期腹泻，但慢性腹泻通常不是由感染因素引起的。因此，当评估慢性腹泻患者时，临床医生必须考虑非感染因素。

2. 大容量性腹泻与小容量性腹泻 这里的"容量"指的是每次排便的体积而不是每日总粪便量。在生理情况下，直肠和乙状结肠是粪便的储存库，当该储存库容量受到涉及左结肠的炎性或运动性疾病的损害时，频繁的小体积排便随之发生。如果病变发生在右侧结肠或小肠，并且直肠、乙状结肠的粪便储存功能完好，则个体排便次数较少且体积较大。虽然患者难以准确量化粪便体积，但小体积和大体积粪便之间的区别可能有助于指导进一步的诊断和治疗。

3. 渗透性与分泌性腹泻 临床中，将少数渗透性腹泻与大量的分泌性腹泻区分开具有重要意义，这种区别基于粪便电解质浓度的测量。在分泌性腹泻中，钠、钾和伴随的阴离子几乎完全决定了粪便渗透压，而在渗透性腹泻中，肠腔内难以吸收的溶质决定了粪水的大部分渗透活性。因为渗透性腹泻是由摄入一些吸收不良的物质引起的，所以它会随着禁食而减轻，而分泌性腹泻不会随着禁食好转，但由于内源性分泌物减少，粪便排出量可能略有下降。纯粹的分泌性或渗透性腹泻在临床中很少见，大多数为同时由两种机制引起的复杂性腹泻，如炎症性肠病（inflammatory bowel disease，IBD）和肠易激综合征（irritable bowel syndrome，IBS），但在考虑更复杂的过程之前，考虑某一机制占主导地位来分析腹泻更有利。

4. 水样泻、脂肪泻与炎性腹泻 即使是最有经验的临床医生，对慢性腹泻的诊断和鉴别诊断也很困难。基于简单的粪便测试，将粪便表征为水性、脂肪性或炎症性可以加速对患者的评估。水样泻可以包括分泌性或渗透性腹泻；脂肪性腹泻意味着脂肪和小肠中其他营养物质的消化吸收存在缺陷；炎性腹泻则提示存在涉及胃肠道的炎性或肿瘤性疾病。

四、诊断要点

1. 症状

（1）腹泻的持续时间：小于 4 周的腹泻被定义为急性腹泻，起病急，病程短，通常由感染因素引起。超过 2 个月的腹泻为慢性腹泻，起病缓，病程长，多由非特异性炎症、消化功能障碍、肠道肿瘤等引起。

（2）腹泻的严重程度：粪便频率和重量通常被用于描述腹泻的严重程度，有些人频繁的排泄少量粪便，也有些人的粪便排出次数较少但体积较大。患者对粪便体积的概念较差，但口干、口渴、尿量减少和虚弱等症状可提示粪便排出量高导致脱水。

（3）大便特征：如大便的形状、颜色、是否存在可见血、是否存在油或食物颗粒等，排便与进餐或禁食的关系，白天排便还是晚上排便，以及是否伴有排便急或排便失禁，排便感能否将患者从睡眠中唤醒。

（4）伴随症状：如伴发热多见于感染、炎症性肠病及肠道恶性肿瘤等；伴皮疹多见于败血症、过敏性紫癜等；伴腹部包块等多见于炎症性肠病、肠道恶性肿瘤；伴关节痛多提示自身免疫疾病如溃疡性结肠炎；伴里急后重多提示直肠乙状结肠病变等。

（5）既往史：药物服用史、既往手术史、放射治疗史、饮食史、减肥史及流行病学特征都会对诊断有所帮助。

2. 体格检查 血压和脉搏的直立性变化常提示患者腹泻量较大，病情较重；发热和其他毒性迹象提示感染和炎症引起的腹泻。还要注意是否存在肠鸣音改变、腹胀、局部或全身压痛、肿块和肝大等。

3. 实验室及影像学检查

（1）常规血液检测：应进行全血细胞计数以寻找是否有贫血、血液浓缩或异常白细胞计数；血清电解质浓度、血尿素氮和血清肌酐水平的测量可用于评估液体和电解质消耗的程度及其对肾功能的影响。

（2）粪便分析：分析的粪便样本可以是随机或定时（即 24h、48h 或 72h）收集的粪便，分析内容应包括粪便重量、粪便组分如脂肪的总量、粪便钠和钾浓度、粪便 pH、粪便潜血试验、白细胞检查或粪便乳铁蛋白或钙卫蛋白等替代标志物的检测及粪便培养检测致病菌。在适当的情况下，还可以检测粪便样本的脂肪含量和轻泻剂，包括镁、磷酸盐、硫酸盐、比沙可啶和蒽醌等。

（3）影像学及内镜检查：腹部 X 线、CT、MRI 和肠道造影检查及肠镜检查可为诊断提供进一步线索。

（4）某些特殊检测方法：如葡萄糖 - 氢气呼气试验和小肠内容物的定量培养诊断小肠细菌过度生长，后者为金标准；呼吸氢检测也可用于检测特定的碳水化合物吸收不良，但在大多数情况下，其只能为诊断提供辅助支持性证据。

（5）治疗实验：如一旦假定了引起渗透性腹泻的饮食原因，停止摄入诱发因素的治疗试验是确定诊断的最佳方法；补充胰酶的治疗试验是确定胰腺外分泌功能不全的最佳方法，关键在于在给予高剂量的酶的同时监测一些客观因素（如粪便脂肪排泄或体重增加），以评估反应；临床上外源性结合胆汁酸的治疗试验常是诊断胆汁酸性腹泻的最佳方式，补充胆汁酸可减少脂肪泻，并且通常可在不增加腹泻的情况下改善患者的营养状况。

五、治　疗

在未确定引起腹泻的原发性疾病之前，腹泻最重要的治疗方法是通过静脉输液或口服补液来补充丢失的液体和电解质。营养物质的吸收可以增强空肠中的钠和液体吸收，最早的口服补液溶液通过葡萄糖来加速钠吸收，但现在认为基于谷类的口服补液溶液效果更好，其优点在于渗透性低，并且含有淀粉酶抗性淀粉可增强结肠中短链脂肪酸的产生，从而刺激结肠水和电解质吸收。口服补液可以增加液体和电解质的吸收，但它们不会减少粪便排出量，甚至可能会增加粪便重量。

1. 急性腹泻的经验性治疗　由于感染是引起急性腹泻的常见原因，因此医生通常会考虑使用抗生素进行经验性治疗。在社区或其他细菌、原生动物感染流行率较高的环境中，即使没有发现感染的细菌学证据，经验性使用抗生素也是合理的，如用氟喹诺酮或利福昔明治疗旅行者的腹泻。对于持续时间超过 1 周的腹泻患者，有时会考虑用甲硝唑或硝唑尼特治疗原生动物感染。

洛哌丁胺、地芬诺酯或阿托品等非特异性止泻药可以减少大便次数，减轻粪便重量，缓解腹部痉挛等症状，但这些抗蠕动剂是否会减弱肠道清除病原体的能力尚未得到证实。例如，次水杨酸铋和吸附剂之类的腔内药剂也可有助于减少排便的流动性，旋卡多曲是一种抑制脑啡肽酶从而增加阿片类药物对其受体作用的药物，在某些国家可用于急性腹泻治疗。

2. 慢性腹泻的经验性治疗　在以下 3 种情况下，经验性治疗可用于慢性腹泻患者：①在诊断实验前作为临时或初始治疗；②已进行诊断实验但未能确认诊断时；③虽然已有明确诊断，但没有特殊治疗，或者特定治疗后仍无法治愈时。

对于慢性腹泻患者，有时因为无法进行特殊治疗，通常需要使用阿片制剂进行对症治疗。有时可用非特异性止泻剂如奥曲肽和可乐定进行治疗。此外，Crofelemer 是美国 FDA 批准的可用于治疗接受抗反转录病毒治疗的艾滋病患者的非传染性腹泻的药物，其作用机制为抑制囊性纤维化跨膜调节因子和钙激活的氯通道，从而减少氯离子的分泌。Crofelemer 是否可用于治疗其他形式的分泌性腹泻还有待观察。

使用益生菌治疗腹泻的热度一直在增加，但证明其有效性的证据仍然有限。通过改变结肠菌群可以刺激局部免疫力，可加速旅行者腹泻、抗生素相关性腹泻和婴儿腹泻的好转。治疗腹泻的草药包括含有小檗碱的药物，可以刺激液体和电解质的吸收，而葛根的机制尚不清楚；粪便调节剂如车前子会改变粪便的稠度，但不会减少粪便重量，可以帮助大便失禁患者和一些粪便重量较低的患者改变粪便稠度，从水样到半成形样粪便的变化足以缓解症状；此外，果胶可能延迟通过近端肠道并增加肠腔黏度，因此可作为辅助治疗方案；每日补充 1 ～ 2g 的钙也是简单而有效的治疗方法。

笔记栏

案例 17-4 分析

1. 诊断：溃疡性结肠炎，活动期。依据：

（1）患者间断便血 4 年，近十余日有持续的黏液脓血便、腹泻及腹痛史。

（2）查体示：下腹部及剑突下压痛阳性。

（3）实验室检查提示：白细胞计数轻微升高，中性粒细胞百分比升高；红细胞沉降率和 C- 反应蛋白明显升高，是炎症活动期的标志。

（4）结肠镜检示：黏膜弥漫性充血水肿，血管纹理模糊，质脆易出血，表面可见多发浅表溃疡。符合溃疡性结肠炎镜下特点。

2. 评估腹泻患者应注意

（1）了解详细的病史：如症状的持续时间、腹泻的严重程度、大便特征、既往史、患者的基本信息等。

（2）完善体格检查：如注意是否存在肠鸣音改变、腹胀、局部或全身压痛、肿块和肝大等，注意是否存在中毒现象。

（3）选择性应用实验室检查及影像学检查：如全血细胞分析、大便常规、腹部 X 线、CT、MRI 及肠道造影检查、结肠镜检查或乙状结肠镜等内镜检查、某些特殊实验和治疗性试验等。

3. 粪便的特征在于黏液和脓液的存在，通常与黏膜溃疡有关，诊断需首先考虑 IBD、感染、伪膜性小肠结肠炎、肠系膜缺血、放射性肠炎、结肠癌和淋巴瘤等疾病，引起慢性炎症性腹泻的常见感染性病原体包括细菌如结核分枝杆菌、耶尔森氏菌、艰难梭菌；病毒如巨细胞病毒；寄生虫如类圆线虫。

视窗 17-2   **特发性分泌性腹泻**

当详尽的评估仍未能揭示慢性腹泻的原因并且粪便分析提示分泌性腹泻时，即诊断为特发性分泌性腹泻（idiopathic secretory diarrhea）。特发性腹泻通常在健康的人中突然开始，与急性腹泻病不同，其持续时间可超过 4 周。特发性分泌性腹泻有流行和散发两种形式。其流行形式的发生似乎与受污染的食物或饮料有关，布雷纳德腹泻是首次发现的流行性特发性分泌性腹泻。文献中已经描述了几次类似的暴发，尽管流行病学表明存在感染性原因，但在这些暴发中尚未发现致病因子。

散发性特发性分泌性腹泻以与流行病形式相同的方式影响人类，但不容易传染给周围的人。许多受影响的人都有旅行史，但通常与旅行的目的地无关。腹泻通常突然开始，并在发病后短时间内达到高峰。在疾病发生的最初几个月内，体重减轻可高达 20 磅。抗生素和胆汁酸结合树脂的经验试验通常无效，但非特异性阿片类抗腹泻药物可以改善症状。

两种形式的特发性分泌性腹泻均是自限性过程，其消退通常发生在发病后 2 ～ 3 个月，并多在 2 年内完成。了解这种自然病程可以为患者带来安慰。特发性分泌性腹泻可能与功能性腹泻具有一些相同的临床特征，但通常发作更离散并且粪便体积更大。

（金世柱　宁丹丹）

本 章 小 结

1. 发热分感染性及非感染性发热。发热的诊断需根据患者的症状、体征及辅助检查确定。

2. 咳嗽、咳痰常见于呼吸系统疾病，部分也可见于心血管疾病或胸膜疾病。

3. 咽痛多由咽喉部炎症引发，也可能是急性心肌梗死等全身性疾病的临床表现之一。

4. 胸痛是指位于胸前区的疼痛和不适感。多数是由于各种化学、物理因素及刺激因子（如缺氧、炎症、肌张力改变、癌肿浸润、组织坏死）刺激胸部的感觉神经纤维产生冲动，上传至大脑皮层的痛觉中枢所引起。目前临床上引起胸痛的疾病多种多样，涉及各个系统。因此医生在接诊胸痛的患者应当详细询问病史，仔细查体，同时结合辅助检查，有助于提高诊断的准确性。

5. 腹痛是指剑突下与耻骨联合之间的疼痛，性质多变，是机体对伤害信息的传递、分析及反应后产生的复杂感觉。其按照传入神经特点可以分为内脏性腹痛、躯体性腹痛及牵涉痛；按症状持续时间可以分为急性腹痛、慢性腹痛、亚急性腹痛。腹腔脏器种类较多，腹痛病因复杂多样，因此临床医生在接诊腹痛患者时要注意详细询问患者病史，包括疼痛部位、强度及性质、持续时间、发展、诱发缓解因素、伴随症状及既往病史。其症状特点可能为明确诊断提供直接证据。

6.腹泻是一种症状，而不是疾病，是机体对各种肠道损伤和攻击的保护性反应。其主要机制是消化道对液体吸收减少或分泌增加。很多疾病（包括肠道疾病和全身性疾病）都可能引起腹泻，因此在诊断腹泻时要求临床医生要细心观察，询问患者病史包括起病急缓、症状持续时间、严重程度、大便形状及伴随症状等，注意每一个可能被忽略的小细节，结合所学临床知识，及临床经验最终做出诊断。

第 18 章　社区急症的全科医学处理

学习目标

1. 掌握社区急症的识别、创伤和意外伤害患者的诊断。
2. 掌握心肺复苏术的操作步骤及注意事项。
3. 熟悉社区急症、创伤和意外伤害的现场急救原则和转诊。

　　社区急症包括急性病症、创伤和意外伤害。社区常见急性病症有急性冠脉综合征、脑卒中、休克、晕厥、中暑等。常见意外伤害有溺水、烧烫伤、电击伤、犬咬伤、急性中毒等。社区是各种急症的首发地，社区急症主要内容是对社区急危重症、创伤和意外伤害的现场急救，既含有院前急救，又包括在社区诊所完成的部分院内急症的救治工作。随着我国社会经济的飞速发展，人们对健康的需求及各种突发公共卫生事件的增多，要求全科医生应该具备扎实的临床急救知识，如掌握基本急救技能和急救设备的使用等，熟练掌握主要社区急症的急救流程，以及积极向社区居民宣传常见社区急症的预防常识，这样才能对急危重症、创伤和意外伤害做出及时、准确评估和提供可及的正确救治和转送。

第一节　社区常见急症诊断及现场急救原则

（一）急性冠脉综合征

　　急性冠脉综合征（acute coronary syndrome，ACS）是指冠状动脉内不稳定的粥样硬化斑块破裂或糜烂继发新鲜血栓形成所导致的心脏急性缺血综合征，涵盖了 ST 段抬高型心肌梗死（ST elevation myocardial infarction，STEMI）、非 ST 段抬高型心肌梗死（non ST elevation myocardial infarction，NSTEMI）和不稳定型心绞痛（unstable angina，UA），其中 NSTEMI 和 UA 合称非 ST 段抬高型急性冠脉综合征（NSTE-ACS），是心源性猝死最直接的原因。

　　1. 临床表现　胸痛或胸部不适是 ACS 患者最常见的临床表现，其特点为前胸压榨性、烧灼性或窒息样疼痛感觉，主要位于胸骨后；有间歇但不完全缓解；可放射至左上肢；休息或舌下含服硝酸甘油等不缓解；可伴有气短、出汗、恶心和头晕。老年人、妇女和糖尿病患者症状通常不典型。

　　2. 诊断及现场急救

　　（1）诊断：①根据患者病史、症状和体征，结合心电图和实验室检查，做出初步诊断并进行最初的不良风险评估；②患者就诊或首次医疗接触后 10min 内行标准 12 导联甚或 18 导联心电图检查，并动态记录，心电图提示；③检测心肌肌钙蛋白（cTn）或高敏肌钙蛋白（hs-cTn）作为诊断 AMI 的生物标记物，如不能检测 cTn，可以 CK-MB 质量检测作为替代；有条件者可行床旁快速检测（POCT 方法）。ACS 的快速诊断可前移至院前急救体系外，其治疗也可从院前开始，并与院内急诊处理保持连续性。

　　（2）现场急救：①及时、准确识别急性冠脉综合征的症状，做好早期识别，早期心肺复苏，早期除颤和早期高级生命支持；②一般性常规处理包括多功能心电监护、吸氧（有低氧血症时）、开放静脉通道及必要的镇痛（如使用吗啡）并稳定患者情绪；③近期无急性出血性疾病发作或征象，则立即服用阿司匹林（负荷量 300mg 嚼服，继以 75 ～ 100mg/d 长期维持），在阿司匹林基础上，联合应用一种 P_2Y_{12} 受体拮抗剂首选替格瑞洛（180mg 负荷量，以后 90mg/ 次，2 次 / 日），或氯吡格雷（300 ～ 600mg 负荷量，以后每次 75mg，1 次 / 日）；④立即启动急诊医疗体系，迅速转送到专科医院。

　　在院外发生的 AMI 死亡大多数发生在症状出现后开始 4h 内。AMI 早期识别、诊断及治疗能改善预后，在出现症状的开始几个小时内治疗是最有效的。全科医生必须对有高血压、吸烟、糖尿病、高脂血症等 ACS 高危人群及其家属进行 ACS 相关知识培训，学会及早识别 ACS 的症状。通过全科医生的培训，使患者及家属意识到 ACS 的危险，并当症状出现时立即启动 EMS 系统，而不是因为联系家人，打电话给医生，或者他们自己驾车去医院而延误处理。ACS 诊断标准见表 18-1。

表 18-1　ACS 的诊断标准

ACS 分类	诊断标准
STEMI	cTn > 99th 正常参考值上限（ULN）或 CK-MB > 99th ULN，心电图表现为 ST 段弓背向上抬高，伴有下列情况之一或以上者：持续缺血性胸痛；超声心动图显示节段性室壁活动异常；冠状动脉造影异常
NSTEMI	cTn > 99th ULN 或 CK-MB > 99th ULN，并同时伴有下列情况之一或以上者：持续缺血性胸痛；心电图表现为新发的 ST 段压低或 T 波低平、倒置；超声心动图显示节段性室壁活动异常；冠状动脉造影异常
UA	cTn 阴性，缺血性胸痛，心电图表现为一过性 ST 段压低或 T 波低平、倒置，少见 ST 段抬高（血管痉挛性心绞痛）

（二）脑卒中

脑卒中是由脑局部血供异常而引起的神经功能损伤。可分为缺血性卒中和出血性卒中，前者包括短暂性脑缺血发作、血栓形成和栓塞，后者有脑出血和蛛网膜下腔出血。

院前处理的关键是迅速识别疑似脑卒中患者并尽快送到医院。

1. 院前脑卒中的识别　若患者突然出现以下任一症状时应考虑脑卒中的可能：①一侧肢体（伴或不伴面部）无力或麻木；②一侧面部麻木或口角歪斜；③说话不清或理解语言困难；④双眼向一侧凝视；⑤单眼或双眼视力丧失或模糊；⑥眩晕伴呕吐；⑦既往少见的严重头痛、呕吐；⑧意识障碍或抽搐。

2. 现场处理及运送　现场急救人员应尽快进行简要评估和必要的急救处理，主要包括：①处理气道、呼吸和循环问题；②心脏监护；③建立静脉通道；④吸氧；⑤评估有无低血糖。应避免：①非低血糖患者输注含糖液体；②过度降低血压；③大量静脉输液。应迅速获取简要病史，内容包括：①症状开始时间，若于睡眠中起病，应以最后表现正常时间作为起病时间；②近期患病史；③既往病史；④近期用药史。应尽快将患者送至附近有条件的医院 [应包括能全天进行急诊 CT 检查、具备溶栓和（或）血管内取栓条件]。

（三）休克

休克（shock）是由各种原因引起的临床状态，是组织血流灌注不足导致供氧不足，不能满足代谢的需求。这种失衡状态导致组织缺氧和乳酸性酸中毒，如果没有立即得到纠正，会导致进行性的细胞损伤、多器官功能衰竭和死亡。休克可分为心源性休克、低血容量性休克、感染性休克、过敏性休克、神经源性休克等类型。

1. 休克的诊断　出现收缩压 < 90mmHg 或者较基础收缩压下降 30% 以上或者脉压 < 30mmHg 中一项即可诊断休克。

2. 各类休克临床表现

（1）心源性休克：心前区疼痛；牙痛、肩关节痛、上腹痛；呼吸困难及急促；颈静脉怒张；肺部啰音；心动过速、奔马律、心脏杂音、收缩期咯喇音；恶心、呕吐。

（2）感染性休克：发热或低体温；呼吸浅速；心动过速或心动过缓；感染病灶表现。

（3）出血性休克

1）轻度失血（丢失血容量 15%）：焦虑、心动过速、脉压增大。

2）中度失血（丢失血容量 15%～30%）：心跳呼吸增快，脉压减小，尿量轻度减少。

3）重度失血（丢失血容量 30% 以上）：意识精神状态改变，少尿或无尿。

4）出血表现：呕血、便血、咯血、诊断性腹穿见不凝血、后穹隆穿刺见不凝血、产后出血、大血管穿透性损伤。

（4）过敏性休克：有接触变应原病史；突然发病；皮肤红斑和瘙痒；胸闷、气短；腹部不定位的隐痛或绞痛；恶心、呕吐、腹泻；二便失禁；喉头水肿和支气管水肿，呼吸窘迫，发绀；面色苍白，血压下降；烦躁不安。

3. 休克的现场急救

（1）一般处理：体位应取仰卧头低位，下肢抬高 20°～30°，对伴有心力衰竭或肺水肿不能平卧者可采用半卧位；保持呼吸道通畅，予以吸氧；保持患者安静，避免过多搬动，注意保暖。尽快建立大静脉通道或双通道补液。严密观察生命体征、末梢循环情况和尿量变化。

（2）补充血容量：原则是及早、大量、快速补液。首先采用晶体液，根据病情给予全血、血浆、血浆增量剂等。

（3）处理原发病：是纠正休克的先决条件。①心源性休克时应注意镇痛、镇静和纠正心律失常；②低血容量休克时应迅速补充血容量，晶体与胶体液比例为 3：1；补液速度的原则是先快后慢，第一个 30min 补平衡液 1500ml，右旋糖酐或羟乙基淀粉 500ml，如休克缓解可减慢补液速度，否则可再快速补平衡液 1000ml；③感染性休克时应迅速补充血容量和控制感染；④过敏性休克时应立即停止使用致敏药物，迅速给予肾上腺素（成人首次 0.5mg 皮下或肌内注射，随后 0.025 ～ 0.05mg 静脉注射，效果不佳可在 15min 内重复注射。小儿 0.01mg/kg 皮下注射，最大剂量 0.5mg，必要时每隔 15min 重复 1 次）、糖皮质激素（地塞米松每次 10 ～ 20mg 肌内注射）和升压药（多巴胺 20 ～ 40mg 静脉或肌内注射）；⑤神经源性休克时应去除病因，剧痛可用吗啡或盐酸哌替啶，肾上腺素 0.5 ～ 1mg 皮下注射，必要时重复使用。

（4）在进行上述处置的同时积极联系转诊。经上述处置后休克尚未缓解应给予血管活性药物，纠正电解质及酸碱平衡紊乱和改善微循环等治疗，并进一步检查有无活动性出血。

（四）晕厥

晕厥（syncope）是因各种原因导致一过性脑供血不足引起的意识障碍。

1. 晕厥的原因和表现

（1）反射性晕厥：占 80% ～ 90%，包括以下类型。①血管减压性晕厥（血管迷走性晕厥）：多见于体弱的青年女性，起病诱因多为情绪紧张、恐惧、疼痛、疲劳、饥饿、愤怒、站立过久等。有全身无力、出汗、上腹不适、视物模糊、头晕、恶心、呕吐等先兆症状。主要表现为突然跌倒，心率减慢，血压下降，面色苍白，皮肤发冷，意识丧失。恢复快，无后遗症。②直立性低血压：见于长期卧床、血容量减少、药物及交感神经切除术后。③颈动脉窦综合征：原因有突然转头，或局部手术瘢痕、肿大淋巴结等压迫颈动脉窦。④此外还有吞咽性晕厥、咳嗽性晕厥、排尿性晕厥、疼痛性晕厥等反射性晕厥。

（2）心源性晕厥：心源性晕厥可见于各种心律失常，心排出受阻（主动脉狭窄、肥厚性梗阻型心肌病、左心房黏液瘤等），心肌病变（心肌炎、心绞痛、急性心梗等）。

（3）脑源性晕厥：各种脑部血管病变、痉挛或被挤压引起的晕厥。

（4）其他有低血糖、贫血等血液成分改变引起的晕厥。

晕厥应与眩晕相鉴别。晕厥发生时意识丧失。而眩晕发生时，无论多么严重，持续时间多长，绝不应有意识障碍。

2. 急救处理　无论何种原因引起的晕厥，要立即将患者置于平卧位，取头低脚高位，松开腰带，保暖。松解领口，头转向一侧；待发作缓解后应确定病因，预防晕厥再次发作。

（五）低血糖症

低血糖症（hypoglycemia），是指血浆葡萄糖浓度低于 2.8mmol/L，以交感神经兴奋和脑细胞缺氧为主要表现的综合征。由多种原因引起，可分为药物所致低血糖症（胰岛素、口服降糖药、酒精过量）、空腹低血糖症（严重肝病、严重营养不良、妊娠后期和胰岛细胞瘤等）和餐后低血糖（功能性低血糖、糖尿病早期、胃大部切除或胃空肠吻合）。

1. 临床表现　常表现为出汗、饥饿、心慌、颤抖、面色苍白等交感神经过度兴奋的表现，以及精神不集中、思维和语言迟钝、头晕、嗜睡、躁动、易怒、行为怪异等精神症状，严重者出现惊厥、昏迷、死亡等脑功能障碍表现。

2. 诊断　诊断时应注意寻找低血糖的原因，合并昏迷时应与脑血管意外等区别。

3. 社区急救处理　有条件可立即采血，测血糖和胰岛素。①轻中度低血糖可口服糖水、含糖饮料，或进食糖果、饼干、面包、馒头等即可缓解；②重者和疑似低血糖昏迷的患者，无须血糖结果，及时给予 50% 葡萄糖 40 ～ 60ml 静脉注射，继以 5% ～ 10% 葡萄糖液静脉滴注；③神志不清者，切忌喂食以免呼吸道窒息。

（六）创伤的院前急救

案例 18-1

患者，男，35 岁，出租车司机，因"车祸致腹痛 1h"于 2017 年 3 月 2 日 12：24 分入院。

患者于 1h 前发生车祸后出现腹痛、大汗、心悸、头晕、乏力、四肢厥冷、口渴，无恶心、呕吐、呕血，无腹泻、黑便，无意识不清，无胸痛及呼吸困难，被"120"急送我院。患者平素体健，无饮酒及吸烟史，无家族性遗传病史。

体格检查：体温 35.2℃，脉搏 130 次 / 分，呼吸 24 次 / 分，血压 80/60mmHg，体重 62kg，发育正常，营养中等，神志清楚，语言流利，双肺呼吸音清，未闻及干湿啰音，心率 130 次 / 分，节律齐，各瓣膜听诊区未闻及杂音及附加音，腹肌略紧张，右上腹压痛阳性，反跳痛阳性，肝脾未触及，肝区叩痛阳性，腹部两侧叩诊呈浊音，移动性浊音阳性，肠鸣音正常，双下肢无水肿。

讨论：

1.患者初步诊断及诊断依据是什么？

2.患者如何紧急处理及进一步治疗？

1. 概念和分类　狭义的创伤是指机械性致伤因素作用于人体所造成的组织结构完整性的破坏或功能障碍；而广义上讲，物理、化学、心理等因素对人体造成的伤害也可称为创伤。

2. 诊断　诊断创伤主要是明确损失的部位、性质、程度、全身性变化及并发症，特别是原发损伤部位相邻或远处内脏器官是否损伤及其程度。因此，需要详细地了解受伤史、仔细地全身检查，并借助辅助诊断措施等才能得出全面、正确的诊断。

（1）受伤史：详细的受伤史对了解损伤机制和估计伤情发展有重要价值。若伤员因昏迷等原因不能自诉，应在救治的同时向现场目击者、护送人员和（或）家属了解，并详细记录。主要应了解受伤的经过、症状及既往疾病情况等。

（2）受伤情况：首先是了解致伤原因，可明确创伤类型、性质和程度。如刺伤，虽伤口较小，但可伤及深部血管、神经或内脏器官；坠落伤不仅可造成软组织伤，还可导致一处或多处骨折，甚至内脏损伤。应了解受伤的时间和地点，如坠落高度和地面硬度情况。对暴力作用致伤，还应了解暴力的大小、着力部位、作用方式（直接或间接）及作用持续时间等。受伤时体位对诊断也有帮助，如坠落时的首先着力部位。枪弹伤时，受伤时的体位对判断伤道走行具有重要的参考意义。

（3）体格检查：首先应从整体上观察伤员状态，判断伤员的一般情况，区分伤情轻重。对生命体征平稳者，可做进一步仔细检查；伤情较重者，可先着手急救，在抢救中逐步检查。

（4）初步检查（初步评估）：一般在现场急救或急诊室中进行，目的是快速判断是否存在威胁生命和肢体安全的状态，一般可按照"ABCDEF"的顺序进行检查。其中，"A"（airway）是指判断气道是否通畅，一般"听、看、检"法进行检查，其中"听"是指通过听判断是否有异常呼吸音（如听到鼾声则提示有舌后坠）；"看"是指查看头面颈部是否有可见开放伤；"检"是指检查伤员是否有呼吸困难、急促和烦躁不安等；"B"（breathing）是指评估呼吸是否正常，是否有张力性气胸和开放性气胸；"C"（circulation）是指判断有无致命性大出血和失血性休克等；"D"（disability）是指评估中枢神经系统有无障碍；"E"（exposure/environment）是指暴露患者身体，以全面充分评估病情，并评估现场救治环境是否安全；"F"（fracture）是指评估有无骨折。

（5）创伤检查的注意事项：及时准确的创伤诊断对后续治疗具有重要的意义，但创伤病情危重者，诊断和救治的程序上有时会出现矛盾。此时，应注意以下事项：①发现危重情况如窒息、大出血、心搏骤停等，必须立即抢救，不能单纯为了检查而耽误抢救时机。②检查步骤尽量简捷，询问病史和体格检查可同时进行。检查动作必须谨慎轻巧，切勿因检查而加重损伤。③重视症状明显的部位，同时应仔细寻找比较隐蔽的损伤。④接收批量伤员时，不可忽视异常安静的患者，因为有窒息、深度休克或昏迷者已不可能呼唤呻吟。⑤一时难以诊断清楚的损伤，应在对症处理的过程中密切观察，争取尽早确诊，在社区可尽早转诊。

3. 院前急救　创伤常发生在生活和工作的场所，院前急救和院内救治是否及时和正确直接关系到伤员的生命安全和功能恢复。严重创伤早期救治是关键，社区是院前急救的一部分，应增强其对创伤的应急与处理功能。医疗条件相对薄弱的社区医院和山区卫生所，必须正确遵循处理创伤的原则和方法，既要把握好清洁、消毒、灭菌 3 个重要环节，还要把握好具体的灭菌方法和无菌技术的概念和原则，同时也要熟练无菌技术的基本操作方法。

（1）急救：其目的是挽救生命和稳定伤情。处理复杂伤情时，应优先解除危机伤员生命的情况，然后再进行后续处理以稳定伤情，为转送和后续确定性治疗创造条件。必须优先抢救的急症主要包括心搏骤停、呼吸骤停、窒息、大出血、张力性气胸和休克等。常用的急救技术主要有复苏、

笔记栏

通气、止血、包扎、固定和搬运等。

（2）复苏：心跳、呼吸骤停时，应立即行 CPR，怀疑有颈椎损伤时使用托颌法开放气道，但是如果托颌手法无法开放气道，则仍然采用仰头抬颏手法，因为在 CPR 中维持有效的通气是最重要的。

（3）通气：对呼吸道阻塞的伤员，必须果断地、以最简单、最迅速有效的方式予以通气。常用的方法如下。①手指掏出：适用于颌面部伤所致的口腔内呼吸道阻塞。有条件时（急诊室或急救车）可用吸引管吸出。呼吸道通畅后应将伤员头偏向一侧或取侧卧位。②抬起下颌：适用于颅脑伤舌根后坠或伤员深度昏迷而窒息者。用双手抬起伤员两侧下颌角，即可解除呼吸道阻塞。如仍有呼吸异常者，应迅速用手指掰开下颌，掏出或吸出口内分泌物和血液、血凝块等。呼吸道通畅后应将伤员头偏向一侧或取侧卧位。必要时可将舌拉出，用别针或丝线穿过舌尖固定于衣扣上或用口咽通气管。③环甲膜穿刺或切开：在情况特别紧急，或上诉两项措施不见效而又有一定抢救设备时，可用粗针头作环甲膜穿刺，对不能满足通气需要者，可用尖刀片作环甲膜切开，然后放入导管，吸出气道内血液和分泌物。进行环甲膜穿刺或切开时，注意勿用力过猛，防止损伤食管等其他组织。④气管插管。

（4）止血：大出血可使伤员迅速陷入休克，甚至死亡，须及时止血。注意出血的性质有助于出血的处理。动脉出血呈鲜红色，速度快，呈间歇性喷射状；静脉出血多为暗红色，持续涌出；毛细血管损伤多为渗血，呈鲜红色，自伤口缓慢流出。常用的止血方法有指压法、加压包扎法、填塞法和止血带法等。

1）指压法：用手指压迫动脉经过骨骼表面的部位，达到止血目的。如头颈部大出血，可压迫一侧颈总动脉、颞浅动脉或颌动脉；上臂出血可根据伤部压迫腋动脉或肱动脉；下肢出血可压迫股动脉等。指压法止血是应急措施，因四肢动脉有侧支循环，故其效果有限，且难以坚持。因此，应根据情况适时改用其他止血方法。

2）加压包扎法：最为常用。一般小动脉和静脉损伤出血均可用此法止血。方法是先将灭菌纱布或敷料填塞或置于伤口，外加纱布垫压，再以绷带加压包扎。包扎的压力要均匀，范围应够大。包扎后将伤肢抬高，以增加静脉回流和减少出血。

3）填塞法：用于肌肉、骨端等渗血。先用 1～2 层大的无菌纱布覆盖伤口，以纱布条或绷带充填其中，再加压包扎。

4）止血带法：一般用于四肢较大出血，且加压包扎无法止血的情况。使用止血带时，接触面积应较大，以免造成神经损伤。止血带的位置应靠近伤口的最近端。在社区可选用螺旋式止血带，操作方便，效果确定；止血带中以局部充气式止血带最好，其副作用小。在紧急情况下，也可使用橡皮管、三角巾或绷带等代替，但应在止血带下放好衬垫物。禁用细绳索或电线等充当止血带。使用止血带应注意以下事项：①不必缚扎过紧，以能止住出血为度；②应每隔 1h 放松 1～2min，且使用时间一般不应超过 4h；③上止血带的伤员必须有显著标志，并注明启用时间；④松解止血带之前，应先输液或输血，补充血容量，准备好止血用器材，然后再松止血带；⑤因止血带使用时间过长，远端肢体已发生坏死者，应在原止血带的近端加上新的止血带，然后再行截肢术。

（5）包扎：其目的是保护伤口、减少污染、压迫止血、固定骨折、关节和敷料并镇痛。在进行伤口包扎时，动作要轻巧，松紧要适宜、牢靠，既要保证敷料固定和压迫止血，又不影响肢体血液循环。包扎敷料应超出伤口边缘 5～10cm。遇有外露污染的骨折端或腹内脏器，不可轻易还纳。若系腹腔组织脱出，应先用干净器皿保护后再包扎，不要将敷料直接包扎再脱出的组织上面。而对于眼部损伤伤员，需要首先用硬质眼罩保护眼睛，然后再行包扎。

（6）固定：骨关节损伤时必须固定制动，以减轻疼痛，避免骨折端损伤血管和神经，并有利于防治休克和搬运后送。急救中如缺乏固定材料，可行自体固定法，如将上肢固定于胸廓上，受伤的下肢固定于健肢上。伤口出血者，应先止血并包扎，然后再固定。开放性骨折固定时，外露的骨折端不要还纳伤口内，以免造成污染扩散。固定的夹板不可与皮肤直接接触，须垫衬物，尤其是夹板两端、骨凸出部和悬空部位，以防止组织受压损伤。另外，急救时的固定多为临时固定，在到达救治机构经处理后，应及时行治疗性固定。

（7）搬运：伤员经过初步处理后，需从社区送到上级医院进一步检查。正确的搬运可减少伤员痛苦，避免继发损伤。对骨折伤员，特别是脊柱损伤者，搬运时必须保持伤处稳定，切勿弯曲或扭动，以免加重损伤。搬运昏迷伤员时，应将头偏向一侧，或采用半卧位或侧卧位以保持呼吸道通畅。

（8）创伤急救程序：在创伤的急救过程中，遵循一定的过程，可提高工作效率，防止漏诊。其基本原则是先救命，后治伤。可分为 5 个步骤进行：①把握呼吸、血压、心率、意识和瞳孔等生命体征，检查伤部，迅速评估伤情；②对生命体征的重要改变做出反应，如心肺复苏、抗休克及外出血的紧急止血等；③重点询问受伤史，分析受伤情况，仔细体格检查；④实施各种诊断性穿刺或安排必要的辅助检查；⑤转诊。

案例 18-1 分析

1. 诊断依据

（1）患者，男，35 岁，出租车司机。

（2）1h 前车祸后出现腹痛、大汗、心悸、头晕、乏力、四肢厥冷、口渴。无恶心、呕吐、呕血，无腹泻、黑便，无意识不清，无胸痛及呼吸困难。

（3）体格检查：体温 35.2℃，脉搏 130 次 / 分，呼吸 24 次 / 分，血压 80/60mmHg，体重 62kg，发育正常，营养中等，神志清楚，语言流利，贫血貌，双肺呼吸音清，未闻及干湿啰音，心率 130 次 / 分，节律齐，各瓣膜听诊区未闻及杂音，腹肌紧张，右上腹有压痛及反跳痛，肝脾未触及，肝区叩痛阳性，腹部两侧叩诊呈浊音，移动性浊音阳性，肠鸣音正常，双下肢无水肿。

（4）辅助检查：如下所述。胸部 X 线：①右膈抬高，肝脏显影不清；②右胸腔积液或右侧气胸；③右下肺挫伤；④右下胸肋骨骨折；⑤右膈下积液或血肿。腹部平片：①肝影增大；②右结肠旁沟扩大；③侧腹部有不规则的条状阴影；④盆腔内有液体潴留；⑤腹腔内有弥漫性阴影；⑥右上腹有金属异物存留。腹部彩超：①肝包膜的连续性消失，断裂处回声增强；②肝包膜下或肝实质内有无回声区或低回声区；③腹腔内无回声区提示腹腔积血。

初步诊断：失血性休克，急性肝损伤。

2. 治疗：在社区医院先给予积极补充血容量，制止出血等抗休克治疗；并尽快转诊到上一级医院处理原发病，包括积极手术治疗，及抗感染、保肝、营养支持治疗。病情平稳后可转诊到有康复资质的社区医院给予康复治疗，主要包括物理治疗和功能练习，特别是对骨折和神经损伤者更属必要。随着社会和医学技术的进步，对创伤患者的康复要求随之增加，目前社区卫生服务作为后续康复治疗得到越来越多的重视，以伤员心理恢复正常、能重返社会原有工作岗位、提高生活满意度为创伤伤员最高的康复目标。

（七）社区常见意外伤害

由于运动、热量、化学、电或放射线的能量交换，在机体组织无法耐受的水平上，所造成的组织损伤或由于窒息而引起的缺氧称为伤害。伤害的高发年龄为 15 ～ 59 岁，其中男性占 2/3，发生率均高于女性。WHO 指出：2020 年人类前三位死亡原因将是心血管疾病、伤害和神经精神疾病。

1. 淹溺（drowning）　是指人体浸没于水或其他液体后，液体进入呼吸道及肺泡，反射性引起喉痉挛和（或）呼吸障碍，发生窒息和缺氧，并导致临床死亡状态。分为干性淹溺和湿性淹溺（湿性淹溺分海水淹溺和淡水淹溺）。

（1）诊断：有淹溺史；近乎淹溺者可有头痛或视觉障碍、剧烈咳嗽、胸痛、呼吸困难和咳粉红色泡沫样痰。溺入海水者，口渴感明显，最初数小时可有寒战和发热等症状；淹溺者口腔和鼻腔内充满泡沫或泥污、皮肤发绀、颜面肿胀、球结膜充血和肌张力增加；精神和神志状态改变包括烦躁不安、抽搐、昏睡和昏迷；呼吸表浅、急促或停止，肺部可闻及干、湿啰音；心律不齐、心音微弱或心脏停搏；腹部膨隆，四肢厥冷。诊断时，要注意淹溺时间长短、有无头部及颅内损伤。跳水或潜水淹溺者可伴有头或颈椎损伤。

（2）现场急救：①尽快将溺水者从水中救出。②通畅气道，维持有效通气：迅速清除口鼻腔中污水、污物、分泌物及其他异物；迅速促使呼吸道及胃内液体排出。疑有气道异物阻塞的患者，可予以腹部冲击法（Heimlich 法）排出异物。③心肺复苏：溺水引起的心脏骤停，应立即先做 5 组心肺复苏，然后再启动社会急救医疗体系，复苏期间注意误吸。患者转送过程中，不应停止心肺复苏。④维持有效循环：建立静脉通道。淡水淹溺者选用 0.9% ～ 3% 氯化钠液静脉滴注，海水淹溺者选用 5% 葡萄糖液静滴。⑤转送：及时转送。

2. 烧伤（fire burn）　是指由火焰、热液、高温气体、激光、炽热金属液体或固体等所引起的组织损害，为通常称的或狭义的烧伤（临床上也有将热液、蒸汽所致的烧伤称之为烫伤）。由电、化学物质等所致的损伤，也属烧伤的范畴。

（1）伤情判断：最基本的要素是烧伤的面积和深度，同时还应考虑全身情况如休克、重度吸入性损伤和较重的复合伤。

烧伤面积是指皮肤烧伤区域占全身体表面积的百分数。估算面积时，女性和儿童有所差别。此外，不论性别、年龄，患者并指的掌面约占体表面积1%，如医者的手掌大小与患者相近，可用医者手掌估算，此法可辅助九分法（表18-2），测算小面积损伤较便捷。

表18-2 中国新九分法

部位			占成人体表面积（%）		占儿童体表面积（%）
头部	发部	3	9×1	（9%）	9+（12- 年龄）
	面部	3			
	颈部	3			
双上肢	双上臂	7	9×2	（18%）	9×2
	双前臂	6			
	双手	5			
躯干	躯干前	13	9×3	（27%）	9×3
	躯干后	13			
	会阴	1			
双下肢	双臀	5	9×5+1	（46%）	9×5+1-（12- 年龄）
	双大腿	21			
	双小腿	13			
	双足	7			

（2）现场急救

1）迅速去除致伤原因：包括尽快扑灭火焰、脱去着火或沸液浸渍的衣服。劝止伤员衣服着火时站立或奔跑呼叫，以防增加面部烧伤头面部烧伤或吸入性损伤；迅速离开密闭和通风不良的现场；及时冷疗能防止热力继续作用于创面使其加深，并可减轻疼痛、减少渗出和水肿，越早效果越好。一般适用于中小面积烧伤、特别是四肢烧伤。方法是将烧伤创面在自来水下淋或浸入水中（水温一般为15～20℃），或用冷水浸湿的毛巾、纱垫等敷于创面。一般至冷疗停止后不再有剧痛为止，多需0.5～1h。

2）妥善保护创面：在现场附近，创面只求不再污染、不再损伤。因此，可用干净敷料或布类保护，或行简单包扎后送医院处理。避免用有色药物涂抹，增加对烧伤深度判定的困难。

3）保护呼吸道通畅：火焰烧伤常伴烟雾、热力等吸入性损伤，应注意保持呼吸道通畅。合并CO中毒者应移至通风处，有条件应吸入氧气。

4）其他救治措施：①严重口渴、烦躁不安者常提示休克严重，应迅速建立静脉通道加快输液，现场不具备输液条件者，可口服含盐饮料，以防单纯大量饮水发生水中毒。转送路程较远者，应留置导尿管，观察尿量。②安慰和鼓励患者，使其情绪稳定。疼痛剧烈可酌情使用地西泮、哌替啶等。已有休克者，需经静脉用药，但应注意避免抑制呼吸中枢。

5）转运：严重大面积烧伤早期应避免长途转送，烧伤面积较大者，如不能在伤后1～2h内送到附近医院，应在原单位积极抗休克治疗或加做气管切开，待休克被控制后再转送。必须转送者应建立静脉输液通道，途中继续输液，保证呼吸道通畅，途中最好有医护人员陪同。

在现场急救过程中注意有无心跳及呼吸停止、复合伤，对大出血、窒息、开放性气胸、骨折、严重中毒等危及患者生命的情况应先施行相应的急救处理。

3. 电击伤　也称触电，由电源直接接触人体，一定量的电流引起机体损伤和功能障碍。电流能量转化为热量还可造成电烧伤。电击损伤程度与电流强度、电流种类、电压高低、通电时间、人体电阻、电流途径有关。电流通过心脏易导致心脏骤停，通过脑干使中枢神经麻痹、呼吸暂停。

（1）临床表现

1）全身性损害（电损伤）：轻者有恶心、心悸、头晕或短暂的意识障碍；重者昏迷，呼吸、心搏骤停，但如及时抢救多可恢复。电休克恢复后，患者在短期内尚可遗留头晕、心悸、耳鸣、眼花、听觉或视力障碍等，但多能自行恢复。

2）局部损害（电烧伤）：电流通过人体有"入口"和"出口"，入口处较出口处重。入口处常炭化，形成裂口或洞穴，烧伤常深达肌肉、肌腱、骨骼，损伤范围常外小内大；没有明显的坏死层面；局部渗出较一般烧伤重，包括筋膜腔内水肿；由于邻近血管的损害，经常出现进行性坏死，伤后坏死范围可扩大数倍。

（2）诊断：根据有明确的电接触史和临床表现即可诊断电击伤。诊断时应注明高压电击伤或低压电击伤、电击伤的部位（入口、出口）、范围等。

（3）现场急救：①立即切断电源，或用不导电的物体拨离电源；②呼吸、心搏骤停者进行心肺复苏，建立静脉通路，复苏后尽快转送至医院，转运途中应注意心电监护；③保护体表电灼伤创面：若体表电灼伤创面较大，周围皮肤用聚维酮碘溶液处理后，加盖无菌敷料包扎，以减少污染。

4. 中暑（summer heat stroke）　是指长时间暴露在高温环境中或在炎热环境中进行体力活动引起机体体温调节功能紊乱所致的一组临床症候群，以高热、皮肤干燥及中枢神经系统症状为特征。中暑分为热痉挛（heat cramp）、热衰竭（heat exhaustion）和热射病（heat stroke）。该病通常发生在夏季高温同时伴有高湿的天气。体温超过40℃的严重中暑病死率为41.7%，若超过42℃，病死率为81.3%。

（1）病因

1）环境因素：在高温作业的车间工作，如果再通风差，则极易发生中暑；农业及露天作业时，受阳光直接暴晒，再加上大地受阳光的暴晒，使大气温度再度升高，使人的脑膜充血，大脑皮层缺血而引起中暑，空气中湿度的增强易诱发中暑。

2）个人体质因素：在公共场所，家族中，人群拥挤集中，产热集中，散热困难，中暑衰竭主要因周围循环不足，引起虚脱或短暂晕厥。

（2）诊断：根据我国《职业性中暑诊断标准及处理原则》（GB 11508—1989），中暑分为先兆中暑、轻症中暑、重症中暑。

1）先兆中暑、轻症中暑：中暑者口渴、食欲缺乏、头痛、头昏、多汗、疲乏、虚弱，恶心及呕吐，心悸、脸色干红或苍白，注意力涣散，动作不协调，体温正常或升高等。

2）重症中暑包括热痉挛、热衰竭和热射病。

A.热痉挛是突然发生的活动中或者活动后痛性肌肉痉挛，通常发生在下肢背面的肌肉群（腓肠肌和跟腱），也可以发生在腹部。肌肉痉挛可能与严重体钠缺失（大量出汗和饮用低张液体）和过度通气有关。热痉挛也可为热射病的早期表现。

B.热衰竭是由于大量出汗导致体液和体盐丢失过多，常发生在炎热环境中工作或者运动而没有补充足够水分的人中，也发生于不适应高温潮湿环境的人中，其征象为大汗、极度口渴、乏力、头痛、恶心、呕吐，体温高，可有明显脱水征如心动过速、直立性低血压或晕厥，无明显中枢神经系统损伤表现。热衰竭可以是热痉挛和热射病的中介过程，治疗不及时，可发展为热射病。

C.热射病是一种致命性急症，根据发病时患者所处的状态和发病机制，临床上分为两种类型：劳力性和非劳力性热射病。劳力性者主要是在高温环境下内源性产热过多（如炎热天气中长距离的跑步者），它可以迅速发生；非劳力性主要是在高温环境下体温调节功能障碍引起散热减少（如在热浪袭击期间生活环境中没有空调的老年人），它可以在数日之内发生。其征象为高热（直肠温度≥41℃）、皮肤干燥（早期可以湿润），意识模糊、惊厥、甚至无反应，周围循环衰竭或休克。此外，劳力性者更易发生横纹肌溶解、急性肾衰竭、肝衰竭、DIC或多器官衰竭，病死率较高。

3）现场急救

A.停止活动并在凉爽、通风的环境中休息。脱去多余的或紧身的衣服。

B.如果患者有反应并且没有恶心、呕吐，给患者喝水或者运动饮料。也可服用人丹、十滴水、藿香正气水等中药。

C.让患者躺下，抬高下肢15～30cm。

D.用湿的凉毛巾放置于患者的头部和躯干部以降温，或将冰袋置于患者的腋下、颈侧和腹股沟处。

E.如果30min内患者情况没有改善，寻求医学救助。如果患者没有反应，开放气道，检查呼吸并给予适当处置。

F. 对于重症高热患者，降温速度决定预后。体温越高，持续时间越长，组织损害越严重，预后也越差。体外降温无效者，用4℃冰盐水进行胃或直肠灌洗，也可用4℃的5%葡萄糖盐水或生理盐水1000～2000ml静脉滴注，既有降温作用，也可适当扩充容量，但开始速度宜慢，以免引起心律失常等不良反应。

5. 犬咬伤　被患狂犬病的动物咬伤后，患病动物唾液中携带的致病病毒，可以引发狂犬病。全世界每年有近3万人死于狂犬病，犬咬伤是主要原因。

（1）诊断：自狂犬咬伤后到发病可有10日到数月的潜伏期，一般为30～60日。发病初期时伤口周围麻木、疼痛，渐渐扩散到整个肢体；继之出现发热、烦躁、易兴奋、乏力、吞咽困难、恐水，以及咽喉痉挛，伴流涎、多汗、心率快；最后出现肌瘫痪、昏迷、呼吸衰竭而死亡。密切观察伤人的犬兽，并加以隔离，若动物存活10日以上，可以排除狂犬病。受疯犬、疯猫伤害的患者应当接受免疫治疗。

（2）现场急救

1）浅小的伤口可常规消毒处理，深大的伤口应立即清创。

2）清除异物与坏死组织，以生理盐水或稀释的聚维酮碘溶液冲洗伤口，再用3%过氧化氢液淋洗；伤口应开放引流，原则上不宜进行一期缝合。

3）注射破伤风抗毒素1500U，清创术前给予抗生素预防感染。

4）注射狂犬疫苗：伤后应以狂犬病免疫球蛋白（RIG，20U/kg）作伤口周围浸润注射。使用动物源性RIG，用药前应作过敏试验；如试验阳性，应在注射肾上腺素后再给予RIG。人源制剂的RIG，则不必使用抗过敏药物。采用狂犬病疫苗主动免疫分别于当日和伤后第3、7、14、28日各注射1剂，共5剂。如曾经接受过全程主动免疫，则咬伤后不需被动免疫治疗，仅在伤后当日与第3日强化主动免疫各1次。狂犬病预后差，死亡率高，应当加强预防。婴儿可以接种含针对狂犬病的联合疫苗，对犬应严加管理并施行免疫注射。

6. 急性中毒（acute poisoning）　是指人体在短时间内接触毒物或超过中毒量的药物后，机体产生的一系列病理生理变化及其临床表现。急性中毒病情复杂、变化急骤；严重者出现多器官功能障碍或衰竭，甚至危及生命。

急性中毒途径以消化道为主，地点以家庭为主；静脉注射途径多在娱乐场所出现。急性中毒的毒种主要有药物、乙醇、一氧化碳、食物、农药、鼠药6大类；乙醇作为单项毒种在中毒物质中占第一位，乙醇中毒集中在青壮年群体，男性明显多于女性；药物中毒以治疗性用药为主，最常见的是苯二氮䓬类镇静催眠药；农药中毒种类主要是有机磷农药和百草枯，百草枯中毒病死率为50%～70%。

（1）病因

1）职业性中毒：在生产过程中，不注意劳动安全保护，与有毒的原料、中间产物或成品密切接触而发生中毒；在有毒物品保管、使用、运输过程中违反安全防护制度，也可能发生中毒。

2）生活性中毒：误食、意外接触有毒物质、用药过量、药物成瘾、自杀或谋害等情况致使过量毒物进入人体而引起中毒。

（2）临床表现：各种中毒症状和体征取决于毒物的毒理作用和机体的反应性。

1）体温

A. 体温升高：见于抗组胺药、抗胆碱药、可卡因等。

B. 体温下降：巴比妥类、镇静催眠药、麻醉药等。

2）皮肤黏膜表现

A. 发绀：致氧合血红蛋白不足而引起发绀，如麻醉药、有机溶剂、刺激性气体、亚硝酸盐等中毒。

B. 黄疸：四氯化碳、毒蕈或鱼胆等中毒可损害肝脏而致黄疸。蚕豆、硝基苯可引起溶血性黄疸。

3）眼部表现

A. 瞳孔扩大：见于阿托品、莨菪碱类中毒。

B. 瞳孔缩小：见于阿片类、有机磷杀虫药、拟胆碱药等中毒。视神经炎见于甲醇中毒。

4）呼吸系统表现

A. 呼气气味：酒精中毒者有酒味；氰化物中毒者有苦杏仁味；有机磷农药、砷、铊中毒有蒜臭味；酚、来苏中毒有药皂味；硝基苯中毒有鞋油味；硫化氢、半 - 乙酰半胱氨酸中毒有臭鸡蛋味等。

B. 呼吸增快：如二氧化碳、水杨酸类、中枢兴奋剂；刺激性气体引起肺水肿时，呼吸加快。

C. 呼吸减慢：见于阿片类、催眠药、一氧化碳中毒，严重呼吸抑制可导致呼吸麻痹。

D. 肺水肿：刺激性气体、有机磷杀虫药或百草枯等中毒可引起肺水肿。

5）循环系统表现

A. 动过速：阿托品类、拟肾上腺素药物。

B. 心动过缓：夹竹桃、乌头、蟾蜍、洋地黄、拟胆碱药、β- 受体阻滞剂、钙通道阻滞剂。

C. 心搏骤停：洋地黄、奎尼丁、窒息性气体、有机磷杀虫药等中毒。

D. 血压升高：苯丙胺类、烟碱、拟交感药物。

E. 血压下降：亚硝酸盐、氯丙嗪、降压药。

6）神经系统症状

A. 昏迷：见于麻醉药、镇静催眠药、窒息性气体、有机磷杀虫药等中毒。

B. 谵妄：见于抗胆碱药、抗组胺药、乙醇中毒。

C. 惊厥：见于窒息性毒物、毒鼠强、有机氟农药、有机氯杀虫药等中毒。

D. 肌肉震颤：见于有机磷杀虫药、抗胆碱酯酶剂中毒。

E. 肌麻痹：见于河豚、箭毒、肉毒中毒及神经毒类蛇咬伤。

F. 精神失常：见于一氧化碳、有机溶剂、阿托品类、毒蕈、乙醇等中毒，成瘾药物的戒断综合征等。

7）消化系统表现：胃肠蠕动减少见于抗胆碱药物中毒。胃肠平滑肌兴奋、痉挛见于有机磷杀虫药中毒。

8）泌尿系统表现

A. 尿色改变：使用亚基蓝尿液呈蓝绿色；棕黑色见于苯胺、苯酚、萘、亚硝酸盐等中毒；樱桃红至棕红色见于安替比林、贡盐及引起血尿或溶血的毒物。

B. 尿液异常：显微镜下血尿或蛋白尿提示损害肾脏毒物中毒；结晶见于扑痫酮、磺胺等药的中毒。

9）血液系统表现

A. 溶血性贫血：如砷化氢、苯胺、硝基苯等中毒。

B. 白细胞减少和再生障碍性贫血：见于氯霉素、抗癌药、苯等中毒。

C. 出血：阿司匹林、氯霉素、抗癌药物可抑制血小板生成，影响血小板功能而引起出血。

D. 血液凝固障碍：由肝素、水杨酸类、血液类蛇毒等引起。

（3）现场急救

1）脱离染毒环境：切断毒源，使中毒患者迅速脱离染毒环境是到达中毒现场的首要救护措施。如现场中毒为有毒气体，应迅速将患者移离中毒现场至上风向的空气新鲜场所。

2）清除体内尚未被吸收的毒物

A. 经皮肤中毒：有衣服被污染者应立即脱去已污染的衣服，用清水洗净皮肤，对于可能经皮肤吸收中毒或引起化学性烧伤的毒物更要充分冲洗，并可考虑选择适当中和剂中和处理。若毒物遇水能发生反应，应先用干布抹去沾染的毒物后再用清水冲洗，冲洗时尽量避免使用热水，以免增加毒物的吸收。

B. 经眼部中毒：要优先彻底冲洗眼睛，首次应用温水冲洗 10 ～ 15min，必要时反复冲洗；在冲洗过程中要求患者做眨眼动作，有助于充分去除有毒物质。

C. 经胃肠道中毒：①催吐。对于清醒的口服毒物中毒患者，催吐仍可考虑作为清除毒物方法之一，尤其是小儿中毒患者，但对大多数中毒患者来说，目前不建议使用催吐。催吐前需注意严格把握禁忌证，如昏迷、惊厥、食入腐蚀性毒物、休克、严重心脏病、肺水肿、主动脉瘤、最近有上消化道出血或食管胃底静脉曲张病史及妊娠妇女。②洗胃。对于昏迷和不合作中毒者建议洗胃的原则为越早越好，一般建议在服毒后 1h 内洗胃，但对某些毒物或有胃排空障碍的中毒患者也可延长至 4 ～ 6h；对于农药中毒，如有机磷、百草枯等要积极。③导泻。服毒超过 4h，在洗胃后，给予导泻。④灌肠。口服中毒超过 6h 以上、导泻无效及巴比妥类、颠茄类、阿片类药物中毒者可以灌肠。

D. 促进已吸收毒物的排出：①大量饮水或静脉输液；②用甘露醇或呋塞米静脉注射；③一氧化

碳中毒时，要通风、脱离现场、吸氧。

E. 解毒剂的应用：①强酸食物中毒可服氧化镁、镁乳、氢氧化铝凝胶等。②强碱食物中毒者服 1% 醋酸、稀释的食醋、柠檬水、橘子水。③金属中毒解毒药，如依地酸钙钠用于治疗铅中毒；二巯基丙醇用于治疗砷、汞、锑、金、铋、镍、铬、镉等中毒；二巯基丁二酸钠用于砷、汞、铅、铜、锑等中毒。④高铁血红蛋白血症解毒药，如亚硝酸盐、苯胺、硝基苯等中毒可用亚甲蓝（美蓝）。⑤氰化物中毒解毒药，如硫代硫酸钠（次亚硫酸钠）、亚硝酸异戊酯和亚硝酸钠（亚硝酸盐－硫代硫酸钠法）。⑥有机磷农药中毒解毒药，如阿托品、解磷或解磷定、盐酸戊乙奎醚（长托宁）。⑦苯二氮䓬类药物解毒药，如氟马西尼。⑧阿片类药物解毒药，如纳洛酮。

第二节　社区常用的急救方法

一、心肺脑复苏

（一）心肺复苏

心搏骤停（sudden cardiac arrest，SCA）是指各种原因所致心脏射血功能突然终止。心脏骤停的常见原因有各种心脏病、脑血管意外、颅脑损伤、气道异物、肺梗死、气胸、电击、溺水、电解质紊乱等。其中最常见的心脏机制为心室颤动（ventricular fibrillation，VF）或无脉性室性心动过速（pulseless ventricular tachycardia，VT），其次为心室静止（ventricular asystole）及无脉电活动（pulseless electric activity，PEA）。

心搏骤停的典型临床表现（三联征）：意识突然丧失、呼吸停止和大动脉搏动消失。

心搏骤停的诊断要点：①突然意识丧失，可伴短暂抽搐；②颈动脉、股动脉等大动脉搏动消失；③呼吸短续、呈叹息样呼吸或呼吸停止；④双侧瞳孔散大；⑤面色苍白或发绀明显，二便失禁。⑥心电图表现：心室颤动、无脉性室性心动过速、无脉电活动、心电静止等。

心搏骤停需立即进行心肺复苏术（cardio pulmonary resuscitation，CPR）。CPR 又称心肺脑复苏（cardiac pulmonary cerebral resuscitation，CPCR），是指对心脏骤停 / 猝死的急救过程，是抢救生命最基本的医疗技术和方法，包括胸外按压、开放气道、人工通气、电除颤纠正 VF/VT 及药物治疗等。心肺脑复苏的安全时限是指大脑皮层耐受完全性缺血缺氧的最长时间，而并非心脏能否复跳的时限。一般认为，安全时限为 4 ～ 6min，在此时限内抢救成功，则大部分可无任何后遗症。正常体温情况下心搏骤停 5min 后，脑细胞开始发生不可逆的缺血损害。心肺复苏每延迟 1min，室颤所致心搏骤停患者的生存率将下降 7% ～ 10%。

心肺复苏（cardio pulmonary resuscitation，CPR）是抢救生命最基本的医疗技术和方法。其目的是使患者恢复自主循环和自主呼吸。2010 年美国心脏协会制定的心肺复苏新指南强调在通气之前开始胸外按压，即成年人、儿童及婴幼儿（不包括新生儿）基本生命支持已经由过去的 A、B、C、D 顺序改为 C、A、B、D，即胸外按压（chest compressions，C）、开放气道（airway，A）、人工呼吸（breathing，B）、电除颤（defibrillation，D）。

首先，判断患者反应，在确定周围环境安全后，拍患者肩部或呼叫，观察患者有无语音或动作反应，如无反应，使患者平卧位于硬木板或平卧于地上。立即呼救，启动社会紧急反应系统。触摸颈动脉，示指、中指指腹触及喉结，然后向外侧轻轻滑动 2 ～ 3cm，同时用耳贴近患者口鼻，听和感觉呼吸道有无气体呼出，并注视患者胸及上腹部有无起伏，时间小于 10s。所有的施救者都应立即对无反应及无呼吸或非正常呼吸（仅有喘息）成年患者开始 CPR。

1. 胸外按压　是指在胸骨中下部进行的有力并有节奏的按压。这些按压通过增加胸内压及直接按压心脏产生血流。血流能把氧输送到心肌和大脑。

抢救者一手掌根部紧贴于胸骨下 1/3 处（即乳头连线与胸骨交界处），另一手掌放在此手背上，两手平行重叠且手指交叉互握稍抬起，使手指离开胸壁；双臂应绷直，双肩中点垂直于按压部位，利用上半身体重和肩、臂部肌肉力量垂直向下按压。《2010 版心肺复苏新指南》强调：胸外按压频率至少 100 次 / 分；按压幅度至少 5cm，婴儿和儿童的按压幅度至少为胸部前后径的 1/3（婴儿约为 4cm，儿童约为 5cm）；每次按压后胸廓完全回弹，放松时按压人员的掌根不可离开胸壁；不得冲击式按压；用力按压但不能过猛，以防发生肋骨骨折；保证压下与松开的时间基本相等。施救者要尽可能减少中断按压，以使得在每分钟内获得最多的按压次数。按压与通气比推荐 30 ∶ 2。

2. 人工呼吸 首先应开放气道,用仰头抬颏法开放气道。具体方法:抢救者一手放在患者的额头上向下按,另一手托起患者的下巴往上抬,使患者张口,令下颌部与耳垂的连线同地面基本呈 90°,气道已充分打开。迅速检查并清理患者口腔、鼻腔内的分泌物、异物或活动义齿。推荐人工呼吸的方式:口对口呼吸、球囊 - 面罩通气和通过已建立的人工气道通气。

口对口人工呼吸方法:抢救者站在其头部的一侧,深吸一口气,一手捏住患者鼻孔,对着患者的口(两嘴要对紧不要漏气)将气吹入,同时眼睛要注视患者的胸廓是否有明显的扩张,若有明显的扩张,表明吹气量足够。然后离开患者的嘴,将捏住的鼻孔放开。要求:①每次吹气时间应持续1s 以上;②每次人工呼吸的潮气量足够,应见胸廓起伏;③避免迅速而强力的人工呼吸(降低胃膨胀及其并发症的风险)。按压 / 通气的比例为 30:2,每个周期为 5 组 30:2 的心肺复苏,时间约2min。若有其他救助者应每 2min 交替按压操作者,每次更换尽量在 5s 内完成,重点强调减少按压中断时间。

3. 电除颤 首次电除颤,单相波除颤应选择 360J(双相波 200J),然后立即心肺复苏。心室颤动 / 无脉性室性心动过速应立即做 1 次电除颤,之后做 5 组心肺复苏,再检查心律。

使用 AED 进行早期电除颤:心脏骤停患者早期 85% ~ 90% 是室颤,治疗室颤最有效的方法是早用 AED 除颤。除颤每推迟 1min,存活率降低 7% ~ 10%。CPR 与 AED 的早期有效配合使用,是抢救心跳呼吸骤停猝死患者的最有效抢救手段。

在启动紧急反应系统后,单独的施救者马上去取出自动体外除颤仪(automatic external defibrillator,AED)(如果 AED 在附近而且容易取得的话),立即回到患者身边并使用 AED。然后施救者就要进行高质量的 CPR。当有 2 名或以上的施救者在场的时候,当第二名施救者启动紧急反应系统并取回AED(或者在院内的手动除颤仪)的时候,第一名施救者就要开始胸外按压。AED 要尽快使用,并且两名施救者都要进行胸外按压及通气。AED 除颤流程:打开 AED;遵循 AED 的提示操作;在放电后立即继续胸外按压(最少的中断)。

CPR 有效的指征:①患者口唇、面色开始转红;②颈总动脉、股动脉可触到搏动;③瞳孔由大变小、对光反射恢复;④逐渐恢复自主呼吸;⑤吞咽动作出现、有眼球活动、甚至手脚开始活动;⑥以摸到大动脉搏动(血压至少达 60mmHg)为人工循环有效的标志。

出现以下情况之一,院前心肺复苏才可以终止。①恢复有效的自主循环和通气;②患者转到其他医疗救助人员;③已出现可靠的不可逆性死亡征象;④施救者由于体力不支,或环境可能造成施救者自身伤害,或由于持久复苏影响其他人的生命救治。

> **视窗 18-1**
>
> 根据《2010 年美国心脏病协会心肺复苏和心血管急救指南》,成人基础生命支持(basic life support, BLS)的步骤包括一系列的评估和动作,现在有了一个新的 BLS 简化流程。流程目的是以一种合理和简明的方式提出 BLS 的步骤,使所有的施救者都能学习、记忆和执行。这些动作中个别步骤的顺序既往已经是存在的,能帮助单个的施救者来区分优先次序。然而,许多的工作场所和大多数的救援医疗服务(emergency medical service, EMS)和院内复苏都是由团队完成的,而这些团队能同时施行若干个动作:第一名施救者启动急救系统,第二名施救者开始胸外按压,第三名施救者则提供通气或找到气囊面罩以进行人工呼吸,第四名施救者找到并准备好除颤器。心肺复苏要争分夺秒才有意义,要做到争分夺秒必须将心肺复苏技能普及到每一个公民。全科医生必须熟练掌握心肺复苏操作,并普及到整个社区的每个居民,做到在场人员默契配合。

(二)异物气道阻塞

异物气道阻塞(foreign body airway obstruction, FBAO)是指各种异物造成口、鼻、咽、气管,甚至支气管的阻塞,是一种不寻常的,但可预防的致死原因。大多数 FBAO 都发生在成人进食的时候,大多数的婴儿及儿童都发生在进食或玩耍时,并有父母或监护人在场。FBAO 通常都会被人看到,并当患者仍然有反应时施救者就通常能做出反应。治疗通常都能成功。存活率可以超过 95%。

1. 识别气道异物阻塞

(1)气道部分阻塞:患者有通气,能用力咳嗽,但咳嗽停止时出现喘息声。此时,救助者不宜妨碍患者自行排除异物,应鼓励患者用力咳嗽,并自主呼吸,但应守护在患者身旁,并监视患者的情况,如不能解除,即求助 EMS 系统。

（2）气道完全阻塞：患者不能讲话，呼吸或咳嗽时，双手抓住颈部，无法通气。有时气道异物阻塞患者表现为特殊"V"形呼救手势。对此征象必须能立即明确识别。救助者应马上询问患者是否被异物噎住，如果患者点头确认，必须立即救助，帮助解除异物。由于气体无法进入肺脏，如不能迅速解除气道阻塞，患者将很快出现意识丧失，甚至死亡。如果患者意识已丧失、猝然倒地，应立即实施心肺复苏。

2. 解除气道异物梗阻现场急救措施

（1）Heimlich 法：可用于有意识的站立或坐位患者。救助者站在患者身后，双臂环抱患者腰部，一手握拳，握拳手拇指侧紧顶住患者腹部，位于剑突与脐间的腹中线部位，用另一手再握紧拳头，快速向内、向上使拳头冲击腹部，反复冲击直到把异物排出。如患者意识丧失，即开始 CPR。

注：采用此法后，应注意检查有无危及生命的并发症，如胃内容物反流造成误吸、腹部或胸腔脏器破裂。除必要时，不宜随便使用。

（2）自行腹部冲击法：气道梗阻者本人可一手握拳，用拳头拇指侧顶住腹部，部位同上，用一手再握紧拳头，用力快速向内、向上使拳头冲击腹部。如果不成功，患者应快速将上腹部抵压在一个硬质的物体上，如椅背、桌沿、走廊护栏，用力冲击腹部，直到把气道异物排除。

（3）胸部冲击法：患者时妊娠末期或过度肥胖者时，救助者双臂无法环抱患者腰部，可用胸部冲击法代替 Heimlich 法。救助者站在患者身后，把上肢放在患者腋下，将胸部环抱住。一只拳的拇指侧放在胸骨中线，避开剑突和肋骨下缘，另一只手握住拳头，向后冲压，直至把异物排出。

（4）小儿气道异物处理：一般采用拍背／冲胸法。急救者取坐位，将患儿俯卧位置于前臂上，前臂放于大腿上，手指张开托住患儿下颌并固定头部，保持头低位；用另一只手的掌根部在婴儿背部肩胛区用力叩击 5 次；拍背后将空闲的手放于婴儿背部，手指托住其头颈部，小心地将婴儿翻转过来，使其仰卧于另一只手的前臂上，前臂置于大腿上，仍维持头低位。实施 5 次快速胸部冲压，位置与胸外按压相同。冲压与按压的不同之处在于冲压时间短促，利用肺内压力突然增高将异物排出。如能看到患儿口或鼻部异物，可将其取出；不能看到异物，则继续重复上述动作，直到异物排除。

（5）上述处理无效时，立即进行环甲膜穿刺或气管切开。切忌气管插管。

（6）恢复呼吸道通畅和生命体征平稳之后立即就近转送，途中要吸氧，密切观察病情变化，有循环功能障碍时要建立并保持静脉通道。

（郭志伟　路　岩）

本 章 小 结

1. 急性冠脉综合征的诊断标准及治疗原则。

2. 院前脑卒中的识别，社区处理的要点立即启动 EMSS，稳定患者生命体征，争取时间将患者送至具有溶栓和（或）血管内取栓条件的卒中中心。

3. 休克及晕厥的诊断及各类休克、晕厥的诊断及处理。

4. 疑似低血糖昏迷的患者，无须血糖结果，及时给予 50% 葡萄糖 40～60ml 静脉注射。

5. 掌握创伤诊断临床思维，明确诊断后需进行创伤评估，根据病情轻重程度拟定治疗方案，注意治疗个体化，权衡治疗的风险与效益之比。腹部创伤常伴有肝、脾、肾等实质性脏器的损伤或破裂，可因大量内出血而休克危及生命。

6. 社区常见意外伤害诊断及现场急救原则。中毒抢救应了解中毒的特殊症状和体征及处理。

7. 心肺复苏的操作步骤及注意事项。

8. 识别气道异物阻塞及解除气道梗阻的急救措施。

第 19 章 心脑血管疾病的全科医学处理

学习目标

1. 掌握心脑血管病常见危险因素、预防及全科医生的职责。
2. 熟悉心脑血管疾病流行病学特征和患者教育。
3. 了解心脑血管疾病社区康复治疗及管理。

第一节 心脑血管疾病概述

　　心脑血管疾病是心脏血管和脑血管疾病的统称，两者有其共同的发病基础，多是高血压、吸烟、高脂血症、糖尿病等疾病所引发的动脉粥样硬化所致，表现为心脏、大脑及全身组织发生的缺血性或出血性疾病，以冠心病及脑卒中最为常见。近年来，随着社会经济水平的提高，人们体力活动逐渐减少，但饮食却以高脂肪、高热量为主，使得冠心病、脑卒中等心脑血管疾病成为危害社会公众健康的头号杀手，是全科医生社区预防的一种重要疾病。

　　由于医学模式的改变，社区的人群要求方便、经济、有效的高质量医疗保健服务。慢性心脑血管疾病通常病程长，易复发，有时伴有严重并发症，需要长期甚至终身治疗，如高血压病患者需经常测量血压，调整用药；脑卒中瘫痪患者，需长期康复治疗，但他们通常因多种原因不能到门诊就医，而且心脑血管疾病是一个长期贯穿预防、治疗和康复等过程，需长期跟踪服务的疾病。这些单纯依靠医院和专科医生是不能解决的，传统医生只着眼于个人疾病及其医疗，而全科医生提供以个人为中心、家庭为单位、社区为基础的综合性医疗保健。社区管理既为患者提供方便就医的服务，又可省去许多医疗费用，因而心脑血管疾病的预防和管理必须依靠社区和全科医生才能达到，开展和加强心脑血管疾病的社区管理，是势在必行的重要任务。对于急性起病的心脑血管疾病，全科医生的作用更是不能忽视，在一些社区管理效果较好的卫生服务中心，全科医生通常能够预判高危人群易患何种急性心脑血管病，也常成为该辖区居民发病时的首次医疗接触人员。所以全科医生如果在首诊第一关能够做到及时预判、准确识别，则对患者后续的急诊抢救起到至关重要的作用。

　　国卫办医函〔2015〕189 号文件提出关于提升急性心脑血管疾病医疗救治能力的通知，提出了为建立科学的急性心脑血管疾病区域协同医疗救治体系，最大限度地缩短早期救治时间，提高急性心脑血管疾病救治成功率，降低病死率、致残率，有效降低疾病负担，要求各医疗服务机构全面提升急性心脑血管疾病医疗救治能力。并分别从加强急诊急救体系建设、加强网络医院建设，全面推广规范的胸痛中心、卒中中心诊疗模式，以及加强专业人员培训和公众健康教育等四个方面做出全面部署。在该文件的指导下，各级卫生医疗机构通过不懈努力，心脑血管病防治体系建设已初具规模；作为基层卫生医疗机构的全科医生，也已经随着区域协同救治体系胸痛中心的建设，而成为其网络医院的一员，从而在心脑血管病诊治能力上有了很大的提升。因此，虽然心脑血管疾病的诊断与治疗，尤其是介入治疗是专科性很强的工作，但心脑血管疾病早期的诊断、长期的治疗及预防，以社区管理、家庭保健的全科医学照顾，提高患者诊治疗效，改善其预后等工作仍是全科医生不容推却的责任。

案例 19-1

　　赵某，男，56 岁，因"阵发性胸痛 3 个月，加重伴恶心、呕吐 6h"入院。赵某为当地某啤酒厂副厂长，身高 170cm，体重 92kg，BMI 31.8kg/m²。既往吸烟 30 年、20 支 / 日；3 年前因突发言语不清伴左侧肢体运动失灵急诊入院，诊断为脑梗死，经积极药物治疗（阿替普酶溶栓）后，未遗留明显后遗症。既往高血压病史 20 年，最高可达 180/115mmHg，不规律服用硝苯地平片、珍菊降压片等降压药，血压控制不佳；高脂血症病史 5 年，未系统调脂治疗，确诊为糖尿病 3 年，自行服用"降糖 1 号"，未监测餐后血糖。

　　赵某近 3 个月无明显诱因出现胸痛症状，胸痛位于胸骨柄后，手掌大小范围，呈闷痛，无放散，多由于劳累或情绪激动诱发，每次发作3～10min，休息后可以缓解，不伴有呼吸困难、咳嗽、咳痰及恶心、呕吐等症状。未予以系统诊治，自行口服三七粉、通脉灵等药物，效果不佳。入院前6h，与朋友聚餐，大量饮酒后出现上腹部烧灼样胸痛，伴恶心、呕吐，呕吐物为胃内容物，赵某及其同桌朋友认为是由于不胜酒力而致，将其扶入室内平卧休息，约1h后上述症状持续不缓解，伴有大汗、面色苍白、濒死感，朋友们搀扶赵某到附近的社区卫生服务中心就诊。社区医生简单询问病史，根据患者是饮酒后上腹部烧灼样痛，予以静脉滴注泮托拉唑等胃药，约1h后效果不佳，社区急行心电图提示"急性下壁心肌梗死"，社区急救车将患者送入可行冠心病急诊介入治疗的医院治疗。入院后急查心电图及心肌标志物，提示"急性下壁ST段抬高型心肌梗死"，患者家属通过电话询问熟人等多种途径了解疾病的危害之后，同意接受冠状动脉造影及支架植入治疗，急诊行冠状动脉造影提示"右冠状动脉近端闭塞"，于右侧冠状动脉3段植入支架1枚。赵某住院7日后好转出院。出院后给予冠心病二级预防治疗。患者出院后3个月因工作劳累，同时发现血压偏低，因到医院就诊麻烦，自行将降压药停用，此后出现胸闷、气短、下肢水肿等症状，再次住院诊断为"心力衰竭，陈旧性下壁心肌梗死"，出院后经积极治疗1年后，逐渐恢复一般劳动能力。

赵某的经历发人深省，作为一名医务工作者，我们是否应该从全科医学的角度做些事情，让类似情况不再发生？

讨论：

1. 患者的临床诊断是什么？
2. 患者的致病因素有哪些？
3. 患者患病的临床表现有哪些特点？
4. 患者的就医过程是否有延误？
5. 社区卫生服务中心的医务人员诊治过程还可以怎样改进？
6. 患者的最优化的就诊流程应该是怎样的？
7. 针对此病例，社区医生可以尝试从哪些方面提高全科医学照顾？

一、心脑血管疾病流行病学特征

心脑血管疾病的流行趋势在世界各国呈现不同类型。与西欧和北美相比，东欧及俄罗斯的冠心病和脑卒中发病率更高；我国及其他部分发展中国家，脑卒中高发而冠心病发病率相对较低。我国北方冠心病发病率、死亡率明显高于南方。高血压患病率分布情况同样是北方高于南方。同一地区心脑血管疾病的发病率城市高于农村。患病的季节特征一般冬季多于夏季。心脑血管病患者的死亡率及发病率随年龄的增加而增加，但近年来中青年的患病率有所增长。总体来说，我国居民心脑血管疾病发病和死亡持续增加，尤其是心脑血管疾病危险因素暴露水平持续上升，导致我国心脑血管疾病负担持续加重。但同时，我国在社区人群心血管病防治工作进行了40多年的探索与实践，主要是在高血压人群防治工作中取得明显进展和实际成效。

社区是居民重要的生活场所，也是居民及其家庭健康和疾病的重要背景，全科医生接触广大的社区居民，拥有社区居民的保健及医疗资料，可连续性地接触和观察患者，因而了解心脑血管疾病的流行分布情况及其危险因素，有利于开展流行病学的调查研究工作，做好群防群治工作，以控制心脑血管疾病的患病率和死亡率。以社区为服务范围，全科医生应掌握社区人群疾病谱和主要健康问题。心脑血管疾病的预防、随访普查、后续治疗、康复治疗等，都需要依靠广大的全科医生完成。因此，开展心脑血管疾病的全科医学服务是全科医生义不容辞的责任。

视窗 19-1

根据我国心脑血管病死亡情况的长期报告监测研究。《中国心血管病报告2018》指出，2016年心脑血管病死亡占城乡居民总死亡原因的首位，农村为45.50%，城市为43.16%。每5例死亡中就有2例死于心脑血管疾病。农村心脑血管死亡率从2009年起超过并持续高于城市水平。2016年农村心脑血管疾病死亡率为309.33/10万，其中心脏病死亡率为151.18/10万，脑血管病死亡率为158.15/10万（脑出血74.51/10万，脑梗死45.30/10万）；城市心脑血管疾病死亡率为 265.11/10 万，其中心脏病死亡率为 138.70/10 万，脑血管病死亡率为 126.41/10 万（脑出血 52.25/10 万，脑梗死 41.99/10 万）。该报告同样指出，吸烟、饮酒、超重 / 肥胖、高胆固醇血症、高血压、糖尿病等仍是主要危险因素；患脑卒中和冠心病的人数不断增加，二级预防将面对极大压力；如何做好一、二级预防，应对老龄化是对心脑血管病防治工作者的最大挑战。

二、常见危险因素

常见的危险因素分为不可干预的危险因素和可干预的危险因素。前者是指人类先天得来的，后天无法改变的因素，包括年龄、性别、遗传、种族等；后者包括高血压、高血脂、糖尿病、代谢综合征、肥胖、吸烟、酗酒、体力活动不足，致动脉粥样硬化性饮食、睡眠障碍、长期精神紧张、易激动、A 型性格及其他不良的生活方式等。

（一）高血压

众多研究表明，高血压是冠心病和脑卒中最主要危险因素之一。长期高血压可使动脉血管壁增厚或变硬，管腔变细，进而影响心脏和脑部供血。高血压可使心脏负荷加重，易发生左心室肥大，进一步导致心力衰竭。当血压骤升时，脑血管容易破裂发生脑出血；或已硬化的脑部小动脉形成一种粟粒大小的微动脉瘤，当血压波动时微动脉瘤破裂而造成脑出血；或高血压加快动脉粥样硬化进程，动脉内皮细胞受到损伤，血小板易在内皮破损处聚集，又容易形成血栓，引发心肌梗死或脑梗死。高血压是引发心脑血管疾病独立的危险因素。《中国高血压防治指南（2018 年修订版）》指出，我国高血压患者的知晓率、治疗率和控制率（粗率）近年来有明显提高，分别达 51.5%、46.1% 和 16.9%，但总体仍处于较低的水平。收缩压每升高 10mmHg，致死性心肌梗死的危险性增加 31%，脑卒中危险性增加 53%。并且高血压是心房颤动发生的重要因素，高血压—心房颤动—脑卒中构成了一条重要的易被忽视的事件链。当血压偏高或正常高值时，冠心病、脑卒中的发病率及相对危险度已显著增高，所以我们对高血压要密切的关注，早期就要进行血压的控制。《中国高血压防治指南（2018 年修订版）》规定，高血压诊断标准为在未使用降压药物的情况下，非同日 3 次测量诊室血压，收缩压（SBP）≥ 140mmHg 和（或）舒张压（DBP）≥ 90mmHg。SBP ≥ 140mmHg 和 DBP < 90mmHg 为单纯收缩期高血压。患者既往有高血压史，目前正在使用降压药物，血压虽然低于 140/90mmHg，仍应诊断为高血压。根据血压升高水平，又进一步将高血压分为 1 级、2 级和 3 级（表 19-1）。动态血压的高血压诊断标准为：平均 24h SBP/DBP ≥ 130/80mmHg；白天 SBP/DBP ≥ 135/85mmHg；夜间 SBP/DBP ≥ 120/70mmHg。家庭自测血压的高血压诊断标准为 SBP/DBP ≥ 135/85mmHg，与诊室血压的 140/90mmHg 相对应。为了预防心脑血管病，除应对确定的高血压患者进行积极有效的治疗外，更应注重对血压正常偏高和临界高血压的群体进行积极防治，预防和控制高血压是降低心脑血管疾病死亡率的主要措施。常用降压药物为钙通道阻滞剂、血管紧张素转化酶抑制剂、血管紧张素受体拮抗剂、噻嗪类利尿剂与 β 受体阻滞剂等。

表 19-1　血压水平与分类

分类	收缩压（mmHg）	舒张压（mmHg）
正常血压	< 120 和	< 80
正常高值	120 ～ 139 和（或）	80 ～ 89
高血压	≥ 140 和（或）	≥ 90
1 级高血压（轻度）	140 ～ 159 和（或）	90 ～ 99
2 级高血压（中度）	160 ～ 179 和（或）	100 ～ 109
3 级高血压（重度）	≥ 180 和（或）	≥ 110
单纯收缩期高血压	≥ 140 和	< 90

注：当 SBP 和 DBP 分属于不同级别时，以较高的分级为准。

（二）吸烟

烟草燃烧时释放的烟雾中含有 3800 多种已知的化学物质，绝大部分对人体有害，其中包括一氧化碳、焦油、尼古丁及酚类、烷烃、醛类、多环芳烃、杂环类化合物、羟基化合物、重金属元素等，

笔记栏

对人体造成各种危害。尼古丁是主要的成瘾源，可造成血压升高、心跳加快、心律不齐，并可导致冠状动脉收缩，引起心绞痛甚至心肌梗死；可引起脑动脉硬化、舒缩功能障碍，导致脑血流量下降。一氧化碳与血红蛋白的亲和力比氧高 250 倍，当人们吸入较多的一氧化碳时，造成组织和器官缺氧，进而使大脑、心脏等多种器官产生损伤。烟焦油含多种致癌物，而且可附着于吸烟者的气管、支气管和肺泡表面产生物理、化学性的刺激，损害人体的呼吸功能。烟碱等可促使血浆中的肾上腺素含量增高，促使血小板聚集和内皮细胞功能障碍，引起血液黏滞度升高，诱发心脑血管事件。

吸烟是一个可控的危险因素，但很难戒除。研究表明，吸烟量、吸烟年限、吸入深度、开始吸烟年龄均与冠心病的危险比值呈剂量反应。吸烟与高血压、高胆固醇血症同时存在则起协同作用，这三个因素共同作用导致心脑血管的病变。吸过滤嘴、低焦油或低尼古丁纸烟也不安全，也会增加心脑血管的发病率。吸烟发生冠心病的概率是不吸烟者的 3.5 倍，发生脑卒中发病率是不吸烟者的 2 倍。在脑卒中的危险因素中，吸烟占第一位。因此，戒烟、减少吸烟量是预防冠心病、脑血栓形成等心脑血管疾病的重要措施。目前戒烟方法有很多，一些戒烟门诊广泛使用的有尼古丁替代法、五日戒烟法、民间验方、戒烟 5A 法等，都起到了良好的效果。WHO 推荐的尼古丁替代疗法戒烟提倡使用戒烟贴而非电子烟。

> **视窗 19-2**
>
> 中国占世界人口 1/5，吸烟人口占了 1/3，消费了全世界 44% 的烟草，每年超过 100 万人因为烟草而死亡。中国是最大的烟草生产国，烟草消费国，但是也是最大的受害国，在 2008 年召开的国际控烟大会（NGO）上，中国被与会的 200 名全球 NGO 代表授予"脏烟灰缸"奖。尽管近 20 年来我国陆续出台了近 50 部地方控烟规章与条例，但落实控烟立法仍任重而道远。

（三）血脂异常

我国流行病学研究资料表明：血脂异常，如总胆固醇（TC）、三酰甘油（TG）、低密度脂蛋白胆固醇（LDL-C）或极低密度脂蛋白胆固醇（VLDL-C）增高，高密度脂蛋白胆固醇（HDL-C）减低，不仅增加冠心病发病风险，也增加缺血性脑卒中发病风险。总胆固醇水平在 5.2 ～ 5.7mmol/L（200 ～ 220mg/dl）时冠心病相对稳定，当超过此值时冠心病发病风险随胆固醇浓度升高而增加。近年认为载脂蛋白 A（ApoA）的降低和载脂蛋白 B（ApoB）的增高也是独立的致病因素。因此，控制血脂异常对预防我国人群的心脑血管疾病有重要的公共卫生意义。多项研究表明 LDL-C 升高是心脑血管疾病的主要危险因素，调脂治疗的首要目标是降低 LDL-C 水平，对于 ASCVD 患者，当危险等级评价为高危者时，应将 LDL-C 降至 2.6mmol/L，对于极高危者，应将 LDL-C 降至 1.8mmol/L。血脂异常的防治措施可分为非药物和药物措施。前者主要指饮食和其他生活方式的调节，包括控制总热卡量；减低脂肪，尤其是胆固醇和饱和脂肪酸的摄入量；适当增加蛋白质和碳水化合物的比例；减少饮酒和戒烈性酒；运动锻炼和戒烟等。临床常用的调脂药物包括如下种类：① β- 羟 -β- 甲基戊二酰辅酶 A（HMG-CoA）还原酶抑制剂（他汀类），如洛伐他汀、普伐他汀、阿托伐他汀、瑞舒伐他汀、匹伐他汀等；②胆固醇吸收抑制剂，如依折麦布；③胆酸隔置剂，如考来烯胺、考来替哌；④贝丁酸类，如非诺贝特、苯扎贝特、吉非贝齐；⑤烟酸类，如烟酸、阿昔莫司等。

（四）糖尿病

糖尿病是一组以高血糖为特征的代谢性疾病。高血糖则是由于胰岛素分泌缺陷或其生物作用受损，或两者兼有引起。糖尿病是长期存在的高血糖，导致各种组织，特别是眼、肾、心脏、血管、神经的慢性损害、功能障碍。糖尿病患者常伴有全身性大小血管病。代谢异常、肥胖及高血压使糖尿病的危险性增加。而糖尿病又可使患者动脉粥样硬化和心脑血管疾病的危险增加，糖尿病是发生冠心病、脑卒中的一个独立的危险因素。糖尿病可并发多种大血管病变和微血管病变。其中大血管病变包括冠心病、脑中风、肾衰竭、足坏疽；微血管病变包括肾病变（蛋白尿肾小球动脉硬化）、视力下降（视网膜动脉病变）、神经感觉障碍。

糖尿病可分为 1 型糖尿病、2 型糖尿病、妊娠糖尿病及继发性的糖尿病。在糖尿病患者中，主要以 1 型糖尿病、2 型糖尿病为主，其中 2 型糖尿病所占的比例约为 95%。糖尿病诊断标准：空腹血糖（FPG）≥ 7.0mmol/L，随机血糖≥ 11.1mmol/L，75g OGTT，2h 血糖（2h PG）≥ 11.1mmol/L。目前尚无根治糖尿病的方法，但通过多种治疗手段可以控制好糖尿病。主要包括 5 个方面：糖尿病患者的教育，自我监测血糖，饮食治疗，运动治疗和药物治疗。降糖药物包括胰岛素和口服药物。口服药物主要包括双胍类、胰岛素促泌剂（磺脲类和格列奈类）、α- 糖苷酶抑制剂、噻唑烷二酮类、二肽基肽酶 -4（DPP-4）抑制剂、胰高血糖素样肽（肠促胰素）等。

▶（五）肥胖

脂肪含量超过体重的 25%（男性）或 30%（女性）称作肥胖。体重指数（body mass index，BMI）是最常用的指标。BMI= 体重（kg）/ 身高（m²），BMI > 24kg/m² 时为超重，BMI ≥ 28kg/m² 时为肥胖。腰围是诊断腹型肥胖的指标，男性以 85cm，女性以 80cm 为分界点，大于分界点考虑腹型肥胖。

肥胖常伴随其他心血管疾病重要的危险因素存在，如高血压、血脂异常、2 型糖尿病。肥胖在心血管病发生中具有独立的作用。肥胖虽与遗传有一定的关系，但主要与久坐少动的生活方式、膳食不平衡有关。控制肥胖能降低血压、血脂和改善血糖代谢，对心脑血管疾病预防有重要的潜在意义。

▶（六）代谢综合征

代谢综合征是近年来被认识到的一种临床症候群，是一组代谢起源的相互关联的危险因素的集合，中国人群研究表明，有代谢综合征者发生心脑血管事件的风险，比无代谢综合征者显著增多。

中华医学会糖尿病学分会（CDS）建议代谢综合征的诊断标准，具备以下 4 项组成成分中的 3 项或全部者：①超重和（或）肥胖，BMI ≥ 25.0kg/m²；②高血糖，FPG ≥ 6.1mmol/L（110mg/dl）和（或）2h PG ≥ 7.8mmol/L（140mg/dl），和（或）已确诊糖尿病并治疗者；③高血压，SBP/DBP ≥ 140/90mmHg，和（或）已确诊高血压并治疗者；④血脂紊乱，空腹血 TG ≥ 1.7mmol/L（110mg/dl），和（或）空腹血 HDL-C < 0.9mmol/L（35mg/dl）（男），< 1.0mmol/L（39mg/dl）（女）。

三、急性心脑血管病的诊治流程

以急性冠脉综合征和急性脑卒中为代表的急性心脑血管疾病起病突然，病情发展迅速，致残、致死率较高，如若患者得不到及时有效的治疗，将严重影响患者的身体健康及生命安全。临床上对该病的治疗原则为早发现、早治疗，这是减低该病患者死亡率的首要原则。2015 年国家卫生和计划生育委员会办公厅提出了《关于提升急性心脑血管疾病医疗救治能力的通知》（国卫办医函〔2015〕189 号文件），通知指出，建立科学的急性心脑血管疾病区域协同医疗救治体系，以及最大限度地缩短早期救治时间是提高急性心脑血管疾病救治成功率，降低病死率、致残率的关键环节。近几年，全国范围内推行的两大中心（胸痛中心与卒中中心）建设已经初见成效，使得急性心脑血管病的救治工作得到了大幅度改善。

两大中心在建设过程中，结合医院自身特点，参照急性冠脉综合征、肺栓塞、主动脉夹层、卒中、心房颤动等疾病的指南与共识制定具体诊疗流程，通过多学科合作、网络医院建设及互联网 + 医疗，做到"区域协同救治、无缝隙衔接、患者未到、信息先行；先住院，后付费；绿色通道、胸痛卒中优先"。两大中心的建设提高了中心医院及各级网络医院的急性心脑血管疾病早期识别、早期再灌注治疗的意识和能力，通过面向社会的健康知识和急救知识的宣传教育，控制了急性心脑血管疾病的高危因素，降低了急性心脑血管疾病的发病率，提高了患者及时就诊意识。

基层卫生医疗机构（包括社区卫生服务中心）在两大中心的区域协同救治体系中通常担任着网络医院的角色。社区医生有时是急性心脑血管病患者在自诊途径中的首次医疗接触人员。这就要求社区医生要积极参与两大中心的业务培训，做到首次医疗接触后会识别、会处置、会转运。当接诊以非外伤性胸痛为主诉的患者时，要想到"有胸痛就做心电图"；胸痛持续但心电图表现不典型时要想到"做图做两份（复查心电图）"；要想到高危胸痛的四大杀手包括急性冠脉综合征、主动脉夹层、肺动脉栓塞和张力性气胸；体格检查时要注意测量双侧血压及听诊双侧呼吸音；胸痛问诊时要有针对性的询问其胸痛性质、部位、持续时间、诱发因素、缓解因素、伴随症状；当心电图表现为 ST 段抬高时，要及时与胸痛患者及其家属进行再灌注治疗预谈话，与中心医院胸痛中心对接，通过使用微信圈或其他传输方式传图，汇报病史（内容最好包括患者的持续性胸痛开始时间、发病后的治疗、既往的心脏专科检查情况及既往的心血管病高危因素、近期是否有新发脑梗死、脑出血、消化道出血事件等），还要汇报患方的联系方式、生命体征及基本信息，做到患者未到、信息先行；对于无抗栓治疗禁忌的 ST 段抬高型心肌梗死（STEMI）患者要给予必要的首诊处置，包括负荷量的抗血小板治疗（阿司匹林 300mg 嚼服 + 硫酸氢氯吡格雷 300mg 或替格瑞洛 180mg 口服）、建立静脉通路、吸氧、血压血氧心电监护等，在预计 PCI 治疗（冠状动脉介入治疗）开通血管 ≤ 120min 时可以转运至中心医院，并做到无缝隙对接，若时间＞120min要及时给予溶栓治疗，并且要做好时间管理（入门-出门时间＜30min、入门-溶栓时间＜30min）。当接诊临床表现以猝然晕厥、不省人事或突然发生口眼㖞斜、半身不遂、智力障碍等为主要特征的患者时要警惕急性脑卒中的诊断，社区医生可以根据辛辛那提中风指标FAST进行四步骤识别。FAST指标包括Face微笑测试、Arms举手测试、Speech语言测试、Time发作时间。对于突发脑卒中患者，3h内救治的意义十分重大，不仅意味着最佳救治时间，而且在此期间内救治能够将风险降到最低。对于没有开展CT检查的社区卫生服务中心主要做好上述胸痛中心流程中的"患者未到、信息先行，预谈话"，做好神经功能评估、回顾病史、确定发病时间、一般神经功能评估、神经系统检查、确定昏迷程度（Glasgow昏迷量表）、确定卒中严重程度（NIHSS评分）等。

第二节　心脑血管疾病患者的全科医学照顾

一、社区管理与家庭保健

心脑血管病的社区管理工作需要社区医生具有较高的综合业务素质，除了要求掌握基本的心脑血管病专科知识以外，还需要工作人员掌握一定的沟通技巧，具有良好的交流和健康宣教能力等，同时在具体工作中要有预防为主的思想。通过人性化的服务理念，争取患者的支持配合是重中之重。在当前的分级诊疗的大趋势下，社区医院的地位变得越来越重要，成为我国医疗体系中不可或缺的一部分，社区医院可以通过多种途径开展慢性病管理工作，开展家庭医生签约等形式，提高社区居民对心脑血管病的防治意识，进一步提高社区居民的整体健康水平。具体做法可以尝试以下内容。

1. 深入社区、开展心脑血管病流行状况调查　争取社区居委会的协助，以全科医生为主导，深入到辖区开展义诊和对心脑血管疾病进行健康教育，开展免费体检，对心脑血管疾病及其高危因素进行调查，进一步了解辖区居民的发病情况。对高血压、高脂血症、糖尿病进行登记。建立社区居民心脑血管病电子档案，实施网络化管理。

2. 制定心脑血管病干预方案　根据社区居民的心脑血管病流行状况，有针对性地制定辖区居民的具体干预方案。指导易患人群改善生活方式，如合理饮食、科学运动或戒烟限酒等。社区医生可以深入社区或发短信息、打电话等方式进行随访，监督易患人群的药物依从性及生活方式改善情况。

3. 加强心脑血管病防治的宣传和教育　依据所患疾病的不同，针对不同人群，进行有侧重的宣教，并制定发放如高血压、糖尿病、高脂血症、冠心病、脑卒中等的健康处方手册。

4. 通过家庭医生签约方式，开展家庭保健　家庭医生以家庭医疗保健服务为主要任务，提供个性化的预防、保健、治疗、康复、健康教育服务和指导，使患者足不出户就能解决日常健康问题和保健需求，得到家庭治疗和家庭康复护理等服务。家庭医生签约是指以家庭医生为主，社区护士、公卫（卫技）人员为支持的家庭医生小组为辖区居民提供契约式服务，即有需求的居民在签约团队中自主选择家庭医生，与卫生服务机构及家庭医生签订《家庭医生签约服务协议》，家庭医生为其家庭和个人提供健康管理。针对有心脑血管病患者的家庭，家庭医生一方面要做好血压、血脂及血糖等的检测提醒服务，另一方面要注重从整体家庭的生活方式入手，改善个体及家庭健康相关行为。

二、开展三级预防

"预防为主"是我国既定的卫生方针，预防服务是全科医生的重要责任，根据疾病自然史的不同阶段，预防可以分为三级，社区卫生服务的重点是一级预防。

（一）一级预防

一级预防（primary prevention）又称病因预防，主要是疾病尚未发生时针对致病因素（或危险因素）所采取的措施，也是预防疾病和消灭疾病的根本措施。以无病防病、健康促进为主要手段，全科医生肩负着全社区医疗保健的重任。指导未患心脑血管疾病的社区居民，开展对心脑血管疾病的防病教育。恪守合理膳食、适量运动、戒烟限酒及心理平衡的四大基石，长期坚持以健康为中心，进行科学生活。要指导人们改善不良的生活方式，防止危险因素的加重，提高人们对预防心脑血管疾病的自觉性。

1. 合理膳食　膳食与心脑血管疾病，尤其与高血压、冠心病及脑卒中的关系尤为重要。①控制体重：众所周知，减重主要通过限制热量摄入和增加热量消耗来实现。后者主要靠有规律的运动，而限制热量摄入应遵循以下原则：食用低脂（脂肪摄入量不超过总热量的 30%，其中动物性脂肪不超过 10%），低胆固醇（每日不超过 300mg）膳食，并限制酒、蔗糖及含糖食物的摄入。减少膳食脂肪，增加蛋白质摄入量：年龄超过 40 岁者即使血脂无异常，也应避免经常食用过多的动物性脂肪和含胆固醇较高的食物，如肥肉及肝、肾、肺等内脏，以及牡蛎、鱿鱼、墨鱼、猪油、奶油及其制成品等。如血脂升高，应食用低胆固醇、低动物性脂肪食物，如鱼肉、鸡肉、各种瘦肉、豆制品等。②限钠补钾：提倡适量钠盐摄入和足够含钾食物，高盐易引起血压升高。WHO 建议成年人每人每日食盐摄入量不超过 5g，钾补充在高血压防治中具有明显作用，补钾的最佳方案是依赖食物来源维持正常血钾浓度，如新鲜水果、蔬菜等。

2. 适量运动　参加一定的体力劳动和体育运动，对预防肥胖、锻炼循环系统的功能和调整血脂代谢均有裨益，是预防心脑血管疾病的一项积极措施。

3. 戒烟限酒　吸烟是心脑血管病的主要危险因素。应该反复宣传吸烟的危害，鼓励和支持戒烟。不饮酒或适度饮酒是预防心脑血管疾病的重要措施。

4. 心理社会因素　随着医学模式的转化，生物 - 心理 - 社会模式向我们提出要求，对心脑血管疾病的预防不仅仅是生物学指标的干预，心理社会因素的干预同样对本病有影响。职业性紧张是引起心脑血管疾病的危险因素。紧张和压力引起的焦虑、烦恼、惊恐、敌意和易怒等不良情绪，可导致神经内分泌功能紊乱，血液黏滞度增加，小动脉痉挛和血压升高，累积至一定程度时就会产生更严重的健康问题，不仅对老年人危害极大，也是导致许多中青年英年早逝的重要原因，因此不能忽视。突然的心理应激、情绪剧变，可造成血压骤升或心脏电生理紊乱，引起严重的心律失常，甚至猝死；对已有缺血性心脏病患者和脑动脉硬化患者易诱发急性心肌梗死和脑卒中。因此，心脑血管疾病患者应生活规律，保持乐观、愉快的情绪，学会调整自己的情绪，注意自我保健。

全科医生有接近社区居民，开展一级预防的便利条件。在临床工作中，应评估患者的家族史及其他家庭成员是否具有相同的疾病遗传因素和环境危险因素，以避免心脑血管疾病发生；还应注意检出社区服务对象的心脑血管疾病危险因素，评价高危个体，如是否高盐高脂饮食、缺少体力劳动、吸烟、工作和生活方面精神压力，并及时指导他们有效地改变危险因素。

（二）二级预防

二级预防（secondary prevention）是以阻止或延缓疾病的发展而采取的措施，对已患心脑血管疾病的患者强调早发现、早诊断和早治疗（三早），及时处理疾病的早期症状，防止或减缓疾病的进展，降低心脑血管疾病的致残率及复发率。落实"三早"的主要方法和措施是一方面加强对社区居民的卫生宣传和教育，提高群众自我检查，早期发现疾病和就诊的意识；另一方面提高全科医生自身的诊断水平，正确指导社区群众自我防病意识，及时转送有关患者至上级医院进一步诊治。

筛检引起心脑血管疾病的主要危险因素（screening），如对社区居民定期监测血压，检测血脂、血糖水平，以便早期采用非药物和药物治疗，可使缺血性心脏病与脑血管疾病的发生率和死亡率明显下降。具体如下。

1. 高血压筛查　部分高血压患者没有症状，高血压的检查应依靠血压测量。根据 2019 年 2 月公布的《中国高血压防治指南（2018 年修订版）》，建议 3 岁以上人群每年测量血压 1 次。患高血压病者要经常测量早晚血压，有高血压家族史或其他危险因素的人，每年至少测量血压 2 ～ 4 次。

2. 高脂血症筛查　2017 年发表的《中国成人血脂异常防治指南（2016 修订版）》中提出，早期检出血脂异常个体，监测其血脂水平变化，是有效实施动脉粥样硬化性心血管疾病（ASCVD）防治措施的重要基础。主要通过对医疗机构就诊人群进行常规血脂检测来开展。这些人群既包括已经患有 ASCVD 的人群，也包括尚未患有 ASCVD 的人群。健康体检也是检出血脂异常患者的重要途径。为了及时发现血脂异常，建议 20 ～ 40 岁成年人至少每 5 年检测血脂 1 次（包括 TC、LDL-C、HDL-C 和 TG）；建议 40 岁以上男性和绝经期后女性每年检测血脂 1 次；ASCVD 患者及其高危人群，应每 3 ～ 6 个月检测血脂 1 次。因 ASCVD 住院患者，应在入院时或入院 24 h 内检测血脂。

血脂检查的重点人群为：①有 ASCVD 病史者；②存在多项 ASCVD 危险因素（如高血压、糖尿病、肥胖、吸烟）的人群；③有早发性心血管病家族史者（指男性一级直系亲属在 55 岁前或女性一级直系亲属在 65 岁前患缺血性心血管病），或有家族性高胆固醇血症患者；④皮肤或肌腱黄色瘤及跟腱增厚者。

3. 糖尿病筛查　糖尿病患者的早期检测方法主要是测定无症状人群血中的葡萄糖含量,血糖测定有随机测定、空腹测定、餐后 2h 测定或葡萄糖耐量试验(简称 OGTT)。

4. 心脑血管疾病筛查　另外,静息和运动后心电图检查可显示出潜在的冠心病迹象,对预测冠状动脉疾病的未来风险有帮助。对频发心绞痛,较原来的心绞痛症状加重或发作频繁,药物不能缓解或突然出现胸闷、气短、心慌及烦躁不安都应警惕急性冠脉综合征的发生。进一步有助于冠心病诊断的检查方法包括心电图负荷试验、超声心动图、放射性核素心脏检查(ECT)等。心肌梗死的诊断依靠典型的临床表现、特征性的心电图改变、血清心肌标志物水平动态变化。冠状动脉造影是临床上判断冠状动脉病变,并确定其部位和程度最可靠的方法,为临床诊断冠心病的"金标准";脑CT 和颅脑磁共振成像(MRI)是诊断脑血管病的最有效、安全和精确检查,可直接、精确地显示病变部位、范围和数量;经颅多普勒超声(TCD)能了解颅内各动脉分支血流的速度、流量;二维超声描记可直接检查颈总、颈内和颈外动脉,且无创伤性。

5. 防治措施　针对高血压、血脂异常或糖尿病患者,应在积极改善生活方式的基础上开展降压、调脂及降糖等药物治疗,在防治心脑血管疾病方面具有重要作用。对急性心肌梗死和急性缺血性脑卒中患者,发病后及早开展溶栓治疗能显著防止梗死面积扩大,逆转或延缓病情,改善预后。对于冠心病和缺血性脑卒中患者长期使用小剂量阿司匹林或氯比格雷等药物抗血小板治疗,可有效防治心肌梗死和缺血性脑卒中发作。服用 β 受体阻滞剂如美托洛尔,比索洛尔等药物能明显降低高血压、冠心病患者的心律失常和猝死发生率。

（三）三级预防

三级预防(tertiary prevention)又称为临床预防,是为了减少疾病的危害而采取的措施。三级预防可以防止伤残和促进功能恢复,提高生存质量,延长寿命,降低病死率。其主要是对症治疗和康复治疗。例如,指导高血压病患者坚持良好的卫生习惯,注意饮食,坚持服药,定期检查等,对脑卒中患者实施康复治疗,可以降低残疾程度,有利于患者康复,恢复生活质量。

对于全科医生而言,对社区人群应开展综合防治,心脑血管疾病要与基层医疗和初级卫生保健相结合,一级预防和二级预防相结合,多种危险因素综合预防;一般居民与高危居民防治相结合,药物与非药物协调治疗,以上是心脑血管疾患者群防治的发展方向和根本途径,有着广泛的应用前景。

第三节　心脑血管疾病防治中全科医生的职责

一、专科治疗前的工作

与专业医生不同,全科医生不是在其他医生对病例进行诊断后再做评估,而是必须在整个医学谱中进行筛选。在此阶段,严重病例在早期症状和自限性、轻微失调之间的差别很不明显。因此,全科医生应快速收集信息并逻辑性很强地组织这些资料,鉴别患者所有重要问题。并且全科医生具有如下特点:①强调持续性、综合性、个体化的照顾。②强调早期发现并处理疾病;强调预防疾病和维持健康。③强调在社区场所对患者进行不间断的管理和服务,并在必要时协调利用社区内外其他资源。

心脑血管疾病常见的临床症状有胸痛、头痛、呼吸困难、心悸、眩晕、晕厥、昏迷等。对于既往无心脑血管疾病的患者首次发作以上症状,全科医生应全面分析病情,仔细询问病史和体检,采用常规检查手段,密切观察病情变化,随访,尽早做出正确诊断。如不能确诊,应向患者及家庭说明诊断情况及需要进一步诊断的必要与可能需要做的检查,如冠状动脉造影、脑CT、磁共振,必要时可行脑血管造影术等,并推荐相应的专科医生,并向其介绍病情及治疗经过,或请专科医生会诊,以确定诊断和治疗方案。对于已确诊的心脑血管疾病患者,应坚持随访,并督促患者坚持服药,控制好高血压、糖尿病、高脂血症等,定期复诊。而对于在治疗过程中反复发作或病情急变时,应随时请专家会诊或转至有关医院,如应用 3 种或以上配伍合理的降压药治疗,血压仍不能控制的顽固性高血压;或高血压伴有急性进行性靶器官病变,可危及生命,血压突然升高,舒张压常 > 130mmHg,可伴高血压脑病,甚至可并发脑出血;心血管方面可有急性左心室衰竭,不稳定型心绞痛或急性心肌梗死,常需收入 ICU 或 CCU 处理。另外,反复发作短暂性脑缺血或心绞痛患者,应防止脑梗死或心肌梗死的发生。对于不稳定型心绞痛患者,充分药物治疗后,仍不能满意控制的,应建议患者尽早进行冠状动脉造影，并决定对这些患者是否考虑行经皮冠状动脉腔内成形术（PTCA）或主动脉 - 冠状动脉旁路移植术（CABG）。对于急性心肌梗死、脑出血、脑栓塞急性期等患者应及时转诊治疗。对于病情较重、又有并发症存在的患者，最好能在发病现场抢救，如心搏骤停时，可立刻给予徒手心肺复苏术，同时呼叫 EMS，在转院之前抢救基本生命体征。

二、专科治疗后的工作

心脑血管疾病的治疗有药物治疗、介入治疗和手术治疗。经专科医生诊断确立或经专科治疗后病情稳定，患者则出院回家，进一步社区和患者家庭中治疗，以后长时间的后续治疗将继续由全科医生完成。所有全科医生应注意了解和记录患者在专科医生处治疗的情况及结果包括诊断意见和处理的建议。一方面可从中学到新的诊断技术，另一方面督促患者完成医嘱要求，以提高诊疗效果。对于严重的心脑血管疾病的患者，即使在恢复期，全科医生仍应严密观察病情变化，并注意预防心肌梗死的再发生及新的脑栓塞出现。如再发生心肌梗死或新的脑栓塞等应再次及时转专科治疗。慢性心力衰竭患者的病程相对较长，预后差，花费巨大，而用药须逐渐调整剂量，我们提倡将患者管到院外，管在社区，使患者特别是一些慢性重病患者回归社会和家庭。在治疗中应注意药物的副反应及疾病的合并症，随时调整治疗方案，并给予相应的对症处理。这里特别强调医院专科医生与社区全科医生的联防，在治疗中发现新的问题应立即与专科医生联系，反映病情变化并争取专科医生的指导。

总之，全科医生要将患者管到院外，管到社区，使患者，特别是慢性重症患者回归社会和家庭。全科医疗负责健康时期、疾病早期乃至经专科诊疗后无法治愈的各种患者的长期照顾，其宗旨关注的是人而不是病，无论其服务对象有无疾病，全科医疗都要为其提供令人满意的照顾，早期发现病情后及时转运给专科医生，由专科医生及时进行救治，更好地做到早发现，早诊断，早治疗。

第四节　心脑血管疾病患者的健康教育及康复医疗

一、患者教育

患者教育（patient education）的目的是为患者提供健康信息，使患者采取有益于健康行为，去除不良的行为和生活方式，加强遵医行为，预防疾病，促进健康。患者教育是预防医学的重要措施，是临床诊疗的不可缺少的环节。

（一）教育原则

患者教育原则是反馈、强化、个体化、易行、相关性及利用多方面教育渠道。反馈是指告诉患者接受教育后在对健康认识方面取得的进展；强化指对患者取得的进展进行鼓励和赞赏；个体化考虑患者需要、愿望和特点，和每位患者商谈他们的特殊治疗目的；掌握使患者对疾病的认识发生改变的资料、条件或技术训练；教育相关性是结合治疗方案学习有关术语以提高教育质量。

（二）心理教育

短暂性的脑缺血发作（transient ischemic attack，TIA）对患者来说是脑卒中的一个信号，使患者在情感上增加了负担，而脑卒中造成的躯体功能丧失是突然发生的，因此患者在急性期易发生严重的焦虑，随病情的稳定和功能的恢复，患者对治疗寄予希望，但多数患者可能遗留不同程度的肢体瘫痪和语言障碍造成的残疾，患者易发脾气，易患抑郁症。

急性心肌梗死的患者，一部分人在发病初期，对本病紧张或恐惧心理致心率增快，休息和睡眠不好，容易诱发心律失常，而另一部分患者对本病毫无认识，在胸痛缓解后对治疗不重视，不够配合或擅自早期超负荷活动，容易导致心力衰竭、心脏破裂等。因此，全科医生应对以上患者做好卫生宣传教育，普及正确的认识，既要树立信心、解除顾虑，也要合理重视，劝告患者面对现实，鼓励引导患者提高对家庭、社会的顺从性。

（三）生活教育

全科医生应该教育患者养成良好的生活习惯，注意劳逸结合，避免情绪活动，保持适当的体育锻炼和体力劳动，消除不利于心理和身体健康的行为和习惯，如采用低盐饮食、控制体重、戒烟、戒酒，摄入低脂饮食，多吃蔬菜和植物油，少吃动物内脏，动物油等胆固醇含量高的食物等措施。

（四）防治教育

大多数心脑血管疾病患者需要终身治疗，而康复医疗又是一个漫长的过程，全科医生对患者及家属进行各种心脑血管疾病的一般常识的宣教，并推荐有关疾病的科普读物，以提高患者的自我监测和防治水平，要使患者主动地介入到自己的健康管理之中，与医生合作，坚持治疗，定期随访，训练高血压患者和家属，让他们学会测量血压，以便医生能及时了解患者服降压药后血压下降的情况，选择合适的降压药物，注意和重视心脑血管疾病的先兆征象，有效地控制短暂性脑缺血发作，心绞痛发作，及时有效地控制对心脑血管疾病有损害的其他疾病，如常见的糖尿病，血脂异常等。防止心脑血管疾病的相互影响，如心肌梗死并发脑卒中或脑卒中并发心肌梗死。

二、康复医疗

（一）心脏康复

20世纪80年代以前，心脏康复的核心以运动训练为主，其目的主要在于恢复及提高患者的功能能力，减少卧床并发症和长期体力活动不足导致的体能下降，减少残疾，促使患者重返工作和社会角色。20世纪70年代WHO多次召开心血管病专家会议，讨论心脏康复发展。提出以下观点：①体力活动仅是心脏康复的一部分；②心脏康复是二级预防的一部分；③非心血管因素如心理、社会和职业因素，在康复的获益中占重要地位。2013年中国康复学会心血管病康复委员会颁布《冠心病康复/二级预防中国专家共识》，明确心脏康复的具体内容如下。①生活方式的改变：主要包括指导患者戒烟、合理饮食和科学的运动；②双心健康：注重患者心理健康的恢复及睡眠管理；③循证用药：冠心病的康复必须建立在药物治疗的基础上，根据指南循证规范用药、提高药物治疗的依从性和有效性是心脏康复的重要组成部分。通过上述的康复治疗，提高患者生活质量，使患者尽可能恢复到正常或者接近正常的生活质量水平，最终使患者回归家庭、回归社会。为了促进我国心脏康复工作的开展，中国康复医学会心脏康复委员会根据心脏康复的内涵，提炼出5大康复处方概念，包括运动处方、营养处方、戒烟处方、心理处方和药物处方，并分别就5大处方撰写了具体操作专家共识，五大处方简要介绍如下。

1. 运动处方 运动康复是心脏康复的重要组成部分，安全有效的运动能更加显著提高患者的运动能力、改善症状和心功能。根据患者的评估及危险分层，给予有指导的运动，运动处方制定是关键。每位冠心病患者的运动康复方案必须根据患者的实际情况量身定制，即个体化原则。每一运动处方包括运动形式、运动时间、运动强度、运动频率及运动过程中的注意事项。运动形式主要包括有氧运动和无氧运动。有氧运动包括行走、慢跑、游泳、骑自行车等。无氧运动包括静力训练、负重等运动。心脏康复中的运动形式以有氧运动为主，无氧运动作为补充。运动时间：心脏病患者的运动时间通常为10～60min，最佳运动时间为30～60min。对于刚发生心血管事件的患者，从10min/d开始，逐渐增加运动时间，最终达到30～60min/d的运动时间。运动强度的评估有两种方法：最大氧耗量、最大心率及症状分级法。建议患者开始运动从50%的最大氧耗量或最大心率运动强度开始，运动强度逐渐达到80%的最大摄氧量或最大心率。BORG劳累程度分级法达到10～14级。最大氧耗量通过心肺运动试验测得，最大心率=220-年龄（次/分）。每3～6个月评价1次患者的运动强度是否需调整。运动频率：每周至少3日，最好每周7日。运动过程中的注意事项：运动过程中，要对患者进行监测，并给予必要的指导。运动时或运动后出现以下情况，暂时停止运动：①运动时感觉胸痛、呼吸困难、头晕；②运动时心率波动范围超过30次/分；③运动时血压升高>200/100mmHg，收缩压升高>30mmHg或下降10mmHg以上；④运动时心电图监测ST段下移≥0.1mV或上升≥0.2mV；⑤运动时或运动后出现严重心律失常。

2. 营养处方 膳食营养是影响心血管病的主要环境因素之一。总能量、饱和脂肪和胆固醇摄入过多、蔬菜水果摄入不足等不平衡膳食增加心血管病发生的风险，合理科学膳食可降低心血管疾病风险。膳食处方制定步骤如下。①评估：包括营养问题和诊断，即通过膳食回顾法或食物频率问卷，了解、评估每日摄入的总能量、膳食所含的脂肪、饱和脂肪、钠盐和其他营养素摄入水平；饮食习惯和行为方式；身体活动水平和运动功能状态；以及体格测量和适当的生化指标。②制定个体化膳食营养处方：根据评估结果，针对膳食和行为习惯存在的问题，制定个体化膳食营养处方。③膳食指导：根据营养处方和个人饮食习惯，制定食谱；健康膳食选择；指导行为改变，纠正不良饮食行为。④营养教育：对患者及其家庭成员，使其关注自己的膳食目标，并知道如何完成它；了解常见食物中盐、脂类和水分的含量，学习各类食物营养价值，阅读《中国居民膳食指南》、食品营养标签等。⑤注意事项：将行为改变模式与贯彻既定膳食方案结合起来。膳食指导和生活方式调整应根据个体的实际情况考虑可行性，针对不同危险因素进行排序，循序渐进，逐步改善。

3. 戒烟处方　戒烟可降低心血管疾病发病和死亡风险。戒烟的长期获益至少等同于目前常用的冠心病二级预防药物如阿司匹林和他汀类药物，戒烟也是挽救生命最经济有效的干预手段。作为冠心病一级预防和二级预防的最重要措施之一，戒烟具有优良的成本 - 效益比。推荐戒烟处方如下。①询问（ask）：每次就诊询问患者烟草使用情况及被动吸烟情况；对吸烟患者，应询问吸烟年限、吸烟量和戒烟的意愿，评估烟草依赖程度，记录在病历上或者录入信息系统。在病历中标明吸烟者戒烟思考所处的阶段，符合诊断者明确诊断烟草依赖综合征。提供戒烟咨询和戒烟计划。②劝告（advice）：使用清晰强烈的个性化语言，积极劝说每一位吸烟患者戒烟，如戒烟是保护身体健康最重要的事情。③评估（assess）：评估尝试戒烟的意愿，评估烟草依赖程度。戒烟动机和决心大小对戒烟成败至关重要，只有在吸烟者确实想戒烟的前提下才能够成功戒烟。对于那些还没有决定戒烟的吸烟者，不能强迫他们戒烟，而是提供动机干预。④帮助（assist）：对于有戒烟意愿的患者重点放在帮助制定戒烟计划，处理出现的戒断症状，指导使用戒烟药物，监测戒烟药物治疗效果和不良反应，提供给患者戒烟药物资料和戒烟自助资料等。⑤安排随访（arrange follow-up）：随访可强化戒烟效果。戒烟后的第 1 个月内，戒断症状较严重，应注意安排随访，一般要求在戒烟后第 1 周、2 周、1 个月时间点进行随访。此后，在 2 个月、3 个月和 6 个月时，还应安排随访。随访的形式可以要求戒烟者到戒烟门诊复诊，或通过电话等方式了解其戒烟情况。对于没有戒烟意愿的患者：采用 "5R" 法进行干预。"5R" 法包括强调健康相关性（relevance）、危害（risk）、益处（reward）、障碍（roadblock）和重复（repetition）。

4. 心理处方　心血管病患者中大量存在或同时有精神心理问题，心脏科患者存在的精神心理问题通常是亚临床或轻中度焦虑抑郁，没有达到精神疾病的诊断标准，在面对患者时，建议采用以下流程：①详细询问病史。常规询问患者的现病史、既往病史及用药情况，询问一般生活中的普通症状，如食欲、进食、二便、睡眠问题等；适当问及情绪困扰（如最近情绪怎么样，是否容易紧张或担心、兴趣活动减少等），帮助患者梳理各种症状与情绪波动有无相关性，对帮助患者认识某些躯体症状与情绪的关系有帮助。②做必要的相关心血管病检查，使对患者躯体疾病或生理功能紊乱的判断更有依据，如主诉中哪些可用心血管病解释，哪些不能；针对心血管疾病的性质和程度，应有什么处理等。向患者讲清楚诊断的理由和依据，非常有助于患者接受医生的诊断和建议。③如果患者存在睡眠障碍和情绪低落或容易担心，或发现其他心理问题线索，可有针对性进行躯体症状自评量表或 PHQ9/GAD7 或 HAD 量表评估。④如果精神症状存在已较长时间（1 个月以上）或症状明显造成生活紊乱，在认知行为治疗和征得患者认同情况下，及时给予抗抑郁焦虑药物治疗。

5. 药物处方　二级预防药物是改善冠心病患者预后的重要措施。医生不仅需要为患者处方药物，同时需要个体化调整药物剂量，注意药物不良反应，并教育、监督、鼓励患者坚持用药，及时发现患者的心理、生理和经济问题，适当调整方案，提高用药的依从性。患者方面药物治疗依从性差的原因，包括主观上不重视服药，担心药物的副作用或出现药物的副作用，经济上无法承受，存在焦虑或抑郁，不了解服药方法，缺乏对疾病知识的了解以及治疗有效自行停用等。

心脏康复通常分为急性期、恢复期和维持期管理三个阶段。急性期是指患者从术后到出院这一阶段，主要是在临床医生的治疗下使患者生命得到救治，大概两星期左右。恢复期则是指术后半年这一段时间。维持期管理就是患者回到家中后在社区全科医生的管理下，进行终身的康复。恢复期对于患者来说是关键时期，在这一阶段，患者要在心脏全科医生的指导下进行综合管理。了解出院后自己的运动范围和运动强度，恢复体能尽快回到工作岗位、能够出去活动或旅行，并且掌握减轻症状及预防疾病复发的方法。在此期间，全科医生应指导患者进行有氧训练，平衡、柔韧训练，通过抗阻训练提高患者的肌力、肌耐力，改善糖脂代谢；进行有氧运动训练可非常明显地提高患者的心肺功能和体适能。此外，还应指导患者进行呼吸训练，预防和改善呼吸系统并发症。因为开胸术后的患者由于疼痛的影响，深呼吸、咳嗽咳痰都会很困难，导致通气不良、肺炎等并发症，正确的呼吸训练则可以有效改善和预防这些并发症。

■（二）脑血管意外康复

脑血管意外的各种类型都适合进行康复治疗而且康复治疗贯穿脑血管意外的各个时期，只是各

笔记栏

个时期采取的康复治疗手段有所不同。康复治疗开始的时间越早越好。脑血管病的康复的过程实质上主要涉及功能障碍的问题，包括肢体功能障碍、言语功能障碍、认知功能障碍等。以上问题都非常复杂，需要综合的利用好康复的基本技术，才有可能出现恢复。基本技术包括手术和药物治疗，以及康复治疗技术，如运动疗法、作业疗法、言语治疗等技术。只有综合地把这些技术运用好，才能取得疗效。

康复的适应证可以概括为：①神志清楚，没有严重精神、行为异常；②生命体征平稳，没有严重并发症、合并症；③发病后受累肢体的症状不再继续发展。康复的禁忌证如下。①病情过于严重：昏迷、颅压过高、血压过高、严重精神障碍；②伴有严重合并症：严重感染、糖尿病酸中毒、急性心肌梗死、心绞痛、脏器衰竭等。康复的基本原则如下。①选择恰当的适应证：需要注意，不是所有脑卒中患者都可进行康复训练。②及早开始：但必须在发病3日后，因3日之内若介入康复训练，对患者的肢体功能不仅没有帮助反而有害。③不同阶段选择不同方法：根据Brunnstrom分级的六个阶段，制定个体化治疗方针。④按一定的程序进行：即循序渐进进行。⑤全面的康复：包括运动疗法、作业疗法、社会、心理等职业疗法。

全科医生主要面临的脑血管病患者大多处于恢复期或后遗症期。恢复期又分为恢复早期（又称亚急性期），在发病后1～3个月；恢复中期，在发病后3～6个月；恢复后期，在发病后6个月至2年。其中，恢复早期和恢复中期是康复治疗和各种功能恢复最重要的时期，应该重视。实施运动疗法的康复目标是最大限度地改善运动功能，克服障碍，提高日常生活活动的自理能力，争取回归社会。针对后遗症期患者的运动疗法应根据患者瘫痪、残损与残障的程度确定治疗措施。康复目标主要是通过学习使用"代偿性技术"，如手杖、步行器、轮椅、支具、功能性电刺激等，充分发挥健侧的潜能、尽量克服瘫痪带来的影响、争取最大限度的功能独立性。

案例 19-1 分析

1. 临床诊断：冠状动脉粥样硬化性心脏病；急性下壁ST段抬高型心肌梗死；Killip Ⅰ级；高血压病3级 很高危；2型糖尿病；脑血栓后遗症期。

2. 患者的致病因素：根据该患病史，其目前高血压、吸烟、高脂血症、糖尿病、肥胖及压力等心脑血管疾病的危险因素时导致其致病的因素，应该积极改善生活方式及应用相关药物控制上述危险因素。

3. 临床表现

（1）患者入院前3个月出现胸痛，具体特点如下。胸痛部位：胸骨柄后，手掌大小范围。胸痛性质：呈闷痛，无放散。胸痛持续时间：每次发作时间3～10min。胸痛诱因：多于劳累或情绪激动后出现胸部疼痛。胸痛缓解方式：休息后2～3min可以缓解。

上述症状符合冠心病、不稳定性心绞痛发作，但未引起患者重视。

（2）患者入院前6h，与朋友聚餐，大量饮酒后，胸部疼痛加重，伴有恶心呕吐，休息1h上述症状持续不缓解，伴有大汗、面色苍白、濒死感，自行舌下含服速效救心丸不缓解，急诊心电图及心肌标志物均提示"急性下壁ST段抬高型心肌梗死"，急诊行冠状动脉造影，提示"右冠状动脉近端闭塞"，符合冠心病急性下壁ST段抬高型心肌梗死的诊断。

4. 患者曾经在3年前患脑血栓，有多种导致心脑血管疾病的危险因素，但患者未积极控制；另外患者在入院前3个月，出现不稳定性心绞痛的发作，但未引起其重视；入院前6h，在大量饮酒后出现胸痛发作，疼痛加重，伴有恶心、呕吐、大汗、面色苍白、濒死感，持续时间延长，休息1h上述症状持续不缓解，且含服速效救心丸无效后就诊。一般胸痛持续20min不缓解或伴随大汗，就应紧急就诊。所以由于缺乏心脑血管疾病知识，导致该患就诊过程存在一定延误。

5. 社区医生是该急性心肌梗死患者在自诊途径中的首次医疗接触人员。这就要求社区医生要做到首次医疗接触后会识别、会处置、会转运。该社区医生由于没有详细询问患者胸痛性质、部位、持续时间、诱发因素、缓解因素、伴随症状，仅根据患者首发症状表现为"饮酒后出现上腹部烧灼样胸痛，伴有恶心呕吐"，给予抑酸治疗，没有立即行心电图检查，这是需要改进之处。另外在接诊以非外伤性胸痛为主诉的患者时，要想到"有胸痛就做心电图"，高危胸痛的四大杀手包括急性冠脉综合征、主动脉夹层、肺动脉栓塞和张力性气胸。因此社区医生应该积极参与胸痛与卒中两大中心的业务培训，提高自己针对急性心肌梗死会识别、会处置、会转运的能力。

　　6.当在社区医院，发现患者为急性ST段抬高型心肌梗死（STEMI）时，最优化的就诊流程为患者未到、信息先行，预谈话，要做到及时与中心医院胸痛中心对接，通过使用微信圈或其他传输方式传图，汇报病史（汇报病史的内容最好包括患者的持续性胸痛开始时间、发病后的治疗、既往的心脏专科检查情况及既往的心血管病高危因素、近期是否有新发脑梗死、脑出血、消化道出血事件等），还要汇报患者的联系方式、生命体征及基本信息，做到患者未到、信息先行，并与胸痛患者及其家属进行再灌注治疗预谈话；对于无抗栓治疗禁忌的STEMI患者要给予必要的首诊处置，包括负荷量的抗血小板治疗（阿司匹林300mg嚼服＋硫酸氢氯吡格雷300mg或替格瑞洛180mg口服）、建立静脉通路、吸氧、血压血氧心电监护等，在预计PCI治疗（冠状动脉介入治疗）开通血管≤120min时可以转运至中心医院，并做到无缝隙对接，若时间＞120min要及时给予溶栓治疗，并且要做好时间管理（入门-出门时间＜30min、入门-溶栓时间＜30min）。

　　7.全科医生要将患者管到院外，管到社区，使患者，特别是慢性重症患者早日回归社会，回归家庭。针对该患者，其出院后全科医生应与其建立家庭医生签约，从以下方面提高全科医学照顾：①了解和记录患者在专科医生处治疗的情况及结果包括诊断意见和处理的建议。一方面可从中学习到新的诊疗技术，另一方面督促患者完成医嘱要求，以提高诊疗效果。②对于严重心脑血管疾病的患者，即使在恢复期中，全科医生仍应严密观察病情变化，这里特别强调社区全科医生与医院专科医生的联防，在治疗中发现新的问题应立即与专科医生联系，反映病情变化并争取专科医生的指导调整治疗方案，如调整患者相关用药剂量，并应注意药物的副反应，预防心肌梗死的再发生。如再发生心肌缺血，可再次及时转专科治疗，由专科医生及时的进行救治，更好的做到早发现，早诊断，早治疗。③有条件的社区医院可对患者进行心脏康复治疗，包括运动处方、营养处方、心理处方、戒烟处方和药物处方。通过上述的康复治疗，提高患者生活质量，使患者尽可能恢复到正常或者接近正常的生活质量水平，最终使患者回归家庭、回归社会。

（杨春生）

本 章 小 结

　　1.心脑血管疾病的常见危险因素包括高血压、吸烟、血脂异常、糖尿病、肥胖等。在急性心脑血管病的诊治流程中，全科医生要做到首次医疗接触后会识别、会处置、会转运。

　　2.社区卫生服务在心脑血管疾病的三级预防中的重点是一级预防。全科医生应重视心脑血管疾病患者的健康教育及康复医疗。

第 20 章 恶性肿瘤的全科医学处理

学习目标

1. 掌握全科医生如何对恶性肿瘤患者提供全科医学照顾。
2. 熟悉恶性肿瘤一级预防、二级预防、三级预防定义。
3. 了解全科医生如何做到恶性肿瘤早发现。

第一节 恶性肿瘤患者需要全科医学照顾

案例 20-1

患者，男，35 岁，工人。因"直肠癌术后化疗后 4 年，腹痛伴恶心、呕吐 1 周"就诊。患者于 5 年前无明显诱因出现便血，自认为痔疮引起，未重视，4 年前因便血加重，至某三甲医院就诊，经肠镜检查确诊为直肠癌，火箭病理结果为：黏液腺癌。在普通外科经直肠切除造瘘术后，至肿瘤内科进行化疗后病情稳定。1 年前来出现腹中部疼痛伴恶心、呕吐，不排气排便，至肿瘤内科医生处复诊检查，经普外科医生会诊，确认为结肠癌腹腔转移复发，肿瘤晚期。肿瘤内科医生建议口服分子靶向药物，患者因家庭经济原因，无法负担。自行回家在家中休养，出现腹痛、恶心、呕吐等症状，反复到附近社区卫生服务中心病房住院治疗，5 个月后在家中去世。

讨论：

1. 如果您是全科医生，在随后的诊疗过程中您将如何处理？
2. 结合案例请评价专科医生和全科医生对恶性肿瘤患者服务模式的区别。

一、恶性肿瘤的严重危害

随着人类社会发展和医学的进步，曾经严重危害人类健康的营养缺乏症和传染性疾病，在 20 世纪中期之后逐渐被控制或消除，这些变化被称为第一次卫生革命的成果。随着经济的发展，城市化的进展，人们生活方式的改变，我国慢性非传染性疾病的发病形势严峻，防治任务艰巨，这就是第二次卫生革命面临的严峻挑战。

慢性非传染性疾病包括高血压病、糖尿病、冠心病、脑血管病、恶性肿瘤、肥胖、脂肪肝、抑郁症等。恶性肿瘤在近些年来发病率是越来越高，据 WHO 统计，约到 2020 年，癌症可能成为人类健康的头号杀手。全球每年可能会有超过 100 万的人死于癌症，恶性肿瘤每年致死的人数已经超过心脏病和脑血管疾病，排在第一位。截至 2017 年 8 月 30 日，我国肿瘤登记中心共收集到全国 31 个省、自治区、直辖市的 449 个登记处提交的 2014 年肿瘤登记资料，据估计，2014 年我国恶性肿瘤估计新发病例数 380.4 万例（男性 211.4 万例，女性 169.0 万例），平均每日超过 1 万人被确诊为癌症，每分钟有 7 个人被确诊为癌症。肿瘤发病率为 278.07/10 万（男性为 301.67/10 万，女性为 253.29/10 万），0 ~ 74 岁累积发病率为 21.58%。肿瘤死亡率为 167.89/10 万，0 ~ 74 岁累积死亡率为 12.00%。因此防治恶性肿瘤是我们的艰巨任务。

二、恶性肿瘤患者需要全科医生的医学照顾

虽然恶性肿瘤病因至今尚未最终阐明，但流行病学调查及其他许多研究资料表明，其发生与人们的不健康行为或生活习惯密切相关。恶性肿瘤的诊断主要由专科医生完成，治疗包括手术治疗、放射治疗、化学治疗、生物治疗和中药治疗等，同样由专科医生施行。但是，恶性肿瘤早期缺乏特异性症状，诊断不易，一旦症状明显、诊断明确，通常又属晚期，肿瘤专科医生只能勉强治疗，效果不佳。患者对肿瘤焦虑、抑郁等心理问题，较其他疾病的患者更为严重。一部分患者即使获得早期诊断，甚至手术治疗成功，但其身体和心理仍需进行康复治疗，还需防止复发和转移，甚至需要预防第二原发癌（secondary primary cancer）的发生。一部分恶性肿瘤由于诊断太晚或现代医学无法治愈，最终将进入晚期。这类晚期患者多居住在家，同样需要得到全科医生的医疗照顾，以减轻患者

及其家属的痛苦，在有限的时间内获得尽可能好的生活质量。此类医学照顾需要陪伴终生，肿瘤专科医生事实上不可能为之。恶性肿瘤患者的家庭成员中，有的具有血源或遗传上的共同特征，社区的人群之中，有的具有共同的生活方式、环境条件，也都应该注意对此类恶性肿瘤的预防等。这些都需要得到医生的指导与帮助，而非肿瘤专科医生之所能。

因此，虽然恶性肿瘤的诊断与治疗是专科性很强的医疗工作，但专科医疗不可能涵盖患者及其家庭，乃至社区所需要的全面医学照顾。能够给予全面医学照顾的是全科医生提供的全科医疗服务，包括恶性肿瘤的一、二、三级预防。

三、全科医生开展恶性肿瘤临床预防照顾的优势

（一）能力优势

全科医生所接受的教育和培训，使得他们掌握临床医学和预防保健知识与技能，具有承担健康教育、行为干预、协助诊治、康复治疗、姑息治疗等的能力，为开展恶性肿瘤的全程医学照顾奠定了良好的基础。

（二）角色优势

对于患者与家庭而言，全科医生既是医生，又是健康监护人、咨询者、教育者、卫生服务协调者。全科医生的多重卫生服务角色，有利于他们为居民提供恶性肿瘤的医学照顾。对于社区而言，全科医生不仅是其中的成员，还是社区健康的组织与监测者，以及社区卫生服务的中坚力量和服务团队的管理者。全科医生在社区的特殊地位，有利于开展相关资源的协调工作，包括促进社区生活环境的改善与消除诱发肿瘤环境因素，有效利用卫生资源和社会支持，保障患者得到更有效的诊治和康复。

（三）职责优势

全科医生为居民提供综合性照顾、协调性照顾、家庭健康照顾、社区健康照顾、临床预防照顾等，皆含有疾病各级预防照顾内容。全科医生的职责和全科医疗的基本原则，有利于他们开展恶性肿瘤的临床预防照顾。

（四）关系优势

全科医生长期工作在社区或基层医疗机构，与居民保持着密切的接触，熟悉社区环境和居民的生活习惯，对患者及其家庭开展深入的健康教育与行为干预。全科医生与患者及其家庭保持着良好的医患关系，这种依从性高的朋友式医患关系有助于实施对恶性肿瘤的早发现、早诊断、早治疗和康复治疗，有利于开展家访和晚期癌症的姑息治疗。

案例 20-1 分析

作为全科医生，除了详细询问患者腹痛、恶心、呕吐、排气排便情况，给予镇痛、通便、肠外营养等治疗，同时还询问了患者从事工作、家庭、平时饮食睡眠等情况。了解到患者自从确诊直肠癌后，性格出现改变，焦躁，对家人爱发脾气。全科医生鼓励患者倾诉他所担心的事情，给予患者以心理疏导，主要让患者倾诉其内心感受，给予支持、鼓励，给予适当的缓解焦虑的药物。直肠癌的病例很多都被误诊，最常误诊的病种为痔疮，生活中很多患者晚去就诊引起的误诊也是因为自己认为便血是痔疮引起的。本案例中，患者为青年男性，出现非特异性的便血症状，因缺少必要的健康知识和未及时就诊，由于明确诊断较晚，进入晚期。专科医生更多的关注的是临床治疗的方法，如手术治疗、放疗或化疗，或分子靶向治疗，而忽略了这类晚期患者，生理和心理同样需要得到医疗照顾，以减轻患者及其家属的痛苦，在有限的时间内获得尽可能好的生活质量。此类医学照顾需要陪伴终生，肿瘤专科医生事实上不可能为之。

第二节　全科医生在恶性肿瘤预防中的作用

一、参与恶性肿瘤的一级预防

案例 20-2

某市某社区卫生服务中心随机抽取辖区居民 10 556 人，分别对其不健康行为改变情况进行调查，采取问卷调查的方式对居民的吸烟、饮酒、参与锻炼、饮食以及其参与健康教育的情况进行

笔记栏

调查，并将结果进行统计分析。结果相比于2014年，2017年社区居民的吸烟率和饮酒率明显下降，而且喜好甜食和咸食的居民人数下降，从不参加锻炼的居民百分比下降，以各种方式参与社区卫生健康教育的居民比重上升，高血压、糖尿病、心脑血管病和恶性肿瘤的发病率等各项数据对比有统计学意义（$P < 0.05$）。

讨论：

　　1.如何理解此社区卫生服务中心辖区居民的慢性非传染性疾病发病率下降的原因？

　　2.全科医生在社区如何对恶性肿瘤进行预防？

　　恶性肿瘤的一级预防（primary prevention）是通过应诊中的干预、健康教育、健康促进、免疫接种和化学预防等消除恶性肿瘤的危险因素，是肿瘤的病因预防，目标是预防肿瘤发生，降低发病率。全科医生在全科医疗过程中参与恶性肿瘤一级预防的主要任务是行为干预，改变与恶性肿瘤发病相关的不健康行为或生活习惯。

（一）全科医疗干预

　　全科医生在全科医疗的日常应诊中，以及在家庭健康、社区健康照顾中，针对患者或居民所处生命周期、行为特点及身体状况等，实施行为干预或其他医疗处置，以消除危险因素，预防恶性肿瘤。例如，对吸烟者予以规范的戒烟干预；建议育龄期妇女接受人乳头状病毒感染的检查并对感染者及时予以治疗；对乙肝病毒慢性感染者，进行戒酒干预，并根据感染者各方面的情况考虑予以抗病毒治疗等。

（二）社区健康教育

　　全科医生针对社区危害较大的恶性肿瘤，根据居民的特点和对相关知识的需求，通过举办讲座、开展咨询、主办专栏、制作展板、印发宣传资料等，在社区居民中普及恶性肿瘤的一级预防知识。WHO把健康教育作为"21世纪人人享有卫生保健"的新策略，通过多年调查研究，针对中国居民的饮食和生活特点，于2010年向中国居民提出了防癌新建议。以下9条建议可作为针对个体的健康教育的重要内容：①严格控制体重；②不吃霉变食物；③少吃熏制、腌制、烤制、油炸和过热食物；④洗净果蔬；⑤不酗酒、不吸烟；⑥不长期服用可致癌药物；⑦不使用有毒塑料袋；⑧日晒不宜过度；⑨不要熬夜。

（三）社区健康促进

　　全科医生通过社区卫生服务项目的实施，广泛动员政府机构、社会团体、社区居民、家庭和个人参与，一方面营造出有利于健康生活的人文与自然环境；另一方面使居民和家庭自觉承担起对自身健康的责任，保持积极乐观的情绪和良好的社会心理状态，改变不健康行为或生活习惯，消除或减少恶性肿瘤的危险因素。

（四）免疫接种

　　某些恶性肿瘤与病毒、细菌等感染有关，可通过接种相应病毒或细菌疫苗，使个体建立相应的免疫力，预防感染，从而预防恶性肿瘤的发生。例如，肝癌与乙型肝炎病毒（hepatitis B virus，HBV）感染有关，可通过接种乙型肝炎病毒疫苗，防止或减少乙型肝炎病毒感染，从而降低肝癌发病率；宫颈癌与人乳头状瘤病毒（human papillomavirus，HPV）感染有关，可通过接种人乳头状瘤病毒疫苗，减少宫颈癌的发病。全科医生应主动向患者或居民介绍免疫接种预防恶性肿瘤的知识，使有关高危人群更多地接种疫苗。

（五）化学预防

　　化学预防是利用天然或合成化合物来阻止、减缓或逆转恶性肿瘤的发生与发展。可食用植物成分安全有效、价廉易得，是目前化学预防药物的主要来源。例如，食用富含维生素类（维生素C、维生素E、B族维生素、胡萝卜素）微量元素或某些具有防癌功效物质的蔬菜、水果、坚果等。有的合成药物具有明显的防癌效果，也得到较普遍的认同，如服用雌激素拮抗剂他莫昔芬（tamoxifen）预防乳腺癌等。

（六）发现新的致癌因素

　　全科医生在基层医疗与其他社区卫生服务活动中，可以通过临床观察或调查研究等，去发现本社区、本地区恶性肿瘤发病及影响因素的特殊性，甚至发现新的恶性肿瘤发病因素，并有针对性地实施预防干预。例如，发现从事制皮鞋或皮革工作的人员白血病患病率较其他职业人群高，则应高度怀疑与职业因素相关，除建议开展进一步的调查研究外，还应当对相关人员进行职业卫生知识培训，并通过健康促进活动，使相关部门采取措施，消除或减少职业危害。

案例 20-2 分析

　　此社区卫生服务中开展健康教育和健康促进工作很好的改善居民的不健康行为方式，如吸烟、饮酒及不良饮食习惯，提高居民进行锻炼和健康教育的参与度。健康教育与健康促进对城市居民行为的影响具有良好的效果，在社区卫生服务中应大力推广。全科医生在全科医疗与社区卫生服务工作中，应通过多种途径、多种方式，根据居民或患者的特点，针对风险因素或风险个体，开展恶性肿瘤的一级预防，包括全科医疗干预、社区健康教育、社区健康促进、免疫接种、化学预防、发现新的致癌因素。

视窗 20-1　　　　　　　　　　零级预防

　　零级预防，即初始预防或病源预防，是对产生于社会和环境高危健康风险因素的预防。其理论基础是人群干预，预防整个社会发生危险因素的流行，而不是有了危险因素再预防，也就是说从风险因素出现之前就要开始预防，避免风险发生，提高整个人群的健康是终极目标。如将健康融入所有政策的制定就是零级预防。"零级预防"比传统的预防疾病发生的第三级预防更加提前，是预防工作的关口前移，其责任主体是各级政府，全科医生需要做的就是将政府指定的相关政策在社区得到落实，如在小区配合政府创建"健康社区""健康家庭"就是防止疾病发生的零级预防。零级预防的运用：①在国家卫生与健康工作中的运用，如将健康融入所有政策制定中；预防前移与普及健康生活方式；②在国家防治慢性病中长期规划中的运用，如全人群慢病风险因素预防；③在国家基本公共卫生服务项目中的运用，如生殖健康、儿童健康管理等；④在环境监测与管理中的运用，如空气污染与慢性病预防研究；⑤在职业安全与工作场所健康管理中的运用，如职业损伤风险预防；⑥在中医养生保健中的运用，如中医养生保健与疾病及损伤预防。

二、从事恶性肿瘤的二级预防

案例 20-3

　　患者，男性，45 岁，因"上腹间歇性隐痛、进食后饱胀 2 个月"就诊。患者上腹部间歇性隐痛 2 个月，无明显节律性，但夜间疼痛较重，并向左侧季肋部放射，与进食和体位无关。无明显恶心、呕吐、反酸、黑便，无发热。自认为是胃病，口服中草药和"达喜"可缓解症状。近期症状有所加重，患者到社区医院门诊就诊。患者起病以来精神可，睡眠好，胃纳一般，体重半年内下降约 2kg。既往患者无青霉素、磺胺等药物过敏史。无重大手术外伤史。无传染病史。既往史无高血压、糖尿病、病等病史。不吸烟和饮酒。体格检查：体温 37.0℃，呼吸 15 次/分，血压 120/80mmHg。颈部、锁骨上、锁骨下、股沟等部位未扣及肿大淋巴结。轻度贫血貌。头面部无明显异常。心率 72 次/分，律齐，两肺呼清，无明显干湿音。腹平，未见胃肠型和静脉曲张，开脾肋下未扣及，中上腹有轻压痛，无反跳痛；未及腹块，肠鸣音 3 次/分。双下肢无明显水肿。实验室和辅助检查：红细胞 3.8×10^{12}/L，血红蛋白 82g/L，肝功能：谷丙转氨酶 74U/L，谷草转氨酶 45 U/L；大便隐血（＋＋）；腹部 B 超：肝囊肿，胰腺、脾脏、双肾未见明显异常。经社区全科医生初步诊断，考虑消化系统肿瘤。转至医联体三级医院行胃镜和肠镜检查。胃镜检查发现：胃小弯处新生物，约 2cm×2cm，表面溃疡形成，病理结果：上皮内瘤变，高级别，考虑"胃癌"可能。上级医院医生给予患者行内镜下黏膜剥离术（endoscopic submucosal dissection，ESD）治疗，手术过程顺利，患者恢复好，无明显并发症出现。术后病理结果：（胃小弯）腺癌，分化程度高。患者术后一直在社区随访，未发现明显复发和转移。

讨论：

　　1. 该患者的诊治经过是否合理？

　　2. 结合本案例说明全科医生在社区如何对恶性肿瘤进行第二级预防？

　　恶性肿瘤的二级预防（secondary prevention）是通过症状鉴别、患者随访、病例发现、肿瘤筛

查、周期性健康检查等早发现患者，并通过有效导入与配合肿瘤专科诊治，实现对恶性肿瘤的早发现（eary detetion）、早诊断（early diagnosis）、早治疗（early treatment），即所谓"三早"。

肿瘤的病因不像传染病那样明确，完全依靠一级预防避免肿瘤的发生是不可能的。虽然已有在食管癌高发区给居民服用维生素 C、在肝癌高发区给居民服用含硒食盐的干预性研究，但其预防效果尚无明确结论。随着临床经验的积累和检查技术的进步，肿瘤一旦形成，多可将其发现出来进一步诊断和治疗，并有可能取得良好的效果。若被发现并确诊时尚处于"扩散前期"，则大多数实体肿瘤能被手术切除，并可望治愈。

（一）恶性肿瘤的早发现

早发现是在看似正常的人群中发现已经患上恶性肿瘤的患者。全科医生是居民健康的守护人，是患者的首诊医生，具有早期发现肿瘤患者的责任和独特优势，能利用全科医疗的条件做好"早发现"工作。

1. 全科医疗应诊中的鉴别与患者随访 在全科医疗日常工作中，面对许多患者缺乏特异性的症状，全科医生应耐心倾听患者的叙述，细心进行分析，特别要注意鉴别可能的恶性肿瘤，并随访一般治疗的效果，必要时将患者转到相关专科医生做进一步诊断，以免恶性肿瘤的误诊或漏诊。同时，还应关注已经明确癌前状态与癌前病变患者的随访，督促患者定期检查，以早期发现可能发生的恶性肿瘤。

2. 病例发现 是指在全科医疗应诊过程中，根据患者的特点，有针对性地运用体检或轴助检查去发现患者就诊直接原因以外的其他疾病。例如，一名 50 余岁的男性患者因心慌症状就诊，全科医生在处理其心血管系统疾病的过程中，根据其长期吸烟史和已有很长时间未做体检等情况，安排其接受胸部 X 线检查，以排除或发现较早期的肺癌。病例发现是有针对性地去检查发现某种疾病，不是从头查到脚的"大体检"。

3. 肿瘤筛查（screening） 是在某种恶性肿瘤的易患人群中，通过快速、简便、有效的体检和辅助检查，发现未被识别的患者。筛查只是一种初步检查，不是诊断。筛查阳性者应转送相关临床专科进一步确诊。适合筛查的恶性肿瘤应具有下列特点。

（1）发病率较高，预后较差。

（2）具有可被检测出的临床前期。

（3）有简便、经济、准确（特异性与敏感性皆高）及民众可接受的早期发现方法。

（4）若早期发现并及时诊断与治疗，有治愈的可能性，或者有显著的效果。

筛查的对象应是某种肿瘤的高危人群（high risk population）。例如，40 岁以上的乙肝或丙肝病毒感染者为肝癌的高危人群，胃息肉、萎缩性胃炎、经久不愈的胃溃疡患者及胃大部切除术后者为胃癌的高危人群，慢性囊性乳腺病患者及其直系亲属有乳腺史者为乳腺癌高危人群等。全科医生应根据社区健康档案，掌握各种恶性肿瘤的高危人员，定期给予检查或督促到有关医疗专科做检查。

目前，被公认有价值的筛查是宫颈脱落细胞涂片法筛查子宫颈癌，乳腺触诊辅以钼靶 X 线摄影筛查乳腺癌等。其他有一定价值的方法还有甲胎蛋白（alpha-fetoprotein，AFP）检测联合肝脏超声波检查筛查肝癌，直肠指检筛查直肠癌，大便隐血试验及阳性者的纤维结肠镜检查筛查大肠癌，以及大便隐血试验与纤维胃镜检查筛查胃癌等。

4. 周期性健康检查 是指根据个体所处生命周期的健康特点，选择、确定检查项目，实施的较全面的健康检查，其目的是早期发现个体所患疾病，并对其健康状况进行全面评估，为进一步诊治及制订预防保健方案提供依据。周期性健康检查不是肿瘤筛查，两者有明显的区别（表 20-1）。

表 20-1 周期性健康检查与肿瘤筛查的区别

指标	周期性检查体检	肿瘤筛查
对象	生命周期某阶段的个体与群体	具有发生某种肿瘤危险性的群体
目的	早期发现个体所处生命周期的常见疾病（含恶性肿瘤）	排除或发现特定恶性肿瘤
项目	较多，针对个体的易患疾病	较少，针对特定恶性肿瘤

全科医生在社区卫生服务过程中，应根据国家公共卫生服务规范规定的体检项目，结合居民个

体的特殊情况和卫生保健需求，实施周期性健康检查，以早期发现疾病或恶性肿瘤，提高健康保障水平。

5. 提高居民对恶性肿瘤的警惕性　虽说恶性肿瘤的早期症状不明显，但既然是一种疾病，则发生之后总会有些蛛丝痕迹，只不过通常不引起患者与医生的重视。所以，全科医生应注重健康教育，使居民树立防癌的意识，熟悉防癌知识，掌握常见肿瘤的早期临床征象，并且能对有的体表肿瘤（如乳腺癌）进行自我检查，从而使居民自己早期发现可疑的恶性肿瘤，为医生的早期诊断赢得时间。

（二）恶性肿瘤的早诊断

一旦发现或检出可疑病例，全科医生应向患者介绍检查的结果及其含义，并给予安慰。同时根据检查结果，将患者及时导入相关临床专科，使恶性肿瘤得以早诊断或被排除。当一个患者被怀疑患了恶性肿瘤时，患者及其家属最初的反应必定是紧张、焦虑不安。多数患者及其家属希望到专科医生那里进行进一步检查，他们潜在的意识是最好能排除这一怀疑，也有患者自己已经确认是患了恶性肿瘤，并开始寻觅治疗方法。此时全科医生应该向患者及其家属说明目前的情况和进一步诊断的必要，以及可能需要做的检查。而更重要的是，全科医生应该利用自己所掌握的信息资源，将患者转诊给具有诊治条件的综合医院或专科医院，推荐给对该肿瘤有经验的、技术与服务良好的、患者信赖的专科医生。

转诊时，全科医生应向专科医生介绍患者的病情及治疗经过，说明怀疑恶性肿瘤的依据。诊断过程中，全科医生应通过患者或直接向专科医生了解进一步诊断的情况，以掌握诊断的进展。如果经专科医生检查已排除恶性肿瘤，则应该向患者及家属说明已排除怀疑肿瘤的理由，使患者与家属从怀疑患肿瘤的阴影中解脱出来。

（三）恶性肿瘤的早治疗

一旦恶性肿瘤诊断确立，全科医生可以与专科医生讨论治疗方案，并向患者及家属介绍拟采取的治疗方法，争取患者及家属的同意与支持，同时给予患者及家属安慰。恶性肿瘤的治疗方法有很多，常用的有手术治疗、放射治疗、化学治疗、生物治疗及中医药治疗等。通常手术治疗后，还需辅以放射治疗或化学治疗。而放射治疗与化学治疗的患者，又常需要生物治疗或中医药治疗配合，即肿瘤的治疗应该是多学科的综合治疗。治疗肿瘤的专科医生通常是以治疗方法划分专业的。肿瘤外科医生大多对放射治疗与化学治疗难进行安排，放疗科医生大多对化学治疗、生物治疗也只能提出原则性的建议等。所以，在肿瘤的治疗中全科医生应根据专科医生的建议，为患者综合考虑，协助确立治疗方案。而且许多患者在第一阶段的治疗完成后，往往都已出院居家，此时一般已与专科医生失去联系或联系不方便。全科医生为肿瘤患者联系后续治疗，也成为义不容辞的责任。

有些治疗方法如中医药治疗、生物治疗、强度较低的化疗等，常常在社区或患者家中进行。全科医生应该了解患者在肿瘤专科的治疗情况，了解专科医生对治疗方法的建议，并向专科医生学习这些治疗方法，以便在社区或家庭为患者实施后续的治疗，并将治疗中发现的问题向专科医生反映，争取专科医生的指导与帮助。肿瘤的治疗如放射治疗、化学治疗等，大多有一定的毒副作用。全科医生应及时了解患者情况，协助控制或调整治疗剂量，并给予相应的对症处理。如无须停止治疗，则应鼓励患者坚持完成预定的剂量和疗程，以争取获得预期的治疗效果。

> **案例 20-3 分析**
>
> 1. 胃部不适是社区医生最常遇见的临床症状之一，可以表现为反酸、嗳气、上腹痛、纳差等症状都为非特异性，单纯依靠症状能做出正确诊断较为困难，社区医生首先要仔细询问病史，尤其是不适症状特点、诱因、加重和缓解规律，有无服用药物食物原因，改变生活方式是否有效，如果效果不佳，可以考虑药物治疗，可以使用 H_2 受体阻滞剂、质子泵抑制剂、胃黏膜保护剂等药物，若患者症状不能缓解或者复发，建议进一步行 B 超、心电图、胃镜检查明确诊断。本案例中患者为中年男性，上腹部不适 2 个月余，伴有隐痛，症状并无特异性，伴有体重下降，大便隐血（++），有轻度贫血。转至三级医院专科医生处行胃镜现胃大弯处有新生物，约 2cm×2cm，表面溃疡形成，病理为上皮内瘤变，高级别。上皮内瘤样变分为低级别、中级别和高级别，后者基本等同于癌，若患者无禁忌证，首选手术治疗。如果是前两者必须密切随访，建议 3～6 个月复查 1 次胃镜，若有恶变趋势，及时手术治疗。对于反复腹部不适、疼痛、反酸、嗳气等非特异性症状，很难根据这些症状确定诊断，尤其是中老年人，有消瘦、贫血、黑便，要

高度警惕胃癌可能，需要行胃镜检查。若患者已经确诊胃癌，需要行手术化疗、放疗等治疗，都需要把患者转入上级医疗机构。已经行手术治疗患者社区随访主要任务是观察肿瘤是否有复发和转移，可以定期复查血常规、血生化、大便隐血、B超等，若有肿瘤复发或转移表现，应该转诊患者到上级医疗机构专科医生。

2. 全科医生应该熟悉或掌握恶性肿瘤发生的危险因素。如胃癌的危险因素目前较明确的有：幽门螺杆菌（Hpylori）感染、高盐摄入、胃癌家族史、吸烟及大量饮酒；在全科医疗应诊中根据患者的特点，有针对性地运用体检或筛查手段去发现患者就诊直接原因以外的其他疾病。一般情况下，首先应根据患者所处生命周期、既往病史、生活习惯、个性与职业特点和家族史等，确定其易患肿瘤；然后根据易患肿瘤的特点，选择简便、经济、有效的方法去检查，并做好与患者的沟通，以免误解。全科医疗过程中发现恶性肿瘤病例，也是全科医生在日常诊疗工作中的经常性二级预防工作。全科医生不仅需要具有较全面的恶性肿瘤知识和较丰富的临床经验，而且还应当有高度的警惕性和责任感，才能使早期恶性肿瘤患者在全科诊疗过程中被"意外"发现。

第三节　全科医生在晚期恶性肿瘤治疗中的作用

晚期恶性肿瘤患者一部分可能进入综合性医院肿瘤科、肿瘤专科医院或临终照顾医院，但许多患者仍愿在家中与亲人一起度过他们生命的最后阶段，这些患者及其家庭非常需要全科医生提供医学照顾。晚期恶性肿瘤患者的治疗与康复又称为恶性肿瘤的三级预防，其中姑息治疗是社区全科医生应当承担的任务。姑息治疗能较好地消除患者的症状，并对患者和家属予以心理疏导与支持，使其获得尽可能好的生活质量。

一、晚期恶性肿瘤相关知识

（一）概念

恶性肿瘤的分期方法比较多，最常用的有两种：一种是根据病理解剖分期，即TNM分期，Ⅰ～Ⅱ期多为早期，Ⅲ～Ⅳ期多为晚期；另一种是生理学分期，将恶性肿瘤分为初始获知、治疗休养、复发转移和晚期4个时期。临床上通常把在现代医疗条件下，患者已无法治愈，生存时间估计在6个月以内的恶性肿瘤，称为晚期恶性肿瘤。全科医生应当对晚期恶性肿瘤患者给予照顾，使患者有限的生命得到最大的满足。

晚期恶性肿瘤可以进一步分为前期、中期、后期和死亡前期。估计生存时间在1～6个月者为前期，在1周～1个月者为中期，1日～1周者为后期，死亡前数小时者为死亡前期。

（二）基本特征

1. 主要症状　晚期恶性肿瘤患者全身情况较差，主要症状包括乏力、睡眠差、疼痛、发热、食欲差、腹胀、恶心、呕吐、口干、便秘、气短、咳嗽、咳痰、咯血、水肿、尿少、尿频等。

2. 死亡原因　直接导致晚期恶性肿瘤患者死亡的原因主要有恶病质、肺炎、呼吸衰竭、肝衰竭、心衰竭、肾衰竭、出血、败血症等。

（三）姑息治疗

姑息治疗（palliative care）是指为那些对治愈性治疗无反应的患者，提供积极的、全面的治疗与照顾，以使这些患者及其家庭获得最佳的生活质量。姑息治疗既不延缓死亡也不加速死亡，其主要任务是控制症状，包括缓解疼痛及其他躯体症状，对家属和照护者予以心理疏导与支持，使患者及其家庭、朋友获得尽可能好的生活质量。姑息治疗重视生命，并将死亡看作一个正常的过程，提供各种支持以帮助患者坦然面对现实。从治疗的作用或目的看，恶性肿瘤的治疗由治愈性治疗和姑息治疗两部分组成，两者之间通常没有明确的界线。早期以治愈性治疗为主，晚期以姑息治疗为主。

（四）姑息治疗原则

1. 晚期肿瘤前期

（1）对患者：采用规范的镇痛治疗达到完全控制疼痛；尽量缓解全身及各器官、系统的症状；给予精神上的支持，必要时可给予精神药物；协助患者处理好后事，如交代工作、财产等。

（2）对亲属：让全部亲属包括小孩和老年人都知道患者的真实病情，做好接受亲属将死亡的心理准备。

2. 晚期肿瘤中期

（1）对患者：使用糖皮质激素减轻各种症状，改善食欲及精神状况；照料好患者的日常生活，如大小便等；倾听患者的心声，对患者表示充分地理解与支持。

（2）对亲属：对亲属的预期悲叹予以理解、支持；调整亲属对延长生命和缓解疼痛的矛盾心情。

3. 晚期肿瘤后期

（1）对患者：对于患者具有的恶心、呕吐等较顽固的症状，可予以药物控制；对于谵妄患者，可采用耐心倾听、亲属陪护、改变卧室环境、药物治疗等措施；当患者的痛苦无法缓解时，可以在征得亲属同意后适当使用镇静药物。

（2）对亲属：对亲属护理的疲劳应予以关心，多给予安慰；让亲属理解在患者呼吸心跳停止后，医生原则上不实施心肺复苏。

4. 死亡前期

（1）对患者：保持对患者人格的尊重，以使亲属感到安心；对呼吸道分泌物多的患者，可适当使用莨菪碱类药物；通过肢体语言如握住手、抚摸手腕、抚摸头发等与患者进行感情交流，直到生命的最后。

（2）对亲属：患者呼吸不稳、呻吟时，可解释此时患者也无痛苦，呻吟和其他症状是无意识的，让亲属保持平静和安心；在意识丧失后，可让亲属不时抚摸患者手脚并与其说话。

二、晚期恶性肿瘤的对症治疗

（一）对症治疗原则

晚期恶性肿瘤患者姑息治疗的重要内容之一是控制症状，即对症治疗，其实施过程应遵循以下原则。

1. 全面了解病情　主动倾听患者的叙述，仔细询问各种病史，以及家庭、社会生活情况，全面掌握患者及其亲属的相关信息。

2. 明确病因　通过病史和体格检查明确症状产生的原因，将辅助检查控制在最低限度。

3. 充分说明　几乎所有患者都想知道自己的症状是怎样发生的。应向患者深入浅出地解释症状产生的原因和治疗的方法。

4. 预防性控制　应用药物或其他措施控制可能发生的症状；对反复发作的症状如疼痛，应定时服药或持续皮下给药，以预防症状再次发作。

（二）癌症疼痛的管理

癌症疼痛（cancer pain），简称癌痛，是由癌症本身或其相关因素导致的疼痛，是癌症患者最常见（70% 左右）和最难以忍受的症状之一，常比死亡更令人恐惧。癌痛会从生理、心理、精神和社会等方面降低患者的生活质量。根据疼痛持续时间和性质，癌痛通常可分为急性、慢性、持续性和爆发性等 4 种类型。

1. 癌痛的评估原则和方法

（1）原则：癌痛的评估是治疗的前提。为准确判断患者疼痛的程度，在评估过程中，应坚持以下原则：①相信患者的主诉；②收集全面、详细的疼痛病史；③注意患者的精神状态及心理社会因素；④认真做体格检查，特别是神经系统检查；⑤收集其他辅助检查资料；⑥治疗施行后应进行疼痛再评价。

（2）方法：癌痛分度的评估方法有多种、包括主诉疼痛程度分级法（verbal rating scales，VRS）、数字疼痛程度分级法（number rating scales，NRS）等。

主诉疼痛程度分级法如下。0 级：无痛。Ⅰ级（轻度）：有疼痛但可以忍受，能正常生活，睡眠不受干扰。Ⅱ级（中度）：疼痛明显，不能忍受，要求服用镇痛药，睡眠受干扰。Ⅲ级（重度）：疼痛剧烈，不能忍受，睡眠受到严重干扰，需要镇痛药，可伴有自主神经功能紊乱或被动体位。

数字疼痛程度分级法：用 0 ~ 10 代表不同程度的疼痛，0 为无痛，依次逐步加重，10 为剧痛。评估时，检查者让患者确定自己的疼痛所对应的数字，从而确定疼痛严重程度。

数字疼痛程度分级与主诉疼痛程度分级这两种方法的结果有一定对应关系（表20-2）。临床上可用两种方法评估同一患者，将评估结果进行对比，使疼痛程度分级更加准确。

笔记栏

表 20-2　主诉疼痛程度分级法与数字疼痛程度分级法的对应关系

主诉疼痛程度分级法	数字疼痛程度分级法
0 级	0
Ⅰ级	1～3
Ⅱ级	4～6
Ⅲ级	7～10

2. 癌痛的治疗方法

（1）癌症三阶梯止痛治疗：WHO 癌症三阶梯止痛治疗（WHO's three step ladder for cancer pain relief）是一个被全世界广泛认同的药物治疗方案。

治疗原则：①按非甾体抗炎药、弱阿片类、强阿片类的顺序，逐级给药；②尽量口服给药；③按时给药；④个体化给药；⑤密切观察疗效与不良反应。

治疗方法：根据患者疼痛的轻、中、重程度，分别选用第一、第二、第三阶梯止痛药物进行镇痛治疗。

第一阶梯：适用于轻度疼痛患者，选用非甾体抗炎药（non-steroid anti-inflammatory drugs，NSAID），如阿司匹林、美洛昔康等。当该类药物治疗效果不佳时，则应升到第二阶梯。

第二阶梯：适用于轻至中度疼痛患者，选用弱阿片类药物，如可待因等，也可与第一阶梯非甾体抗炎药并用。当第二阶梯治疗不能控制疼痛时，则应升到第三阶梯。

第三阶梯：适用于中至重度疼痛患者，选用强阿片类药物如吗啡等，也可与第一阶梯非甾体抗炎药并用。

视窗 20-2　　　　　癌痛的其他镇痛方法

对于癌痛的治疗，还有一些其他的方法，可以由相关的专科医生实施，如麻醉科医生施行神经阻滞疗法；神经外科医生施行神经破坏疗法；骨科医生对病理性骨折施行固定术；放射治疗医生施行放射治疗；肿瘤科医生施行化学治疗。全科医生可根据患者的基本情况，采用物理疗法、心理疗法、中药针灸和患者自控镇痛等；也可根据患者疼痛的性质和类型选择治疗方式，如浅表躯体疼痛可用热疗、局部麻醉，内脏阵发性疼痛用解痉药等。

（三）其他症状与问题的处理

1. 对患者其他症状的治疗

（1）治疗原则：对晚期恶性肿瘤患者的其他症状进行治疗，既要使用对症治疗药物，也要尽量消除可逆性原因；既要运用现代医学手段，也要根据患者的意愿采用中医药和（或）针灸等治疗。

（2）对躯体症状的治疗：对合并感染的患者，应给予抗生素治疗；对周围性呼吸困难的患者，应给予解痉、祛痰或消除气道阻塞治疗；对食欲减退的患者，可给予糖皮质激素及胃肠动力药；对恶心呕吐的患者，可选用镇吐药物；对便秘的患者，可使用口服泻药或灌肠；对腹泻的患者，应调整饮食，同时给予抗感染和止泻等治疗；对合并腹水的患者，可给予利尿药、输注白蛋白和腹腔穿刺抽液等治疗；对明显血尿的患者，可应用止血药；对尿失禁的患者，可选用 α 受体阻滞剂、抗胆碱能药或钙离子拮抗剂等药物；对排尿困难的患者，可施行导尿术；对水电解质失调的患者，应通过补液予以纠正；对皮肤瘙痒的患者，可应用局部止痒药；对有压疮的患者，应加强护理和局部治疗；对失眠的患者，可选用镇静催眠、抗焦虑或抗抑郁药。

（3）心理疏导：晚期肿瘤患者精神障碍比较突出。在姑息治疗中，应加强精神调护。全科医生应用心与患者交流，可坐在床边倾听患者的叙述，以理解的态度接触患者，表明与患者共同对抗疾病的意志，向患者暗示病情将起伏不定，并传达生命预后的信息，同时也要给患者以希望。

当患者出现心理障碍时，应进行心理疏导，必要时给予药物治疗，如焦虑者可选用抗焦虑药，对抑郁者可选用抗抑郁药等。

2. 全科医生对家属的照顾在晚期肿瘤阶段也很重要　应与家属交流实现医患双方的相互理解与信任。对家属的预期悲叹应予以援助。要让家属能够正确面对现实，在心理上逐步接受患者将死亡的事实。在患者弥留之际，应协助家属与患者诀别。

第四节　全科医生在恶性肿瘤康复医疗中的作用

（一）对恶性肿瘤康复期患者作生活指导

虽然恶性肿瘤发病后往往病情进展迅速，但治疗后的恢复则通常是一个较长的过程。在这个过程中，全科医生应对其生活给予全面的指导。

1.关于饮食　处于康复期、一般情况良好的患者，不宜忌口。除非已经证明某种食物会加重疾病的病情，或吃后发生过敏、产生不适。食物应富含蛋白质、维生素、纤维素等，如鸡蛋、牛奶、鲜肉、新鲜蔬菜及水果等。至于辛辣之物，除非与所服用的中药相冲突，一般也不忌讳。

2.关于嗜好　肿瘤患者应戒烟、酒。全科医生应向患者陈述利害，并向患者家属说明，取得家庭的支持，多能得到患者的响应。茶与咖啡不在禁忌之列。

3.关于体力活动　一般情况良好的患者可承担较轻体力的家务劳动，如打扫居室卫生、买菜、做饭等。同时，此期患者更应重视日常户外运动，包括散步、打太极拳等，只要自我感觉不太累就是适宜的。户外活动不仅增强体力，而且对改善重要器官功能和调整心情都有显著的效果。

4.关于工作　肿瘤患者术后近期和放化疗期间宜休息。术后稍久或放化疗结束之后，可考虑恢复部分或全部工作，这主要取决于工作的轻重及患者对工作熟练与胜任的程度。肿瘤患者的工作，以不过分劳累为宜。

5.关于婚姻生活　对于已婚的肿瘤患者，恢复期可以有适度的性生活。当然不宜过频，以免劳累。未婚的患者在手术治疗、放化疗期间和术后、放化疗后的近期，一般不宜结婚，康复之后可以考虑。

（二）对恶性肿瘤康复期患者给予心理上的支持

恶性肿瘤患者手术或放化疗之后，紧张情结一般有所放松，尤其是肿瘤已手术切除的患者。但是，他们一旦感到任何不适，则大多会怀疑肿瘤复发或转移，而又呈紧张状态。对于此类患者，全科医生应该多给予解释，将肿瘤诊断与治疗的实际情况向患者详细说明，使患者树立战胜肿瘤的信心，并积极配合医生的治疗。在对肿瘤患者进行心理疏导的过程中，为患者建立一个良好的心理支持环境也非常重要。肿瘤患者常多疑，容易误解家属、亲友的言行，认为家属、亲友一定对他隐瞒了病情，或者对他产生了厌倦等。病情较重的患者则常有消极悲观的情绪。所以，全科医生除对患者进行心理疏导和必要的治疗外，还需告知患者的家属和亲友，应深入了解患者的心理状况，给予关心和爱护，尽可能减少患者情绪上的不良刺激，尽可能多地给予心理上的支持。此外，心理疏导还可以通过建立病友俱乐部，让病友在娱乐、交流、锻炼中相互支持、相互鼓励，从而树立起战胜癌症的信心和乐观的生活态度。

（三）督促恶性肿瘤患者定期复查

恶性肿瘤经治疗后，尤其是手术治疗、放射治疗后，器官的功能常受到一定的影响。例如，胃癌手术切除后可能发生倾倒综合征（dumping syndrome），肺癌手术后可有肺功能不全，乳腺癌手术后可有上肢淋巴水肿等；盆腔放射治疗后可有放射性直肠炎，鼻咽放射治疗后可有泪腺萎缩等；肿瘤化疗后可有骨髓造血抑制、免疫功能减弱等。以上由于手术、放疗、化疗产生的后续问题，都需要全科医生给予相应的处理。如果并发症较严重，应及时转到专科治疗。恶性肿瘤被切除或经治疗后病情缓解后，一部分患者仍有肿瘤复发或转移可能。所以，肿瘤患者治疗后应定期复查或随访，以早期发现其复发或转移，并在发现复发或转移时给予及时处理。此外，恶性肿瘤经治疗后，由于免疫功能的抑制，可有第二，甚至第三原发癌发生，也应定期复查。

一般将以上两种目的结合在一起，对恶性肿患者进行定期随访或复查。通常应根据肿瘤的类别、分期、治疗方式、治疗效果、并发症等，确定随访频率，一般可每 2～3 个月复查 1 次。随着时间推移，可逐渐延长随访间隔时间。一般在治疗 2 年后 4～5 个月复查 1 次，5 年后可半年至 1 年复查 1 次。当然，如果其间患者感到不适或检查发现不能确定的新问题，则应根据病情加紧检查，密切随访。

肿瘤患者治疗后的随访，体现了全科医疗连续性、协调性照顾的基本原则。患者回到社区后，全科医生通过查阅转诊资料和与患者的交流，了解患者在专科的诊治情况，并据此安排随访与康复治疗。在随后的随访或复查中，应注意患者复发或转移迹象，及时给予检查，必要时转到专科医生处复查，并向专科医生介绍病情。

笔记栏

（四）帮助恶性肿瘤康复患者回归社会

肿瘤早期诊治的目的是争取患者完全康复和回归社会生活。社会生活包括家庭以外的邻里、亲友之间的交往及所承担的工作。这两者都涉及人们对肿瘤的认识。所以，需要大力宣传恶性肿瘤或是可治愈之症或带瘤生存，一些发现较早的患者可以治愈。肿瘤不是传染病，不要回避肿瘤患者。肿瘤患者需要得到社会的关爱、尊重和一定的照顾。全科医生除了进行科学普及、健康教育外，还需动员社会各方面的资源，对肿瘤患者回归社会生活，尤其是恢复工作予以支持。

（五）对晚期恶性肿瘤患者进行医学照顾

恶性肿瘤患者，在大型综合医院或专科医院经手术切除、强烈化疗或其他根治性治疗后，需要回家休养，进一步接受恢复性治疗。

1. 康复护理　长期卧床患者应保持合适体位，定时或经常翻身，以防止压疮；注意皮肤、口腔卫生，以预防感染；叩打或振动背部，促进痰液排出，避免坠积性肺炎。

2. 营养康复　恶性肿瘤患者经手术、化疗或放疗后，营养状况常常较差，表现为显著的消瘦与体重下降。全科医生应根据患者消化功能和全身情况，合理选择与搭配食物，改善患者营养状况，促进躯体功能恢复。

3. 运动疗法　根据患者全身情况安排。体质较弱的卧床患者，可在床上做呼吸操、肢体躯干活动，以防止静脉血栓形成、坠积性肺炎等并发症。能下床活动的患者，应多安排户外运动，如散步、打太极拳、慢跑、做健身操等。运动种类、强度持续时间、频率等，根据治疗后的全身与局部情况和患者的年龄、体力及运动习惯而定，并可循序渐进，加大强度和延长时间，逐步增强心肺功能，增强体力。需要注意的是，患者如果有贫血、血小板减少、白细胞减少、严重骨质疏松等情形，应降低运动强度或只做较轻的运动锻炼。

4. 作业疗法与职业康复　对恢复较好的患者，应进行日常生活活动能力训练，提高生活自理能力；恶性肿瘤病情稳定、全身状况良好的患者，可进行职业技能训练，以恢复原来的工作或更换其他合适的工作。

（仲悦娇）

本 章 小 结

1. 为了更有效地降低恶性肿瘤的危害，全科医生应当提供全科医学照顾，包括一、二、三级预防。

2. 一级预防通过应诊中的干预、健康教育、健康促进、免疫接种和化学预防等消除恶性肿瘤的危险因素，降低发病率。

3. 二级预防通过症状鉴别、患者随访、病例发现、肿瘤筛查、周期性健康检查等早发现患者，并通过有效导入与配合肿瘤专科诊治，实现对恶性肿瘤的早诊断与早治疗。

4. 三级预防是晚期恶性肿瘤的治疗与康复，其中姑息治疗是社区全科医生应当承担的任务。姑息治疗能较好地消除患者的疼痛和缓解其他躯体症状，并对患者和家属予以心理疏导与支持，使其获得尽可能好的生活质量。

第 21 章　呼吸系统疾病的全科医学处理

学习目标

1. 掌握呼吸系统疾病中常见慢性疾病的诊断与治疗；慢性呼吸系统疾病患者的随访、复查、健康指导等相关内容。

2. 了解呼吸系统疾病的流行病学特点；健康教育内容；三级预防策略。

第一节　呼吸系统疾病是我国的常见病和多发病

一、呼吸系统疾病概述

由于吸烟、工业经济发展、大气污染所致的理化因子、生物因子吸入增加及人口老龄化加速等因素，使近年来呼吸系统疾病的发病率居高不下。呼吸系统疾病大多呈慢性病程，肺功能损害进行性加重，严重影响患者的生活质量，给家庭和社会带来沉重负担。因此，需要全科医生提供持续性、综合性、协调性的服务，在预防、保健和康复等方面发挥积极作用，特别是慢性疾病，如慢性阻塞性肺疾病、支气管哮喘等的管理工作。

慢性阻塞性肺疾病（chronic obstructive pulmoriary disease，COPD）是一种严重危害人类健康的常见病、多发病，严重影响患者的生活质量，病死率较高，并给患者及其家庭，以及社会带来沉重的经济负担。据全球疾病负担研究项目估计，2020 年 COPD 将位居全球死亡原因的第 3 位。世界银行和 WHO 的资料表明，至 2020 年 COPD 将位居世界疾病经济负担的第 5 位。

支气管哮喘是常见的慢性呼吸道疾病，近年来其患病率在全球范围内有逐年增加的趋势。该疾病常反复发作、病程长，不仅会增加经济负担，而且易致患者产生不同程度的精神障碍，如抑郁、焦虑、自卑、甚至自虐、自杀等。

二、呼吸系统疾病的流行病学特征

呼吸系统疾病是我国的常见病和多发病，其患病率和死亡率都比较高。据统计，呼吸系统疾病（不包括肺癌）在城市的死亡病因中占第四位，在农村则占首位。呼吸系统的某些疾病具有明显的流行病学特征，对于全科医生而言，了解呼吸系统疾病的流行特点，有助于对疾病的预防和处理。

1. 人群分布　呼吸系统疾病可发生于任何年龄段的人群，但不同人群对疾病的易感性有差异。例如，支气管哮喘的患病率儿童高于成年人；慢性支气管炎、阻塞性肺疾病、肺癌常见于中老年人，且随年龄的增长发病率增加。

2. 地区分布　某些呼吸系统疾病在地域分布上差异明显。慢性支气管炎、COPD 的患病率北方高于南方，农村高于城市；肺癌的患病率城市高于农村；支气管哮喘患病率平原地区高于高原地区，城市高于农村。

3. 时间分布　季节和气候的变化对呼吸系统疾病有明显的影响。支气管哮喘易在春秋季及冬季发病。慢性支气管炎、COPD、慢性肺源性心脏病在冬春季节或气候突变时发病率增加。

三、呼吸系统疾病需要全科医学服务

慢性病的防控重在基层，基层医疗卫生机构是慢性病防治的前沿和哨点，基层全科医生是慢性病防治的主力军。基层医疗卫生机构与基层全科医生的呼吸系统疾病防治能力直接影响着我国呼吸疾病整体防治水平，全科医生在呼吸系统疾病防治中发挥重要作用。

呼吸系统疾病是最常见的需要全科医学照顾的疾病。慢性呼吸系统疾病如慢性支气管炎、支气管哮喘、肺气肿等，多数可在全科医疗机构得到诊治。急性呼吸系统疾病如普通感冒、急性咽炎、急性喉炎、急性支气管炎等具有一过性或自限性的特点，多由全科医生处理，很少需要到专科医院治疗。某些呼吸系统急症如气胸、大咯血、肺栓塞等需要全科医生及时做出诊断处理、专科转诊治疗。某些复杂的疾病如肺癌、肺间质纤维化等需要进一步行胸部 CT、纤维支气管镜、肺活检等检查，这类患者经转至上级医院诊治后，可在基层医疗机构由全科医生提供持续性、综合性、协调性、个性

化的医疗照顾服务。

社区是个人与家庭日常生活、社会活动和维护自身健康的重要场所和可用资源,也是全科医生影响个人及家庭的重要场所。全科医生在防治急性呼吸系统传染病时发挥重要作用,在发现可疑患者、实行院前急救、采取隔离消毒措施、追踪接触者、进行社区执法等方面发挥关键的作用。全科医生通过健康教育和预防知识的宣传普及,可让社区居民了解禽流感流行传播的途径、临床症状及预防的知识,增强社区居民的预防意识,可在一定程度上避免疫情的传播和扩散。全科医生还可提供预测性服务,如流感高发季,对有危险因素的老年患者注射流感疫苗和肺炎链球菌疫苗,可减少社区获得性肺炎的发病率。

2016 年 5 月国务院医改办等七部委联合印发《关于推进家庭医生签约服务的指导意见》,标志着家庭医生签约服务工作全面正式启动。全科医生与患者接触机会较多,比较了解他们的家庭环境、经济情况、生活习惯、家庭凝聚力及家庭成员对疾病的态度等,可综合评估家庭环境对疾病的影响,给出利于健康的建议和简单的保健措施。例如,家庭成员吸烟,除危及自身健康外,被动吸烟者也存在同样的危险,尤其是孕妇和儿童,故应劝导戒烟。由于哮喘与遗传有关,对哮喘家庭进行家谱调查,可评估家庭成员患病风险评估,从而采取适当的防治措施。家庭保健服务可通过与患者的接触和家访的形式进行。

第二节 全科医生在呼吸系统疾病预防中的作用

一、常见呼吸系统疾病的危险因素

呼吸系统与外界相通,大多数呼吸系统疾病的发生与外界环境变化密切相关,各种原因引起机体防御功能下降或外界的刺激过强均可引起呼吸系统的损伤和病变。

1. 吸烟 是呼吸系统疾病最重要的危险因素,呼吸系统疾病发病率的增加与吸烟密切相关。烟草中含的焦油、尼古丁、氢氰酸等化学物质具有多种损伤效应。据调查表明,吸烟者慢性支气管炎的发病率较非吸烟者高 2 ~ 8 倍;吸烟者死于 COPD 的人数多于非吸烟者;开始吸烟年龄越早、烟龄越长、吸烟量越多,肺癌死亡率就越高。故戒烟能降低呼吸系统疾病发生的危险性。

2. 空气污染 呼吸系统疾病的增加与大气污染密切相关,大气中的二氧化硫、二氧化氮、氯气等可损伤气道黏膜上皮,增加感染可能性。职业性粉尘浓度过大或接触时间过久,可增加 COPD 的发生。工业废气中的致癌物是肺癌发病率增加的重要原因。家庭中燃料燃烧及烹调过程中产生的油烟亦可引起呼吸系统损伤,引发疾病。

3. 感染因素 呼吸道最易受到病毒、支原体、细菌等微生物侵入,且呼吸道的不同部位,致病微生物也不同。上呼吸道以病毒感染为主,下呼吸道则以细菌感染为主。

4. 过敏因素 某些呼吸系统疾病与过敏有关,如支气管哮喘、慢性支气管炎、过敏性肺炎等。常见的变应原分吸入性和非吸入性物质,常见吸入性变应原有花粉、真菌、尘螨、动物毛屑、氨气、二氧化硫、烟雾等;非吸入性变应原有虾、蟹、鱼、蛋类、牛奶、化妆品等。另外食物添加剂、防腐剂等,也可致过敏性疾病的发生。

5. 遗传 部分疾病可能与遗传有关,如支气管哮喘与多基因遗传有关;肺癌有家族聚集性;COPD 的发生与基因突变有关。

6. 药物 部分药物引起的肺部反应称为药源性肺病。如胺碘酮、血管紧张素转化酶抑制剂、胆碱酯酶抑制剂、造影剂、磺胺类药、秋水仙碱等,某些细胞毒性药物如环磷酰胺、博来霉素、白消安可导致肺纤维化。

7. 其他因素 免疫、年龄、气候等因素均与慢性支气管炎有关;COPD 的发病还与患者的社会经济地位有关;饮食与营养、运动、伴随疾病等与呼吸系统疾病的发病亦有关。

二、全科医生在呼吸系统疾病预防方面的职责

1. 一级预防 呼吸系统疾病的一级预防主要是针对病因和危险因素进行预防。全科医生工作于社区,对社区的环境及居民的家庭情况有所了解,可通过健康教育,如劝导戒烟、改善不良生活方式、加强体育锻炼、增强免疫力、减少职业暴露、远离过敏源等,保护高危人群,预防疾病发生。

2. 二级预防 呼吸系统疾病的二级预防是为了阻止或延缓疾病的发展而采取的措施，强调早发现、早诊断、早治疗。可通过定期健康体检、普查、筛查等手段实现。常用的筛查方法有痰液检查、影像学检查、肺功能检查等。如胸部 X 线、胸部 CT 等是肺结核、肺癌较好的普查方式；肺功能检查可早期发现 COPD；支气管激发试验或舒张试验对哮喘有确诊价值。一旦确诊疾病，全科医生应告知患者及家属，并根据情况予以治疗或转给专科医生治疗。

3. 三级预防 呼吸系统疾病的三级预防是为了防止伤残和促进功能恢复，提高生存质量，延长寿命，降低病死率。加强呼吸系统慢性疾患者群的健康教育工作，督促患者坚持药物治疗并定期复查。对于慢性疾病患者除了予以药物治疗，还应采取综合措施最大限度减少患者肺功能的损害或延缓肺功能下降的速度，如鼓励 COPD 患者作有氧运动，长期进行家庭氧疗等可以提高患者的运动耐量，阻止或减缓呼吸衰竭的发生。

第三节 全科医生在呼吸系统疾病诊治中的职责

案例 21-1

刘某，男，72 岁，因"反复咳嗽、咳痰 20 年，进行性气促 6 年，加重 1 个月"就诊于社区医院。本次发病过程中患者无发热，咳嗽、咳浓痰较前加重，气促明显，影响日常活动，饮食尚可。其间不规则应用布地奈德福莫特罗粉吸入剂，效果欠佳。既往史：8 个月前因 COPD 急性加重发作住院治疗 1 次。吸烟史 50 余年，每日约 30 支，饮酒史 50 余年，每日约 100g，否认药物过敏史。查体：体温 37.3℃，呼吸 20 次/分，血压 130/80mmHg。口唇发绀，颈静脉无怒张，桶状胸，双肺呼吸音减低，右下肺可闻及湿啰音及少许哮鸣音，心率 85 次/分，律齐，各瓣膜区未及明显杂音，腹软，肝脾未触及肿大，双下肢无水肿。实验室检查：血常规：白细胞 12×10^9/L、红细胞 4.9×10^{12}/L、血红蛋白 120g/L；肺功能（吸入支气管舒张剂后）：第 1 秒用力呼气末容积占预计值百分比（FEV_1/pre）69%，第 1 秒用力呼气末容积/用力肺活量（FEV_1/FVC）60%。血气分析：pH 7.33，PaO_2 68mmHg，$PaCO_2$ 48mmHg。心电图：左心室高电压。胸部 X 线：右下肺炎性改变、慢性支气管炎、肺气肿。

讨论：

1. 该患者的临床诊断是什么？严重程度如何评估？
2. 作为全科医生应该从哪些方面为该患者制定管理方案？

一、常见呼吸系统慢性疾病的诊治

（一）COPD 诊断及治疗

COPD 与慢性支气管炎和肺气肿密切相关。当慢性支气管炎和肺气肿患者的肺功能检查出现持续气流受限时，即可诊断为 COPD。COPD 气流受限不完全可逆，呈进行性发展，是可以预防和治疗的疾病。

1. 临床表现

（1）症状：呼吸困难是 COPD 最重要的症状，也是患者体能丧失和焦虑不安的主要原因；慢性咳嗽，通常为首发症状，早晨明显；咳痰，咳嗽后通常咳少量黏液性痰，清晨较多，合并感染时痰量增多，常有脓性痰；喘息和胸闷，非特异性症状，重症患者可有明显的喘息；晚期患者可有体重下降，食欲减退等症状。

（2）体征如下。①视诊及触诊：桶状胸，常见呼吸变浅、频率增快，重症患者可见胸腹矛盾运动，双侧语颤减弱；②叩诊：肺部过清音，心浊音界缩小，肺肝界降低；③听诊：双肺呼吸音减低，呼气延长，可闻及干性啰音。

2. 诊断 COPD 的诊断根据危险因素、接触史、临床表现及肺功能检查等，并除外其他疾病，可确定诊断。肺功能检查提示持续气流受限是诊断 COPD 必备条件，吸入支气管舒张剂后 FEV_1/FVC < 70%，即明确存在持续的气流受限。

目前多主张对稳定期 COPD 患者采用综合指标体系进行病情严重程度评估。表 21-1 为改良版英国医学研究委员会呼吸问卷（mMRC）（症状评估），表 21-2 为肺功能评估，表 21-3 为 COPD 患者自我评估测试问卷（CAT 评分），表 21-4 为 COPD 的综合评估表。

表 21-1　改良版英国医学研究委员会呼吸问卷

呼吸困难评价等级	呼吸困难严重程度
0 级	只有在剧烈活动时感到呼吸困难
1 级	在平地快步行走或步行爬小坡时出现气短
2 级	由于气短，平地行走时比同龄人慢或者需要停下来休息
3 级	在平地行走约 100m 或数分钟后需要停下来喘气
4 级	因为严重呼吸困难而不能离开家，或在穿脱衣服时出现呼吸困难

表 21-2　气流受限严重程度的肺功能分级

肺功能分级	气流受限程度	FEV$_1$ 占预计值
Ⅰ 级	轻度	≥ 80%
Ⅱ 级	中度	50% ～ 79%
Ⅲ 级	重度	30% ～ 49%
Ⅳ 级	极重度	< 30%

注：为吸入支气管舒张剂后的 FEV$_1$ 值。

表 21-3　COPD 患者自我评估测试问卷（分）（CAT 评分）

从不咳嗽	1	2	3	4	5	总是在咳嗽
一点痰也没有	1	2	3	4	5	有很多很多痰
没有任何胸闷的感觉	1	2	3	4	5	有很严重的胸闷感觉
爬坡或上 1 层楼梯时，没有气喘的感觉	1	2	3	4	5	爬坡或上 1 层楼梯时，感觉严重喘不过气来
在家里能够做任何事情	1	2	3	4	5	在家里做任何事情都很受影响
尽管有肺部疾病，但对外出很有信心	1	2	3	4	5	由于有肺部疾病，对离开家一点信心都没有
睡眠非常好	1	2	3	4	5	由于有肺部疾病，睡眠相当差
精力旺盛	1	2	3	4	5	一点精力都没有

注：数字 0 ～ 5 表示严重程度，请标记最能反映你当前情况的选项，在方格中标记，每个问题只能标记 1 个选项。

表 21-4　COPD 的综合评估

组别	特征		肺功能分级（级）	急性加重（次 / 年）	呼吸困难分级（级）	CAT 评分（分）
	风险	症状				
A 组	低	少	Ⅰ ～ Ⅱ	< 2	< 2	< 10
B 组	低	多	Ⅰ ～ Ⅱ	< 2	≥ 2	≥ 10
C 组	高	少	Ⅲ ～ Ⅳ	≥ 2	< 2	< 10
D 组	高	多	Ⅲ ～ Ⅳ	≥ 2	≥ 2	≥ 10

　　全科医生要了解 COPD 病情对患者的影响，需要综合症状评估肺功能分级和急性加重的风险，综合评估的目的是改善 COPD 的疾病管理。目前临床上采用 mMRC 分级或 CAT 评分作为症状评估方法，mMRC 分级 ≥ 2 级或 CAT 评分 ≥ 10 分表明症状较重。急性加重风险评估方法有两种：①根据患者急性加重的病史进行判断，过去 1 年发生 ≥ 2 次急性加重史者，或上一年因急性加重住院 1 次，预示以后频繁发生急性加重的风险大；②气流受限严重程度的肺功能分级评估法，肺功能Ⅲ级或Ⅳ级表明具有高风险。当两种方法评估结果不一致时，以风险最高结果为准。

　　3. 治疗　COPD 的治疗目标是缓解症状、改善运动耐量和改善健康状况；防止或延缓疾病进展、急性加重和降低病死率。

　　（1）药物治疗：药物治疗常用于预防和控制症状，减少急性加重的频率和严重程度，提高运动耐力和生存质量。需根据疾病的严重程度，逐步增加治疗，如没有出现明显的药物不良反应或病情恶化，则应在同一水平维持长期的规律治疗。定期评估患者治疗效果，必要时及时调整治疗方案。

　　1）支气管舒张药：短期按需应用暂时缓解症状及长期规律应用减轻症状。常用药物有 β 受体激动剂，如沙丁胺醇气雾剂、特布他林、沙美特罗、福莫特罗等；抗胆碱能药，如异丙托溴铵气雾剂、噻托溴铵等；茶碱类，如茶碱缓释、茶碱控释片等。

2）祛痰药：可用于痰不易咳出者，常用药物有盐酸氨溴索、羧甲司坦。

3）糖皮质激素：用于重度和极重度患者（Ⅲ级和Ⅳ级）和反复加重的患者。研究证明，长期吸入糖皮质激素与长效 β_2 受体激动剂联合制剂，可增加患者运动耐量、减少急性加重发作次数、改善肺功能，提高患者生活质量。常用药物有沙美特罗加氟替卡松、福莫特罗加布地奈德。

4）抗生素：用于急性加重期患者，需要明确急性加重的原因和病情严重程度，最多见原因是细菌或病毒感染，应酌情使用抗生素。可根据患者所在地常见病原菌类型及药物敏感情况合理选用抗生素治疗。

（2）长期家庭氧疗（LTOT）：LTOT 指征如下。$PaO_2 \leqslant 55mmHg$ 或 $SaO_2 \leqslant 88\%$，有或没有高碳酸血症；PaO_2 55～60mmHg 或 $SaO_2 < 89\%$，并有肺动脉高压、心力衰竭水肿或红细胞增多症。一般用鼻导管吸氧，氧流量为 1.0～2.0L/min，吸氧时间 10～15h/d。目的是使患者在静息状态下，达到 $PaO_2 \geqslant 60mmHg$ 和（或）使 SaO_2 升至 90%。可提高 COPD 慢性呼吸衰竭者生活质量和生存率。

4. COPD 患者的转诊 转诊指征：不适症状出现的频率明显增加，如突然发生休息时呼吸困难、生命体征改变；重度急性加重的 COPD 患者；出现新的体征者，如发绀、外周水肿；对初始治疗方案无反应的急性加重患者；伴随明显并发症或新发生心律失常者；频繁发生急性加重者；诊断不能明确者；在社区处理较困难的老年患者。

（二）支气管哮喘的诊断及治疗

1. 诊断

（1）诊断标准

1）症状和体征如下。反复发作喘息、气急，伴或不伴胸闷或咳嗽，夜间及晨间多发；发作时双肺可闻及散在或弥漫性哮鸣音，呼气相延长；上述症状和体征可自行缓解或治疗后缓解。

2）气流受限的客观检查指标：支气管舒张试验阳性；支气管激发试验阳性；呼气流量峰值（PEF）平均每日昼夜变异率≥20%。

符合上述症状和体征，同时具备气流受限客观检查指标中的任意一条，并除外其他疾病所引起的喘息、气急、胸闷及咳嗽，即可诊断为哮喘。

（2）分期及控制水平分级

1）急性发作期：是指喘息、气促、咳嗽、胸闷等症状突然发生，或原有症状急剧加重，常有呼吸困难，以呼气流量降低为其特征，常因接触变应原等刺激物或呼吸道感染诱发。急性发作时严重程度可以分为轻度、中度、重度、危重 4 级，具体见表 21-5。

2）慢性持续期：指患者每周均不同频度和（或）不同程度地出现喘息、气急、胸闷、咳嗽等症状。

3）临床缓解期：患者无喘息、气急、胸闷、咳嗽等症状，并维持 1 年以上。

哮喘的慢性持续期及临床缓解期评估严重性的方法为哮喘控制水平，详见表 21-6。

表 21-5 哮喘急性发作时病情严重程度的分级 [中国支气管哮喘防治指南（基层版）]

临床特点	轻度	中度	重度	危重
气短	步行、上楼时	稍事活动	休息时	—
体位	可平卧	喜坐时	端坐呼吸	
讲话方式	连续成句	单词	单字	不能讲话
精神状态	可有焦虑、尚安静	时有焦虑或烦躁	常有焦虑或烦躁	嗜睡或意识模糊
出汗	无	有	大汗淋漓	
呼吸频率	轻度增加	增加	常 > 30 次 / 分	—
辅助呼吸肌活动及三凹征	常无	可有	常有	腹部矛盾运动
哮鸣音	散在，呼吸末期	响亮、弥漫	响亮、弥漫	减弱，乃至无

注：只要符合某一严重程度的某些指标，而不需要满足全部指标，即可。

表 21-6　控制水平分级 [中国支气管哮喘防治指南（基层版）]

	完全控制 （满足以下所有条件）	部分控制 （任何 1 周内出现以下 1～2 项特征）	未控制 （任何 1 周内出现以下 1～2 项特征）
日间症状	无（或≤2 次 / 周）	>2 次 / 周	>2 次 / 周
活动受限	无	有	有
夜间症状 / 憋醒	无	有	有
需要使用缓解药次数	无（或≤2 次 / 周）	>2 次 / 周	>2 次 / 周
肺功能	正常预计值（或≥正常预计 值 / 本人最佳值的 80%）	<正常预计值（或本人最佳值的 80%）	<正常预计值（或本人最佳值的 80%）
急性发作	无	≥每年 1 次	任何 1 周内出现 1 次

2. 治疗　治疗哮喘的药物分为控制药物和缓解药物。

（1）控制药物：主要通过抗炎作用使哮喘维持临床控制，需要每日使用并长时间维持，常用药物有吸入性糖皮质激素（ICS）、全身性激素、白三烯调节剂、长效 β_2 受体激动剂（LABA）、缓释茶碱、色甘酸钠、抗 IgE 抗体等。

（2）缓解药物：能迅速解除支气管平滑肌痉挛、缓解气喘症状，通常按需使用。首选速效吸入 β_2 受体激动剂（SABA），还有吸入性短效抗胆碱药物（SAMA）、短效茶碱、口服 β_2 受体激动剂及全身用糖皮质激素等。

整个治疗过程中需要对患者进行连续性评估、观察治疗反应并据病情变化调整方案。控制性药物的升降级应按照阶梯式方案选择。哮喘控制并维持 3 个月以上可以考虑降级治疗，并维持达到控制哮喘的最低有效治疗级别。哮喘长期治疗方案分为 5 级，见表 21-7。

表 21-7　哮喘长期阶梯式治疗方案（支气管哮喘防治指南 2016 年版）

治疗方案	第 1 级	第 2 级	第 3 级	第 4 级	第 5 级
推荐选择控制药物	不需使用药物	低剂量 ICS	低剂量 ICS/LABA	中 / 高剂量 ICS/LABA	加其他治疗，如口服激素
其他选择控制药物	低剂量 ICS	白三烯受体拮抗剂（LTRA）	中 / 高剂量 ICS	中 / 高剂量 ICS/LABA 加 LAMA	加 LAMA
		低剂量茶碱	低剂量 ICS/LTRA（或加茶碱）	高剂量 ICS/LTRA（或加茶碱）	IgE 单克隆抗体
缓解药物	按需使用 SABA	按需使用 SABA	按需使用 SABA 或低剂量布地奈德 / 福莫特罗或倍氯米松 / 福莫特罗	按需使用 SABA 或低剂量布地奈德 / 福莫特罗或倍氯米松 / 福莫特罗	按需使用 SABA 或低剂量布地奈德 / 福莫特罗或倍氯米松 / 福莫特罗

3. 转诊　转诊指征：①轻、中度急性发作经治疗 24h 后，效果不佳或病情加重者；②虽属中度发作，但发病急，尤其具有哮喘相关死亡高危因素者；③初次病情评估时病情属重度和危重度急性发作者。

对于②和③两种情况，转诊前需做紧急处理，转诊途中应保证氧供，建立静脉通道，监测生命体征，做好气管插管等急救准备。

（三）随访与复查

慢性呼吸系统疾病多数需要长期，甚至终身治疗，因此全科医生应对患者进行详细的随访和复查，实施全程长期管理和干预，达到控制疾病、预防复发的目的。

1. COPD 患者的随访与复查　内容包括了解患者疾病相关危险因素；动态观察患者病情变化，指导患者自我监测并记录；了解患者药物使用情况，督促规范药物治疗，评价治疗效果；定期检查，综合评估病情，是否需要调整诊疗方案或转至上级医院进一步治疗。

2. 支气管哮喘患者的随访与复查　内容包括检查吸入装置使用是否正确；患者治疗依从性如何及影响因素；是否进行自我监测与管理；检查患者的症状或哮喘日记；评估疗效及有无并发症；评估症状控制水平，是否需要升级或降级治疗。1～3 个月随访 1 次，急性发作后 2～4 周随访 1 次。

第四节　全科医生在呼吸系统疾病康复中的作用

一、生活指导

1. 饮食指导　慢性呼吸系统疾病患者后期由于缺氧、感染、心功能障碍、机体消耗增加等原因，常伴有不同程度的营养不良。营养因素是影响 COPD 患者预后因素之一，全科医生可根据自己掌握的知识，制定患者的饮食方案，保证每日热量需要。对于哮喘患者，应建立过敏物质卡片，严格禁食过敏食物，为患者提供合理的饮食方案，既能保证营养，又可避免诱发哮喘发作。

2. 戒烟指导　研究证实，戒烟可以使肺功能下降的速度减慢，可提高 COPD 患者的生活质量，延长生命。全科医生应积极向患者及家属宣讲吸烟危害，劝导戒烟，可介绍一些戒烟的方法，如咀嚼戒烟口香糖、尼古丁替代疗法、针灸、耳穴法等。对不同的患者应结合实际情况，选择易于接受的戒烟方案。

3. 旅行指导　鼓励慢性肺部疾病患者在条件允许的情况下由家人陪伴去旅行。但 COPD 患者尤其是伴有肺大疱者，尽量避免乘坐飞机旅行，以免因气压改变发生气胸。稳定期哮喘患者旅行时应备平喘药，谨防哮喘急性发作。

二、心理指导

慢性呼吸系统疾病病程长，常反复发作，易使患者产生抑郁、焦虑、紧张、恐惧等精神障碍，影响患者生活质量。全科医生首先应指导患者正确认识疾病，积极配合治疗，并加强与患者家属的交流沟通。其次指导患者学会自我调节，控制情绪。对于 COPD 患者，应鼓励其尽可能做到生活自理并适当参加社交活动；对于哮喘患者，需引导其正确认识疾病，从而提高依从性，减轻心理和精神压力。对于焦虑、抑郁患者，可配合使用抗焦虑抑郁药物治疗，尽量减少情绪上的不良刺激，保持心理平衡。

三、康复指导

1. 健康教育　COPD 患者教育的内容包括：使患者了解 COPD 的危险因素、诊断及治疗；宣讲常用药物的使用方法及注意事项；劝导患者及家属戒烟；掌握一般和某些特殊的急救方法；学会自我控制病情的技巧，如腹式呼吸及缩唇呼吸锻炼等；识别病情变化，何时需要及时就诊等。通过教育提高患者及其家属对 COPD 的认识及自身处理疾病的能力，减少反复发作次数，维持病情稳定，提高生存质量。

对社区居民和哮喘患者进行哮喘知识教育是哮喘健康管理最基本的环节。教育的内容包括：哮喘的诱发因素、诊断、基本治疗；如何避免危险或诱发因素；哮喘通过长期规范治疗可以有效控制；药物吸入装置的正确使用方法；缓解药物与控制药物的差别；如何进行自我管理及急性发作时的紧急处理。

2. 运动指导　运动不仅包括躯体运动，还包括呼吸功能锻炼。躯体运动如步行、慢跑、跳舞、打太极等；呼吸肌锻炼如腹式呼吸、缩唇呼吸训练、无创通气家庭氧疗等。适度的运动训练可以提高呼吸肌的运动耐量，改善症状，提高生活质量。

3. 远程医疗　有研究表明远程健康技术在肺康复中有较好的应用前景。远程健康技术的应用不仅能指导患者进行肺康复训练，还能对患者进行监督和随访，能更加及时地根据患者的病情及时调整康复方案，操作灵活性强，且患者并没有因为使用电脑或手机等这些设备引发不适，反而增加了这部分患者的社会行为参与性，有益身心健康。

4. 自我管理　慢性呼吸系统疾病不可能长期住院治疗，常在门诊进行治疗，但呼吸系统疾病易受各种因素的影响而发生变化，全科医生不可能时刻守护在患者身边。因此，患者需要在全科医生的指导下共同制定自我管理计划，预防和及时处理疾病的发作。对于支气管哮喘的患者，完善的管理计划应包括长期控制的预防措施和终止发作的方法，如怎样识别哮喘发作、如何治疗正在发作的哮喘、怎样和何时寻求医疗帮助。不仅使患者在病情轻度发作时可自行处理，防止病情的进一步加重；而且帮助患者在病情严重发作时能够及时有效地寻求医疗帮助。

笔记栏

视窗 21-1　　　　　　　　　　　　　　　**肺康复**

2017 年慢性阻塞性肺疾病（慢阻肺）全球倡议（global initiative for chronic obstructive lung disease，GOLD）强调了肺康复治疗对 COPD 的作用，对于症状较重及急性加重高风险的患者，应鼓励其参加一个完整的康复计划。肺康复是在详细的患者评估和个体化治疗基础上的一套多学科合作的综合干预措施，目的是减轻呼吸困难症状、改善生活质量和身心状态，包括但不限于运动锻炼、教育和行为改变等。肺康复是 COPD 的重要治疗措施，是一个整体的康复过程，包括肺功能康复、运动能力康复、心理康复及回归家庭的社会康复等许多方面。一个完整的肺康复治疗方案包括患者的评估、建立长期治疗与随访计划、运动锻炼和呼吸锻炼方案、健康教育、营养支持和社会心理支持等（图 21-1）。

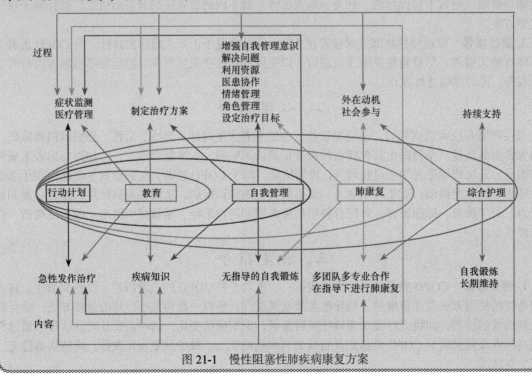

图 21-1　慢性阻塞性肺疾病康复方案

案例 21-1 分析

1. 本例患者慢性咳嗽、咳痰二十余年，进行性气促 6 年，查体口唇发绀，桶状胸，双肺呼吸音减低，右下肺可闻及湿啰音及少许哮鸣音，并且有长期吸烟史的危险因素，肺功能检查示 FEV_1/FVC 为 60%，小于 70%，结合患者病史、症状、体征及辅助检查结果，该患者可明确诊断为 COPD。该患者咳嗽、咳痰、气促较前明显加重，影响日常生活，药物不能有效控制症状，胸部 X 线提示右下肺炎性改变、慢性支气管炎、肺气肿，通过评估该患者肺功能分级虽为 Ⅱ 级，但 mMRC 分级 ≥ 2 级，CAT 评分 > 10 分，患者既往 1 年内曾因 COPD 急性加重住院 1 次，提示高风险，故该患者经综合评估严重程度评估为 D 组，诊断为 COPD（D 组），急性加重期，考虑细菌感染诱发 COPD 急性加重可能性大。

2. COPD 是一种呼吸系统临床常见病、多发病，其主要临床特征为持续性的气流受限，持续存在的呼吸道症状，其发病率、致残率、病死率高，且常反复发作，易使患者产生抑郁、焦虑、紧张、恐惧等不良情绪，严重影响患者生活质量，需要全科医生实施全程长期管理和干预，达到控制疾病、预防复发的目的。

（1）根据本例患者诊断、分期和综合评估结果，诊断为 COPD（D 组），急性加重期，当务之急是控制症状，主要治疗方案为吸入糖皮质激素＋长效 $β_2$ 受体激动剂或长效抗胆碱能药物，氧疗，全科医生可根据当地常见病原菌类型和药物敏感情况酌情使用抗生素。

（2）该患者长期吸烟，吸烟是呼吸系统疾病的最重要危险因素，戒烟能降低呼吸系统疾病发生的危险性。对于该患者全科医生通过走访其家庭，综合评估家庭环境对疾病的影响，提供合适的戒烟指导。

（3）营养因素是影响COPD患者预后因素之一，全科医生可根据自己掌握的知识，为该患者制定饮食方案，保证每日热量需要。

（4）全科医生应指导患者正确认识疾病，积极配合治疗，并加强与患者家属的交流沟通。指导患者学会自我调节，控制情绪，待急性症状稳定后鼓励其参加社交活动。

（5）当患者进入COPD稳定期后，全科医生可鼓励COPD患者作有氧运动，给出合适的运动指导建议，如打太极、行走等比较缓和的运动方式，呼吸肌锻炼如腹式呼吸、缩唇呼吸训练等，以提高患者的运动耐量，延缓疾病进展，提高生活质量。

（6）建立或更新患者健康档案，定期复查和随访，并指导患者进行自我管理。

（李云涛）

本 章 小 结

1. 呼吸系统疾病是最常见的需要全科医学照顾的疾病。慢性呼吸系统疾病如慢性支气管炎、支气管哮喘、肺气肿等，多数可在全科医疗机构得到诊治。急性呼吸系统疾病如普通感冒、急性咽炎、急性喉炎、急性支气管炎等，多由全科医生处理。某些呼吸系统急症如气胸、大咯血、肺栓塞等需要全科医生及时做出诊断处理、专科转诊治疗。某些复杂疾病如肺癌、肺间质纤维化等需经转至上级医院诊治后，在基层医疗机构由全科医生提供持续性、综合性、协调性、个性化的医疗照顾服务。

2. 全科医生在呼吸系统疾病预防方面的职责包括一、二和三级预防。一级预防主要是针对病因和危险因素进行预防。二级预防是为了阻止或延缓疾病的发展而采取的措施，强调早发现、早诊断、早治疗。三级预防是为了防止伤残和促进功能恢复，提高生存质量，延长寿命，降低病死率。

3. 全科医生需要诊断并综合评估COPD患者肺功能分级和急性加重的风险，目的是改善COPD管理。治疗目标是缓解症状、改善运动耐量和改善健康状况；防止或延缓疾病进展、急性加重和降低病死率。药物治疗包括支气管舒张药、祛痰药、糖皮质激素、抗生素，非药物治疗主要采用LTOT。掌握COPD患者的转诊指征和随访与复查。

4. 全科医生需要诊断支气管哮喘并明确分期及控制水平分级，治疗药物分为控制药物和缓解药物。治疗过程需要对患者进行连续性评估、观察治疗反应并据病情变化调整方案。控制性药物的升降级应按照阶梯式方案选择。哮喘控制并维持3个月以上可以考虑降级治疗，并维持达到控制哮喘的最低有效治疗级别。掌握哮喘患者的转诊指征和随访与复查。

5. 全科医生对呼吸系统疾病患者进行生活指导，包括饮食指导、戒烟指导、旅行指导；进行心理指导，使患者正确认识疾病，积极配合治疗，并加强与患者家属的交流沟通，指导患者学会自我调节，控制情绪；进行康复指导，包括健康教育、运动指导、远程医疗、自我管理。

第22章 糖尿病的全科医学处理

学习目标

1. 掌握糖尿病的三级预防。
2. 熟悉糖尿病的诊断、治疗及双向转诊指征。
3. 了解糖尿病的流行特点及相关并发症。

案例 22-1

患者，男，62岁，退休干部。因"多饮、多尿、消瘦1年余，加重伴呕吐、意识模糊2日"就诊社区门诊。患者1年前无明显诱因开始出现口干、多饮、多尿伴消瘦，无视物模糊、四肢麻木，曾于外院查空腹血糖明显升高达14.6mmol/L，诊断为2型糖尿病。间断服用二甲双胍及消渴丸等降糖治疗，未予以饮食控制。2日前，患者受凉感冒后出现发热伴恶心、呕吐，呕吐物为胃内容物，继而出现头痛、意识模糊，遂就诊于社区中心。患者自发病以来，精神、体力差，食欲尚可，睡眠正常，排便正常，尿量多，体重近1年降低7kg。既往史：否认肝炎、结核病史，否认高血压及消化系统疾病病史。

体检：体温38.6℃，脉搏96次/分，呼吸32次/分，血压132/80mmHg，BMI 28.9kg/m^2，回答合理，巩膜无明显黄染，呼吸深大，舌质干，皮肤弹性差，颈软，双肺呼吸音清，未闻及明显干湿性啰音，心界不大，心率96次/分，律齐，心音有力，未闻及杂音，腹软，肝、脾肋下未及，双下肢无明显水肿，病理征阴性。辅助检查：血常规：WBC 13.5×10^9/L，N 86%，L 14%；尿常规：GLU（++++），KET（+++）；生化指标：GPT 38 U/L，K$^+$ 3.51mmol/L，Na^{2+} 136.6mmol/L，BUN 6.72mmol/L，Cr 52.6μmol/L，GLU 22.6mmol/L；ECG：窦性心律，心电图正常范围；胸部X线：心肺正常。

讨论：

1. 该患者的诊断及诊断依据是什么？
2. 如何进行合理治疗及双向转诊？

第一节 糖尿病患者需要全科医学服务

一、糖尿病概述

（一）现状与流行趋势

40年来，随着我国人口老龄化与生活方式的变化，糖尿病从少见病变成一个流行病，我国成年人糖尿病患病率显著增加。1980年全国14省市30万人的流行病学资料显示，糖尿病的患病率为0.67%。2007～2008年，中华医学会糖尿病分会（CDS）组织全国14个省市开展了糖尿病流行病学调查，我国20岁及以上成年人的糖尿病患病率为9.7%。2010年中国疾病预防控制中心和中华医学会内分泌学分会调查了中国18岁及以上人群糖尿病的患病情况，显示糖尿病患病率为9.7%。2013年我国慢性病及其危险因素监测显示，18岁及以上人群糖尿病患病率为10.4%。

（二）我国糖尿病流行特点

（1）以2型糖尿病为主，1型糖尿病及其他类型糖尿病少见。2013年全国调查中2型糖尿病患病率为10.4%，男性高于女性（11.1%比9.6%）。

（2）各民族间的糖尿病患病率存在较大差异：满族15.0%、汉族14.7%、维吾尔族12.2%、壮族12.0%、回族10.6%、藏族4.3%。

（3）经济发达地区的糖尿病患病率明显高于不发达地区，城市高于农村（12.0%比8.9%）。

（4）未诊断糖尿病比例较高。2013年全国调查中，未诊断的糖尿病患者占总数的63%。

（5）肥胖和超重人群糖尿病患病率显著增加。肥胖人群糖尿病患病率升高了2倍。2013年按体质指数（BMI）分层显示，BMI＜25kg/m^{2}者糖尿病患病率为7.8%、25kg/m^2≤BMI＜30kg/m^{2}者患病率为15.4%，BMI≥30kg/m^{2}者患病率为21.2%。

（三）我国糖尿病流行的可能影响因素

1. 城市化　随着经济的发展，我国的城市化进程明显加快，城镇人口占全国人口比例从 2000 年的 34% 上升到 2016 年的 57%。城市化导致人们生活方式改变，体力活动明显减少，生活节奏的加快也使得人们长期处于应激环境，这都与糖尿病的发生密切相关。

2. 老龄化　我国 60 岁以上老年人的比例逐年增加，2000 年为 10%，到 2006 年增加到 13%，2008、2013 年的调查中 60 岁以上的老年人糖尿病患病率均在 20% 以上。

3. 超重肥胖患病率增加　《中国居民营养与慢性病状况报告（2015 年）》显示，全国 18 岁及以上成年人超重率为 30.1%，肥胖率为 11.9%，比 2002 年上升了 7.3 和 4.8 个百分点，6～17 岁儿童青少年超重率为 9.6%，肥胖率为 6.4%，比 2002 年上升了 5.1 和 4.3 个百分点。

4. 中国人的遗传易感性　2 型糖尿病的遗传易感性存在着种族差异。与高加索人比较，在调整性别、年龄和 BMI 后，亚裔人糖尿病的风险增加 60%。在发达国家及地区居住的华人糖尿病的患病率显著高于高加索人。目前全球已经定位超过 100 个 2 型糖尿病易感位点，其中仅 30% 在中国人群中得到验证，另外在中国人中发现 PAX4、NOS1AP 等多个 2 型糖尿病易感基因，这些基因可增加中国人 2 型糖尿病发生风险达 5%～25%。与中国人 2 型糖尿病显著相关的 40 个易感位点构建的遗传评分模型可应用于预测中国人 2 型糖尿病的发生，且主要与胰岛 β 细胞功能衰退有关。

（四）糖尿病的危害

糖尿病无法治愈，其主要危害在于它的并发症，并发症包括急性并发症（包括糖尿病合并感染、糖尿病高渗综合征、糖尿病酮症酸中毒、乳酸性酸中毒）及慢性并发症（包括大血管并发症和微血管并发症），尤其是慢性并发症。

1. 急性并发症

（1）糖尿病合并感染：发病率高，两者互为因果，必须兼治。常见感染包括呼吸道感染和肺结核、泌尿系感染和皮肤感染。

（2）糖尿病高渗综合征：多发生于中老年，半数无糖尿病史，临床表现包括脱水严重，有时可因偏瘫、昏迷等临床表现而被误诊为脑血管意外，死亡率高达 50%。

（3）糖尿病酮症酸中毒：糖尿病急性并发症中最常见的，多由于突然停用或胰岛素用量不足或其他应激（如严重外伤或手术后、妊娠和分娩等）引起。

（4）乳酸性酸中毒：患者多有心、肝、肾脏疾病史，或休克、有感染、缺氧、饮酒、大量服用苯乙双胍史，症状不特异，死亡率高。

2. 慢性并发症　糖尿病的危害不仅是急性并发症，主要会带来一系列的慢性并发症，包括微血管并发症及大血管并发症。

（1）微血管并发症

1）糖尿病肾病：20%～30% 的 1 型或 2 型糖尿病患者可发生糖尿病肾病。患者可有蛋白尿、高血压、浮肿等表现，其中一部分进展为终末期肾病。一旦临床肾病发生，如不进行有效干预，几年之内肾小球滤过率逐渐下降，10 年后 50%，20 年后 75% 以上的患者将发展为终末期肾病（肾功能衰竭）。2 型糖尿病患者糖尿病确诊后，不少人旋即出现微量白蛋白尿，甚至显性肾病，如无特殊干预，其中 20%～40% 的患者进展为临床肾病，20 年后约 20% 进展为终末期肾病。1 型或 2 型糖尿病患者微量白蛋白尿的出现，不仅标志着早期肾病的存在，而且极大地增加心血管疾病患病率及死亡危险性，因此应予以高度重视。

2）糖尿病视网膜病变：糖尿病患者双目失明比非糖尿病者高 25 倍，是糖尿病患者残废的主要原因之一。糖尿病患者眼的各部位均可出现病变，如角膜异常、虹膜新生血管、视神经病变、青光眼和白内障等。糖尿病视网膜病变是糖尿病患者失明的主要原因，各型糖尿病的视网膜病变患病率随患病时间和年龄的增长而上升。60% 的 2 型糖尿病，病程在 20 年以上者，几乎都有不同程度的视网膜病变。

3）糖尿病神经病变：①感觉神经，可见疼痛、麻木、感觉过敏；②运动神经，可见单神经麻痹引起的运动障碍，局部肌肉可萎缩；③自主神经，可见出汗异常、血压及心率变化、尿失禁或尿潴留、腹泻或便秘及阳痿等。

（2）大血管并发症

1）心血管病变：患病率比非糖尿病者高 3 倍，是糖尿病患者早亡的主要原因，以冠心病较为多见。临床特点包括冠心病发病率高而且发病时间早，女性糖尿病的心血管病变发生率增高更为明显，无痛性心肌梗死等非典型性临床表现多见等。

2）脑血管病变：糖尿病合并脑血管病者高达 12.2%。以脑动脉粥样硬化所致缺血性脑病最为常见，如短暂性脑缺血发作（TIA）、腔隙性脑梗死、多发性脑梗死、脑血栓形成等。我国糖尿病脑卒中的发病率较西方国家为高，而北方又普遍高于南方。糖尿病脑血管病的危险因素包括高血糖、高血压、血脂异常、血液流变学异常、吸烟以及慢性炎症状态等。其中高血压尤为重要，为糖尿病缺血性脑病的独立危险因素。在缺血性脑卒中患者中，77% 的血压未控制，因此降压治疗对降低脑卒中的发病率十分重要。

3）下肢血管病变：患病率比非糖尿病者高 5 倍，糖尿病下肢血管病变造成截肢要比非糖尿病患者多 10 倍以上，是引起糖尿病患者肢体残废的主要原因。糖尿病足是糖尿病下肢血管病变、神经病变和感染共同作用的结果，严重者可致足溃疡，甚至截肢。成年人中 40% 的足和下肢截肢为糖尿病所致。我国 1992 年回顾性调查糖尿病足占住院糖尿病患者的 12.4%，截肢率为 7.3%，近年来还有增加的趋势。

（3）心理障碍：糖尿病是一种终身性疾病，并发症发生率很高。一旦发生并发症，不仅具有致残、致死性，预后严重，而且还造成社会、家庭沉重的经济负担。因而患者本人及家属精神上承受的压力都很大。糖尿病心理障碍主要表现为焦虑症、强迫症、恐惧症及抑郁症等，糖尿病患者的心理障碍的发生率可高达 30% ～ 50%。有心理障碍者，其生活质量明显降低，仅为理想水平的 70%。

糖尿病的最终危害是并发症对健康和生命的威胁，甚至导致残废和早亡；给患者造成生活上的不便，肉体和精神上的痛苦，并且造成巨大的资金和资源上的浪费。

二、糖尿病的社区防治

糖尿病是一种常见的内分泌代谢疾病，是由于胰岛素分泌和（或）作用缺陷引起的以血糖升高为特征的疾病，血糖长期控制不佳可伴发各种器官，尤其是眼、心脏、血管、肾脏、神经损害或器官功能不全或衰竭，致残、致死率高，严重影响患者的身心健康，并给个人、家庭和社会带来沉重的负担，应从以下 3 个方面进行糖尿病患者社区综合防治。

（一）糖尿病患者筛查，实现早期发现糖尿病

（1）对重点人群进行糖耐量异常、空腹血糖受损高危人群的筛查，推荐采用 OGTT，并对异常者进行强化生活方式和药物干预，延缓糖尿病进程。

（2）加强重点人群中糖尿病患者群的筛查，以尽早发现糖尿病，推荐采用空腹血糖测定方法或口服 75g 葡萄糖负荷后 2h 血糖测定方法。

（3）通过门诊诊疗、体检、义诊等多种途径收集社区已确诊糖尿病患者等方式，收集患者信息。

（二）建立糖尿病患者健康档案

1. 糖尿病患者健康档案内容　包括个人基本信息、健康体检、糖尿病患者管理记录和其他医疗卫生服务记录。

2. 糖尿病患者健康档案的建立

（1）社区居民到社区卫生服务机构接受服务时，由首诊医生负责为其建立居民健康档案，并根据其主要健康问题和卫生服务需要填写相应记录。同时为服务对象填写并发放居民健康档案信息卡。

（2）明确诊断糖尿病患者，进一步建立糖尿病患者专档，由社区卫生服务机构责任医护人员分期、分批在居民家中或工作现场为社区内糖尿病患者建立患者专档并根据其主要健康问题和卫生服务需要填写相应记录。

（3）在医疗卫生服务提供过程中建立的健康档案相关记录表单，装入居民健康档案袋统一存放。有条件的地区录入电脑，建立电子化健康档案。

3. 居民健康档案的使用

（1）已建档居民到社区卫生服务机构复诊时，应持居民健康档案信息卡，在调取其健康档案后，由接诊医生根据复诊情况，及时填写和更新 / 补充相应记录内容。

（2）入户医疗卫生服务时，应事先查阅服务对象的健康档案并携带相应表单，在服务过程中记录、补充相应内容。

（3）需要转诊、会诊的服务对象，由接诊医生填写转诊、会诊记录。

（4）所有的服务记录由社区责任医生统一汇总、及时归档。

（三）糖尿病患者规范化管理

对明确诊断为糖尿病的患者，社区医生根据《中国糖尿病防治指南》及相关临床技术规范执行，实施规范化管理，具体内容包括以下几点。

1. 糖尿病治疗 应是综合性的治疗。"综合性"的第一层面含义是糖尿病的治疗包括饮食控制、运动、血糖监测、糖尿病自我管理和药物治疗；第二含义是糖尿病的治疗应该是包括降糖、降压、调脂和改变不良生活习惯如戒烟等措施的综合治疗，具体内容如下。

（1）生活方式的干预

1）膳食指导：要注意以下几个方面，一是要控制体重在正常范围内；二饮食治疗应个体化，除考虑饮食治疗的一般原则外，还要考虑糖尿病的类型、生活方式、文化背景、社会经济地位、治疗情况、并发症和个人饮食的喜好；三控制膳食摄入三大营养素供能比在适当的范围内，限酒限盐。

2）身体活动指导：糖尿病患者运动应适量、经常性和个体化。医务人员在制订糖尿病患者的运动方案时，要综合考虑患者的年龄、健康状况、社会、经济、文化背景等因素，制订个体化的运动形式和运动量，教育糖尿病患者要将体力活动融入日常生活中，同时指导患者如何在运动中监测心率、呼吸及自我感知，从而控制运动强度和运动量。

3）戒烟指导：需要对糖尿病患者开展深入广泛的宣传教育活动，采取积极有效的干预措施，说服糖尿病患者不吸烟及鼓励帮助其戒烟。干预措施包括行为重塑和药物戒烟。

（2）高血糖控制：根据《中国糖尿病防治指南》及相关临床技术规范执行。

（3）糖尿病急慢性并发症的防治：根据《中国糖尿病防治指南》及相关临床技术规范执行。

2. 糖尿病随访管理 对确诊的 2 型糖尿病患者，基层医疗卫生机构要提供每年至少 4 次的面对面随访管理。

（1）对所有 2 型糖尿病患者在随访管理时测量空腹血糖和血压，并评估是否存在危急症状，如血糖 $\geq$ 16.7mmol/L 或血糖 $\leq$ 3.9mmol/L；收缩压 $\geq$ 180mmHg 和（或）舒张压 $\geq$ 110mmHg；有意识改变、呼气有烂苹果样丙酮味、心慌、出汗、食欲减退、恶心、呕吐、口渴、多尿、腹痛、有深大呼吸、皮肤潮红；持续性心动过速（每分钟心率超过 100 次 / 分）；体温超过 39℃或有其他的突发异常，如视力突然骤降及处于妊娠期或哺乳期同时血糖高于正常等，出现以上危险情况之一或存在不能处理的其他疾病，需在处理后紧急转诊。对于紧急转诊的患者，基层医疗卫生机构应在 2 周内主动随访其转诊情况；若不需紧急转诊，询问上次就诊到此次就诊期间的症状。

（2）测量身高、体重、心率、脉搏、腰围、臀围、足背动脉搏动，询问患者生活方式，包括吸烟、饮酒、体育锻炼、饮食控制等。

（3）了解患者服药情况、有无药物不良反应、有无新发并发症或原有并发症有无加重以及血压控制满意程度，如对第一次出现空腹血糖控制不满意（空腹血糖 $\geq$ 7.0mmol/L）或药物不良反应的，结合其药物依从性，必要时增加现有药物剂量、更换或增加不同类的降糖药物，2 周时随访；对连续2 次出现空腹血糖控制不满意或药物不良反应难以控制，以及出现新的并发症或原有并发症加重的，建议患者转诊到上级医院，2 周内主动随访其转诊情况；对血糖控制满意，无药物不良反应、无新发并发以及原有并发症无加重的患者，每年至少进行 4 次面对面的随访管理。

（4）根据患者血糖控制情况和症状体征，对患者进行分类干预。

（5）对所有的患者进行有针对性健康教育，与患者一起制定生活方式改进目标并在下一次随访时评估，告诉患者出现哪些异常时应立即就诊。

（四）糖尿病患者健康体检

2 型糖尿病患者每年至少进行 1 次较全面健康检查，可与随访相结合。内容包括血压、体重、空腹血糖测量，一般体格检查和视力、听力、活动能力的一般检查，有条件的地区建议增加糖化血红蛋白、血常规、尿常规、血脂、眼底检查、心电图、便潜血、腹部 B 超和认知功能、情感状态的初筛检查。

三、糖尿病患者需要全科医学服务

（一）性质

糖尿病是一种慢性终身性疾病，防治的关键在于早期诊断、早期治疗、综合治疗和严格地控制病情，预防和延缓并发症的发生、发展。糖尿病的防治是一项长期和细致的工作，必须结合患者的病情、生活环境、工作条件、性格及经济状况等制定切实可行的有效治疗方案和监督措施，才能达到提高患者生存质量、延长寿命的最终目标。

（二）困境

糖尿病诊断不难，然而明确诊断后如何为患者提供连续性、综合性、协调性、个体化和人性化的医疗保健服务则非专科医生所能做到，糖尿病是全身性疾病，可影响不同年龄、不同生理时期的人群，需要多科室、社会各界的共同参与。

（三）义务

全科医生由于其所受的培训和经验，提供以人为中心的健康管理服务，以其独特的态度和技能对不同患者提供综合医疗保健服务，适度利用社区资源，为患者制定个体化的治疗方案，并恰当地决定是否需要专科会诊或转诊，协调医疗保健服务。

（四）服务

全科医学服务由于其人性化的服务，追求合作型的医患关系，可充分发挥个人及家庭的主观能动性，满足患者个性化的治疗需要，维护患者的利益，提供预防、治疗、保健、康复一体化的服务。

第二节 全科医生在糖尿病预防中的作用

一、糖尿病的病因

糖尿病病因及发病机制十分复杂，目前尚未完全阐明，传统学说认为与以下因素有关。

（一）遗传因素

糖尿病是遗传性疾病，遗传学研究表明，糖尿病发病率在血统亲属中与非血统亲属中有显著差异，前者较后者高出 5 倍。在 1 型糖尿病的病因中遗传因素的重要性为 50%，而在 2 型糖尿病中其重要性达 90% 以上，因此引起 2 型糖尿病的遗传因素明显高于 1 型糖尿病。

（二）精神因素

近 10 年来，中外学者确认了精神因素在糖尿病发生、发展中的作用，认为伴随着精神的紧张、情绪的激动及各种应激状态，会引起升高血糖激素的大量分泌，如生长激素、去甲肾上腺素、胰升糖素及肾上腺皮质激素等。

（三）肥胖因素

目前认为肥胖是糖尿病的一个重要诱发因素，有 60%～80% 的成年糖尿病患者在发病前均为肥胖者，肥胖的程度与糖尿病的发病率呈正比，有基础研究资料表明：随着年龄增长，体力活动逐渐减少时，人体肌肉与脂肪的比例也在改变。自 25～75 岁，肌肉组织逐渐减少，由占体重的 47% 减少到 36%，而脂肪由 20% 增加到 36%，此系老年人，特别是肥胖多脂肪的老年人中糖尿病明显增多的主要原因之一。

（四）长期摄食过多

饮食过多而不节制，营养过剩，使原已潜在有功能低下的胰岛素 β 细胞负担过重，而诱发糖尿病。现在国内外也形成了"生活越富裕，身体越丰满，糖尿病越增多"的概念。

近年来，随着对糖尿病研究和认识的不断深入，从分子生物学、电镜超微结构、免疫学、生理生化学等多角度进行探索，对糖尿病的病因及发病机制又有了新的认识。

（五）感染

幼年型糖尿病与病毒感染有显著关系，感染本身不会诱发糖尿病，仅可以使隐性糖尿病得以外显。

（六）妊娠

有关专家发现妊娠次数与糖尿病的发病有关，多次妊娠易使遗传因素转弱诱发糖尿病。

（七）基因因素

目前科学认为糖尿病是由几种基因受损所造成的：1 型糖尿病为人类第六对染色体短臂上的 HLA-D 基因损伤；2 型糖尿病为胰岛素基因、胰岛素受体基因、葡萄糖溶酶基因和线粒体基因损伤。总之，不管哪种类型的糖尿病，也不论是因为遗传易感而发病，还是环境因素、病毒感染发病，归根结底都是基因受损所致。

二、糖尿病的三级预防

2 型糖尿病防治中一级预防目标是控制 2 型糖尿病的危险因素，预防 2 型糖尿病的发生；二级预防的目标是早发现、早诊断和早治疗 2 型糖尿病患者，在已诊断的患者中预防糖尿病并发症的发生；三级预防的目标是延缓已发生的糖尿病并发症的进展、降低致残率和死亡率，并改善患者的生存质量。

（一）一级预防的策略

2 型糖尿病的一级预防指在一般人群中开展健康教育，提高人群对糖尿病防治的知晓度和参与度，倡导合理膳食、控制体重、适量运动、限盐、控烟、限酒、心理平衡的健康生活方式，提高社区人群的糖尿病防治意识。

糖尿病高危人群应通过饮食控制和运动以降低糖尿病的发生风险，并定期随访及给予社会心理支持，以确保患者的生活方式改变能够长期坚持下来；定期检查血糖；同时密切关注其他心血管危险因素（如吸烟、高血压、血脂异常等），并给予适当的干预措施。具体目标如下。

（1）使超重或肥胖者 BMI 达到或接近 24kg/m²，或体重至少下降 7%。

（2）每日饮食总热量至少减少 400 ~ 500kcal（1kcal=4.184kJ）。

（3）饱和脂肪酸摄入占总脂肪酸摄入的 30% 以下。

（4）中等强度体力活动至少保持在 150min/ 周。

> **视窗 22-1**
>
> 多项随机对照研究显示，IGT 人群接受适当的生活方式干预可延迟或预防 2 型糖尿病的发生。中国大庆研究的生活方式干预组推荐患者增加蔬菜摄入量、减少酒精和单糖的摄入量，鼓励超重或肥胖患者（BMI > 25kg/m²）减轻体重，增加日常活动量，每日进行至少 20min 的中等强度活动；生活方式干预 6 年，可使以后 14 年的 2 型糖尿病累计发生风险下降 43%。芬兰糖尿病预防研究（DPS）的生活方式干预组推荐个体化饮食和运动指导，每日至少进行 30min 有氧运动和阻力锻炼，目标是体重减少 5%，脂肪摄入量＜总热量的 30%；该研究平均随访 7 年，可使 2 型糖尿病发生风险下降 43%。美国预防糖尿病计划（DPP）研究的生活方式干预组推荐患者摄入脂肪热量＜25% 的低脂饮食，如果体重减轻未达到标准，则进行热量限制；生活方式干预组中 50% 的患者体重减轻了 7%，74% 的患者可以坚持每周至少 150min 中等强度的运动；生活方式干预 3 年可使 IGT 进展为 2 型糖尿病的风险下降 58%。随访累计达 10 年后，生活方式干预组体重虽然有所回升，但其预防 2 型糖尿病的益处仍然存在。此外，在其他国家的 IGT 患者中开展的生活方式干预研究也同样证实了生活方式预防 2 型糖尿病发生的有效性。

（二）二级预防策略

2 型糖尿病防治中的二级预防指在高危人群中开展疾病筛查、健康干预等，指导其进行自我管理。

1. 高危人群的定义

（1）成年人中糖尿病高危人群的定义在成年人（≥ 18 岁）中，具有下列任何一个及以上的糖尿病危险因素者。

1）年龄≥ 40 岁。

2）有糖尿病前期（IGT、IFG 或两者同时存在）史。

3）超重（BMI ≥ 24kg/m²）或肥胖（BMI ≥ 28kg/m²）和（或）中心型肥胖（男性腰围≥ 90cm，女性腰围≥ 85cm）。

4）静坐生活方式。

5）一级亲属中有 2 型糖尿病家族史。

6）有妊娠期糖尿病史的妇女。

7）高血压 [收缩压≥ 140mmHg（1mmHg=0.133kPa）和（或）舒张压≥ 90mmHg]，或正在接受降压治疗。

8）血脂异常 [高密度脂蛋白胆固醇（HDL-C）≤ 0.91mmol/L 和（或）三酰甘油（TG）≥ 2.22mmol/L]，或正在接受调脂治疗。

9）动脉粥样硬化性心血管疾病（ASCVD）患者。

10）有一过性类固醇糖尿病病史者。

11）多囊卵巢综合征（PCOS）患者或伴有与胰岛素抵抗相关的临床状态（如黑棘皮征等）。

12）长期接受抗精神病药物和（或）抗抑郁药物治疗和他汀类药物治疗的患者。

在上述各项中，糖尿病前期人群及中心型肥胖是 2 型糖尿病最重要的高危人群，其中 IGT 人群每年有 6%～10% 的个体进展为 2 型糖尿病。

（2）儿童和青少年中糖尿病高危人群的定义：在儿童和青少年（≤18 岁）中，超重（BMI ＞相应年龄、性别的第 85 百分位）或肥胖（BMI ＞相应年龄、性别的第 95 百分位）且合并下列任何一个危险因素者。

1）一级或二级亲属中有 2 型糖尿病家族史。

2）存在与胰岛素抵抗相关的临床状态（如黑棘皮征、高血压、血脂异常、PCOS、出生体重小于胎龄者）。

3）母亲妊娠时有糖尿病史或被诊断为妊娠期糖尿病。

2. 高危人群的糖尿病筛查　高危人群的发现可以通过居民健康档案、基本公共卫生服务和机会性筛查（如在健康体检中或在进行其他疾病的诊疗时）等渠道。糖尿病筛查有助于早期发现糖尿病，提高糖尿病及其并发症的防治水平。因此，应针对高危人群进行糖尿病筛查。

（1）糖尿病筛查的年龄和频率：对于成年人的糖尿病高危人群，宜及早开始进行糖尿病筛查。对于儿童和青少年的糖尿病高危人群，宜从 10 岁开始，但青春期提前的个体则推荐从青春期开始。首次筛查结果正常者，宜每 3 年至少重复筛查一次。

（2）糖尿病筛查的方法：对于具有至少一项危险因素的高危人群应进一步进行空腹血糖或任意点血糖筛查。其中空腹血糖筛查是简单易行的方法，宜作为常规的筛查方法，但有漏诊的可能性。如果空腹血糖≥6.1mmol/L 或任意点血糖≥7.8mmol/L 时，建议行口服葡萄糖耐量试验（oral glucose tolerance test，OGTT）（空腹血糖和糖负荷后 2 h 血糖）。也推荐采用中国糖尿病风险评分表，对 20～74 岁普通人群进行糖尿病风险评估。该评分表的制定源自 2007～2008 年全国 14 省、自治区及直辖市的糖尿病流行病学调查数据，评分值的范围为 0～51 分，总分≥25 分者应进行 OGTT。

3. 药物干预预防 2 型糖尿病　对于糖尿病前期个体，只有在强化生活方式干预 6 个月效果不佳，且合并有其他危险因素者，方可考虑药物干预，但必须充分评估效益／风险比和效益／费用比，并且做好充分的医患沟通和随访。需要指出的是，目前已经完成的药物预防糖尿病的临床研究并未采用生活方式干预失败的患者作为研究对象，因此对生活方式干预无效的糖尿病前期患者是否对药物干预敏感尚无临床证据。

4. 血糖控制　对于新诊断、年轻、无并发症或合并症的 2 型糖尿病患者，建议及早采用严格的血糖控制，以降低糖尿病并发症的发生风险。

5. 血压控制、血脂控制及阿司匹林的使用　对于没有明显糖尿病血管并发症但具有心血管危险因素的 2 型糖尿病患者，应采取降糖、降压、调脂（主要是降低 LDL-C）及应用阿司匹林治疗，以预防心血管疾病和糖尿病微血管病变的发生。

（三）三级预防的策略

（1）继续血糖、血压、血脂控制。对于糖尿病病程较长、老年人、已经发生过心血管疾病的 2 型糖尿病患者，继续采取降糖、降压、调脂（主要是降低 LDL-C）、应用阿司匹林治疗等综合管理措施，以降低心血管疾病及微血管并发症反复发生和死亡的风险，但应依据分层管理的原则。

（2）对已出现严重糖尿病慢性并发者，推荐至相关专科治疗。

第三节　全科医生在糖尿病诊治中的职责

一、全科医生在糖尿病患者健康管理中的职责

（一）疾病预防、诊断、治疗等管理和照顾

1. 疾病预防　糖尿病的预防应在各级政府和卫生部门领导下，发动社会支持，共同参与糖尿病的预防、保健计划。糖尿病预防实行一、二和三级预防。全科医生的工作立足于社区，熟悉社区环境，并具有人际支持、患者教育、咨询技巧等优势，可胜任糖尿病的预防工作。

糖尿病发病的多重危险因素，有些是我们无能为力的，如遗传因素；而环境中的危险因素则可通过教育、改变不良生活习惯等进行预防，减少糖尿病的发生。因此，全科医生对糖尿病危险因素的认识，将有助于社区、家庭和个体糖尿病的预防。

2. 专科治疗前的工作职责　明确糖尿病的诊断和分型，全科医生对糖尿病可疑患者，导入有效的专科诊疗程序之中，专科诊疗确定患者是否为糖尿病、糖尿病类型、有无并发症，并为患者制订治疗方案。

（1）糖尿病的症状：①三多一少（多饮、多尿、多食和体重减轻），如有不能解释的疲乏，感觉异常（尤其是在足部），反复感染，这些可能是糖尿病的信号。②有些患者则是反应性低血糖为首发症状或围术期发现高血糖。③并发症为主要表现：眼底出血、蛋白尿、中风、心绞痛、心肌梗死、糖尿病酮症或非酮症高渗综合征。④无临床表现：至少约 50% 的患者没有任何症状，而仅在健康检查、手术前或妊娠常规化验中被发现。

（2）糖尿病的诊断：①糖尿病：糖尿病症状 + 任意时间血糖水平 ≥ 11.1mmol/L；或空腹血糖（FPG）水平 ≥ 7.0mmol/L；或 OGTT 试验中，2h 血糖（2h PG）水平 ≥ 11.1mmol/L。②空腹血糖损害（IFG）：FPG ≥ 6.1mmol/L，但 < 7.0mmol/L 且 OGTT 2h PG < 7.8mmol/L。③糖耐量异常（IGT）：FPG < 7.0mmol/L，且 OGTT 2h PG ≥ 7.8mmol/L，但 < 11.1mmol/L。

3. 糖尿病的分型　①1 型糖尿病：病因和发病机制尚不清楚，其显著的病理学和病理生理学特征是胰岛 β 细胞数量显著减少和消失所导致的胰岛素分泌显著下降或缺失。具有以下特点：发病年龄通常小于 30 岁；"三多一少"症状明显；以酮症或酮症酸中毒起病；体型非肥胖；空腹或餐后的血清 C 肽浓度明显降低；出现自身免疫标记：如谷氨酸脱羧酶抗体（GADA）、胰岛细胞抗体（ICA）、人胰岛细胞抗原 2 抗体（IA-2A）、锌转运体 8 抗体（ZnT8A）等。②2 型糖尿病：病因和发病机制目前不明确，其显著的病理生理学特征为胰岛素调控葡萄糖代谢能力的下降（胰岛素抵抗）伴随胰岛 β 细胞功能缺陷所导致的胰岛素分泌减少（或相对减少）。③特殊类型糖尿病：胰岛 β 细胞功能基因异常、胰岛素作用基因异常、胰腺外分泌疾病、内分泌疾病。④妊娠糖尿病。

4. 专科诊疗后的职责工作　糖尿病一旦诊断成立，全科医生应该向专科医生详细了解目前患者所处的状态，有无并发症。与专科医生一起讨论治疗方案，并向患者及家属介绍拟采取的治疗方案，介绍饮食治疗、体育锻炼和血糖监测的必要性，药物治疗的意义，胰岛素与降糖药治疗的适应证，用法和不良反应等，制订详细的自我管理计划，争取患者和家人的同意和支持，以取得患者对治疗的依从性。严格控制血糖及相关危险因素：2 型糖尿病理想的综合控制目标视患者的年龄、合并症、并发症等不同而异。治疗未能达标不应视为治疗失败，控制指标的任何改善对患者都将有益，将会降低相关危险因素引发并发症的风险。

5. 制定 2 型糖尿病患者综合调控目标　首要原则是个体化，应根据患者的年龄、病程、预期寿命、并发症或合并症病情严重程度等进行综合考虑（表 22-1）。

表 22-1　2 型糖尿病综合控制目标

指标	良好	一般	不良
血糖（mmol/L）			
空腹	4.4 ～ 6.1	≤ 7.0	> 7.0
非空腹	4.4 ～ 8.0	≤ 10.0	> 10.0
糖化血红蛋白（%）	< 6.5	6.5 ～ 7.5	> 7.5
血压（mmHg）	< 130/80	≥ 130/80	≥ 140/90
总胆固醇（mmol/L）	< 4.5	≥ 4.5	≥ 6.0
高密度脂蛋白胆固醇（mmol/L）	> 1.1	1.1-0.9	< 0.9
三酰甘油（mmol/L）	< 1.5	< 2.2	≥ 2.2
低密度脂蛋白胆固醇（mmol/L）	< 2.5	2.5-4.4	> 4.4
体质指数（kg/m^2）			
男性	< 25	< 27	≥ 27
女性	< 24	< 26	≥ 26

6. 糖尿病的治疗 ①治疗原则：早期治疗，长期治疗、综合治疗、措施个体化。②治疗目标：纠正患者的不良生活方式，控制代谢紊乱，防止急性并发症的发生，降低慢性并发症的风险；确保儿童青少年正常发育，确保育龄妇女正常生育和围生期母子安全；保持患者良好的心态和体重；提高患者的生活质量。③糖尿病现代治疗的5个要点：饮食控制、运动疗法、血糖监测、药物治疗和糖尿病教育。

1 型糖尿病：常采用中效或长效胰岛素制剂提供基础胰岛素（睡前和早晨注射中效或每日注射1～2次长效胰岛素），采用短效或速效胰岛素提供餐时胰岛素。

2 型糖尿病：主要是教育、控制饮食、运动和药物，可采用口服降糖药和胰岛素联合治疗。2 型糖尿病是一种进展性的疾病，随着病程的进展，血糖有逐渐升高的趋势，控制高血糖的治疗强度也应随之加强，常需要多种手段的联合治疗。生活方式干预是 2 型糖尿病的基础治疗措施，应贯穿于糖尿病治疗的始终。如果单纯生活方式不能使血糖控制达标，应开始单药治疗，2 型糖尿病药物治疗的首选是二甲双胍。若无禁忌证，二甲双胍应一直保留在糖尿病的治疗方案中。不适合二甲双胍治疗者可选择 α- 糖苷酶抑制剂或胰岛素促泌剂。如单独使用二甲双胍治疗而血糖仍未达标，则可进行二联治疗，加用胰岛素促泌剂、α- 糖苷酶抑制剂、二肽基肽酶Ⅳ（DPP-4）抑制剂、TZD、钠 - 葡萄糖协同转运蛋白 2（SGLT2）抑制剂、胰岛素或 GLP-1 受体激动剂。如二联治疗血糖仍未达标，则可进行三联治疗：上述不同机制的降糖药物可以三种药物联合使用。如三联治疗控制血糖仍不达标，则应将治疗方案调整为多次胰岛素治疗（基础胰岛素加餐时胰岛素或每日多次预混胰岛素）。采用多次胰岛素治疗时应停用胰岛素促分泌剂。

妊娠期糖尿病：选用速效和中效胰岛素治疗，忌用口服降糖药。

7. 糖尿病相关情况的处理

（1）高血压：是糖尿病的常见并发症或伴发病之一，糖尿病与高血压的并存使心血管病、卒中、肾病及视网膜病变的发生和进展风险明显增加，提高了糖尿病患者的病死率。反之，控制高血压可显著降低糖尿病并发症发生和发展的风险。对糖尿病患者血压升高的初始干预方案应视血压水平而定。糖尿病患者的血压水平如果超过 120/80mmHg 即应开始生活方式干预以预防高血压的发生。血压≥ 140/90mmHg 者可考虑开始药物降压治疗。糖尿病患者血压≥ 160/100mmHg 或高于目标值20/10mmHg 时应立即开始降压药物治疗，并可以采取联合治疗方案。

（2）血脂异常：2 型糖尿病患者常见的血脂异常是 TG 升高及 HDL-C 降低，两者与 2 型糖尿病患者发生心血管病变的高风险相关。他汀类药物通过降低 TC 和 LDL-C 水平进而降低糖尿病患者发生大血管病变和死亡的风险。糖尿病患者每年应至少检查 1 次血脂。接受调脂药物治疗者，根据评估疗效的需要可增加检测次数。糖尿病患者保持健康的生活方式是维持健康的血脂水平和控制血脂异常的重要措施，主要包括减少饱和脂肪、反式脂肪和胆固醇的摄取；减轻体重；增加体力活动。在进行他汀调脂药物治疗时，应将降低 LDL-C 作为首要的目标。依据患者 ASCVD 危险高低，推荐LDL-C 目标值极高危者＜ 1.8mmol/L，高危者＜ 2.6mmol/L。

（3）抗血小板治疗：糖尿病患者的高凝血状态是发生大血管病变的重要原因，阿司匹林可有效预防包括脑卒中、心肌梗死在内的心脑血管事件。阿司匹林的最佳剂量为 75 ～ 150mg/d，在这个剂量范围内阿司匹林的疗效和安全性达到了较好的平衡。

（二）适时、适当转诊

全科医生对糖尿病可疑患者及符合转诊指征的患者，应当为患者选择有条件的医院、专科医生，并主动为患者联系安排，提供专科转诊便利，为患者转回社区治疗打下良好的基础。

全科医生在转诊时应向专科医生介绍患者的基本情况，以及以往的检查情况，了解专科医生下一步的检查计划，向患者及家人介绍检查的必要性，以取得患者与专科医生的配合。

（三）糖尿病的随访和复查

1. 随访复查 1 型糖尿病每 3 个月 1 次；2 型糖尿病伴有 1 个或 2 个并发症者应定期复查脏器功能受损程度和血糖控制情况，如果患者病情稳定和血糖控制良好，每 3 个月随访 1 次。

2. 随访复查项目 ①评价血糖控制情况；②检查眼底、心脏、肾脏、神经和周围血管等终末器官损害是否存在；③检查有无其他的自身免疫疾病，如甲状腺疾病或继发于其他原因引起的糖尿病。

3. 随访复查内容 空腹和餐后血糖、肝肾功能、血脂、电解质、尿常规、尿微量白蛋白，行胸部 X 线、心电图等。

（四）疾病的身心康复

糖尿病确诊后，全科医生应向患者及其家人说明糖尿病的病因至今尚未完全阐明，尚无根治的办法，但糖尿病本身并不可怕，也不是不治之症，威胁生命安全的主要是其并发症。只要糖尿病患者坚持长期合理治疗，并将糖尿病的长期护理纳入日常生活当中，使病情得到满意的控制，也可以像正常人一样尽享天年。

二、糖尿病患者的双向转诊

转向上级医院的指征

（1）初次发现血糖异常，不能明确病因和分型者。

（2）新诊断的儿童和青少年糖尿病患者。

（3）妊娠或哺乳期血糖异常者。

（4）血糖控制差，或低血糖或高血糖，需要严密监测血糖及调整用药者。

（5）血压和（或）血脂不达标者。

（6）需用胰岛素泵或其他强化治疗方案，必须密切监测血糖者。

（7）出现严重药物不良反应难以处理者。

（8）糖尿病急性并发症：严重低血糖或高血糖伴或不伴有意识障碍（糖尿病酮症；疑似为 DKA、HHS 或乳酸性酸中毒）。

（9）慢性并发症如急性心脑血管病；糖尿病肾病导致的肾功能不全 [eGFR < 60ml/(min·1.73m^2)] 或大量蛋白尿；糖尿病视网膜病变导致的严重视力下降；糖尿病外周血管病变导致的间歇性跛行和缺血性疼痛等进行性发展，需要积极治疗者。

（10）合并重症感染，糖尿病足急剧变化，严重外伤或需行手术者。

社区与上级医院双向转诊的标准见图 22-1。

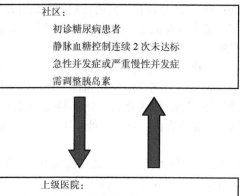

图 22-1　社区与上级医院双向转诊的标准

第四节　糖尿病患者的教育与康复服务

一、患者教育

1. 糖尿病的自然进程　2 型糖尿病自然病程一般分为三个阶段。第一个阶段：正常糖耐量，特点是胰岛素抵抗但是血糖正常。这一阶段胰岛 β 细胞通过增加胰岛素的分泌来克服组织对胰岛素不敏感，血糖水平得以暂时的保持稳定。第二阶段：血糖稳定机制损害阶段，包括葡萄糖耐量降低和空腹血糖受损。由于胰岛素抵抗继续存在，胰岛 β 细胞不能相应分泌更多的胰岛素，血糖开始升高，但尚未达到糖尿病的诊断标准。第三阶段：糖尿病阶段，出现餐后和空腹血糖升高，达到糖尿病的诊断标准，随着病程进展出现并发症。

2. 糖尿病的临床表现　1 型糖尿病多发生于青少年，起病急，症状明显且重，可以酮症酸中毒为首发症状；2 型糖尿病多见于 40 岁以上成年人和老年人，多为肥胖体型，起病缓慢，症状较轻。

笔记栏

（1）多尿：血糖升高后，大量葡萄糖从肾脏排出，引起渗透性利尿而多尿。每日尿量可达 2～10L。

（2）多饮：因多尿失水而口渴、多饮。

（3）多食：由于葡萄糖不能被机体充分利用而随尿排出，机体热量来源不足，患者常感饥饿，导致易饥多食。

（4）消瘦：外周组织对葡萄糖利用障碍，脂肪、蛋白质分解增多，代谢呈负氮平衡，因而患者逐渐消瘦，疲乏无力，加之失水，体重明显减轻。

以上症状即为"三多一少"，即多尿、多饮、多食和体重减轻。

3. 糖尿病的危害

（1）糖尿病足：主要以下肢动脉粥样硬化为主，糖尿病患者由于血糖升高，可引起周围血管病变，导致局部组织对损伤因素的敏感性降低和血流灌注不足，在外界因素损伤局部组织或局部感染时较一般人更容易发生局部组织溃疡，这种危险最常见的部位就是足部，故称为糖尿病足。其临床表现为下肢疼痛、溃烂，严重供血不足可导致肢端坏死。在这种情况下，截肢将是不可避免的，致使残废。据统计，糖尿病患者的截肢率为非糖尿病患者的 5 倍。

（2）糖尿病对心脑血管的危害：心脑血管并发症是糖尿病致命性并发症。主要表现为主动脉、冠状动脉、脑动脉粥样硬化，以及广泛小血管内皮增生及毛细血管基膜增厚的微血管糖尿病病变。由于血糖升高，红细胞膜和血红蛋白糖化，导致血管内皮细胞缺血、缺氧及损伤，从而引起大量内皮素释放，血管收缩与扩张不协调，血小板黏聚，脂质在血管壁的沉积，形成高血糖、高血脂、高血压，致使糖尿病心脑血管病发病率和死亡率呈指数上升。糖尿病患者心脑血管病并发率和病死率为非糖尿病患者的 3.5 倍，是 2 型糖尿病最主要的死亡原因。

（3）糖尿病肾病：由于高血糖、高血压及高血脂，肾小球微循环滤过压异常升高，促进糖尿肾病发生和发展。早期表现为蛋白尿、水肿，晚期发生肾衰竭，是 2 型糖尿病最主要的死亡原因。在各原因所致的晚期肾病中糖尿病占第一位。

（4）糖尿病眼病：糖尿病患者除动脉硬化、高血压视网膜病变及老年性白内障外，糖尿病视网膜病与糖尿病性白内障为糖尿病危害眼睛的主要表现。轻者视力下降，重者可引起失明。另外，糖尿病还能引起青光眼及其他眼病。

（5）糖尿病对神经的危害：糖尿病神经病变是糖尿病最常见的慢性并发症之一，是糖尿病致死和致残的主要原因。糖尿病神经病变以周围神经病变和自主神经病变最常见。周围神经病变临床表现为四肢末梢麻木、灼热感或冰冷刺痛，重者辗转反侧，彻夜不眠；自主神经病变表现为排汗异常（无汗、少汗或多汗），腹胀、便秘或腹泻，站立位低血压，心动过速或过缓，尿不尽或尿失禁。

4. 个体化的治疗目标

（1）目标设定按照以下因素个体化去设定：①糖尿病病史；②年龄/预期寿命；③共存疾病情况；④已知冠心病或严重微血管并发症；⑤低血糖昏迷；⑥患者具体情况。

（2）更严格的血糖控制：适应人群：糖尿病病程短，可预见的生存期长，无严重冠心病。控制目标：HbA1c ＜ 7%，如果无明显低血糖发生，可以控制更低。

（3）更宽松的血糖控制：适用人群为严重低血糖发生史；可预见的生存期有限的；严重的微血管或大血管并发症；合并多种疾病；糖尿病病程长。

（4）妊娠糖尿病的控制目标：餐前血糖 ≤ 5.3mmol/L；餐后 1h 血糖 ≤ 7.8mmol/L 或餐后 2h 血糖 ≤ 16.7mmol/L。

5. 自我血糖监测　自我血糖监测（SMBG）这是调整血糖达标的重要措施，也是减少低血糖风险的重要手段。采用便携式血糖仪进行毛细血管血糖检测是最常用的方法。

（1）因血糖控制非常差或病情危重而住院治疗者应每日监测 4～7 次血糖或根据治疗需要监测血糖，直到血糖得到控制。

（2）采用生活方式干预控制糖尿病的患者，可根据需要有目的地通过血糖监测了解饮食控制和运动对血糖的影响来调整饮食和运动。

（3）使用口服降糖药者可每周监测 2～4 次空腹或餐后血糖，或在就诊前 1 周内连续监测 3 日，每日监测 7 点血糖（早餐前后、午餐前后、晚餐前后和睡前）。

（4）使用胰岛素治疗者可根据胰岛素治疗方案进行相应的血糖监测：①使用基础胰岛素的患者应监测空腹血糖（FPG），根据 FPG 整睡前胰岛素的剂量；②使用预混胰岛素者应监测空腹和晚餐前血糖，根据 FPG 调整晚餐前胰岛素剂量，根据晚餐前血糖调整早餐前胰岛素剂量；③使用餐时胰岛素者应监测餐后血糖或餐前血糖，并根据餐后血糖和下一餐前血糖调整上一餐前的胰岛素剂量。

6. 胰岛素注射的操作技巧

（1）先选择合适的注射部位。根据使用的胰岛素种类选择相应的注射部位。即使用短效胰岛素或与中效混合的胰岛素时，优先考虑的注射部位是腹部。对于中长效胰岛素，例如睡前注射的中效胰岛素，最合适的注射部位是臀部或大腿。

（2）定期检查注射部位。即每次注射前检查注射部位，判断并避开出现疼痛、皮肤凹陷、皮肤硬结、出血、瘀斑、感染的部位。如果发现皮肤硬结，请确认出现硬结的部位及硬结大小，避开硬结进行注射。

（3）定期轮换注射部位。即每日同一时间注射同一部位（如医生推荐您每日早晨注射的部位是腹部，就应该一直选择在腹部注射，不要随意更换到其他部位）。每周按左右轮换注射部位（如大腿注射可以 1 周打左边，1 周打右边）。每次注射点应与上次注射点至少相距 1cm。避免在 1 个月内重复使用同一注射点。

（4）胰岛素的注射方法。①选择好注射部位，用酒精棉球消毒注射部位皮肤。②注射时用一只手轻轻捏起注射部位 2 ～ 3cm 宽的皮肤，并引起轻微疼痛，另一手握胰岛素注射器，将针头以 45° ～ 90° 快速刺入注射部位，推注药液，然后放松提起的皮肤。体瘦者和儿童以 45° 进针注射，体胖者以 90° 注射。③注射后迅速拔出针头，拔针时不能改变方向，用干净棉球压迫注射部位 5 ～ 8s，但不要揉。整个注射过程，保持肌肉放松。若单次注射剂量大于 40U，分 2 次注射在同一部位注射最好间隔 1 个月以上。

7. 糖尿病自我管理的重要性

（1）糖尿病作为一种时时刻刻都存在的慢性代谢性疾病，医务人员指导和管理的时间很少，绝大多数时间需要患者自己管理自己。

（2）血糖水平变化快，个体差异大，不自己管理，控制有一定难度。

（3）受多种影响，仅依靠在医院的检测，不能反映平时血糖变化情况。

（4）参与自我管理，才能进一步提高对糖尿病的认识水平。

（5）只有鼓励和帮助糖尿病患者自己管理自己，才能有效提高医治水平。

（6）糖尿病患者总体控制水平的提高有赖于患者参与自我管理的意识和水平的提高有效的自我管理，有利于节省自己的经济和人体的浪费。

（7）糖尿病患者自我管理总体水平的提高是糖尿病良好控制的基础。

二、康 复 治 疗

（一）糖尿病患者康复治疗

1. 合理膳食　制定糖尿病患者个体化的饮食。

（1）摄取合理的总热量：根据年龄、身高、体重、活动强度、药物治疗情况和生理状况等制订合理的总热量。计算理想体重：理想体重（kg）= 身高（cm）-105。计算每日所需总热量：成年人休息时每日每公斤理想体重所需的热量为 15 ～ 20kcal，轻体力劳动者需要 25 ～ 30kcal，重体力劳动者需要 35kcal。根据碳水化合物、蛋白质和脂肪所占能量的比例，计算出各营养成分的量，最后折算成食物的量。

（2）饮食结构：糖尿病患者总热量的 55% ～ 65% 应来自碳水化合物，主要为复合碳水化合物及富含可溶性食物纤维的碳水化合物，鼓励患者增加蔬菜和全麦食品。总热量的 20% ～ 30% 来自脂肪和油，其中 1/3 以上来自不饱和脂肪酸；蛋白质不应超过需要量，不多于总热量的 15%，有微量蛋白尿者，蛋白摄入量低于 0.8g/kg，显性蛋白尿者，蛋白摄入量低于 0.8g/kg。口服降糖药物或使用胰岛素的患者应平均分配每日的进食量，特别是肥胖、高血压和高甘油三酯血症的患者。食盐量应限制在每日 6g 以下（普通啤酒瓶盖去掉胶垫后，1 平盖食盐约为 6g），尤其是合并高血压患者，限酒（每日少于 1 两），避免高度烈性酒，注意食物的多样性，合理搭配，多吃新鲜蔬菜，适量摄入水果。妊娠患者应注意叶酸和钙的补充。

（3）饮食安排：三餐按 1/5、2/5、2/5 或 1/3、1/3、1/3 或 1/7、2/7、2/7、2/7 的食物分配比例，计算各餐应提供的三大营养素及热量。在使用降糖药物过程中，按血糖变化再进行调整，避免因降糖药物剂量过大出现低血糖反应而增加饮食的总热量。

2. 适量运动　规律运动和运动处方。

（1）每周至少进行中等强度有氧活动（50%～70%最大心率）或每周至少90min有氧健身运动（＞70%最大心率）以改善血糖控制，有助于保持理想体重和减少心血管疾病危险。

（2）体力活动：指由骨骼肌收缩引起的身体移动，运动能量消耗需要超过休息时的能量消耗，运动是体力活动的一种有计划、有结构和重复的身体移动。体力活动＞3日/周，不宜连续2日不活动。同时鼓励患者参与日常生活中的体力活动，如家务劳动、购物等，持续时间不少于10min，循序渐进。

（3）有氧运动：指某些大肌肉群至少在10min内有节律地重复连续运动，如走路、骑自行车、慢跑、游泳等运动。

（4）耐力运动指用肌肉强力移动重物或进行重力对抗的一种耐力负荷运动，如举重。对无禁忌证的患者鼓励每周进行3次耐力运动，目标是所有大肌肉进行3套8～10次重复动作。

（5）运动频度：建议大多数人1周有几日累积中等强度运动≥30min，每周150min为宜，不提倡剧烈运动。

通过合理饮食和身体锻炼，控制体重增长或降低体重5%～10%，BMI为18.5～23.9kg/m^2。

3. 戒烟处方　树立戒烟的信心，建议患者戒烟。具体方法见第19章第四节"戒烟处方的制定"。

4. 心理疏导　帮助患者树立战胜疾病的信心。当患者了解到糖尿病是一种终身性疾病时，往往会产生自暴自弃的念头，医务人员应向患者讲解有关糖尿病的知识，让患者了解只要坚持综合治疗，就可以和正常人一样健康长寿。

保持患者情绪稳定，患者和家人要了解情绪波动对糖尿病的不利影响，患者应尽量克制自己，保持心理平衡、劳逸结合、培养兴趣爱好、参加社交活动、鼓励参加各种活动来进行自我调节和放松心情。家庭应为患者创造一个和睦的氛围，患者的精神愉快有利于糖尿病的控制。

5. 自我血糖监测　采用便携式血糖仪进行毛细血管血糖检测是目前自我血糖监测最常用的方法，是调整血糖达标的重要措施，也是减少低血糖风险的重要手段。

（二）慢性并发症的康复

1. 大血管病变　动脉粥样硬化是糖尿病的重要并发症，主要累及大血管。预防的方法是：控制血糖，控制血压，戒烟，低脂饮食，适当锻炼。

2. 微血管病变　①糖尿病肾病：严格的控制血糖，延缓临床肾病的发生发展，尿微量白蛋白增高者必须控制血压和改用低盐饮食。②糖尿病视网膜病变：是糖尿病常见最常见的微血管病变，早发现，早治疗，控制血糖、血压及防止血栓形成，和眼科医生共同制订康复计划。③糖尿病足：是患者住院和截肢的主要原因，通常因缺血、神经病变和细菌感染综合因素所导致，引起足部疼痛、皮肤深溃疡、肢端坏疽等病变。糖尿病足的处理：强调预防为主，注意足部卫生清洁，保持足部血流通畅；降血压、纠正脂代谢异常，戒烟，散步或长期坚持体育锻炼；防治外伤、感染冻伤。④糖尿病神经病变：糖尿病诊断后10年内常有明显的糖尿病神经病变的发生，发生率与病程及血糖控制不良相关。糖尿病周围神经病变多见，特点是对称，下肢较上肢严重，夜间较白天重，寒冷季节加重，病情发展缓慢。临床表现：肢端感觉异常，分布如袜子或手套状，伴麻木、针刺、灼热，或踏棉热感，有时伴痛觉过敏；后期有运动神经受累，出现肌张力减弱，肌萎缩；神经检查发现腱反射早期亢进，后期减弱或消失；震动感减弱或消失，触觉或温度觉降低。自主神经病变也较常见，临床表现为瞳孔改变、排汗异常、胃排空延迟，腹泻或便秘，直立性低血压，心动过速，残尿量增加，尿失禁或尿潴留等。⑤感染：因其免疫及体液免疫功能降低容易罹患各种感染，如伴发口腔、尿路、呼吸道、胆道感染、皮肤真菌或细菌感染等。处理：注意个人卫生，有感染时及时就医，及早治疗。

糖尿病是一种严重危害人类健康的常见病，血糖长期控制不佳可伴发各种器官功能不全或衰竭，致残、致死率高，严重影响患者的身心健康，并给个人、家庭和社会带来沉重的负担，需要长期的医学照顾。全科医生可利用社区资源，与多科室及社会各界合作，为患者提供预防、治疗、保健、康复一体化的服务，以达到提高患者生存质量、延长寿命的最终目标。

案例22-1分析

1. 诊断：2型糖尿病；糖尿病酮症酸中毒；上呼吸道感染。诊断依据如下。

（1）患者，男，62岁，有多饮、多尿、消瘦等糖尿病病史1年余，未予以饮食控制及规范的药物治疗。入院前2日感冒后发热，伴恶心、呕吐，继而出现意识模糊。

（2）查体：体温38.6℃，脉搏96次/分，呼吸32次/分，血压132/80mmHg，BMI 28.9kg/m²，意识模糊，呼吸深大，舌质干，皮肤弹性差，心肺腹查体未见异常。

（3）辅助检查：血常规提示有感染，血糖、尿糖明显增高，尿酮体（+++）。

（4）应与糖尿病高渗昏迷、脑血管意外、消化系统疾病（胃肠炎和胰腺炎）等鉴别诊断。糖尿病酮症酸中毒是由于体内胰岛素水平绝对或相对不足或升糖激素显著增高引起糖、脂肪和蛋白质代谢严重紊乱，所致血糖及血酮体明显增高及水、电解质平衡失调和代谢性酸中毒为主要表现的临床综合征。严重者常致昏迷及死亡，是糖尿病常见的急性并发症。按病情程度可分为轻度、中度和重度。①轻度者仅有酮症，无酸中毒，又称糖尿病酮症。多数患者有烦渴、多饮、多尿、乏力等症状，逐渐或突然加重，可出现食欲减退、恶心、呕吐，常伴头痛、烦躁、嗜睡等症状。口腔黏膜及舌干燥，皮肤弹性减退，眼球下陷，心动过速。②中度者除酮症外，尚有轻、中度酸中毒。如未及时治疗，病情继续恶化，呈深而快的酸中毒呼吸，呼气中可闻及酮味（类似烂苹果味），甚而出现脱水、尿量减少、四肢厥冷。可出现直立性低血压及休克。③重度者常伴有意识障碍或重度酸中毒（二氧化碳结合力低于10mmol/L）。出现少尿或无尿，并可出现神态淡漠，各种深、浅反射迟钝或消失，甚至昏迷。严重酸中毒者呼吸受抑制，可危及生命。

2. 治疗

（1）治疗原则：①大量补液；②小剂量胰岛素治疗；③抗感染；④纠正水电解质及酸碱平衡失调；⑤防治并发症及对症治疗。

（2）合理治疗：该患者目前为糖尿病酮症酸中毒，属于糖尿病急性并发症，符合向上级医院转诊的指征。可补液同时，采用快速、短效（正规）胰岛素10～20U皮下或肌内注射后转诊上级医院；上级医院经过相关治疗待该患血糖控制良好，尿酮体转阴，病情稳定，制定治疗方案后转回社区继续治疗。转诊回社区后社区医生应积极对患者进行包括饮食、运动、戒烟、心理、自我血糖监测及降糖药物应用的教育，定期随访，规范地进行糖尿病的预防。

（王志香）

本 章 小 结

1. 糖尿病的预防中一级预防非常重要：在一级预防中通过健康教育及重点人群筛查，减少和消除糖尿病的危险因素；通过宣传糖尿病防治知识，提倡健康的生活方式，预防这些高危人群发展为糖尿病。

2. 糖尿病患者的随访、复查及转诊指征。

3. 糖尿病诊断、治疗及控制目标，治疗中营养、运动、戒烟及心理康复指导。

4. 糖尿病慢性并发症的康复治疗：包括大血管病变、微血管病变、糖尿病足，神经病变及糖尿病引起的多发感染等。

笔记栏

第23章 精神卫生问题的全科医学处理

学习目标

1. 掌握常见精神疾病的诊疗策略和全科医学处理。
2. 熟悉全生命周期的精神健康保健。
3. 了解精神卫生问题相关概念和临床分类。

第一节 社区常见精神卫生问题

一、精神卫生问题的相关概念

健康是指个体没有疾病或衰弱，且身体、心理都与社会适应的完好状态。

精神健康（mental health）又称心理健康，是指个体身心机能健康，人格协调统一，对自身有正确的认识，能够应付困难处境、社会生活压力并积极适应的一种良好状态。健康的个体能够态度积极、情绪稳定且有效地处理人际关系，有幸福感和安定感。

精神疾病（mental illness），又称精神障碍（mental disorders），是对所有病理性精神活动的总称，常与社会、工作或其他重要活动中的重大困扰或功能损害相关，即在各种生物、心理及社会环境因素的影响下，出现不同程度的认知、情感、意志、行为方面的精神障碍，可伴有痛苦体验和（或）功能损害。例如，阿尔茨海默病有典型的认知（特别是记忆）方面受到损害的特征，抑郁症有明显病态的抑郁体验，而儿童注意缺陷障碍有多动的行为改变的特征。

精神障碍中某些严重的综合征则称为精神病（psychosis）或重性精神病，主要是指以思维障碍和感知觉障碍为主的症候群，如幻觉、妄想、逻辑障碍、自知力损害等，常指精神分裂症、偏执性精神障碍、双相障碍等精神障碍。

精神健康与精神障碍并非对立的两极，而是介于"健康"和"异常"两个极端状态之间的可变化的状态。精神卫生工作的任务重点一方面是对精神疾病患者的诊疗和康复，另一方面是通过咨询教育提高心理素养，为健康者提供精神健康的维护。

社区精神卫生保健（community mental health care）是指应用社会精神病学的理论、研究方法，以及临床医学、预防医学的技术，以地区社会为单元，研究精神疾病的治疗、康复和预防的方法，促进人群心理健康，提高个体承受能力和适应社会的能力，减少心理行为问题的发生，统筹管理社区内精神疾病患者，提供符合社区实际情况的医疗和康复服务。

二、精神疾病的国际分类

对一般人来讲，精神病是一个令人恐惧而又充满神秘色彩的名词，常使人联想起一个个言行古怪、时哭时笑、呆滞冷漠或有时暴躁凶残的人。实际上在157种精神障碍中，有这样严重的精神障碍表现的患者数量在整个精神障碍人群中所占的比例是很低的，日常生活中更常见到的是外表正常或接近正常而内心痛苦的精神障碍患者。由于精神疾病的特殊性和人们对精神疾病缺乏了解，这些患者通常很少首选精神科就诊，而是先因躯体症状到其他科室就诊，这就要求非精神科医生对精神类疾病要有充分的了解和认识，能够做出正确的处理和转诊。

目前世界上最有影响的国际疾病分类系统（international classification of disease，ICD）第十版精神与行为障碍（the ICD-10 classification of mental and behavioral disorders）将精神障碍分成十大类（表23-1）。这十大类精神障碍除精神分裂症、严重的心境（情感）障碍外，其他精神障碍的患者多首诊于非精神科，是临床各科医生尤其是全科医生需要详细了解和积极处理的，其中需要重点熟悉和掌握的有精神分裂症、抑郁症、焦虑症、强迫症、躯体化障碍、注意缺陷多动障碍及老年期痴呆等。

笔记栏

表 23-1　精神障碍的类别（ICD-10）

1. 器质性精神障碍，如阿尔茨海默病，脑外伤、脑肿瘤、癫痫所致精神障碍
2. 使用精神活性物质所致的精神或行为障碍，如阿片类药物成瘾、酒精依赖
3. 精神分裂症、分裂型障碍和妄想性障碍
4. 心境（情感）障碍，如双相障碍、抑郁障碍
5. 神经症性、应激相关的及躯体形式障碍，如焦虑障碍、强迫症
6. 伴有生理紊乱及躯体因素的行为综合征，如厌食症、失眠症
7. 成人人格与行为障碍，如偏执型、强迫型人格障碍
8. 精神发育迟滞
9. 心理发育障碍，如语言发育障碍、运动功能发育障碍
10. 通常发生于童年与少年期的行为与情绪障碍，如多动性障碍、品行障碍

三、沿生命周期的精神保健要点

世界精神卫生工作的发展主要经历了两个阶段：一是对社会保护阶段，即控制严重精神疾病患者对社会的危害，对重性精神疾病患者进行治疗和管理；二是保护患者、关注全民精神健康阶段。全科医生作为居民健康的"守门人"，是精神卫生保健工作的主力军，能提供全生命周期的健康保健。

精神卫生疾病可发生在各个年龄阶段：留守儿童可能因缺乏家庭教育而心理发育不健全；父母过度溺爱的子女也通常形成不良的行为习惯、错误的社会认知；青少年情绪易波动，容易受到外界不良因素的干扰而产生错误的行为，较大的学习压力会给青少年的身心发展带来负面影响；青年人刚步入社会通常面临着巨大的就业压力，复杂的人际关系会给心理脆弱的人带来较大的打击；人到中年，除了工作问题外还有家庭责任带来的压力，购买房产、养育子女、赡养老人等，不仅要有巨大的经济支出，还需要付出很多精力；老年人通常因独居、缺少陪伴与关爱而产生负面消极的情绪等。而人们在实际生活中所要解决的问题、面对的困难远不止于此，所以对精神健康的关注应贯穿整个生命周期，针对不同的年龄段，精神卫生工作的侧重点有所不同。

（一）儿童期的精神卫生保健

儿童期是智力和心理开始成长和发育的阶段，儿童在这个时期缺乏控制自己行为和情绪的能力，容易受外界的影响，因此需要父母和托幼教师进行正确的心理和行为引导。健康的家庭环境和优质的托幼环境对儿童期的精神卫生健康很重要。家庭成员之间和谐相处、关系融洽，父母教养态度端正、理解、信任、不溺爱孩子，鼓励儿童自由探索、学习，保护其独立性；托幼教师有爱心，尊重儿童的兴趣、愿望和要求，培养儿童间友爱互助的同伴关系，能够体谅儿童的缺点和不足，不挫伤其自尊心等，都是保证儿童心理健康的重要条件。为了达成这个目标，社区应建立学前儿童心理健康服务社会网络，便于家长、教育工作者、心理工作者、社会工作者、儿童精神病医生和儿科保健工作者等各方面人员互相沟通，密切配合。

（二）青少年期的精神卫生保健

青少年期是精神卫生保健的关键时期，此阶段青少年的生理发育和心理发展急剧变化，特别是激素水平明显改变，自主神经功能不稳定，心理活跃，易受外界不良环境的影响，可能出现吸烟、饮酒、斗殴、行凶、出走、欺骗和色情等错误行为，也容易出现精神分裂症、神经症等精神疾病。在这个时期，家庭应给予孩子更多的关心和疏导，学校要加强心理卫生辅导和思想道德教育，以劝解、说服、疏通、纠正等方法为主，使他们提前了解青春期的身体和心理变化，平稳地度过这个时期，尽量避免使用歧视或粗暴的手段进行管教。

（三）中青年期的精神卫生保健

中青年期是脑力和体力充沛、心理思维成熟的时期，生理和心理状态比较稳定。中青年期日常工作压力大，生活节奏快，在家庭、经济、工作和人际关系等诸多问题上，容易发生矛盾和冲突，在心理和思想上容易出现紧张、焦虑、抑郁、恐惧或兴奋等状态，诱发抑郁症、心身疾病、神经症或其他精神疾病，并伴有酗酒、药物依赖、消极厌世、甚至企图自杀等行为。医务人员在日常工作中应注意排查行为异常或精神病态的中青年个体，识别存在精神疾病隐患的重点人群，通过心理咨询、心理治疗的方式帮助他们排解压力、放松身心；帮助他们学会疏导消极情绪，构建良好的人际关系网络；正确处理婚姻、家庭与工作之间的关系，维系良好的家庭氛围；积极锻炼身体，培养健康的生活方式等。同时做好精神卫生知识的宣传讲解工作，帮助精神异常的个体主动寻求帮助，避免精神卫生问题的发生。

（四）老年期的精神卫生保健

当今我国的人口结构已呈现老龄化，老年期精神卫生是当前重大的公共卫生问题之一。老年期躯体各项生理机能逐渐衰退，心理活动不稳定，当遇到某些生活事件，如家庭婚姻变故、配偶疾病或死亡、与子女关系疏远、躯体疾病、经济困难时，容易出现焦虑、消极、抑郁、伤感、紧张、激动等情感，或表现出沉默、少动、怪僻、智力下降、近事遗忘等状态。这个年龄段的个体容易罹患老年性精神障碍，如老年性偏执症、老年期忧郁症、脑动脉硬化性精神障碍或阿尔茨海默病，严重者可出现谵妄、自伤等行为。因此，老年期的精神保健应从预防着手，提高老年人群的物质生活水平，丰富精神文化生活，帮助他们调整心态，增强生活事件适应能力，正确对待生活中的变化和困难，另外对器质性脑血管疾病所引起的精神异常要尽早发现、及时治疗。

第二节　全科医生对精神疾病的识别和处理

随着工业化和城市化进程的不断加快，社会竞争不断加剧，家庭结构和人口结构悄然变化，科技进步带来便利的同时，巨大的信息量和各种各样的选择在不停地考验着人们的承受能力，也导致精神障碍和心理卫生问题日益突出。在美国，每 10 个人中就有 1 个人在其一生某个时段住进过精神病院，1/4 ～ 1/3 的人群因精神健康问题寻求过专业人员的帮助。在我国，现有重症精神疾病患者约1600 万，抑郁症患者超过 3000 万，精神疾病的就诊率和治疗率均较低。因此，社区精神康复的作用和价值渐渐受到人们的关注，通过社区精神卫生服务，全科医生能够及时发现社区潜在的精神异常个体，进行早期识别和干预，同时全科医生也承担着精神疾病患者健康管理方面的任务。

一、早期识别和早期干预

（一）早期识别的重要性

精神心理问题距离我们并不遥远，但因为它的特殊性，很多时候人们并不能及时意识到它的发生，以至于"积小疾而成大患"。通常情况下，在出现明显的精神症状很长时间以后，精神疾病患者才能够被确诊和接受治疗。研究结果显示，如果能够更早地诊断精神疾病并且及时开始治疗，患者康复的可能性将显著增加，而对诊断和治疗的延误，会导致疾病的预后变差，康复的可能性降低，抑郁和自杀的危险性增加，医疗费用也会成倍增长。

早期识别的关键是，当患者出现持续性的行为或功能变化时，就要警惕是不是精神疾病的早期表现。全科医生通常是患者还有家庭成员最先接触的医生，也是最有可能在早期发现精神病前驱症状的医生。

（二）早期识别的方法

当患者出现抑郁、焦虑、易激惹、愤怒、情绪不稳、睡眠障碍、食欲改变等症状，或者感到无精打采、无所事事、记忆力下降、难以集中注意力，或者出现思维奔逸、思维迟滞，甚至是异乎寻常的思维障碍、妄想和幻觉时，应当予以重视并进一步观察。一旦发现上述症状，要劝告患者尽早去精神专科医院或综合医院的精神科、心理科进行咨询，进一步检查和诊治。临床上对一些易患精神障碍的高危人群，包括具有特殊心理素质者和从事高心理压力职业者等要给予更多的关注，必要时应采取相应的心理干预措施。

（三）早期干预的策略

通常首次经历精神疾病发作的患者会产生悲观、怀疑或恐惧的情绪，医务人员正确的反应能安抚患者的情绪，影响其将来的病程。早期干预的方式包括心理干预和药物干预两个方面，两者的综合运用目前被认为是最佳的干预模式。

对早期精神疾病患者的药物治疗原则是：①争取做到尽可能增加疗效的同时减少不良反应；②从小剂量开始给药，逐步增加或调整至个体化的最佳剂量，尽量避免联合用药；③临床医生应充分考虑患者的接受程度，随时倾听患者对药物的感受，耐心地解释以消除患者的疑虑及担忧；④药物治疗配合心理干预可以给患者带来躯体方面的帮助和精神上的支持，起到延迟或阻断精神疾病的首次发作、缓解症状、改善预后和减少复发的作用。

二、精神疾病的诊断策略

大多数精神障碍的病因与发病机制尚未明确，疾病的发生、发展与转归受生物、心理、社会等各个方面诸多因素的直接或间接影响，生物学因素（内在因素）和心理社会因素（外在因素）在其中起着重要作用。精神障碍的诊断主要遵循症状 - 综合征 - 诊断（symptom syndrome diagnosis，SSD）的过程式思维方式，首先确定症状，根据症状组合确定综合征，再结合发病过程、病前性格、社会功能等相关资料进行综合分析，最后做出症状诊断或病因性诊断。诊断分析过程中 4 个方面的信息非常重要：①发病基础；②起病及病程；③临床表现；④病因与诱因。

面对精神疾病，除要求医生具有丰富的临床专业知识外，如何建立良好的医患关系，掌握与患者谈话的技巧，从不同途径有重点地收集患者病情资料的能力也尤为重要。

（一）建立良好的医患关系

对于精神疾患而言，医生与患者及家属之间围绕精神障碍所建立的人际关系是医患关系的重要组成部分，也是影响精神检查和相关治疗的重要因素。一个值得信赖、风趣、乐于助人、具有理解力和同情心的医生更能够让患者感到安全并乐于接受。想要建立良好的医患关系，医生必须从内心深处真正接受患者，充分理解和尊重患者的人格、文化取向、生活态度、世界观与价值观，相信患者是完全可以进行面谈、交流和协商的。即使患者无法被"治愈"，一种良好的医患关系至少可以帮助患者改善功能情况、躯体情况，提高生活质量。

（二）面谈的基本原则与面谈技巧

熟练而有效的面谈是对精神疾病正确诊断和成功治疗的基本保障，也是医生需要掌握并不断完善的临床核心技能。为使面谈获得良好效果，应遵循以下原则。

（1）与患者面谈前，应详细了解患者的病史资料，面谈时争取全面地了解患者的躯体、心理、社会、文化等方面情况。

（2）最好与患者单独面谈，面谈开始时向患者介绍自己，并简单介绍本次面谈的目的、所需时间及需要患者配合的情况，给患者信任、舒适的感觉。

（3）面谈过程中注意尊重患者，同情、理解其处境，并给予适当的安慰和保证。积极倾听是以患者为中心面谈（patient-centered interview）最为重要的方法，医生扮演听众的角色，不要打断患者的谈话（至少在谈话初期不要插话），让患者充分地进行表达，从而解除患者的警戒心理，增加患者的信任感。即使有不同意见，也应采取婉转的表达方式使患者乐于接受。

（4）使用开放式提问与追究性交谈来启发和引导患者，最大限度地收集各种对诊断、治疗有用的信息。开放式提问是那些不能用简单的"是"或"否"来回答的提问，这样的提问方式可以让患者感到自己的观点被重视，能更开放地表达自己的感受；而追究性交谈是在开放式提问之后，进行针对性询问，通常涉及一些较为特殊的问题，目的在于得到更为具体和细节性的资料，如对处于严重抑郁发作状态的患者，必须询问有关自杀的问题。

（5）交谈的方式灵活多变，对不同的对象采用不同的交谈方式：①为了引起患者的交谈兴趣，通常选取患者最关心的问题切入正题；②有的患者在表述自己的感受或经历时，会偏离主题或出现思路停顿，此时应给予适当的启发或引导，帮助其进行完整地表达；③在接触多疑、敏感（如幻觉、妄想）的患者时，不要因其荒谬的思维而随便打断患者的讲话，更不要与患者争辩或强行指正其病态，否则会阻碍患者的表述而引起患者的猜疑；④对抑郁、情绪消极的患者，可以用热情鼓励的话语，引导患者回忆以前的成绩；⑤对精神衰退或思维迟缓的患者，应耐心的重复问题，诱导患者按主题思路进行交谈；⑥避免因外界的干扰而使交谈中断，破坏交流的气氛，引起患者不快；⑦对紊乱性兴奋、焦虑、抑郁和愤怒等恶劣情绪明显的患者，暂时不宜交谈。

（6）注重非言语性的交流，通过鼓励性眼神或肯定性的语气可以让患者更加敞开心扉。

（7）结束面谈时，应进一步简单复述患者所关心的主题，同时询问患者有无其他问题和想法，并告知患者医生下一步的考虑与打算。

（8）恪守职业道德，尊重精神障碍患者的隐私权，不随便议论患者羞于启齿的言行或遭遇，不议论患者的缺陷和隐私。

（三）精神障碍患者的病史采集

与其他临床学科不同，由于精神障碍的发作可能会影响患者的思维过程，也有的患者对自身的精神症状缺乏认知，无法提供准确的病史，此时就需要相关的知情人作为病史的提供者来讲述发病经过，如亲属、同事、同学、朋友及以前为其诊治过的医务人员等，均可成为病史的主要来源，患者既往发病期间的病历也可以提供重要信息。

为了防止病史采集中的片面性，通常应注意：①听取病史前应阅读有关医疗档案（如门诊病志、转诊记录、过去住院病历等）和其他相关书面资料；②在听取知情人提供病史时，患者不宜在场，如果知情人之间分歧较大，应分别询问；③采集老年患者病史，应注意询问脑器质性病变的可能性，如意识障碍、智能损害和人格改变；④采集儿童病史，应注意家长的心理状况，必要时请幼儿园或学校老师补充或进行家庭访问。对儿童患者进行精神检查时，也应注意儿童性格特点，掌握接触患儿的技巧；⑤应保持病史采集顺序的灵活性，不必按固定顺序刻板进行。

病史采集的基本内容如下。①患者详细的个人资料：包括病史提供者的情况、病史的可靠性评价等；②起病时间与发病形式：起病急或缓，起病当时有无精神诱因、环境变化等生活事件发生，是否与本次发病有关；③早期有无潜在的精神症状，有无生活习惯、性格行为等方面的变化；④症状的发生、发展与演变是否相互联系；⑤经治疗病情缓解后有无性格行为的改变，有无伤人毁物、自残自杀等行为；⑥既往史：包括儿童期患病史、重大躯体疾病史、过敏史、药瘾史、酒瘾史等，既往发病情况和诊治经过，特别是用药情况；⑦个人史：出生及生长发育情况、成长环境（如是否长期与父母分离、与父母的关系、家庭氛围等）、受教育情况（包括学龄前教育和学校教育）、职业和工作经历、能否胜任工作、工作中的人际关系、婚恋经历、家庭状况、夫妻感情，家庭收入和社会地位等。

三、精神障碍的治疗

精神疾病的治疗主要包括药物治疗、心理治疗、物理治疗和康复。

药物治疗是改善精神障碍和病态行为、心境的非常有效的手段。近年来有大量精神药物问世，这些药物的疗效已经被精神科医生和其他专科医生所肯定。心理治疗包括认知行为治疗、人际关系治疗、家庭治疗、精神分析等，目的是帮助患者减轻情绪障碍，改变不良生活方式，促进心理健康。而康复的内容则是提供社会活动、职业活动等方面的能力训练。

目前所提倡的全程治疗，是将药物治疗、心理治疗和社会康复有机结合，以期能实现患者心理、生理、社会活动的全面康复，更好地回归社会。

四、重性精神疾病患者的健康管理

重性精神疾病是指精神活动受到严重损害，导致对自身健康状况或者客观现实不能完整辨认或者不能控制自身行为的精神疾病，主要包括精神分裂症、分裂情感性障碍、偏执性精神病、双相障碍、癫痫所致精神障碍、精神发育迟滞伴行为障碍等。发病时，患者丧失对疾病的自知力和对行为的控制力，可能做出危害自身安全、他人安全和公共安全的行为。

我国公共卫生改革已将精神卫生服务纳入均等化服务中，其主要内容之一就是开展重性精神疾病的社区管理。通过预防为主、防治结合、重点干预、广泛覆盖的方法，提供连续性服务，多方合作帮助患者及其家庭获得均等化的基本公共卫生服务。

全科医生熟悉辖区内精神疾病患者的基本情况，对管理社区重性精神病患者具有独特优势，2012年卫生部发布的《重性精神疾病管理治疗工作规范》也为各级医生提供了可参考的管理标准。社区卫生服务中心、社区卫生服务站、乡镇卫生院等基层卫生机构的全科医生在重性精神病社区管理中承担着非常重要的工作。

（一）信息管理

基层卫生机构负有责任，在精神卫生机构的指导下，收集报告辖区内重性精神疾病患者的信息，对疑似病例就近转诊到精神卫生机构进行确诊或联络会诊，为已登记确诊的重性精神疾病患者建立居民健康档案，将患者的相关信息录入国家重性精神疾病信息管理系统。

（二）随访评估

对纳入管理系统的重性精神疾病患者每年至少随访4次，检查患者的精神状况、躯体健康状况、社会功能情况、服药情况及各项实验室检查结果，对患者进行危险性评估（表23-2），根据病情进行下一步的干预指导。

表 23-2　重性精神疾病患者危险性评估

分级	内容
0 级	无符合 1～5 级中的任何行为
1 级	口头威胁，喊叫，但没有打砸行为
2 级	打砸行为，局限在家里，针对财物，能被劝说制止
3 级	明显打砸行为，不分场合，针对财物，不能接受劝说而停止
4 级	持续的打砸行为，不分场合，针对财物或人，不能接受劝说而停止，包括自伤、自杀
5 级	持管制性危险武器的针对人的任何暴力行为，或者纵火、爆炸等行为，无论在家里还是公共场合

（三）分类干预

在精神卫生医疗机构指导下，根据患者的危险性评估情况、精神症状、社会功能、药物疗效及身体疾病等情况对患者进行分类干预。

1. 病情稳定患者　指危险性为 0 级，且精神症状基本消失，自知力基本恢复，社会功能一般或良好，无严重药物不良反应，躯体疾病稳定，无其他异常的患者，可继续执行上级医院制定的治疗方案，3 个月后随访。

2. 病情基本稳定患者　指危险性为 1～2 级，或精神症状、自知力、社会功能状况至少有一方面较差的患者，分析病情后可采取调整药物用法用量或查找原因对症治疗的措施，初步处理后观察 2 周，若情况趋于稳定，可维持之前的治疗方案，3 个月后随访；若初步处理无效，则转诊到上级医院，2 周内随访转诊情况。

3. 病情不稳定患者　指危险性为 3～5 级，或精神病症状明显、自知力缺乏、有严重药物不良反应或严重躯体疾病的患者，对症处理后立即转诊到上级医院，2 周内随访转诊情况。

（四）个案管理

具备条件的地区，可在做好患者基础管理的同时，逐步开展患者的个案管理。个案管理包括医疗计划和生活职业能力康复计划两个方面，医疗计划是由精神科医生制定的药物治疗和行为问题处理方案，生活职业能力康复计划则是针对生活技能的康复指导，包括日常生活、家务劳动、家庭关系、社会人际交往、职业与学习等方面。

病情稳定患者以生活职业能力康复为主，发掘患者潜能，改善和提高患者的社会和职业能力；病情基本稳定患者首先从医疗计划开始，逐步增加生活职业能力康复指导；对于病情不稳定患者以医疗计划为主，旨在改善患者的精神症状和提高治疗依从性，减少危险行为的发生。

（五）家庭健康教育

对重症精神疾病患者来说家庭护理十分重要。良好的家庭氛围能够为患者提供精神支持，帮助患者进行社会技能训练以利于回归社会；能够帮助医生和护士及时了解患者的病情变化，加强就诊和药物管理；还能够加强对患者的安全管理，降低自杀自伤风险。因此，有针对性的健康教育和指导，为患者家庭提供心理支持也是精神疾病社区管理中重要的一环。

第三节　常见精神疾病的全科医学处理

在临床医疗实践中，除了重性精神疾病外，全科医生会遇到大量的轻性精神障碍的患者，比较常见的有抑郁障碍、焦虑障碍、躯体形式障碍、成瘾问题、自杀自伤等。能否快速正确的评估诊断，提出恰当的处理策略，对提高临床治疗效果、构建和谐的医患关系和节省医疗经费支出等方面都有着重要的意义。

一、抑 郁 障 碍

> **案例 23-1**
>
> 患者，女，34 岁，因工作压力增大，最近半年出现睡眠质量下降甚至失眠，记忆力变差，反应迟钝等情况，总感觉全身无力、疼痛，精力不足，做事没热情，就连往日喜欢做的事情也没

有兴趣。她在人前和人后的精神状态截然不同，在朋友和家人面前，她看起来非常的阳光快乐，一旦独处的时候，就会感觉到强烈的悲观感、绝望感，内心看不到希望，找不到出路，她非常害怕自己的内心状态被人知道。在过去的 3 个月里，她体重增加了 6kg，看起来明显精神萎靡，动作迟缓，回答问题缓慢，注意力难以集中。

讨论：

　　1. 根据患者的表现，可能的诊断是什么？

　　2. 还需要询问哪些病史会对诊断和治疗有帮助？

　　3. 哪些治疗方法可以帮助患者缓解症状？

　　抑郁障碍（depressive disorders）属于心境障碍，是以情绪或心境低落为主要表现的一组疾病的总称，常会反复发作。据 WHO 统计，全球约有 3.5 亿抑郁障碍患者，按照伤残调整寿命年（disability adjusted life year，DALY）计算，抑郁障碍带来的负担在所有精神疾病中所占权重最大，约为 40.5%。抑郁障碍患者的自杀率为 10% ～ 15%，其中 15% ～ 25% 自杀成功。抑郁障碍作为主要的公共卫生问题，为社会带来沉重的经济负担，WHO 预测，到 2020 年抑郁障碍将成为仅次于冠心病的世界第二大疾病负担源。

（一）抑郁障碍的临床表现

　　抑郁障碍的表现可分为核心症状、心理症候群与躯体症候群三方面。

　　1. 核心症状　显著而持久的情绪低落和悲观是抑郁障碍的核心症状。患者自觉情绪低沉、苦恼忧伤、兴趣索然，有度日如年之感，常诉说自己高兴不起来，认为自己的生活充满了失败、一事无成，对前途感到悲观失望。患者不能从平日从事的活动中获得乐趣，丧失了体验快乐的能力。典型病例常有晨重晚轻的节律特点，情绪低落在早晨较为严重。

　　2. 心理症候群　①常伴发不同程度的焦虑，莫名其妙地紧张担心、坐立不安、甚至恐惧。②可出现精神运动性迟滞或激越。迟滞患者常自述思维迟缓，反应迟钝，主动言语减少，应答及交流困难；激越患者则正相反，表现为紧张、烦躁不安，难以控制自己，甚至出现攻击行为。③存在认知功能损害，近事记忆力下降，注意力无法集中，反应时间延长，学习困难，语言流畅性差，空间知觉、眼手协调及思维灵活性减退，认知功能损害常影响患者的社会功能和远期预后。④思维内容障碍，患者自我评价过低，产生无用感、无望感、无助感和无价值感，常伴有自责自罪心理，严重者出现罪恶妄想和疑病妄想；部分患者可出现幻觉。抑郁患者自杀比例较高，因此需要积极询问有无自杀倾向并及时干预。

　　3. 躯体症候群　可以涉及身体各个器官，出现睡眠障碍、食欲减退、性欲减退、体重下降、便秘、躯体疼痛不适、乏力、自主神经功能失调等躯体症状。早醒、醒后不能再入睡，是抑郁发作的典型症状之一，也有患者表现为入睡困难，睡眠不深，少数患者表现为睡眠过多。

（二）抑郁障碍的诊断

　　根据患者的病史、临床症状、体格检查和实验室检查，典型的抑郁症一般不难诊断。用于诊断的临床症状分为典型症状和其他常见症状两个维度（表 23-3），根据临床症状的维度划分可以将抑郁发作的严重程度分为以下几级。

　　1. 轻度抑郁　具有至少 2 条典型症状和至少 2 条其他症状，且患者的日常工作和社交活动有一定困难，对患者的社会功能有影响。

　　2. 中度抑郁　具有至少 2 条典型症状和至少 3 条（最好 4 条）其他症状，且患者的工作、社交或家务活动有相当困难。

　　3. 重度抑郁　3 条典型症状都存在，并且有至少 4 条其他症状，症状极为严重或起病非常急骤时，不足 2 周的病程也可做出诊断，除了在极有限的范围内患者几乎不可能进行社交、工作或家务活动。

　　4. 重度抑郁发作伴有精神病性症状　重度抑郁，并存在妄想、幻觉或抑郁性木僵等症状。

表 23-3　抑郁障碍临床症状分类

典型症状	其他常见症状
心境低落	集中注意的能力降低
兴趣和愉快感丧失	自我评价降低
精力不济和疲劳感	自罪观念和无价值感
	认为前途暗淡悲观
	自伤或自杀的观念或行为
	睡眠障碍
	食欲下降

（三）抑郁障碍的鉴别诊断

抑郁障碍的诊断应与脑器质性疾病、老年性痴呆、精神分裂症、广泛性焦虑、药物和精神活性物质所引发的继发性心境障碍相鉴别。

心境障碍在临床上还可表现为双相障碍，即抑郁症状和躁狂症状交替发作，患者反复出现心境低落和心境高涨。在诊断中应注意询问病史，如果病程中曾出现明显的心境高涨、兴奋、话多等和抑郁状态完全不同的症状，则考虑双相障碍。区分单相和双相心境障碍对全科医生是难点，因为双相障碍的漏诊将导致治疗错误（仅使用抗抑郁剂），加重心境障碍向躁狂或混合状态转变。如果做出双相障碍的诊断，需要将患者转诊至对心境障碍治疗有丰富经验的精神专科医生处进行治疗。

（四）抑郁障碍的治疗

1. 药物治疗　抗抑郁药是当前治疗抑郁障碍的主要方式，治疗目标主要是抑郁症状的缓解。多项研究表明，抑郁症状的持续不缓解与高复发率、更加严重的复发程度、发作间期缩短、死亡率增加和自杀风险呈正相关。

目前临床上常用的抗抑郁药有：①选择性 5- 羟色胺再摄取抑制剂（SSRI，如氟西汀、帕罗西汀、舍曲林、氟伏沙明）；② 5- 羟色胺 / 去甲肾上腺素再摄取抑制剂（SNRI，如文拉法辛、度洛西汀）；③去甲肾上腺素能和特异性 5- 羟色胺能抗抑郁剂（NaSSA，米氮平）。传统的三环类抗抑郁药和单胺氧化酶抑制剂由于不良反应较大，现已经很少使用。

药物治疗的原则：①抗抑郁药的选择要根据患者的病情特点，个体化用药因人而异。②尽可能单一用药，推荐选择 SSRI、SNRI、NaSSA 作为一线用药。③尽可能采取最小有效量，力争症状缓解的同时副作用最小。④足量足疗程治疗：药物治疗一般 2 ～ 4 周开始起效，持续治疗至症状缓解，症状缓解后继续用药 4 ～ 6 个月防止复发。⑤达到持续缓解后应谨慎地逐渐减少药物的用量，减轻撤药反应的发生。⑥治疗过程中监测抑郁症状的改善情况，可以使用抑郁自评量表进行评估。⑦可联合心理治疗增加疗效。⑧积极治疗与抑郁共病的其他躯体疾病、物质依赖、焦虑障碍等。

2. 心理治疗　对有明显心理、社会因素作用的抑郁发作患者，药物治疗的同时常需合并心理治疗。常用的心理治疗方法包括认知 - 行为治疗、精神动力学治疗和人际心理治疗等，其中认知 - 行为治疗对减少抑郁发作的疗效已经得到公认。

3. 物理治疗　有严重消极自杀企图的患者及使用抗抑郁药治疗无效的患者可使用改良电抽搐（MECT）治疗，电抽搐治疗后使用药物维持治疗。近年来新推出的物理治疗手段 - 经颅磁刺激治疗（TMS），可用于治疗单相抑郁症患者。

4. 健康教育　对患者及其家属进行恰当的健康教育，他们的理解和配合能帮助更好地控制疾病，改善治疗效果。要让患者和其家庭成员意识到：①抑郁是一种疾病，而不是人的一种缺点或性格的缺陷。②抑郁大多能康复。③每位患者都可以在多种治疗方法中选择适合自己的治疗方法。④抑郁症复发率很高，帮助患者解决生活和工作中的实际困难及问题，减轻患者的心理负担，能够预防复发。⑤每位患者及家属都应学会识别抑郁症复发早期或再次加重的警示信号（如失眠、早醒、对活动失去兴趣等），及早接受治疗，防止复发。

案例 23-1 分析

根据该患者的表现，最可能的诊断是抑郁障碍。

对于因躯体症状就诊的抑郁患者，需要详细询问病史。具体问诊时可以先从睡眠、食欲等一般情况问起，了解患者是否有乏力、精力减退、思考力下降的情况，然后明确有无情绪低落和兴趣减退。如果确认有这些症状，再询问抑郁情绪对社交、工作和家庭的影响，是否有自杀念头和行为，以及是否出现过幻想、谵妄或明显的心境高涨、兴奋、话多等和抑郁状态完全不同的症状，是否同时患有其他躯体性疾病等，患者更容易接受这样的问诊顺序。在临床工作中，全科医生也可以借助一些症状评定量表来筛查抑郁，如 SDS 抑郁自评量表。

对于抑郁症，全科医生重在识别，并且说服患者前往心理或精神专科就诊。专科医生制定规范化的治疗和随访方案后，由全科医生协助进行管理，开展健康教育，指导患者进行治疗和自我情绪监测。如果患者对"抑郁症"的诊断和药物治疗有抵触，全科医生需要进一步了解患者的具体顾虑。对于有强烈病耻感的患者，可以弱化诊断标签，着重强调治疗可以解决他的痛苦和问题；如果患者对长期药物治疗有抵触，对于轻度及中度患者可以尝试心理治疗或运动锻炼、理疗等非药物手段，而对于重度抑郁者，则必须予以药物治疗。很多老年抑郁症患者还伴有一种或一种以上的慢性躯体疾病，因此在抗抑郁药物治疗的同时，还必须考虑药物对患者躯体疾病的影响，以及药物之间的相互作用，尽可能避免药物的交叉作用和不良反应。

视窗 23-1

SDS 抑郁自评量表（self-rating depression scale，SDS）由 William W.K.Z 编制，是目前国内抑郁评定的最主要工具之一，广泛应用于心理咨询、抑郁症状筛查、严重程度评估及精神药理学研究。量表包含 20 个项目，如思考困难、能力减退、绝望、无用感、兴趣丧失、易哭、便秘、心悸、易激怒等，反映抑郁状态的四组特异性症状：精神性 - 情感症状、躯体性障碍、精神运动性障碍、抑郁的心理障碍。按 20 个项目近 1 周内出现的频率进行 1～4 级评分，以抑郁严重指数（范围为 0.25～1.00）来评定抑郁状况，抑郁严重指数 = 各条目累计分 /80（最高总分），指数越高抑郁程度越重。一般来说，评分指数在 0.50 以下者为无抑郁，0.50～0.59 为轻度抑郁，0.60～0.69 为中度抑郁，0.70 以上为重度抑郁。

二、焦虑障碍

焦虑障碍（anxiety）又称焦虑症或焦虑性疾病，是指在没有脑器质性疾病或其他精神疾病的情况下，以病理性焦虑情绪为主要表现的一组精神障碍，临床上可表现为精神性焦虑和躯体性焦虑。精神性焦虑是指一种提心吊胆、紧张不安、恐惧和忧虑的内心体验，躯体性焦虑是指在精神性焦虑的基础上伴发的自主神经功能亢进的一系列症状，如心悸、胸闷、气短、出汗、紧张性震颤、口干及颜面潮红、苍白等。焦虑障碍是所有精神障碍中最普遍的疾病之一，可以给患者及其家庭造成严重的功能损害和痛苦。

（一）焦虑障碍的诊断

焦虑障碍的诊断主要取决于临床表现和病史，对出现原因不明的严重躯体症状或者具有过度求医、抑郁状态、焦虑恐惧表现的患者，应警惕焦虑障碍的存在，尤其是曾有过严重的生理或心理创伤、重大生活事件或既往有药物滥用史的个体。表 23-4 列举了 6 种最常见的焦虑障碍，可根据疾病的临床表现进行分类。此外，宗氏焦虑自评量表（SAS）已经在家庭医疗中被广泛使用，用以检查认知障碍和躯体症状，焦虑严重程度和功能受损分级量表（OASIS）也被用于确定焦虑障碍的亚临床症状。

表 23-4　焦虑障碍患者的临床表现

疾病	临床表现
广泛性焦虑	慢性焦虑障碍，对各种事物、环境或事件均过度焦虑，持续存在数日，反复发作，超过 6 个月
惊恐障碍	反复发生的急性焦虑障碍，数分钟到几十分钟，有以下 13 项中至少 4 项：心悸、胸闷、出汗、震颤、窒息感、哽噎感、腹部不适、眩晕、发冷发热感、手足麻木、不真实感、失去控制感、濒死感
社交焦虑障碍	对任何社交或公共场合感到强烈恐惧或忧虑，对于在陌生人面前或可能被别人仔细观察的社交或表演场合，有一种显著且持久的恐惧
特定恐惧症	对特定事物、场合或活动的一种显著且持久的恐惧，身处其中时压力骤增进而有躲避倾向
广场恐惧症	对人流拥挤的场所或不易离开的密闭环境的焦虑和惊恐，可产生强烈的生理反应并采取措施回避
分离焦虑障碍	当与生活中重要的依恋对象分离或预期分离时所出现的不恰当的、过度的恐惧、害怕或焦虑

（二）焦虑障碍的鉴别诊断

焦虑障碍应注意与躯体疾病及精神疾病所伴发的焦虑状态相鉴别，应排除甲状腺功能亢进、甲状腺功能减退、冠心病、低血糖、高血压、二尖瓣脱垂等躯体疾病所致的继发性焦虑，排除兴奋药物过量、镇静催眠药的戒断症状，排除心境障碍、精神病障碍的可能。

重症抑郁和焦虑障碍通常同时存在，共病率达 50%～60%。焦虑障碍的患者 60% 会发生抑郁，而抑郁患者 15% 会发生焦虑，焦虑障碍越严重，继发抑郁的可能性越大。同时患这两种疾病的患者症状更为严重，发作更频繁，病程更加缓慢，对治疗的反应差，有更高的自杀率，总体预后更差。

焦虑和抑郁障碍是全科诊疗过程中最常见的两类精神疾病，处理好这些潜在的精神障碍不仅能够改善患者的精神状态，对躯体疾病的治疗也能获得更好的效果。

（三）焦虑障碍的治疗

焦虑障碍是神经症中治疗效果相对较好的疾病，越早诊断，越早治疗，预后就越好。经过规范的药物治疗和心理治疗后，绝大多数患者都能得到临床康复，恢复往日的愉快心情。

1. 药物治疗　抑郁和焦虑障碍在治疗用药方面有显著的重叠，多数的抗抑郁药也有一定的抗焦虑作用，如SSRI、SNRI。一般性的原则是：抗抑郁药用于抗焦虑时，首剂约是其用于抗抑郁治疗时最小剂量的1/2，如果剂量过高，许多患者会在开始使用时出现症状加重的情况。治疗一般持续6个月至1年，如需停药或增减药量时需咨询专科医生，患者不可擅自调整药物治疗方案。

需要注意的是抗抑郁药起效较慢，因此焦虑发作急性期需要合并使用苯二氮䓬类药物，以快速缓解恐惧和焦虑症状。常用的苯二氮䓬类药物首选阿普唑仑、氯硝西泮。

2. 心理治疗　通过心理教育等方式向患者说明疾病的本质，减轻患者的预期焦虑和回避行为，引导其改变行为习惯。

（1）放松疗法：不论是对广泛性焦虑症还是惊恐发作均有益。当个体全身松弛时，生理警醒水平全面降低，心率、呼吸、脉搏、血压、肌电等生理指标出现与焦虑状态逆向的变化。松弛不仅有上述生理作用，也有相应的心理作用，生物反馈疗法、音乐疗法、瑜伽、静气功的原理都与之接近，疗效也相仿。

（2）认知疗法：努力找出到消极认知与情绪、行为之间的关系，确定患者的主要问题，通过各种技术方法（特别是认知改变的方法），帮助患者矫正消极思想，改变成长过程中形成的适应不良的假设，应用新的观念行事，达到改善症状的目标。

三、躯体形式障碍

> **案例23-2**
>
> 　　患者，女，32岁，已婚，3年前调动至现工作岗位，因小事与领导产生冲突，大吵一架后很少与领导谈话交流，与其他同事关系也不好。后逐渐出现乏力、多汗、怕冷、睡眠时好时坏、头昏脑胀、胸闷气促、手足麻木等症状，经常觉得上腹部疼痛，有烧灼感，腹部有游走不定的疼痛，注意力和记忆力也很受影响。患者担心自己得了无法治愈的疾病，去了很多医院，也多次到北京、上海就医，医生告诉她检查结果显示一切正常，她认为医生没有尽责，没有使用最好的设备查出她所患疾病，仍四处求医。近2年经常请假，已无法坚持长期工作。查体无阳性体征，影像学检查、实验室检查也无异常发现，精神检查显示轻度焦虑。

躯体形式障碍（somatoform disorders）是一种以持久地担心患病或相信各种躯体症状的优势观念为特征的精神障碍。患者反复因躯体的不适症状就医，不断要求给予医学检查，无视检查的阴性结果，不接受医生关于其并无躯体病变的再三保证，即使存在某种躯体疾病，其严重程度也远不足以解释患者感到的痛苦和焦虑。

案例23-2中的女性患者是由于工作上的冲突而引发的一系列精神障碍和躯体不适。目前认为在患者生活中存在的负性生活事件或心理冲突可能是患病的主要原因，躯体症状的出现是为了引起他人的关注、同情和照顾，并控制他人的行为，而患者通常意识不到或不愿承认这一点，常否认心理因素的存在。多疑、敏感和对身体的过分关注等人格特点也可能与疾病的发生有关。

在ICD-10中，躯体形式障碍主要包括躯体化障碍（somatization disorder）、疑病障碍（hypochondriacal disorder）、躯体形式的自主神经功能紊乱和持续躯体形式的疼痛障碍。临床上表现为多种多样、反复出现、时常变化、查无实据的躯体症状，在下列4组症状中至少有2组共6个症状以上：①胃肠道反应，如胃部烧灼感、胃胀、呃逆、反酸、呕吐等；②呼吸循环系统症状，如呼吸困难、呼吸急促、窘迫、胸闷等；③泌尿生殖系统症状，如尿频、尿急、尿痛，性及月经方面的主诉也很常见；④皮肤症状，如异常的皮肤感觉，痒、酸痛、麻木感，或者部位不定的疼痛感、烧灼感等。

各种各样的躯体症状至少存在2年以上，通过检查却无法发现可以解释症状的躯体疾病。患者坚持这些症状源于自己某一器官或系统患了严重的疾病，并由此而感到痛苦，即使症状的出现与不愉快的生活事件、困难或冲突密切相关，患者也拒绝讨论心理问题，固执地认定其疾病本质上是躯体性的，需进一步的检查，若不能说服医生接受这一点，便会愤愤不平，这类患者常存在明显的抑郁和焦虑情绪。

根据疾病典型的临床表现和阴性的医学检查结果可以对躯体形式障碍进行诊断，同时须与躯体疾病、抑郁症、精神分裂症早期相鉴别。鉴于有些躯体疾病在早期难以找到客观的医学证据，因此，各类躯体形式障碍的诊断要求病程至少要3个月以上，有的甚至要求2年以上。

躯体形式障碍的治疗比较复杂，需要医生投入更多的时间和精力。

（1）对躯体化障碍的治疗从建立良好的医患关系开始：要以耐心、同情、接纳的态度对待患者的痛苦和诉述，理解他们躯体体验的真实性，而不说他们是"想象的问题"或"装病"。

（2）对患者进行适当的检查和全面的医学评估：由医生对临床检查的结果给予清楚的告知和恰当的解释，既不能彻底否认患者的躯体问题，也不应加重患者对躯体不适灾难化的推论。在疾病的诊治过程中如果原有症状加重或出现新的症状，都必须进行适当的检查和评估以排除器质性疾病。同时，医生也应适当控制患者的要求，避免进行过多的检查，强化患者的疾病行为。

（3）重视心理评估和心理治疗：医生应尽早引入心理因素致病的话题，尽早地选择适当的时机向患者提出心理社会因素与躯体疾病关系问题的讨论。要鼓励患者把他们的疾病看作涉及躯体、心理和社会多方面因素的疾病，让患者逐渐了解所患疾病的性质，对自己的身体情况与健康状态有一个相对正确的评估，改变其错误的观念，减轻精神因素的影响。

（4）药物治疗：对伴有抑郁和焦虑的患者可选用抗焦虑药及三环类、SSRI、SNRI等抗抑郁药治疗，对有偏执倾向者可使用小剂量非经典抗精神病药物治疗。

四、躯体疾病所致精神障碍

躯体疾病所致的精神障碍主要是指由中枢神经系统以外的疾病所造成的躯体血流动力学改变、水和电解质平衡紊乱、代谢障碍等改变，进而引起中枢神经系统紊乱所致的精神障碍。这种精神障碍一方面可以表现为认知功能障碍，如意识障碍、智力障碍、记忆障碍、注意障碍等；另一方面则表现为情感、思维、感知、行为等方面的障碍，甚至是人格的改变。

临床上应当注意，当患有严重躯体疾病的患者出现精神异常或认知障碍时，需立即查找引起精神障碍的原因，积极治疗原发病，防止躯体疾病和精神障碍的进一步恶化。

常见的可以引起精神障碍的躯体疾病有以下几类。

1. 感染性疾病　流行性感冒、肺炎、支气管炎、伤寒、病毒性肝炎等。

2. 内脏器官疾病　肝性脑病、肺性脑病、冠心病、风湿性心脏病、二尖瓣脱垂、尿毒症等。

3. 内分泌及代谢系统疾病　垂体前叶功能异常、甲状腺功能异常、肾上腺皮质功能异常、性腺功能异常等。

4. 结缔组织疾病　系统性红斑狼疮、结节性动脉周围炎、多发性肌炎等。

5. 恶性肿瘤　肿瘤对中枢神经系统造成直接或间接的影响而产生精神障碍。

五、睡 眠 障 碍

失眠是全科医生工作中经常遇到的问题，多见于女性和老年患者，患病率可达10%～20%。失眠有多种形式，包括入睡困难、睡眠不深、易醒、早醒、醒后再次入睡困难等，以入睡困难最为常见。患者对失眠的恐惧和对失眠所致后果的担心反而会加重失眠症状，从而陷入恶性循环。长期失眠可引起焦虑、抑郁或恐怖心理，并导致情绪不稳、个性改变。

治疗失眠，不能单纯依靠安眠药，而应该积极查找病因，排除躯体疾病；帮助患者妥善处理生活和工作中的负担，消除对睡眠的焦虑和恐惧；通过放松训练、自由想象训练等行为-认知干预，帮助患者重建睡眠相关信念；调整和改善睡眠环境，培养良好的、有规律的睡眠习惯。药物对症治疗仅建议短期使用，以免形成药物依赖。

六、依 赖 与 成 瘾

成瘾（addiction）指个体强烈地或不可自制地反复渴求进行某种活动或滥用某种药物的行为，尽管知道这样做会带来各种不良后果，但仍然无法控制，戒除过程也屡屡失败。目前世界精神病学界已经普遍认为成瘾性疾病尤其是毒品成瘾是一种慢性复发性脑疾病，人一旦成瘾，想要戒除就要经

笔记栏

历一段艰苦而漫长的过程，因为成瘾后不但有生理上的改变，还有巨大的心理影响。

成瘾行为可分为物质成瘾和精神行为成瘾，可以引起成瘾行为的有新型毒品成瘾（如K粉、摇头丸、冰毒等）、传统毒品成瘾（如海洛因、大麻等）、处方药滥用成瘾（如止咳药水、曲马多、复方甘草片等）、阿片类药物成瘾（如吗啡、哌替啶等）、安眠药成瘾（如安定、艾司唑仑、阿普唑仑等）、酒瘾、烟瘾、赌瘾、电子游戏成瘾、网络成瘾及最新的手机成瘾等行为。其中毒品成瘾应由专门的戒毒机构参与，来帮患者戒除毒瘾。

酗酒是一种普遍的社会现象，饮酒所造成的各种急、慢性危害逐年攀升，相较于一般人群，酗酒者在急诊、外伤、住院和心理治疗方面的花费也较多。

决定酒精中毒严重程度的因素有服用酒精的量、服用时间、患者对酒精的耐受性。根据酒精中毒程度的不同，醉酒者可以出现欣快感、共济失调，或运动失调、昏睡和呕吐，甚至出现昏迷、呼吸抑制、低体温等症状。慢性酒精中毒可有中枢神经系统损伤和肝损伤。嗜酒者突然大幅度减少饮酒或完全停止饮酒时可出现戒断症状，如焦虑、睡眠障碍、脉搏增快和血压升高，甚至出现癫痫、震颤、谵妄，未及时治疗可危及生命。

若怀疑就诊者有酗酒问题，首先应向患者询问饮酒史、饮酒方式、每日饮酒量、戒断史、躯体疾病史、药物滥用史，还应询问是否在饮酒过程中出现过意识丧失或酒后遗忘，有无肝硬化、胰腺炎、胃炎、戒酒后癫痫、髋关节无菌性坏死等疾病。酒瘾者可出现外部特征，如结膜、鼻子、面颊皮肤毛细血管增生，皮肤较薄，有戒断症状时会有震颤现象，身体检查可发现心率加快、肝脏增大等。

对酒精成瘾者的干预主要是通过心理和药物治疗。

（1）首先要建立良好的医患关系，倾听患者的讲述，尽量用开放式问题询问病史，真诚地表明帮助的态度，使患者能够正视过量饮酒的事实，提高对酒瘾行为的危害及负面影响的认识，唤起患者改变酗酒行为的内在动力。

（2）其次要积极处理躯体疾病和并发症，特别是消化道疾病、肝、心脏问题。因大量饮酒造成的胃肠道、肝功能的损伤，会引起继发性的营养物质缺乏，加强营养可以提高机体的抵抗力和免疫力。

（3）进一步完善病史采集和体格检查、实验室检查，制定完善的脱瘾计划，做好减轻戒断症状的准备。可以选择安定替代疗法进行脱瘾治疗，替代疗法起效后应逐渐减少安定的用量，避免产生新的成瘾。饮酒时间长、酒量大的嗜酒者脱瘾治疗时一定要请专科医生指导，或住院治疗。

（4）家庭和社会的支持是治疗过程很重要的一环，温暖和谐的家庭氛围使患者不会感到孤立或被拒绝，充分的理解和支持对酒瘾的治疗有着积极的作用。

七、应激状态及危机干预

（一）危机干预

全科医生常需要去帮助一些处于危机状态下的患者，可能是由于自然或人为的灾难，或是失业、家庭危机、家人的突然死亡、致死性的疾病，也可能是抑郁、惊恐发作等情况。当处于危机情绪状态时，患者会产生恐慌、无助和挫败感，不能进行正常的家庭交流甚至无法维持日常生活基本活动，不能工作，并伴有严重的不安全感。危机状态下的患者会因为某些躯体症状前来就诊，也有些是由关心他们的亲属和朋友带来就诊。

对于多数患者而言，随着适应能力的增强，危机状态一般不会超过6周就能够自发缓解。也有一些患者不能完全解决危机，相反他们"封闭"自己的感觉，否认事件的重要性，如一位患者在与男友分手后吞食了大量的药片，事后却否认自己的自杀行为，称"我只是有点头疼"，这样的状态只会让患者的适应能力变得更差，心理虚弱的时间更长，未来对应激事件的易感性也会增加。还有少数患者因为不能适应危机状态而出现创伤后应激障碍。

危机的解决情况取决于病例的复杂程度和治疗医生的工作经验。医生应综合使用说服教育、心理治疗或支持性的治疗方法，可以从探究危机的易感因素开始，有意识的通过面谈寻找与此次危机发生发展相关联的事件，帮助患者以正确的应对技巧解决适应性障碍，同时学会危机解决策略。药物可以缓解应激状态下的症状，必要时可以使用药物治疗。

（二）自杀的预防与处理

自杀行为并非完全突然和不可预测的，大多数自杀行为的发生存在一定的预兆。患者通过各种途径流露出消极、悲观的情绪，表达过自杀意愿，近期有过自伤或自杀行动，慢性难治性疾病患者突然不愿意接受治疗，存在抑郁或焦虑状态等。当医生怀疑所治疗的患者有自杀想法时，开诚布公地同患者谈论自杀问题很有必要，预防是处理自杀最好的方式，谈论自杀问题并不会使患者更想去自杀。事实上，提出自杀并给患者一个讨论此话题的机会，患者可能会意识到自杀并不是解决问题最好的方法。

当注意到患者企图自杀或无法从自杀观念中解脱时，重要的是制订干预计划，帮助患者安全度过这一危险时期。关于自杀预防的建议有：①保证患者有适当的监护或护送入院，得到适当的临床护理，尽量避免患者独处；②对待患者的病情不评判、不威胁，表达同情和帮助的态度；③淡化突如其来的问题，鼓励患者抱有"一切都会好"的观点，有条理地解决问题；④当感觉患者处于自杀边缘时，可以教给他们一些应对方法，努力推迟自杀冲动的出现，如寻求家庭成员的关爱，获得可信赖的家属、朋友、医生的帮助，拨打紧急热线等；⑤鼓励动用社会资源（如紧急热线、警察、医疗中心等）帮助患者解决与他人的冲突，赢得治疗时间；⑥取走所有可以用来自杀的物品，如药、化学物品、刀、绳及其他危险物品；⑦如果患者需要服药，仅留很少量的药物让患者自己保管。

（三）应急处理

突发疾病或病情急剧变化的重性精神疾病患者，除了可能对自身造成伤害，还可能给他人的人身安全和财物带来损害，甚至有严重扰乱社会治安、危害社会安全的行为，需要应急医疗处置及时干预，避免伤害，减轻损失。

1. 心理危机干预　使用支持性和解释性言语，缓解患者紧张、恐惧和愤怒情绪，劝说患者停止危害行为。

2. 保护性约束　及时控制和制止危害行为发生或者升级，对患者实施保护性约束措施。

3. 快速药物镇静　使用抗精神病药物快速镇静，同时注意观察药物的不良反应。

4. 持续性药物治疗　制定并及时调整长期药物治疗方案，争取长期缓解病情。

5. 其他治疗　查看并处理患者的其他身体损伤。

（吴　琼）

本 章 小 结

1. 精神健康是指个体机能健康，人格协调统一，能够应付困难处境并积极适应的一种良好状态。精神健康服务的重点是对精神疾患的咨询教育、诊治和康复。

2. 全科医生为社区居民提供全生命周期的健康保健，针对不同的年龄段，精神卫生工作的侧重点有所不同。

3. 对精神疾病的早期识别和早期干预可以起到延迟或阻断精神疾病首次发作、缓解症状、改善预后、减少复发的作用。

4. 焦虑和抑郁障碍是诊疗过程中最常见的两类精神疾病。抑郁发作的核心症状是心境或情绪的低落，治疗以药物为主，辅以心理治疗和物理治疗。焦虑障碍以焦虑情绪为主要特征，经过规范的药物治疗和心理治疗后，绝大多数患者可以得到临床康复。

5. 躯体形式障碍是涉及躯体、心理和社会等因素的疾病，对躯体形式障碍的治疗比较复杂，需要医生投入更多的时间和精力。

第 24 章　重点人群保健

学习目标

1. 掌握社区儿童、妇女、老年人及残疾人保健服务的主要内容。
2. 熟悉儿童年龄分期及妇女、老年人的各期特点。
3. 了解儿童、妇女、老年人主要卫生问题。

第一节　社区儿童保健

全科医生是为社区全体居民服务的,但服务的重点应当是容易受到各种伤害的重点人群,这些重点人群是社区卫生服务的重点目标人群。

社区中的重点人群并没有一个明确而统一的概念,也有不同的称法,如特殊人群、弱势人群等,一般是指在社区中具有特殊生理、心理特点或者处于某一特殊环境中容易受到各种有害因素作用、容易罹患各种疾病的人群。对于社区重点人群的界定也有不同的方法,但是大多数将儿童、青少年、妇女、老年人、残疾人、长期患者和临终关怀对象作为社区卫生服务的重点人群,这些人群可以是生理上的相对弱势,也可能是心理上的相对弱势。

案例 24-1

患儿,女,35 周早产儿,生后 15 日,出生体重 2.4kg,现体重 2.5kg,奶瓶和母乳混合喂养,第一次新生儿家庭访视时,妈妈向全科医生诉说孩子每次需要 20 ～ 30min 才能把母乳吃完,刚开始哺喂时,孩子拒绝母乳,乳头皲裂严重,还另需要 10min 奶瓶喝奶粉,喂养过程非常辛苦,喂奶后,吐奶严重。孩子每日的体重增长仅 20g 左右,明显比一般新生儿瘦小。

讨论:

1. 什么是早产儿?什么是新生儿家庭访视?
2. 为使家庭养育更顺利,全科医生应对家庭和新生儿做哪些评估?
3. 针对现存问题,全科医生应如何完成健康指导?

一、儿童的年龄分期及各期特点

(一)儿童的年龄分期

习惯上将 0 ～ 14 岁(0 ～ 12 岁)称为儿童期。一般将儿童的年龄分期划分为 6 期,儿童的解剖结构、生理功能和心理行为等在不同时期表现出与年龄相关的规律性,但生长发育是一个连续的过程,各期难以分割,且各期之间联系密切。

1. 胎儿期(fetal period)　从受精卵形成到胎儿娩出称为胎儿期,从受精卵算起约为 38 周,从末次月经第 1 日算起约为 40 周。

2. 新生儿期(neonatal period)　从胎儿娩出脐带结扎至生后 28 日。

3. 婴儿期(infant period)　从出生到满 1 周岁。

4. 幼儿期(toddler age)　从 1 周岁到满 3 周岁,通常将婴儿期与幼儿期合称为婴幼儿期。

5. 学龄前期(preschool age)　从 3 周岁到入小学前(6 ～ 7 岁)。

6. 学龄期(school age)　从入小学(6 ～ 7 岁)到青春期(女 10 ～ 12 岁,男 12 ～ 14 岁)开始前。部分学者认为儿童期还包括青春期前期。

(二)儿童各期的特点

1. 胎儿期　胎儿完全依靠母体生存,孕母的健康、营养、情绪等状况对胎儿的生长发育影响极大。

2. 新生儿期　是儿童生理功能进行调整以逐渐适应外界环境的阶段,这一时期小儿脱离母体开始独立生活,体内外环境发生根本变化,各器官在功能上逐渐成熟、完善,但生理调节和适应能力不够成熟,极易出现不适应现象。新生儿期生命很脆弱,不仅发病率高,死亡风险也最高。

3. 婴儿期 是儿童生长发育极其迅速和旺盛的时期。因此对能量和营养素尤其是蛋白质的需要量较大，但婴儿消化系统发育尚未完善，容易出现消化功能紊乱和营养不良。另外，婴儿自体免疫功能尚不成熟，来自母体的免疫抗体逐渐减少，容易出现各种感染和传染性疾病，需要重视卫生习惯的培养，注意消毒隔离措施的使用，同时要有计划地接受预防接种。

4. 幼儿期 这时期的儿童生长发育速度较婴儿期稍减慢，活动范围渐广，语言、思维和社会适应能力增强，能通过语言对自己的行为和心理活动进行最初步的调节。但对危险的识别能力不足，容易发生意外伤害；自身免疫力仍低，传染病发病率较高；消化功能发育仍不完善，对营养的需要量较高，需要合理喂养以保证正常的生长发育。

5. 学龄前期 大部分学龄前儿童进入幼儿园过集体生活。体格发育速度进一步减缓，中枢神经系统功能逐渐成熟，好奇、多问、好模仿，语言和思维能力进一步发展，此期儿童具有较大的可塑性；消化吸收功能发育成熟；免疫功能有所加强，但仍然易受传染病威胁。

6. 学龄期 此期儿童体格仍稳步增长，除生殖系统外，各系统发育接近成年人；智能发育更加成熟，理解、分析、语言等能力逐渐增强，可接受科学文化教育。

二、儿童各期主要卫生问题

儿童健康是儿童发展的基础，"儿童优先"是全世界维护人类健康和发展的新准则。早产、出生窒息和感染是新生儿死亡的主要原因。意外伤害、肺炎、腹泻和麻疹等疾病是 1 个月至 5 岁儿童死亡的主要原因。

1. 胎儿期 孕妇保健是胎儿期保健的重点。孕妇营养缺乏、感染、妊娠高血压综合征、流产、早产、宫内生长迟滞、窒息等是主要的卫生问题。早产成为杀害 5 岁以下儿童的第二大杀手。

2. 新生儿期 此期儿童的死亡风险最高，第 1 周内的新生儿死亡率更高。5 岁以下儿童死亡约 44% 发生在新生儿期。在这阶段产伤、新生儿窒息、溶血、感染等问题的发生率较高，新生儿死亡的主要原因是早产并发症和在分娩或出生过程中出现的问题。

3. 婴儿期 消化功能紊乱和营养不良发生率较高。随着月龄增加，从母体获得的免疫物质逐渐减少，而自身的免疫功能尚不成熟，容易患感染性和传染性疾病，如肺炎、腹泻等。

4. 幼儿期 生长发育速度较前减慢，传染病、寄生虫感染、营养不良等问题的发生率仍较高，同时由于活动范围增加，对危险识别能力不足，而导致的意外事故发生率增加。幼儿期语言和智力发育尤为重要，如果未受到充分激励，或在心理和生理上未获得适当呵护，脑发育就会受到影响，导致智力、社交和行为发展迟缓，这些儿童今后将难以应付复杂的情况和环境，幼儿期遭受重大挫折和压力可能会增大成人后罹患与压力有关疾病和学习障碍的风险。

5. 学龄前期 传染病、寄生虫感染、营养不良、意外伤害等问题的发生率仍较高。语言、思维、动作、神经精神发育仍较快。同时此期是儿童性格形成的关键时期，具有较大的可塑性，由于家庭、社会等因素，容易导致儿童的行为异常。因此，对于学龄前期儿童应加强早期教育，培养良好习惯，发展其想象与思维能力，提高其心理素质和生活自理能力。

6. 学龄期 此期儿童受同伴、学校和社会环境影响较大。机体抵抗力增强，发病率较低，但要注意用眼卫生和口腔卫生，预防近视和龋齿的发生。同时，端正坐、立、行姿势，防止精神、情绪和行为等方面问题。

三、全科医疗中的儿童保健服务

社区儿童保健要坚持公平性、有效性和经济适用性的原则，让社区内的每个人和家庭积极参与社区儿童保健，构建以保护儿童身心健康为中心的社区儿童保健体系。通过系统的定期健康体检和监测，早期筛查，发现儿童生长发育中的异常现象，并给予科学指导和干预，提高儿童健康水平。儿童保健的内容主要包括以下 5 个方面。

1. 新生儿家庭访视 新生儿出院后 1 周内，医务人员到新生儿家中进行，了解出生时情况、预防接种和新生儿疾病筛查情况等。观察家居环境，重点询问和观察喂养、睡眠、大小便、黄疸、脐部情况、口腔发育等。为新生儿测量体温、记录出生时体重、身长，进行体格检查，建立 0～6 岁儿童保健手册。根据新生儿的具体情况，有针对性地对家长进行母乳喂养、护理和常见疾病预防指导。如果发现新生儿未接种卡介苗和第一针乙肝疫苗，提醒家长尽快补种。如果发现新生儿未接受新生儿疾病筛查，告知家长到具备筛查条件的医疗保健机构补筛。对于低出生体重、早产、双/多胎或有出生缺陷的新生儿根据实际情况增加访视次数。

2. 新生儿满月健康管理 新生儿满 28 日后，结合接种乙肝疫苗第二针情况，在乡镇卫生院、社区卫生服务中心进行随访。重点询问和观察新生儿的喂养、睡眠、大小便、黄疸等情况，对其进行体重测量、身长测量、体格检查和发育评估。

3. 婴幼儿健康管理 满月后的随访服务均应在乡镇卫生院、社区卫生服务中心进行，偏远地区可在村卫生室进行，时间分别在 3、6、8、12、18、24、30、36 月龄时，共 8 次。服务内容包括询问婴幼儿喂养、患病等情况，进行体格检查，做生长发育和心理行为发育评估，进行母乳喂养、辅食添加、心理行为发育、意外伤害预防、口腔保健、中医保健、常见疾病防治等健康指导。在婴幼儿 6～8 月龄、18 月龄、30 月龄时分别进行 1 次血常规检测。在 6 月龄、12 月龄、24 月龄、36 月龄时分别进行 1 次听力筛查。若无禁忌证，体检结束后接受疫苗接种。

4. 学龄前儿童健康管理 为 4～6 岁儿童每年提供一次健康管理服务。服务内容包括询问上次随访到本次随访之间的膳食、患病等情况，进行体格检查，生长发育和心理行为发育评估，血常规检测和视力筛查，进行合理膳食、心理行为发育、意外伤害预防、口腔保健、中医保健、常见疾病防治等健康指导。在每次进行预防接种前均要检查有无禁忌证，体检结束后接受疫苗接种。

5. 健康问题处理 对健康管理中发现的有营养不良、贫血、单纯性肥胖等情况的儿童应当分析其原因，给出指导或转诊的建议。对口腔发育异常（唇腭裂、高腭弓、诞生牙），龋齿，视力异常或听力异常儿童应及时转诊。健康问题的处理还包括以下 3 方面内容。

（1）加强体弱儿童管理：对系统管理或者全科门诊中发现的体弱儿童进行专案管理。一般而言体弱儿主要包括早产儿，低体重出生儿，Ⅱ度以上营养不良、营养缺乏性贫血、佝偻病、反复消化道和呼吸道感染者和先天性畸形和代谢疾病患儿。

（2）社区儿童心理行为干预：随着经济的发展，在肺炎、腹泻、贫血等疾病的预防措施得以较好实施后，儿童健康问题将越来越多转向心理行为问题，儿童心理行为保健将在一定意义上成为儿童保健的核心。

（3）社区儿童疾病综合管理：儿童疾病综合管理（IMCI）是儿童疾病综合管理项目，是 WHO和联合国儿童基金会共同开发的一项以全世界儿童的福祉为重点的儿童健康综合措施。疾病包括呼吸道感染（主要是肺炎）、腹泻、麻疹、疟疾（我国删除该疾病）及营养不良等最常见、对儿童威胁最大的几类疾病，可以覆盖 70% 以上前来就诊的儿童。儿童疾病综合管理的目标是在 5 岁以下儿童中减少死亡、疾病和残疾，并促进更好地成长和发育。儿童疾病综合管理包括家庭和社区以及卫生机构实施的预防性和医疗性措施。

案例 24-1 分析

早产儿是指胎龄小于 37 周的新生儿。新生儿家庭访视是新生儿出院后 1 周内，医务人员到新生儿家中进行，了解出生时情况、预防接种和新生儿疾病筛查情况等。

根据案例，全科医生应做的评估内容包括根据新生儿家庭访视要求对家庭环境进行评估，环境应舒适、安静、无打扰，适宜休息；对于新生儿应评估睡眠、大小便、脐部、口腔、黄疸等情况；要观察喂养情况，有无喂养不当和营养不良的发生；询问预防接种情况，卡介苗和乙肝疫苗是否接种；询问新生儿疾病筛查情况等。

现存主要问题是喂养方法不当，孩子体重增长不理想。首先，通过评估了解孩子喂养和睡眠情况，了解乳母营养、休息和精神情况，根据具体情况给予指导，示范正确的喂养技巧，并给予父母练习的机会，主要指导包括以下几方面。

（1）环境安静，舒适，更换尿布后哺乳。

（2）先母乳喂养，不足部分奶瓶喂养。

（3）母乳喂养时，要确保乳母的营养合理、休息充足和心情愉快。在每一次哺乳时，先用温热毛巾热敷乳房，并清洁乳房。选择流速稍慢的乳头先哺喂，或妈妈用手控制流速，观察孩子对母乳的接受情况；注意哺喂过程中孩子的体位，头、颈、身体在一条直线，喂养过程中，不牵拉乳头，没有疼痛。每次哺乳 15～20min，每侧乳房 10min 左右，一侧排空后再哺喂另一侧。对于皲裂乳头，可自行愈合，或涂抹鱼肝油、母乳等促进愈合，必要时涂抹红霉素软膏等。

笔记栏

（4）母乳不足部分给予奶粉，要考虑早产儿能力的局限性，合理安排哺喂量。奶瓶要及时消毒。

（5）教会父母观察孩子哺喂过程和结束的反应，通过观察睡眠、大小便、体重等，合理评估哺喂量是否充足。

（6）哺喂结束后，竖抱，拍嗝。

（刘　晶）

第二节　社区妇女保健

女性一生根据其生理特点分为7个生理阶段，分别是胎儿期、新生儿期、儿童期、青春期、性成熟期（生育期）、绝经过渡期（围绝经期）、绝经后期（老年期）。妇女指15岁以上女性，妇女在家庭及社会中具有重要的功能和职责，妇女保健工作是基层卫生服务的重要内容，包括女性青春期、生育期和围绝经期等几个重要时期的保健工作，它以预防为导向，目的是降低妇女各期疾病的患病率。本节讲述青春期、生育期和围绝经期三个阶段的妇女保健。

一、青春期保健

（一）青春期的特点

WHO规定青春期为10～19岁，这一时期是生殖器官、内分泌、体格逐渐发育至成熟的阶段。这一时期的生理特点主要有以下三方面：①女性特征逐渐出现，如生殖器从幼稚型逐渐转变成成熟型，第二性征包括音调、乳房、阴毛及腋毛分布、骨盆横径等开始逐渐发生变化。②月经初潮出现，由于中枢对雌激素的反馈机制尚未成熟，这一时期月经周期常不规律。③生长加速，这一阶段体格生长呈直线加速，直至月经初潮后生长减缓。

青春期女性的心理也开始发生较大变化，这个时期的女孩开始出现性意识，对性存在好奇，她们的思维、思想观念和行为模式也逐渐脱离幼稚而逐渐向成熟过渡，她们的身心变化及即将要承担的社会责任会对这一阶段的女孩产生压力，使她们的情绪容易激动甚至出现青春期叛逆。

（二）青春期出现的健康问题

1. 营养问题　青春期是体格快速生长的阶段，这一阶段的营养对生长速度和身体素质起到重要作用，当今社会已不是物资匮乏的年代，青春期的营养问题主要体现在饮食结构不合理、不科学及营养过剩等方面。

2. 月经问题　由于经期知识匮乏，月经期不注意卫生、保暖等问题而容易导致妇科感染和月经病。

3. 青春期叛逆　青春期女性身体发生变化的同时，她们的心理也发生质的飞跃，这个时期她们从稚嫩的儿童向成熟女性过渡，她们即将要承担的责任和社会角色的变化使她们产生困扰、自卑、不安、焦虑等心理卫生问题，这个时期若不及时疏导心理问题，会产生青春期叛逆，严重者可导致青春期焦虑和抑郁，甚者产生不良行为。

4. 性冲动　青春期女性成熟的世界观还尚未建立，道德法治观念相对缺乏，容易出现不正当性行为，由于缺乏必要的知识和保护措施而导致不良后果的发生，甚至会影响今后的健康和生育功能。

（三）青春期的保健

1. 营养指导　指导这一时期的女性建立健康饮食观念，规律饮食、营养搭配均衡、注重食品卫生，避免生冷刺激食物及垃圾食品，同时也要防止营养过剩而导致代谢性疾病。青春期女性相对缺乏健康观念，全科医生应与家长配合向她们输送健康常识，帮助她们建立科学的健康观，将受益终身。

2. 经期护理　注意经期卫生，防止感染；经期注意保暖防止剧烈运动，避免进食生冷食物，正确认识经期可能出现的腹胀、疲劳等不适症状，培养其自我保护意识。

3. 性教育　及时给青春期女孩进行性生理教育，去除她们对性好奇的面纱，同时进行性道德及性相关疾病常识的教育，培养她们形成自我保护意识，防止非意愿性妊娠的出现和性传播疾病的发生。对于青春期女孩，全科医生应辅助其家庭进行性道德及知识教育，珍爱自己保护自己，避免不良后果的发生。

4. 心理疏导　指导父母与青春期少女相处方式，观察这一阶段女孩的心理及行为变化，及时发现问题，定期进行心理疏导，培养健康心理，帮她们建立积极向上的世界观。

二、生育期保健

（一）生育期的生理特点

生育期又称性成熟期，一般至 18 岁开始即进入生育期，历约 30 年，这一阶段生殖功能和内分泌功能最为旺盛，卵巢功能成熟并建立规律的排卵周期，各生殖器官及乳房在性激素的作用下发生周期性变化。

（二）生育期问题

这一阶段女性的健康问题主要是和孕产有关的问题、生殖器官及乳房疾病的筛查和预防。其中孕产保健要达到降低孕产妇死亡率、提升新生儿质量的优生目的。妊娠妇女在胎儿生长过程中全身各脏器负担越来越重，容易出现各种并发症，这期间妊娠妇女体内激素水平的变化、身体的不适、工作生活的压力及角色的即将转变会导致紧张、焦虑和抑郁的情绪出现，而这种精神状态会影响胎儿的发育，严重时会导致胎儿畸形。产褥期保健对产妇身体的恢复及日后的身体状态有重要影响，产褥期容易出现乳腺炎、产褥感染、产后出血、子宫复旧不佳、产后抑郁等健康问题。

（三）生育期保健

这一阶段女性的健康保健主要包括围婚期、妊娠期、产褥期保健和定期筛查女性疾病。

1. 围婚期保健　对于婚前女性提倡其做婚前体检，若备婚男女存在传染病处于传染期或者可以矫正的生殖器畸形等情况，建议推迟婚期可待传染病病情好转或畸形矫正后再结婚。若男女双方为直系血亲或三代以内旁系血亲，或其中一方有严重精神疾病，严重智力低下者等不建议结婚。若男女一方患有常染色体显性遗传疾病（如成骨不全）或男女双方均患有严重的相同的常染色体隐性遗传疾病（如白化病）或男女一方患有多基因遗传病，如精神分裂症、原发性癫痫等不建议生育。

对于新婚女性，提倡在生理、心理、家庭等方面都做好充分准备的基础上备孕，做到优生优育，若暂时没有生育计划要做好避孕措施，要根据夫妻双方具体情况选择适合的避孕方法。同时要做相关早孕教育，指导其识别早孕症状及确定早孕的方法，一旦确定妊娠及时建档，在医生指导下做好孕期保健。

2. 妊娠期保健　目前我国城乡已经开展了针对孕产妇的三级管理，妊娠期保健工作内容已经比较完善和形成体系，基本卫生服务中心应与上级医院或妇幼保健机构紧密联系，相互转诊、会诊，在基层做好妊娠妇女的初步筛查和保健，遇到问题及时会诊及时转诊，降低孕产妇死亡率、围产儿死亡率和病残儿出生率。妊娠妇女一旦确认妊娠应立即在所辖社区建立孕产妇保健手册，系统管理直至产褥期结束。手册应记录每次产前检查时的妊娠妇女与胎儿情况及处理意见，以及下次产检的时间。入院分娩时将保健手册上交至主管医生，记录分娩过程及产后母婴情况，出院时由产妇转交给基层服务中心，进行产后访视记录。产前检查次数及常规检查内容如表 24-1 所示。对于有某些潜在风险的妊娠妇女还要在相应周数增加相应检查内容，如羊膜腔穿刺等，可转诊至上级医院。

表 24-1　妊娠妇女产前检查次数与方案

产前检查次数	常规检查内容
第 1 次检查 （6～13 周 +6）	1. 建立孕产妇保健手册 2. 确定孕周、推算预产期 3. 评估妊娠期高危因素 4. 血压、体重指数、胎心率 5. 血常规、尿常规、血型、空腹血糖、肝功能和肾功能、乙型肝炎病毒表面抗原、丙型肝炎病毒表面抗体、梅毒螺旋体和 HIV 筛查、心电图等 6. 妊娠 11～13 周超声测量胎儿颈项透明层（NT）厚度
第 2 次检查 （14～19 周 +6）	1. 测量血压、体重、腹围、宫底高度、胎心率 2. 唐氏筛查
第 3 次检查 （20～23 周 +6）	1. 测量血压、体重、腹围、宫底高度、胎心率 2. 胎儿系统超声筛查 3. 超声测量宫颈长度 4. 血常规、尿常规
第 4 次检查 （24～27 周 +6）	1. 测量血压、体重、腹围、宫底高度、胎心率 2. 糖耐量试验筛查糖尿病 3. 尿常规 4. 抗 D 滴度检查（Rh 阴性者）

笔记栏

续表

产前检查次数	常规检查内容
第 5 次检查 （28 ～ 31 周 $^{+6}$ ）	1. 测量血压、体重、腹围、宫底高度、胎心率、胎位 2. 胎儿系统超声筛查 3. 超声测量宫颈长度 4. 血常规、尿常规
第 6 ～ 7 次检查 （32 ～ 36 周 $^{+6}$ ）2 周 1 次	1. 测量血压、体重、腹围、宫底高度、胎心率、胎位 2. 尿常规 3. 心电图 4. 34 周起胎心监测（NST）
第 8 ～ 12 次检查 （37 ～ 41 周 $^{+6}$ ）每周 1 次	1. 测量血压、体重、腹围、宫底高度、胎心率、胎位 2. NST 检查 3. 超声检查评估胎儿大小、羊水量、胎盘成熟度、胎位及 S/D 比值 4. 妊娠 38 ～ 39 周行宫颈检查及宫颈检查（Bishop）评分

　　产前检查不仅对妊娠妇女和胎儿进行检查和评估，还要针对不同周数的妊娠妇女做相应的健康教育，包括指导营养和生活方式；改变不良生活习惯（如吸烟等）；避免接触有毒有害物质和宠物；慎用药物和疫苗；避免高强度、高噪声环境和家庭暴力；在相应周数开始补充叶酸、铁剂和钙剂；保持心境愉快。针对妊娠妇女在妊娠期出现的不适症状，给予相应的指导。

　　3. 产褥期保健　产妇出院后应在第 3、7、14、28、42 日进行家庭访视，了解产妇和新生儿的情况，针对产妇应了解其饮食、睡眠、休息、排便、卫生、运动、心理等情况并及时进行指导和梳理；检查乳房及哺乳情况并给予科学指导；对于有切口的产妇应观察切口愈合情况；观察恶露及子宫复旧情况；产后 6 周安排产妇进行全身检查及妇科检查；对于恢复性生活的夫妻给予避孕指导。家庭访视应以家庭为单位进行访视和健康指导，对于仍保持旧风俗习惯的家庭指导其改变观念，给予科学指导，防止不良事件发生。

　　4. 定期筛查　生育期女性应定期检查乳房、卵巢、子宫、宫颈、阴道等女性器官，对某些疾病做到早发现、早诊断、早治疗。

　　5. 避孕方式　现有的避孕方法有宫内节育器、激素避孕、紧急避孕、外用避孕和自然避孕等方法。其中自然避孕不十分可靠，不提倡使用，紧急避孕适用于一次无保护性生活有效，副作用较大，不能代替常规避孕。其他避孕措施有其相应的适应证和禁忌证，根据具体情况选择。

三、围绝经期保健

> **案例 24-2**
> 　　苏某，女，56 岁，因"间断性胸背部疼痛 5 年，加重伴胸闷 1 个月"就诊，胸背痛多在劳累后加重，近 1 个月内发作时伴有额面部出汗，就诊前 1 周每日下午均有发作，时间逐渐延长，最长可持续 20min。该患者 50 岁绝经。因担心患冠心病，已经到当地三甲级医院就诊做了全面检查，但患者仍感胸闷不适，近 1 个月加重。
> **讨论：** 针对苏女士的症状，全科医生应如何诊治？

（一）围绝经期的生理特点

　　围绝经期是指从开始出现绝经趋势直至最后一次月经的时期。这一阶段卵巢功能逐渐衰退，性激素水平下降，月经开始出现不规律直至闭经。由于雌激素水平的下降会出现相应靶器官功能的失调，各器官开始走向老化。

（二）围绝经期出现的问题

　　这一阶段由于性激素波动而导致一系列躯体或精神心理症状，称为绝经综合征，包括月经紊乱、血管舒缩症状（表现为阵发性潮热）、自主神经失调（表现为心悸、眩晕、头痛、失眠、耳鸣等）、精神神经症状（情绪波动大、易激惹、焦虑、抑郁、记忆力减退等）。由于雌激素水平的锐减，骨吸收增强，这一阶段女性的骨量流失加速，骨质疏松患病率逐渐升高。随着年龄增长，器官逐渐老化、血管开始出现动脉硬化性疾病。

（三）围绝经期保健

1. 体格检查　近年来肿瘤及严重心脑血管疾病成为威胁人类健康的主要问题，围绝经期妇女身体上的不适加之精神状态不稳定，导致该阶段女性对健康问题过度关注并出现疑病现象。定期进行全面体格检查能及早发现问题的同时，排除疾病亦能减轻该类人群的健康负担。体检内容应包括各系统早癌排查、评估血管动脉硬化情况、监测血压、血脂等影响动脉硬化进展的危险因素。

2. 心理疏导　让这个时期的女性了解围绝经期是人生的必经生理阶段，并非某种疾病所致，解除其心理压力，帮助其建立积极乐观的生活态度。

3. 疾病预防　指导健康的生活方式（包括饮食和运动）、避免不良生活习惯，预防骨质疏松症和动脉硬化性疾病。

4. 药物治疗　若通过以上方式仍不能改善围绝经期综合征的症状，可考虑药物治疗，包括选择性 5- 羟色胺再摄取抑制剂或补充雌激素等。

> **案例 24-2 分析**
>
> 　　社区全科医生经仔细询问病史，了解到苏女士 1 个月前有一位朋友突发急性心肌梗死，发作时有胸背痛的症状，因担心自己也患有严重心脏病，到当地三甲级医院就诊。经全面检查后除外冠心病，诊断为"骨质疏松症、肺小结节、高胆固醇血症"。全科医生根据患者做过的这些检查结果，向其进行耐心讲解：客观检查证实她的心脏目前仍处于健康状态，多年胸背痛是骨质疏松症的表现，苏女士不适的症状加之怀疑自己患有严重心脏病，在这种紧张情绪的影响下，处于围绝经期的她自主神经失调症状明显加重，所以会出现胸闷、出汗等症状；肺内结节目前较小不足以引起症状，建议定期复查。经过检查和全科医生的耐心讲解，苏女士对自己的健康状况有了全面了解，健康方面的压力解除了，苏女士在社区全科医生的指导下系统治疗骨质疏松，在饮食和运动上配合治疗，再无胸闷、胸背痛的症状出现。

第三节　社区老年保健

一、老年、老龄化、健康老龄化的概念

目前世界上尚无界定老年人的界定标准，不同国家、地区、民族、文化背景对老年人的理解不同。WHO 建议亚太地区和发展中国家 60 岁以上人群定为老年，发达国家 65 岁以上为老年人。

根据联合国划分人口老龄化的标准，人口老龄化是指 60 岁以上人口数占总人口数的比例超过 10%，或者 65 岁以上人口数占总人口数的比例超过 7%。我国在 2000 年就已进入老龄化社会，社会老龄化是人类衰老推迟、平均寿命延长、死亡率下降、出生率下降等多方面原因综合导致的结果。

健康老龄化是在 1992 年联合国第 47 届大会提出，指出老年人不仅要寿命延长，还要关注老年人生活质量，即老年人在寿命延长的同时能达到心理、生理、社会全方面健康，这是全社会的奋斗目标。健康老龄化的扩展定义包括老年人个人健康、老年人群整体健康、老龄化社会的社会人文环境健康。

二、老年人特点

（一）生理特点

1. 器官老化　从皮肤到五官，从神经系统到内脏器官，从血管到骨骼、从毛发到肌肉等均出现不可逆的退行性改变。皮肤弹性减低，听力、视力逐渐下降；神经系统尤其是大脑功能减退导致记忆力、计算力下降，以及肺功能、肾功能、肝功能等脏器代偿功能逐渐减退；血管进行性动脉硬化，骨骼尤其是关节出现退行性改变；毛发变白，肌肉逐渐松弛，脂肪含量逐渐增多。这些都是生理性衰老的表现，部分功能可以通过特殊锻炼和保健方法延缓衰老的进行。

2. 免疫功能低下　由于免疫器官功能下降、慢性疾病及生活方式等原因导致免疫功能下降，成为病毒、细菌等病原的易感人群。

（二）心理特点

1. 认知功能减退　由于脑功能减退或由于疾病（阿尔茨海默病、脑血管病等）会引起认知功能

减退，记忆力减退常是首发症状，随后相继出现计算力、定向力等认知障碍，甚至出现性格改变、行为异常。

2. 性格改变 老年人由于健康状况、经济状况、社会角色等方面的变化，生活内容和社交人群逐渐发生变化，老年人的性格也开始出现变化，如执拗、偏激、易怒、抑郁、孤独、多疑等，一些老年人通常喜欢介入干预年轻人的事情同时还要发挥其主导地位，这种行为会严重影响家庭和睦。

（三）老年人患病特点

1. 症状不典型 很多老年人疾病的症状表现为周身不适、乏力、昏迷等非特异性症状。例如，一些老年人发病前也并没有肺部感染的常见症状，如咳嗽、咳痰、发热甚至是呼吸困难等，仅有一些感冒样不适，并未引起重视，直至出现意识不清经医生检查后才发现肺部感染。

2. 症状表述不清 老年患者常常无法准确表述其自身的不适。

3. 起病隐匿、进展迅速 老年人由于反应低下，在疾病发展的早中期常没有症状，待出现症状时疾病已经进展至较严重状态。

4. 多病共存 老年人由于多器官功能退变，合并多系统疾病共存，常常由于一种疾病而引发多器官衰竭。

5. 治愈率低、预后差 老年人由于衰老，各脏器功能减退，代偿能力下降，疾病治愈率低，很多疾病仅是维持在缓解期而非治愈。

三、老年人的健康问题

1. 神经系统变性疾病 阿尔茨海默病、帕金森病等神经系统变性病的发病率随着年龄的增长而增加。

2. 动脉硬化性疾病 动脉硬化是与年龄呈正相关的血管退化性病变，近年来成为威胁老年健康的首要问题，冠心病、脑梗死、下肢动脉硬化闭塞症等疾病成为老年人群的高发疾病。

3. 器官退化性疾病 老年人常出现消化系统动力障碍性疾病，由于长时间便秘而导致肠梗阻的病例在临床上很常见。随着年龄的增长，括约肌功能减退而导致大便失禁、尿失禁。听力障碍、视力障碍、骨关节退行性改变等均是老年常见问题。

4. 内分泌系统疾病 由于胰岛细胞功能及甲状腺功能衰退，2型糖尿病、甲状腺功能减低等疾病成为老年人常见疾病。

5. 感染性疾病 老年人由于免疫功能低下而容易出现感染性疾病，尤其是呼吸系统和泌尿系统感染性疾病，在季节交替或流感盛行的季节呼吸系统感染性疾病发病率较高。一些患有糖尿病的老年人还容易出现其他系统的感染，如肝脓肿、皮肤感染等。

6. 恶性肿瘤 恶性肿瘤是与衰老有关的疾病，随着社会老龄化，肿瘤的发病率逐年增加。有的老年人甚至一生中患有一种以上的肿瘤。

7. 精神疾病 老年精神障碍一部分是由于阿尔茨海默病、严重脑血管疾病、脑萎缩等退行性疾病导致，一部分是由于生活环境变化、遭遇等外界因素导致心理创伤。由于老年人脑细胞及递质功能下降，对疾病的代偿能力减退，在身体其他系统出现病变时容易出现继发性精神障碍，如电解质紊乱、感染等。

8. 跌倒等外伤 老年人由于肢体运动协调能力差及肌肉力量减退导致跌倒的风险增加，头晕也是老年人跌倒的常见原因。

四、社区老年人健康管理

案例 24-3
邓某是某社区签约管理的一位老年人。
讨论： 社区全科医生对邓先生如何进行签约管理？

老年人是社区重点保健人群，老年人群尤其是患有慢性疾病的老年人应是基层卫生服务中心优先的签约对象，鼓励该人群建立健康档案进行健康管理。规范的健康管理应包括以下三部分内容。

1. 收集健康信息　对于要进行管理的老年人要全面收集可能会影响健康的信息和资料，包括一般信息（年龄、性别、民族）、家庭背景、经济状况、文化程度、宗教信仰、人际关系、性格特点、家族疾病史、既往疾病史、生活方式、目前健康情况、健康信念、体格检查、血液化验、物理检查等。

2. 健康评估　根据所收集到的信息综合分析，给予健康评估。评估内容包括目前存在的健康问题、影响健康因素、患病风险等，并将评估结果告知被评估者及其他家庭成员。

3. 健康干预　依据评估结果与被管理人共同商讨制定干预计划，包括健康教育（根据目前存在的影响健康的危险因素，纠正不良生活习惯和方式，如饮食、运动、排便、心理等，预防高风险疾病）；治疗目前存在的健康问题（即治疗目前已明确诊断的疾病）；定期检查（检查间隔周期和检查项目）。对干预计划的执行效果要定期进行评价，再依据评价结果与被管理者共同商讨改进计划。

案例 24-3 分析

1. 收集健康信息

一般信息：邓某，男，70 岁，汉族，家庭住址：××××××××，电话：×××××××

家庭背景：丧偶 5 年，目前独自一人生活，有一儿一女，儿子是某大学老师，女儿是政府公务员，儿女均已组建自己的家庭，并且家庭稳定幸福，邓某有一外孙和一孙女，儿女均在同一城市居住，定期看望邓某。邓某有一长其 2 岁的哥哥，其父母均已故，父亲死于急性心肌梗死，母亲死于脑出血。

经济状况：邓某退休前是中学教师，退休金每月 6000 元，收入稳定。

文化程度：本科学历。

宗教信仰：无。

人际关系：邓某平日每日在小区活动室里与固定朋友下象棋、打麻将，定期和从前的同学和同事聚会。

性格特点：性格开朗、耿直但脾气易急躁。

家族性疾病：父亲、母亲及哥哥均患有高血压病。

既往史：高血压病 30 余年，目前口服非洛地平缓释片控制血压，平时很少监测血压，血压控制在（150～160）/（70～80）mmHg 范围，20 年前因阑尾炎手术治疗。

生活方式：饮食结构以肉食为主、喜欢吃咸菜和蘸酱菜；吸烟 50 余年，每日 20 支；饮酒 50 余年，每日晚上饮 50～100ml 白酒，在聚会时饮酒较多，最多时达 500ml 白酒；平日里多在小区活动室下棋或打麻将，很少运动。为减少排尿次数饮水较少，排便较困难，3～5 日大便一次，有时需要服用果导片通便。

目前健康状况：近 1 年出现阵发性头晕伴走不稳，有脚踩棉花感，发作时监测血压偏高，最高达 180/90mmHg，自行将非洛地平缓释片加服 1 片，血压下降后头晕症状消失。

健康信念：邓某认为他患高血压已 30 余年，已经和高血压建立和平共处的状态，高血压不会对其产生危害。

体格检查：血压 160/85mmHg，呼吸 18 次/分，脉搏 78 次/分，体温 35.6℃。神志清言语流利，行走自如，查体合作，颅神经检查未见异常，颜面部无水肿，巩膜无黄染，结膜无苍白，颈软，双肺呼吸音清，未闻及干湿啰音，心率 78 次/分，心律齐，各瓣膜区未闻及病理性杂音，右下腹可见纵行约 5cm 瘢痕，肠鸣音 4 次/分，腹软无压痛，无反跳痛，双下肢无水肿，四肢肌力肌张力正常，双侧腱反射对称，病理征阴性，共济运动正常，闭目难立征阴性。

辅助检查：

血常规：均在正常范围。

尿常规：尿蛋白（++）。

生化结果：总胆固醇 7.9mmol/L（参考范围：1.80～5.17mmol/L），低密度脂蛋白胆固醇 4.91mmol/L（参考范围：0.45～3.15mmol/L）。

心电图显示：窦性心律，电轴左偏，左心室高电压。

心脏彩超：室间隔厚度 12mm，其余数值在正常范围。

肝胆脾肾彩超：中度脂肪肝，双肾小结石。

胸部正位片：双肺纹理增强。

头部CT：多发性腔隙性脑梗死。

颈部血管彩超：颈内动脉多发斑块，部分导致血管狭窄，狭窄率约30%。

2. 健康评估

（1）目前存在的健康问题：多发性腔隙性脑梗死，颈动脉硬化伴狭窄，高血压病，高血压性心脏病，高血压肾病，高胆固醇血症，中度脂肪肝，双肾结石。目前血压控制不达标，近1年间断性出现脑动脉供血不足的症状。

（2）影响健康的因素：血压控制不达标，未定期监测血压；对高血压的危害认识不足；饮食结构不合理（高盐饮食、蔬菜摄入量少，饮水少）；运动量少，久坐；吸烟；饮酒；家族史：父母均因急性心脑血管疾病去世。

（3）患病风险：若目前健康问题得不到有效的控制，影响健康的危险因素不及时纠正，邓某有患有以下疾病的风险：急性心脑血管疾病（脑出血、脑梗死、冠心病、心肌梗死）；呼吸系统疾病（慢性支气管炎、肺气肿、肺部肿瘤）；泌尿系统疾病（高血压肾病进展、肾结石增大、输尿管结石等）；骨骼系统疾病（骨质疏松症、颈椎病、腰椎病等）；跌倒风险高（头晕和饮酒均可导致跌倒）；邓某自己独住，在出现急性事件时呼救困难。

3. 健康干预

在健康干预之前应将评估结果告知邓某，并确定邓某已理解并接受这样的评估结果，接下来全科医生需要与邓某一起制定干预计划，提高邓某的依从性。

干预计划

（1）健康教育：让邓某全面认识高血压病，尤其是高血压的靶器官损伤等并发症（目前邓某已经存在心脏、肾脏和脑血管等靶器官损伤），了解高血压病的治疗原则（平稳降压并保持血压在小范围内波动）和预后，影响血压升高的因素，逐渐改变邓某对高血压病的认识，重视这种疾病。

（2）生活方式：逐渐戒烟，制定戒烟计划；忌酒；低盐低脂饮食（目前的饮食含盐量比较高，建议尽量避免咸菜、酱等高盐食物，烹调时减少放盐量，尽量不进食肥腻或油炸食物），增加蔬菜在饮食结构中的比例，争取做到每日500g蔬菜；适量饮水，每日800～1000ml；保持通便，观察邓某改变饮食习惯后便秘是否有改善，若无改善需要在医生指导下解决便秘问题，对于邓某的情况，用力排便易导致急性心脑血管事件；增加日常运动量，每日坚持做有氧运动，如散步、太极、体操等，每日有阳光日照，避免久坐，久坐容易导致颈椎病、腰椎间盘突出症等疾病，尤其是邓某在下象棋、打麻将过程中脊椎姿势固定，容易加速脊椎关节退变；指导邓当出现身体不适时应及时就诊，以免延误治疗时机，以及呼救及自救常识。

（3）药物治疗：①控制血压：目前邓先生的血压控制情况尚不达标，需要调整用药，在原有非洛地平缓释片的基础上加用ACEI类降压药，密切观察血压情况，观察是否有刺激性干咳等症状；②调脂：阿托伐他汀，每日1次，睡前口服20mg，口服1个月后复查肝功、血脂；③抗血小板治疗：邓某目前没有消化系统问题，可以口服阿司匹林肠溶片100mg，每日1次，睡前口服，观察消化道症状和出血倾向。

（4）血压监测：向邓某讲解监测血压的必要性，可以了解血压的动态变化，确定血压是否在安全范围，预防血压过高导致的急性事件，通过血压监测可以反映降压方案的疗效，有助于医生帮助其调整方案。指导邓某如何自己监测血压并养成记录血压的好习惯。在调整降压方案1周内每天监测血压，至少在早、中、晚三个时间段内各监测一次，并记录数值。指导邓某如何自测血压，选择什么样的血压计，测血压的注意事项等。

（5）复检计划：在出现任何不适的情况下及时就诊；用药1周后复诊，观察血压方案效果；1个月后复诊，复查血常规、肝功能、血脂，调整阿托伐他汀用药，观察阿司匹林不良反应，观察血压方案效果；3个月后复诊复查肝功能、血脂，调整阿托伐他汀用药，观察血压方案效果；1年后进行全面体格检查。

（孟　佳）

第四节　社区残疾人保健

案例24-4

林某，女，50岁，小儿麻痹后遗症，肢体残疾三级。

讨论：社区医生应如何对该患者进行管理？

一、残疾概述

WHO对残疾人的定义："无论先天的或后天的，由于身体或精神上的不健全，自己完全或部分地不能保证通常的个人或社会需求的人。"残疾（disability）是指由于各种身体、精神疾病或损伤，以及发育缺陷所致的人体解剖结构、生理功能的异常或者丧失，造成机体长期、持续或永久性的功能障碍状态，并不同程度地影响到身体各项生理活动、日常生活能力和参与社会活动的功能。而这种功能障碍通常不能通过临床治疗而痊愈。广义的残疾指因各种伤病或先天性异常所致的长期或永久性的器官或系统的缺损或病变状态，包括残损、残障在内，成为人体身心功能障碍的总称。

二、残疾分类

致残原因多种多样，大体上分为以下几类。

1. 疾病致残　包括传染性疾病如脊髓灰质炎、乙型脑炎、脊椎结核等疾病导致的残疾；妊娠期疾病，如风疹、宫内感染及慢性病和老年疾病，如心脑血管疾病、慢性阻塞性肺病、类风湿关节炎、肿瘤等导致的各种残疾。

2. 营养不良　因食物供给不平衡，如蛋白质严重缺乏导致的智力障碍，维生素A缺乏引起的角膜疾病，维生素D严重缺乏导致的骨畸形等。

3. 遗传　因遗传导致的畸形、精神发育迟滞、精神疾病等。

4. 意外事故伤害　工业生产、交通、运动等外伤及产伤等均可导致颅脑损伤、骨关节肌肉系统损伤。

5. 物理化学因素　如各种物理化学物质引起的损伤，烧伤、噪声、药物中毒、酒精中毒等。

6. 社会心理因素　如高度紧张所导致的心理精神疾病。

三、残疾人的社区康复

"十三五"期间社区康复迈入新的发展阶段，习近平总书记强调"重视重点人群健康，努力实现残疾人'人人享有康复服务'的目标"。根据《中华人民共和国残疾人保障法》规定：残疾人的公民权利和人格尊严受法律保护，以社区康复为基础，康复机构为骨干，残疾人家庭为依托；以实用、易行、受益广的康复内容为重点。残疾人是康复医学工作的主要对象之一，残疾的康复是康复医学中的重要内容之一。社区康复（CBR）是康复医学的组成部分，是整个社会康复医疗服务网络的基层终端，是在社区水平上对康复对象开展全面康复的一种可行、高效、经济、综合的康复服务，是伤病、残障者在社区卫生机构内继续得到康复服务的保证。其核心是利用有限的社区康复资源，扩大康复的受益面。

1. 社区康复训练原则

（1）采取按需训练、循证训练、技术适用、循序渐进的原则。

（2）选择有康复价值的残疾人进行训练原则。

（3）按照康复功能训练程序要求原则。

（4）康复训练成效原则。

（5）康复服务、训练档案规范原则。

（6）接受功能训练的残疾人或亲友满意原则。

2. 社区康复训练程序

（1）社区康复训练对象选择

1）偏瘫、截瘫、骨关节病、肌无力等肢体残疾人：发病6个月以内急性期和恢复期，肢体障碍初发；发病6个月以上有训练康复价值，康复训练后能够改善肢体功能状态的残疾人。

笔记栏

2）脑瘫儿童：14 周岁以下有康复训练价值，或可以改善肢体功能的患儿。社区可以配合机构进行功能训练。

3）成年智力残疾：18 周岁以上，轻、中度障碍有一定生活自理、社会适应、学习、执业潜能的。重度智障有一定生活自理、语言沟通和交往潜能的。

4）智障儿童：不方便到机构进行康复训练的智障儿童。以配合机构进行康复训练为主。

5）聋儿：年龄较小或不方便到聋儿康复机构的聋儿，可在社区机构康复。

6）低视力：学龄儿童或老年人有残余视力的，配戴助视器后。

7）盲人：有定向行走需求的盲人。

8）精神病患者：经过药物治疗后稳定或恢复期的患者，有心理治疗、工娱治疗、物理治疗和职业康复需求的患者。

9）孤独症儿童：对不方便到康复机构或专门机构训练的孤独症儿童。配合机构康复训练。

10）成年听力语言训练：有听力语言康复需求的成年听障者。

11）残疾儿童家长培训：家有残疾儿童的家长或亲友，有愿望或有能力培训残疾儿童的家长或亲友。

（2）进行初次评估：掌握训练对象目前的功能障碍和困难情况，发掘潜能，为制定训练计划、选择适宜训练项目和判定训练效果提供客观依据。

（3）制定训练计划：根据初次功能评估，选择适宜的训练项目，制定规范、适用的功能训练计划，并按计划实施功能训练。

（4）指导康复训练：由基层康复员指导和帮助康复对象进行康复训练并做好记录，填写康复服务档案、康复训练档案。训练时要充分调动残疾人和康复对象的主动积极性，帮助他们战胜困难。还应力求使训练项目活泼、新颖，注意从易到难，从简到繁，从少到多，循序渐进。可把一个复杂的动作分解成若干个简单的动作，分阶段完成。

（5）定期康复评定：定期康复评定是康复训练中很重要的一步。重点了解训练项目是否适合、是否有效、康复对象对训练的态度等，根据评定结果，提出改进意见或修订康复训练计划。

（6）中期评估：在训练计划的中期，对训练对象进行评估，针对存在的问题调整训练计划。

（7）末期评估：总结实现康复目标的情况，提出进一步康复意见。

（8）签署意见：由残疾人或监护人在残疾人康复服务档案的康复服务评估中签署意见并签名。

3. 训练内容

（1）肢体残疾人：日常生活能力、运动功能、感觉功能、语言功能、认知功能训练及并发症预防和心理疏导。

（2）智力残疾人：运动能力、感知能力、认知能力、语言交往能力、生活自理能力、社会适应能力等六个领域。

（3）低视力者：认识和注视训练、视觉追踪训练、视觉辨认训练、视觉搜寻训练、视觉记忆训练。

（4）盲人：定向行走训练包括导盲随行、独立行走。

（5）精神病患者：心理治疗、工娱治疗、物理治疗、职业康复（包括工作技能评估、工作适应训练、职业技能训练、庇护性就业、过渡性就业、工作安置、职业保持、社会技能训练等）。

（6）孤独症儿童：感觉统合训练和特殊教育训练等。

> **案例 24-4 分析**
> 依据残疾人康复医疗方面需求，社区卫生服务站给予该患者建立了家庭病床，据主诉与查体诊断为小儿麻痹症后遗症，每年定期为该残疾患者随诊 2 次，嘱患者定期进行康复训练，站立训练，每日 2 次，每次 40min，加强日常生活训练和社区适应能力训练。

第五节　临终关怀与姑息治疗

一、临终关怀与姑息治疗定义

1. 临终关怀　是对生存时间有限（6 个月或更少）的患者进行适当的医院或家庭的医疗及护理，

以减轻其疾病的症状、延缓疾病发展的医疗。

2. 姑息治疗　对治愈性治疗无反应的患者予以的积极整体照顾，使患者及家属获得更好的生活质量。

<h2 style="text-align:center">二、临终关怀与姑息治疗基本原则和基本内容</h2>

1. 临终关怀基本原则和基本内容　包括减轻患者躯体、精神、心理、社会和宗教方面的痛苦，还包括对死后患者家属的情绪予以支持，临终关怀必然要涉及各种症状的姑息治疗。

2. 姑息治疗基本原则和基本内容　包括疼痛及非疼痛症状的控制，以及关注和解决患者的心理、社会、精神等方面的问题，在肿瘤的疼痛治疗中占有重要地位。

3. 症状控制及管理原则

（1）判断出现症状的原因。

（2）寻求简单的对症治疗。

（3）对症状和治疗向患者及家属做出恰当的解释。

（4）有规律地做病情分析。

（5）定时规律给药，而不是临时决定。

（6）确定镇痛药的"临界"剂量。

（7）提供必要的躯体治疗以缓解疼痛（如穿刺术、胸腔穿刺、胸腔引流、神经阻滞）。

（8）提供互补的保守治疗措施（如按摩、物理治疗、饮食治疗、放松治疗）。

（9）提供密切的监护服务。

临终关怀服务不以治疗疾病为主，而是控制临终患者的症状，减轻其痛苦，提高其临终阶段的生存质量；同时又注重对临终者亲友的关怀、帮助与安慰，使他们适时从悲哀与痛苦中解脱出来，是全科医学人性化医疗照顾的一部分。1967 年英国的修女兼医生桑德斯首创世界第一家临终关怀医院，1988 年天津医学院首创国内第一家临终关怀医疗机构。目前国内外这样的医疗机构越来越多。临终关怀已经成为全科医疗服务的一个重要内容，相信会有越来越多的全科医疗机构参与到临终关怀服务，为临终患者提供全面的照护，让其有尊严的离世。

（于　博）

<h2 style="text-align:center">本 章 小 结</h2>

1. 一般将儿童的年龄分期划分为胎儿期、新生儿期、婴儿期、幼儿期、学龄前期、学龄期，生长发育是一个连续的过程，各期难以分割，且各期之间联系密切。

2. 早产、出生窒息和感染是新生儿死亡的主要原因。意外伤害、肺炎、腹泻和麻疹等疾病是 1 个月至 5 岁儿童死亡的主要原因。

3. 女性一生根据其生理特点分为 7 个生理阶段，分别是胎儿期、新生儿期、儿童期、青春期、性成熟期（生育期）、绝经过渡期（围绝经期）、绝经后期（老年期）。妇女保健工作是基层卫生服务的重要内容，包括女性青春期、生育期和围绝经期等几个重要时期的保健工作，以预防为主，以保健为中心，以基层为重点，以生殖健康为核心。目的是降低妇女各期疾病的患病率，降低孕产妇死亡率、围产儿死亡率和病残儿出生率，提高妊娠妇女及胎儿的健康水平。

4. 节育期保健是向育龄妇女提供以避孕为核心内容的生殖健康和相关的医疗服务，预防非意愿妊娠，避孕方式的选择要遵循知情选择原则。围绝经期保健的重点在于提高围绝经期的认识并适当采取一般治疗措施和（或）激素替代治疗。

5. 人口老龄化是指 60 岁以上人口数占总人口数的比例超过 10%，或者 65 岁以上人口数占总人口数的比例超过 7%。我国在 2000 年就已进入老龄化社会。老年人患病特点为症状不典型、表述不清楚、起病隐匿、进展迅速、多病共存、治愈率低、预后差。老年人是社区重点保健人群，规范的健康管理应包括收集健康信息、健康评估及健康干预。

6. 协助社区残疾人进行康复治疗；建立临终关怀机构，为临终患者提供全面的照护，让临终者有尊严的离世。

参考文献

毕志润，2017. 我国社区卫生服务相关政策回顾 [J]. 青春岁月，（22）：248.

蔡飞跃，杨静，吴疆，2018. 胸痛的全科诊断思路 [J]. 中国全科医学，21（1）：114-118.

陈文姬 . 2019. 对全科医生临床诊疗思维的思考 [J]. 中华全科医师杂志，18（2）：198-199.

陈孝平，汪建平，赵继宗，2018. 外科学 [M]. 第 9 版 . 北京：人民卫生出版社 .

陈馨雨，谢盈彧，刘运泽，等，2015. 我国社区康复发展现状与相关思考 [J]. 按摩与康复医学，6（13）：136-138.

邓世雄，2012. 基础医学概论 [M]. 北京：人民卫生出版社 .

葛均波，徐永健，2013. 内科学 [M]. 8 版 . 北京：人民卫生出版社 .

国家卫生健康委员会，2018. 2018 中国卫生健康统计年鉴 [M]. 北京：中国协和医科大学出版社 .

国务院办公厅关于改革完善全科医生培养与使用激励机制的意见，国办发〔2018〕3 号 [Z].

国务院关于建立全科医生制度的指导意见，国发〔2011〕23 号 [Z].

郝伟，于欣，2013. 精神病学 [M]. 第 7 版 . 北京：人民卫生出版社 .

胡盛涛，高润霖，刘力生，等，2019.《中国心血管病报告 2018》概要 [J]. 中国循环杂志，34（3）：209-220.

黄琪，张波，虎峻瑞，2016. 建立具有中医特色的社区康复三级治疗模式 [J]. 中国保健营养，26（30）：414-415.

纪磊，2018. 全科医学学科的历史演进与前沿热点研究 [J]. 中国全科医学，21（7）：784-796.

江开达，2016. 精神病学 [M]. 第 3 版 . 北京：人民卫生出版社 .

教育部 . 关于加强高等医学院校全科医学、社区护理学教育和学科建设的意见，教高〔2006〕13 号 [Z].

李鲁，2017. 社会医学 [M]. 第 5 版 . 北京：人民卫生出版社 .

李幼平，2013. 循证医学 [M]. 第 3 版 . 北京：高等教育出版社 .

李幼平，李静，孙鑫，等，2016. 循证医学在中国的起源与发展：献给中国循证医学 20 周年 [J]. 中国循证医学杂志，16（1）：2-6.

梁万年，路孝琴，2018. 全科医学 [M]. 北京：人民卫生出版社 .

刘建平，2017. 循证医学进展述评 [J]. 重庆医学，46（14）：1873-1877.

刘铮然，王素华，2016. 全科医学导论 [M]. 北京：科学出版社 .

路孝琴，席彪，2016. 全科医学概论 [M]. 北京：中国医药科技出版社 .

吕兆丰，郭爱民，2015. 全科医学概论 [M]. 北京：高等教育出版社 .

乔学斌，李济平，2018. 全科医学导论 [M]. 北京：中国医药科技出版社 .

施榕，郭爱民，2017. 全科医生科研方法 [M]. 北京：人民卫生出版社 .

孙德俊，2018. 慢性阻塞性肺疾病的康复治疗 [J]. 中国实用内科杂志，38（5）：414-416.

田胜兰，尹伶，谭伟，等 . 2017. 浅谈全科住院医生规范化培训中临床思维能力的培养 [J]. 中国继续医学教育，9（11）：3-4.

王吉耀，何耀，2013. 循证医学 [M]. 北京：人民卫生出版社 .

王建军，2018. 加快推进现代养老服务体系建设 [J]. 中国社会工作，（26）：7-9.

王荣华，李云涛，赵玲，等，2019. 基层全科医生在医联体内的角色定位研究 [J]. 中国全科医学，22（1）：5-9.

乌建平，王万荣，杨柳清，2013. 预防医学 [M]. 北京：科学出版社 .

吴愈晓，王鹏，杜思佳，2018. 变迁中的中国家庭结构与青少年发展 [J]. 中国社会科学，（2）：98-120.

武宁，程明羕，闫丽娜，等，2018. 中国全科医生培养发展报告（2018）[J]. 中国全科医学，21（10）：1135-1142.

谢波，2018. 全科医学概论 [M]. 第 2 版 . 南京：江苏凤凰科技出版社 .

谢幸，苟文丽，2013. 妇产科学 [M]. 第 8 版 . 北京：人民卫生出版社 .

闫文杰，孙凌波，2016. 全科医生临床思维与临床决策实例分析 [J]. 中国全科医学，19（20）：2449-2452.

姚峰，2018. 家庭治疗在中国应用的本土化反思和建议：多元文化的视角 [J]. 医学与哲学，39（7B）：68-72.

姚弥，2016. 北京市社区卫生服务中心全科医生接诊儿童情况及其相关培训调查研究 [J]. 中国全科医学，19（3）：313-316.

姚树桥，杨艳杰，2018. 医学心理学 [M]. 第 7 版. 北京：人民卫生出版社.

姚志贤，陈夏尧，2014. 社区康复发展探讨 [J]. 中国康复，（5）：394-395.

以全科医生为重点的基层医疗卫生队伍建设规划，发改社会〔2010〕561 号 [Z].

于晓松，季国忠，2016. 全科医学 [M]. 北京：人民卫生出版社.

于晓松，路孝琴，2018. 全科医学概论 [M]. 第 5 版. 北京：人民卫生出版社.

曾宪涛，邝心颖，孙燕，等，2013. 什么是循证医学？[J]. 湖北医药学院学报，32（1）：1-5.

曾益新，2012. 全科医学 [M]. 第 8 版. 北京：人民卫生出版社.

张金明，2017. 中国残疾人社区康复 30 年回顾与展望 [J]. 中国康复理论与实践，23（11）：1357-1360.

张晶晶，李云，陈园，等，2017. 基于社区康复服务现状调查分析的发展策略研究 [J]. 中国康复医学杂志，32（1）：78-81.

张日新，范群，2014. 社区卫生服务导论 [M]. 南京：东南大学出版社.

赵红梅，王辰，2018. 慢性阻塞性肺疾病的康复医疗：评估与实施 [J]. 中华结核和呼吸杂志，41（7）：561-566.

赵欣欣，孙小婷，潘志刚，等，2018. 英美中三国全科医生培养模式对比研究 [J]. 中国全科医学，21（22）：2660-2663.

赵雪雪，路孝琴，刘艳丽，等，2018. 北京市城区全科医生对循证医学的认识、态度及需求的现况分析 [J]. 中华全科医学，16（11）：1773-1776.

中共中央国务院. 关于深化医药卫生体制改革的意见，中发〔2009〕6 号 [Z].

中国成人血脂异常防治指南修订联合委员会，2017. 中国成人血脂异常防治指南（2016 年修订版）[J]. 中华健康管理学杂志，11（1）：7-28.

中国高血压防治指南修订委员会，高血压联盟（中国），中华医学会心血管病学分会，等，2019. 中国高血压防治指南（2018 年修订版）. 中国心血管杂志，24（1）：1-46.

中国医师协会急诊医师分会，2016. 急性中毒诊断与治疗中国专家共识 [J]. 中华急诊医学杂志，25（11）：1361-1375.

中国医师协会急诊医师分会，国家卫健委能力建设与继续教育中心急诊学专家委员会，中国医疗保健国际交流促进会急诊急救分会，2019. 急性冠脉综合征急诊快速诊治指南（2019）[J]. 临床急诊杂志，20（4）：253-262.

中华医学会骨科学分会关节外科学组，2018. 骨关节炎诊疗指南（2018 年版）. 中华骨科杂志，38（12）：705-715.

中华医学会呼吸病学分会慢性阻塞性肺疾病学组，2014. 慢性阻塞性肺疾病诊治指南（2013 年修订版）[J]. 中国医学前沿杂志（电子版），6（2）：67-80.

中华医学会呼吸病学分会哮喘学组，中华医学会全科医学分会，2013. 中国支气管哮喘防治指南（基层版）[J]. 中华结核和呼吸杂志，36（5）：331-336.

中华医学会神经病学分会，2018. 中国急性缺血性脑卒中诊治指南 2018[J]. 中华神经科杂志，51（9）：666-682.

中华医学会糖尿病学分会，2018. 中国 2 型糖尿病防治指南（2017 年版）[J]. 中华糖尿病杂志，10（1）：4-67.

周光清，付晶，夏瑶，等，2018. 城市社区健康管理理论与实践经验探讨 [J]. 中国全科医学，21（36）：4484-4488.

住院医师规范化培训内容与标准（试行），国卫办科教发〔2014〕48 号 [Z].

祝墡珠，2013. 全科医学概论 [M]. 第 4 版. 北京：人民卫生出版社.

祝墡珠，2017. 全科医学高级教程 [M]. 北京：中华医学电子音像出版社.

祝墡珠，2016. 住院医师规范化培训全科医学科示范案例 [M]. 上海：交通大学出版社.

附录　全科医学社区实习指导

实习一　全科医疗接诊技巧及个人健康档案建立

（一）实习目的

1.掌握全科医生接诊中沟通（包括言语沟通与非言语沟通）的基本技巧。

2.熟悉全科医生接诊中的应诊过程、应诊会谈方法及与特殊人群的沟通技巧。

3.掌握全科医疗个人健康档案的基本内容和以问题为导向的健康档案记录方式。

4.了解社区居民健康档案管理系统，了解全科医疗个人健康档案的作用、意义及其在全科医疗服务中的使用情况。

（二）实习地点

某指定的社区卫生服务中心或站/全科诊室。

（三）实习时间

4学时。

（四）实习内容

1.全科医生应诊过程与技巧。

2.全科医疗个人健康档案的基本内容和以问题为导向的健康档案记录方式。

（五）实习方式

到某指定的社区卫生服务示范中心或站进行社区见习，按照每组7～8名学生分成小组，应用基于问题的教学（problem-based learning，PBL）方法，学生提前查阅资料学习全科医生如何接诊，及如何建立居民个人健康档案，提出相关讨论问题，然后在带教老师组织和指导下，分小组进行见习、观摩和角色扮演。

（六）实习要求

1.完成社区见习，参观社区卫生服务机构居民健康档案管理系统，然后观摩带教老师对预约患者的接诊全过程，注意学习带教老师对健康问题描述的SOAP记录格式。

2.通过角色扮演来学习和体会全科医生的应诊方式，并练习个人健康档案的书写。具体做法：选两名同学分别扮演医生和患者，模拟演示应诊过程，并在应诊后为患者建立1份个人健康档案，其余同学进行观摩。观摩结束后由同学发表观点，指出应诊过程中的成功之处和存在的不足，指出所建个人健康档案是否规范和标准，最后由带教老师进行点评和总结。

（1）情景：某社区卫生服务中心全科医生诊室。

（2）全科医生：王医生。

（3）患者：刘某，女，61岁，退休教师，因失眠、血压升高就诊。

（4）教学工具：血压计、听诊器、体重计、体温计、测量尺各1个。

3.PBL讨论内容

（1）全科医生接诊特点及关键性的接诊技巧有哪些？

（2）全科医疗与社区卫生服务及专科医疗的区别和联系。

（3）全科医疗服务的内容及服务特征。

（4）全科医生在社区常处理的健康问题。

（5）全科医疗中个人健康问题记录多采用以问题为导向的医疗记录方式。问题描述将问题表中的每一问题依序号逐一以SOAP的形式进行描述，在进行SOAP记录时应注意什么？与目前使用的医院门诊病历有何异同？

4.社区见习后1周之内，每位学生需递交1份患者个人健康档案。

实习二　家　庭　访　视

（一）实习目的

1.掌握家庭访视的类型，能针对性提出健康管理计划，为患者和家庭提供合适、有效的健康指导。

　　2. 熟悉入户调查的常用方法、程序和技巧。

　　3. 熟悉家庭访视的程序、技巧及家庭访视报告的撰写。

　　4. 掌握常用的家庭评估方法。

（二）实习地点

某居民家中。

（三）实习时间

4 学时。

（四）实习内容

　　1. 家庭类型评估：核心家庭、扩展家庭、单亲家庭或重组家庭。

　　2. 家庭生活周期评估：八个阶段，判断该家庭处于家庭生活周期的哪个阶段。

　　3. 家庭功能评估：绘制家庭圈和家系图；采用家庭功能评估问卷（family APGAR）综合评估家庭功能。

　　4. 家庭资源评估：家庭内外资源，采用问卷法和家庭外资源 ECO-MAP 综合评估家庭资源。

（五）实习方式

　　将学生按照每 7～8 人分成一小组，每组由 1 名带教老师带领，进入居民家庭中实施家庭访视。

　　1. 准备阶段：在带教老师指导下，从社区居民健康档案中随机抽取 1 份家庭档案，查阅户主姓名及联系方式，电话预约被访视对象（即访视的家庭成员），主要确认家庭需要访视的原因、是否愿意接受家访等，并了解到达的路线。

　　2. 前往探视阶段：从出发至到达家庭过程中，观察评估家庭的邻里和社区情况。

　　3. 进入家庭阶段：说明访视目的后，努力与家庭成员建立良好的人际关系，取得家庭成员的信任，并观察家庭内的基本情况。

　　4. 访视阶段：通过言语交流、现场观察和问卷调查等，进行家庭类型评估、家庭周期评估、家庭功能评估和家庭成员居家环境安全评估等。

　　5. 结束阶段：在本次家庭访视结束后，快速审视并分析结果，预计是否需要下一次家访，并做好预约准备。

　　6. 记录和总结：填写家访记录并进行总结。

（六）实习要求

　　1. 完成社区见习，并讨论以下内容。

　　（1）你认为入户调查的技巧是什么？在入户调查过程中，应注意哪些问题？

　　（2）公务员赵某刚退休，其丈夫早她 2 年退休，有一个小外孙需要她早晚照顾。请问该家庭将面临什么问题？

　　（3）居民吴某，为了让儿子接受更好的教育，夫妻俩节衣缩食，筹措费用送儿子出国读书，现家中剩下夫妻两人，请问该家庭处于生活周期的什么阶段？此家庭生活周期的重点应关注什么问题？

　　2. 社区见习后 1 周之内，每组需递交 1 份家庭访视报告，具体内容如下。

　　（1）所访视家庭的基本情况。

　　（2）家系图绘制与家庭评估。

　　（3）家庭主要健康问题目录和描述。

　　（4）家庭健康管理计划与实施措施。

　　（5）家庭保健措施的评估。

附：家庭访视记录格式（供参考）

某家庭访视记录

时间　　　　　户主姓名　　　　参加人员　　　记录人员地点

访视时间内容：①基本情况；②家系图和家庭资源；③问题目录和描述；④管理计划和措施。

实习三　社区卫生诊断与社区健康教育

（一）实习目的

1. 掌握社区卫生诊断的目的与意义。
2. 了解社区调查的步骤与方法。
3. 掌握社区卫生诊断报告书写格式和主要内容。
4. 掌握社区健康教育计划的设计原则、实施步骤与评价方法。
5. 熟悉社区健康教育的技巧。

（二）实习地点

某指定的社区卫生服务中心。

（三）实习时间

4学时。

（四）实习内容

1. 社区卫生诊断的实施步骤和方法。
2. 社区调查的设计、实施和总结。
3. 社区卫生诊断报告的书写格式与主要内容。
4. 社区健康教育计划的设计原则、实施步骤与评价方法。

（五）实习方式

1. 社区诊断

（1）将学生分成小组，每组选定1名组长，在老师带领下入户调查收集资料。

（2）根据收集资料，拟定社区卫生诊断报告的主要内容。

（3）老师讲解并演示标准的社区卫生诊断报告书写格式。

（4）各组派代表报告本小组社区卫生诊断主要内容，老师现场指导并进行点评和总结。

2. 社区健康教育

（1）应用PBL教学方法，学生在实习前查阅高血压患者生活方式管理方面的资料，讨论后提出对高血压患者生活方式需要干预的问题。

（2）各小组制定社区高血压健康教育计划、实施方案、目标及效果评价手段。

（3）各小组派代表进行10min患者教育（角色扮演）和群体健康教育实施的观摩，老师指导并进行现场点评和总结。

（六）实习要求

1. 完成社区见习，并讨论以下内容。

（1）本社区主要健康问题有哪些？采取哪些措施可以干预？

（2）社区卫生诊断的主要内容及方法有哪些？

（3）以高血压患者为例，社区健康教育的主要环节有哪些？你认为健康教育有效吗？为什么？如何评价？

2. 社区见习后1周之内，每组需递交1份社区卫生诊断报告，或1份患者教育和群体健康教育计划。